Verhandlungsbericht
der Deutschen Gesellschaft für Urologie

26. Tagung
vom 24. bis 26. Oktober 1974 in München

Tagungsleitung

E. SCHMIEDT, München

Redigiert durch den zweiten Schriftführer der Deutschen Gesellschaft für Urologie

REINHARD NAGEL, Berlin

Mit 173 Abbildungen und 71 Tabellen im Text

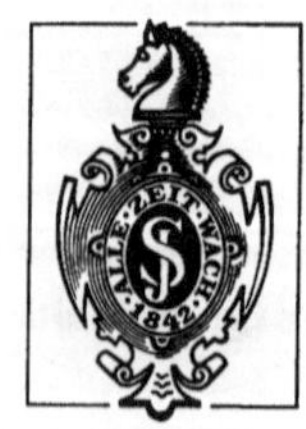

Springer-Verlag Berlin · Heidelberg · New York 1975

ISBN 978-3-540-07211-9   ISBN 978-3-642-80933-0 (eBook)
DOI 10.1007/ 978-3-642-80933-0

Das Boehringer Mannheim Konzept bei Hyperurikämie und Gicht

mannheim boehringer
diagnostica therapeutica

Diagnose
Urica-quant®

Therapie
Urosin® 300
Neue Dosierungsform

Lebensführung
Lebenswerte Jahre

A 1

Telebrix® 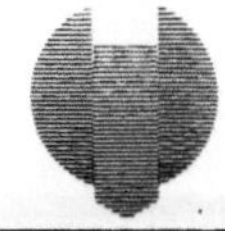
Trijodiertes Röntgenkontrastmittel zur Urographie und Angiographie

Eigenschaften
Die Salze der Ioxitalaminsäure zeichnen sich durch eine verminderte Organtoxizität auf das Zentralnervensystem aus. Daraus resultiert eine verbesserte Verträglichkeit bei hohem Jodgehalt

Telebrix® 300
(66%ige Lösung von Methylglucaminioxitalamat, 300 mg Jod/ml)

Handelsformen
1 Ampulle mit 30 ml + Einmalspritze zu 30 ml mit Kanüle   DM 18,15 m. MwSt.

50 ml Lösung (1 Durchstechflasche) mit 50 ml + Einmalspritze zu 50 ml mit Kanüle)   DM 32,15 m. MwSt.

100 ml Lösung (2 Durchstechflaschen mit je 50 ml)   DM 52,90 m. MwSt.

und Klinikpackungen

Telebrix® 380
(77%ige Lösung von Methylglucamin- und Natriumioxitalamat, 380 mg Jod/ml)

Anwendungsbereiche
Ausscheidungsurographie und sämtliche angiographischen Untersuchungsmethoden (Einzelheiten siehe wiss. Prospekt)

Kontraindikationen
Gleichzeitig bestehende Schädigung von Leber und Nieren, Plasmozytom, Thyreotoxikose und schwere Allgemeinerkrankungen. Vorsicht ist geboten bei Patienten mit allergischer Disposition und schwerer Zerebralsklerose. Für die Myelographie sind Telebrix 300 und 380 nicht geeignet

Zur Beachtung
Nach Applikation von Röntgenkontrastmitteln kann Jod in geringen Mengen in der Schilddrüse gespeichert werden. Um eine Störung des Radiojodtests auszuschließen, empfiehlt es sich, im Anschluß an die Kontrastmittelinjektion eine Karenzzeit von 6 Wochen einzuhalten

Handelsformen
1 Ampulle mit 30 ml + Einmalspritze zu 30 ml mit Kanüle   DM 21,40 m. MwSt.

100 ml Lösung (2 Durchstechflaschen mit je 50 ml)   DM 56,70 m. MwSt.

und Klinikpackungen

Conray® 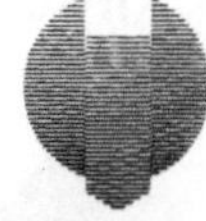
Trijodiertes wasserlösliches Röntgenkontrastmittel

Conray® 30
mit Infusionsbesteck
Anwendungsbereich
100 ml zur Kinder-Infusionsurographie
Handelsform
1 Infusionsflasche mit 100 ml + Infusionsgerät   DM 27,80 m. MwSt.

Conray® 30
(Methylglucaminjothalamat, 141 mg Jod/ml)
Anwendungsbereiche
retrograde Pyelographie, Urethrozystographie
Handelsform
1 Ampulle mit 10 ml   DM 4,70 m. MwSt.

Conray® 60
(Methylglucaminjothalamat, 282 mg Jod/ml)

Anwendungsbereiche
intravenöse Urographie, Renovasographie
Handelsformen
1 Ampulle mit 20 ml + Einmalspritze mit Kanüle   DM 14,40 m. MwSt.

1 Ampulle mit 30 ml + Einmalspritze mit Kanüle   DM 16,30 m. MwSt.

100 ml Lösung (2 Durchstechflaschen mit je 50 ml)   DM 46,– m. MwSt.

Conray® 60
mit Infusionsbesteck

Anwendungsbereich
100 ml zur Infusionsurographie
Handelsform
1 Infusionsflasche mit 100 ml + Infusionsgerät   DM 43,55 m. MwSt.

Conray® FL
Fertiglösung zur Infusion (Methylglucaminjothalamat, 113 mg Jod/ml)
Anwendungsbereich
Infusionsurographie
Handelsform
1 Infusionsflasche mit 250 ml + Infusionsgerät   DM 56,75 m. MwSt.

Conray® FL-36 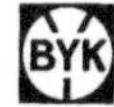

Fertiglösung mit erhöhtem Jodgehalt (42,5 g/250 ml) für die Infusionsurographie, verbessert den röntgendiagnostischen Informationswert. Angezeigt insbesondere bei eingeschränkter Nierenfunktion, übergewichtigen Patienten und ungenügender Vorbereitung auf die Röntgenuntersuchung.
Handelsform
1 Infusionsflasche mit 250 ml + Infusionsgerät   DM 56,75 m. MwSt.

Conray® EV
(Gemisch des Natrium- und Methylglucaminjothalamats, 328 mg Jod/ml)
Anwendungsbereiche
intravenöse Urographie, Nephrographie
Handelsform
1 Ampulle mit 25 ml + Einmalspritze mit Kanüle   DM 15,20 m. MwSt.

Conray® 70
(Gemisch des Natrium- und Methylglucaminjothalamats, 410 mg Jod/ml)
Anwendungsbereiche
siehe Conray EV

Handelsform
1 Ampulle mit 20 ml + Einmalspritze mit Kanüle   DM 15,20 m. MwSt.
Kontraindikationen
Schwere, gleichzeitig bestehende Nieren- und Leberschäden, Anurie, Plasmozytom, akute Pankreatitis, Tetanie, hochgradige Thyreotoxikose sowie schwere Allgemeinkrankheiten. Bei akuter Thrombophlebitis ist mit der Venographie Vorsicht geboten. Fälle für die zerebrale Angiographie sollten besonders bei fortschreitender Arteriosklerose sorgfältig ausgewählt werden. Cave extreme Hypertension, kardiale Dekompensation und schwere Senilität! Die eitrige Zystopyelitis stellt eine Kontraindikation für die retrograde Pyelographie dar

Conray eignet sich nicht zur Myelographie
Zur Beachtung
Eine ausreichende Vorbereitung auf einen möglichen Kontrastmittelzwischenfall muß sichergestellt sein

BYK Byk Gulden Pharmazeutika Konstanz

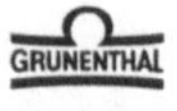

Chemie
Grünenthal GmbH
Stolberg
im Rheinland

Charakteristika: Basistherapeutikum für die kombinierte Chemotherapie aller Formen der Tuberkulose.
Keine Kreuzresistenz und keine Allergengemeinschaft mit anderen Tuberkulostatika oder Chemotherapeutika.
Rasche Resorption; ausgezeichnete Gewebediffusion, auch in Lungen und Kavernen.
Erleichterte Abstufung und vereinfachte Einnahme der individuell erforderlichen Dosis:
Rifa 150 (-150 mg)   **Rifa 300** (-300 mg)
Gute allgemeine und gastrointestinale Verträglichkeit.

Kontraindikationen: Erstes Trimenon der Schwangerschaft, Ikterus.

Dosierung: Siehe ausführliche Druckschrift.

Handelsformen:
Rifa 150 Packg. mit 100 Kapseln   DM 212,25
Rifa 300 Packg. mit 50 Kapseln   DM 201,55

Zur Beachtung: Auf regelmäßige Einnahme achten, da sonst immunopathologische Reaktionen (Thrombozytopenien, Anurie) möglich.
Wie bei jeder Langzeit-Therapie mit Antibiotika regelmäßig Blutbildkontrollen.
Vor und unter der Therapie Leberfunktionsteste empfohlen.
Bei Anwendung von Antikoagulantien wegen möglicher Wirkungsreduktion laufend Kontrolle des Gerinnungsstatus durchführen.
Die Sicherheit der Wirkung von hormonalen Kontrazeptiva kann unter Rifa-Therapie beeinträchtigt werden.

Weitere Informationen im Ärzteprospekt.

28673

A 5

Refobacin

Ampullen

Hauptindikation: Pyelonephritis

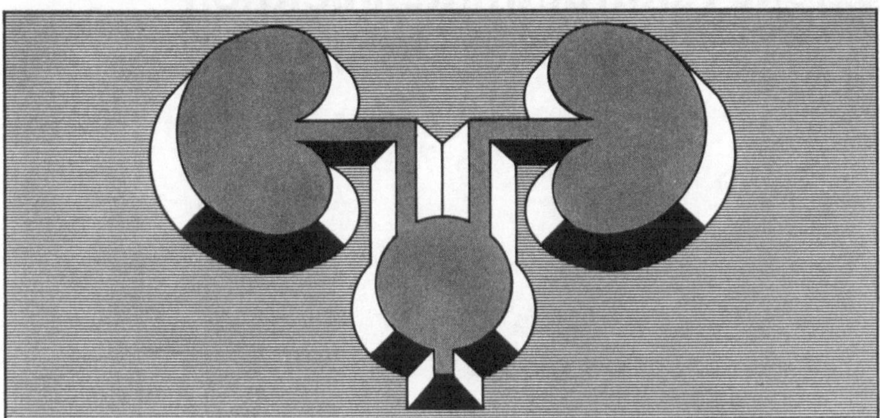

5025 e

Basisinformation
Refobacin®-Ampullen

Refobacin (Gentamycin) ist ein bakterizides Breitband-Antibiotikum mit Wirkung gegen gramnegative und grampositive Erreger, einschließlich solcher, die gegen andere Antibiotika resistent sind.

Wirkstoff

Gentamycin
Refobacin steht als Injektionslösung in Ampullen zu 2 ml mit 120 mg, mit 80 mg, zu 1 ml mit 40 mg und zu 2 ml mit 10 mg zur Verfügung.
Für die intrathekale Applikation kommt lyophilisiertes Refobacin (Refobacin-L) zu 5 mg und 1 mg zur Anwendung.

Indikationen

Akute und chronische Harnwegsinfektionen.
Schwere Infektionen anderer Organsysteme (z. B. Sepsis, Peritonitis, Meningitis, akute Osteomyelitis, Wund- und Weichteilinfektionen).
Verbrennungen.
Infektionen der Atemwege mit Gentamycin-empfindlichen Erregern.
Infektionen am Auge mit drohender Ophthalmie.

Kontraindikation

Erwiesene Unverträglichkeit gegen Gentamycin.

Nebenwirkungen und Warnhinweise

Längere Zeit anhaltende überhöhte Refobacin-Serumkonzentrationen über 12 µg/ml können zu ototoxischen Nebenwirkungen führen. Überhöhte Serumkonzentrationen werden hauptsächlich dadurch verursacht, daß bei gestörter Nierenfunktion die Refobacin-Dosis nicht der verminderten Nierenelimination angepaßt wird. Auch absolut überhöhte Dosierungen können zu ototoxischen Nebenwirkungen führen, ebenso gleichzeitig oder früher verabreichte andere ototoxische Antibiotika. Da auch die Diuretika Furosemid und Etacrynsäure möglicherweise ototoxisch wirken, ist ihre gleichzeitige Verabreichung mit Gentamycin weitgehend zu vermeiden. Es empfiehlt sich, die Vestibularis- und Akustikusfunktion vor, während und nach einer Refobacin-Therapie zu kontrollieren.

Im Tierversuch zeigen überhöhte bzw. toxische Dosen von Gentamycin nephrotoxische Veränderungen. Bei Dosen im therapeutischen Bereich ist jedoch die im Tierexperiment diskutierte Nephrotoxizität von Refobacin in der Klinik nicht relevant. Ein passagerer Anstieg harnpflichtiger Substanzen im Serum kann gelegentlich unter der Refobacin-Therapie vorkommen, wobei

ungeklärt ist, inwieweit hierbei die Grundkrankheit eine Rolle spielt. Aus diesem Grunde sollten ältere Patienten und solche mit vorgeschädigten Nieren entsprechend überwacht werden. Jedoch bessert sich die Nierenfunktion im Verlauf der Behandlung und macht eine Dosisanpassung erforderlich.

Auf die gelegentlich beobachteten Fälle von Nephrotoxizität bis zur Anurie unter oder nach einer Kombinationsbehandlung mit Gentamycin und zumeist hochdosiertem Cephalothin muß hingewiesen werden. Deshalb ist die gleichzeitige Verabreichung von potentiell nephrotoxischen Arzneimitteln zu vermeiden.

Aminoglykosid-Antibiotika können bei gleichzeitiger Gabe von Muskelrelaxantien deren Wirkung in der Anästhesie potenzieren.

Tierversuche ergaben keinen Anhalt für eine teratogene Wirkung des Gentamycins; trotzdem sollte die Anwendung von Refobacin im ersten Trimenon einer Schwangerschaft nur nach strenger Indikationsstellung erfolgen. In der Fetalphase kann die Medikation mit Refobacin bei Infektionen mit ausschließlich Gentamycin-empfindlichen Keimen oder aus vitaler Indikation gerechtfertigt sein.

Handelsformen

Refobacin® 120 **Neu**
Ampullen zu 120 mg Gentamycin in 2 ml
1 Ampulle DM 34.50
5 Ampullen DM 146.35

Refobacin® 80
Ampullen zu 80 mg Gentamycin in 2 ml
1 Ampulle DM 26.00
5 Ampullen DM 104.05

Refobacin®
Ampullen zu 40 mg Gentamycin in 1 ml
5 Ampullen DM 59.10

Refobacin® für Säuglinge und Kleinkinder
Ampullen zu 10 mg Gentamycin in 2 ml
5 Ampullen DM 17.80

Ferner Anstalts-Packungen

Außerdem:

Refobacin®-L 5 mg
5 Trockenampullen +
5 Lösungsmittelampullen DM 26.80

Refobacin®-L 1 mg
5 Trockenampullen +
5 Lösungsmittelampullen DM 19.60

Preise n. A. T.

SIEMENS

Gezielte Kontrastmittelinjektion bei der retrograden Urographie

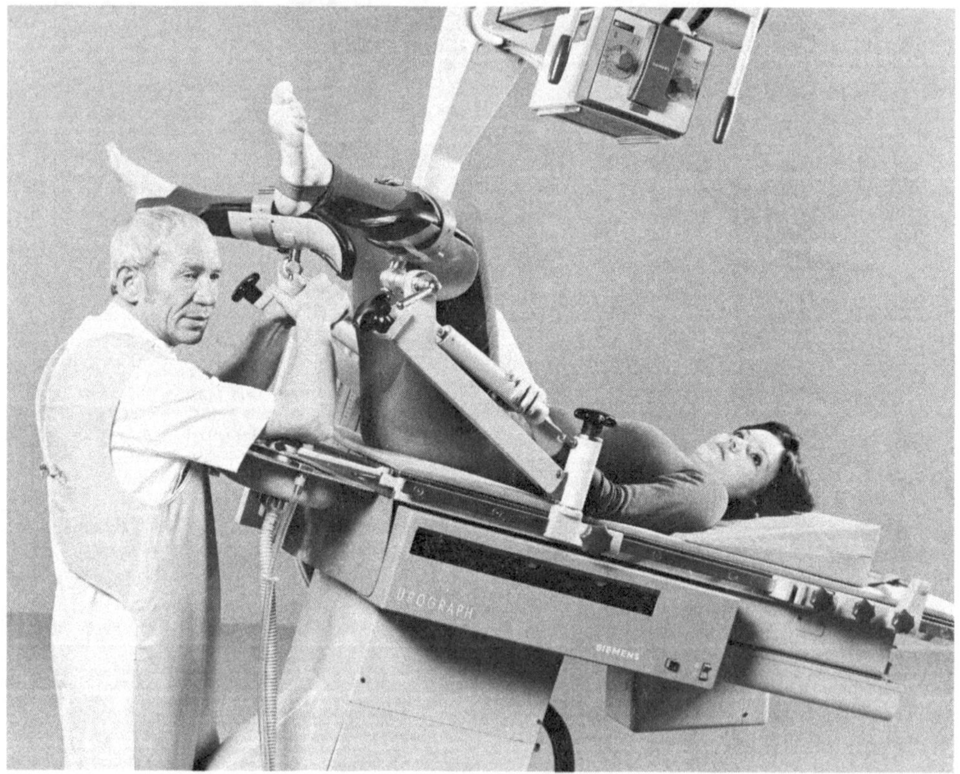

Mit der Bildverstärker-Fernseheinheit des UROGRAPH® können Sie Sondierungen der Harnleiter unter Durchleuchtungskontrolle durchführen. Vorteil
Überspritzungen bei der Kontrastmittelinjektion werden vermieden, krankhafte Veränderungen der Organe schneller erkannt Die Dokumentation erfolgt im Indirekt- oder Direktaufnahmeverfahren bzw mit einem Bandspeicher.

Übrigens: Ohne Umlagerung des Patienten können am UROGRAPH auch Schichtaufnahmen und Zonographien angefertigt werden Der UROGRAPH ist das passende Gerat für die instrumentelle und radiologische Urologie.
Bitte fordern Sie Informationen bei unserer nachsten Geschäftsstelle an oder schreiben Sie an
Siemens Aktiengesellschaft, Bereich Medizinische Technik, 852 Erlangen.

mit dem UROGRAPH von Siemens

e „Nur-einmal-täglich-Tablette"

URICOVAC®

Benzbromaronum

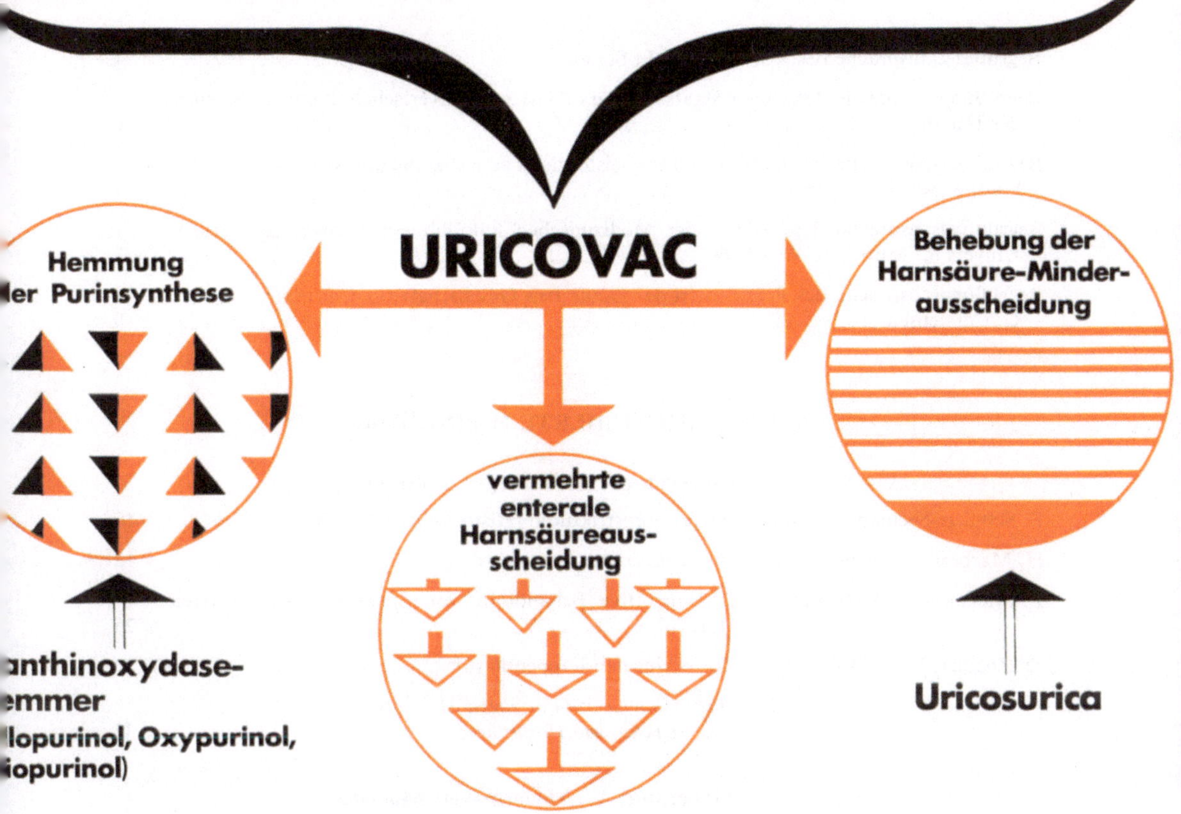

Neueste Forschungsergebnisse über Uricovac beweisen:

hebung der Harnsäure-Minderausscheidung ch Steigerung der Harnsäureclearance. mmung der Purinsynthese durch mmung der PRPP-Synthetase und tivierung der Purin-Phosphoribosyltransferasen. igerung der enteralen Harnsäureausscheidung.

„Dieser 3-fache Angriffspunkt von Benzbromaron erklärt die massive und rasche Senkung des Serumharnsäurespiegels und Entleerung des austauschbaren Harnsäurepools, die mit anderen in der Gichttherapie verwendeten Medikamenten nicht erreicht werden".

[M.M. Müller et al., Therapiewoche 25 (1975) 514]

sammensetzung: 1 Tablette Uricovac enthält 100 mg nzbromaron.
wendungsgebiete: Hyperurikämie jeder Genese.
sierung: Falls vom Arzt nicht anders verordnet, 1 Ta-tte tgl. (am besten nach einer Mahlzeit).
verträglichkeiten und Risiken: Das Präparat soll nicht gewendet werden bei mittelschwerer bis schwerer ereninsuffizienz (Patienten, deren glomeruläre Filtrat-e weniger als 20 ml/min. beträgt).

Obwohl Uricovac in ausgedehnten Tierversuchen keinerlei teratogene Wirkung gezeigt hat, sollte das Präparat aus Vorsichtsgründen bei bestehender Schwangerschaft nicht verabreicht werden.
Grundsätzlich soll der Hyperurikämiker, insbesondere zu Beginn der Behandlung, mindestens 1,5 bis 2 Liter Flüssig-keit pro Tag zu sich nehmen. Bei Steindiathese empfiehlt sich die Einstellung des Urins auf den annähernd neutralen Bereich von pH 6,4–6,8 speziell bis zur Normalisierung

der Serumharnsäurewerte.
Darreichungsformen und Packungsgrößen: 30 Tabletten zu je 100 mg = 1 Monatspackung DM 29,- einschließlich MwSt. AP mit 300 Tabletten.

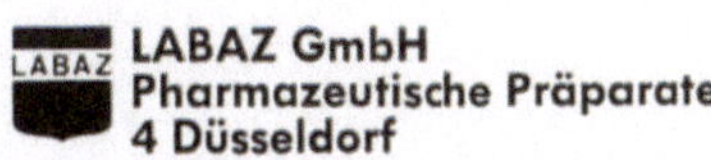

er trivalente Harnsäuresenker

INHALTSVERZEICHNIS

A. DIE STRIKTURIERTE HARNRÖHRE

Moderator: H. Marberger, Innsbruck

Moderator: W. Mauermayer, München

B. DIE TUMOREN DER NIEREN UND OBEREN HARNWEGE

C. AKTUELLE INFORMATIOM: URODYNAMIK

Moderator: W. Lutzeyer, Aachen

D. AKTUELLE INFORMATION: EXPERIMENTELLE UROLOGIE

Moderator: W. Lutzeyer, Aachen

E. BERUFSPOLITIK

Begrüßungsansprache des Vorsitzenden

Meine sehr verehrten Damen, verehrte Gäste, liebe Kollegen!

Nachdem wir die Münchener Kammersolisten unter der Leitung unseres ophthalmologischen Kollegen Dr. Clemente mit einem Satz aus dem Quintett für Klavier und 4 Bläser in ES-Dur von Beethoven gehört haben, ist es eine große Freude für mich, Sie hier in München zum 26. Kongreß der Deutschen Gesellschaft für Urologie willkommen heißen zu können.

Die Bedeutung, die die Urologie in den letzten Dezennien gewonnen hat und weiter gewinnt, ist nicht nur an der steigenden Zahl der Kongresse und Symposien unseres Fachgebietes abzulesen, sondern auch an der zunehmenden Resonanz, die unser Fach in der Öffentlichkeit findet.

Diese Öffentlichkeit ist heute hier in besonderem Maße durch Herrn Staatssekretär Kiesl vom Bayerischen Staatsministerium des Innern repräsentiert, der uns in Vertretung des leider verhinderten Herrn Ministerpräsident Dr. Goppel die Ehre erweist, und den ich hiermit herzlich begrüße.

Des weiteren begrüße ich als Vertreter des Herrn Oberbürgermeisters der Landeshauptstadt München unseren pädiatrischen Kollegen Herrn Stadtrat Privatdozent Dr. Tympner. Mit ihrer Anwesenheit beehren uns ferner Herr Senator Ministerialdirigent Dr. Kläss sowie Herr Medizinaldirektor Dr. Weigand vom Bayerischen Staatsministerium für Arbeit und Sozialordnung sowie Herr Generalarzt Dr. Zimmer von der Bundeswehr.

Leider sah sich das Bayerische Staatsministerium für Unterricht und Kultus nicht in der Lage, einen offiziellen Vertreter zu unserer Eröffnungssitzung zu entsenden, was ich angesichts der Tatsache, daß es sich bei der Deutschen Gesellschaft für Urologie um eine wissenschaftliche Gesellschaft handelt, außerordentlich bedaure.

Ganz besonders herzlich aber begrüße ich den Herrn Dekan der Medizinischen Fakultät der Universität München Spectabilis Professor Dr. Spann.

Aus Termingründen ist es auch dem Präsidenten der Landesärztekammer nicht möglich, an unserer Eröffnungssitzung teilzunehmen. Er läßt Ihnen aber durch mich seine besten Grüße und Wünsche übermitteln.

Auch die Herren Präsidenten der Österreichischen Gesellschaft für Urologie, Herr Professor Bergmann, Linz und der Deutschen Gesellschaft für Chirurgie, Herr Professor Carstensen, haben es sich nicht nehmen lassen, unserer Eröffnungssitzung beizuwohnen. Herzlich willkommen!

Es ist mir unmöglich, alle erschienenen Ehrengäste namentlich zu erwähnen, da allein die Nennung der Namen unseren Zeitplan völlig durcheinander bringen würde.

Ich bitte deshalb um Verständnis, wenn ich unseren Gästen global ein herzliches Willkommen zurufe und hierin auch die eingeladenen Referenten anderer Fachdisziplinen einschließe, denen ich gleichzeitig dafür danke, daß sie hierher gekommen sind, um uns mit Erfahrungen aus ihren Arbeitsgebieten bekannt zu machen.

Besonders begrüßen möchte ich jedoch die hier anwesenden *Ehrenmitglieder* unserer Gesellschaft. Es sind dies Herr Professor Alken, Homburg, Herr Professor Boeminghaus, Düsseldorf, Herr Professor Heusch, Aachen, Herr Professor Ljunggren, Göteborg, Herr Professor Mayor, Zürich, Herr Professor Übelhör, Wien und Herr Professor Wildbolz, Bern.

Grüße an die hier versammelten Urologen haben die Ehrenmitglieder Professor Derra, Düsseldorf, Professor Deuticke, Wien, Professor Giertz, Stockholm, Professor de Gironcoli, Florenz, Professor Willard E. Goodwin, Los Angeles sowie Professor Linder, Heidelberg, übermittelt, wofür herzlich gedankt sei.

Schließlich gebührt ein besonders herzliches Willkommen unseren Gästen aus dem Ausland. Es sind Kollegen aus Belgien, Frankreich, Holland, Italien, Jugoslawien, Österreich, Polen, Schweden, der Schweiz, Ungarn und den USA hierher nach München gekommen, um wissenschaftliche Probleme mit uns zu erörtern, alte Freundschaften zu erneuern und neue zu knüpfen.

Meine Damen und Herren! Wenn man Präsident einer Gesellschaft wie der Deutschen Gesellschaft für Urologie geworden ist, so ist man gewissermaßen auf dem Zenit der eigenen Laufbahn angekommen. Es ist deshalb in meinen Augen schlechthin eine Dankespflicht, all derer zu gedenken, die mitgeholfen haben diesen Zenit zu erreichen.

Die ersten Impulse, mich mit wissenschaftlichen Problemen zu beschäftigen, verdanke ich meinem Vater, der als Chirurg mit einer kleinen Klinik nicht allein dem Kranken unermüdlich diente, sondern darüberhinaus stets versuchte, seine praktischen Erfahrungen wissenschaftlich zu verarbeiten. Meine erste wirkliche Berührung mit der medizinischen Wissenschaft erfuhr ich, sofern man von einer längeren Famulatur am Pathologischen Institut der Universität München unter Geheimrat Borst absieht, am Anatomischen Institut der Universität Tübingen durch Walther Jacobj. Dieser feinsinnige, gütige, idealistisch gesinnte, begnadete Anatom, der tapfer trotz eines schweren Leidens mit ungeheurer Willenskraft unermüdlich forschte und seine Studenten Anatomie lehrte, gab mit seiner Begeisterung und seiner Unbeirrbarkeit und Exaktheit bei der Bearbeitung wissenschaftlicher Probleme den Ausschlag dafür, daß ich die Hochschullaufbahn einschlug. Leider viel zu früh seinem Leiden erlegen bleibt mir nur noch, ihm von dieser Stelle aus meinen Dank nachzurufen.

All das, was ich heute bin, verdanke ich jedoch in erster Linie meinem alten hochverehrten Chef und Lehrer, Herrn Professor Zenker, der es sich nicht hat nehmen lassen, heute mit seiner verehrten Gattin an dieser Eröffnungssitzung teilzunehmen, und die ich hiermit besonders herzlich begrüßen möchte.

Herr Professor Zenker, der mich 1951 an seine Klinik nach Marburg holte, verdanke ich nicht nur, daß ich dort das Chirurgenhandwerk in einer hervorragenden Chirurgenschule erlernen durfte, sondern ich fand in ihm auch stets einen verständnisvollen Mentor in menschlicher, fachlicher und wissenschaftlicher Hinsicht.

Wenn auch anfänglich, obwohl selbst an der Heidelberger Klinik unter Martin Kirschner lange Jahre mit der Urologie betraut, einer Verselbständigung der Urologie ablehnend gegenüberstehend konnte ich Professor Zenker bald davon überzeugen, daß die Verselbständigung unseres Faches die Voraussetzung für seine volle Entfaltung und damit ein dringendes Erfordernis sei. Von da an erfuhr die Urologie von seiner Seite her jede Unterstützung, die darin gipfelte, daß in Marburg wie später auch an der Chirurgischen Universitätsklinik München selbständige Urologische Abteilungen eingerichtet wurden, und daß dank der Zustimmung von Professor Zenker der zweite Urologische Lehrstuhl in Westdeutschland hier in München 1958 errichtet werden konnte.

Dadurch wurde die weitere Entwicklung der Urologie an unseren Hochschulen nachhaltigst stimulierend beeinflußt. Sind doch seitdem in schneller Reihenfolge an nahezu allen Universitäten der Bundesrepublik Urologische Lehrstühle errichtet worden. Hierfür gebührt Herrn Professor Zenker unser aller Dank.

Meine ersten urologischen Schritte und damit die Begeisterung für unser Fach verdanke ich meinem ersten Lehrer in Urologie, dem langjährigen Schatzmeister unserer Gesellschaft, Herrn Professor Theodor Schultheis, der, aus einer alten Urologen-Familie in Bad Wildungen stammend, nach einem chirurgischen Intermezzo jetzt nach seiner Emeritierung wieder in Wildungen in den Schoß der Urologie zurückgekehrt ist. Letzteres spiegelt sich darin wider, daß er jüngst mit anderen Herren einen Arbeitskreis für die balneologische Behandlung urologischer Erkrankungen gegründet hat. Auch ihm sei an dieser Stelle herzlich gedankt.

Daß ich schließlich nach einer vierteljährlichen Austauschassistentenzeit bei Ferdinand May in München schließlich doch noch Facharzt für Urologie geworden bin, verdanke ich meinem urologischen Geburtshelfer, Ratgeber und Freund Carl Erich Alken. Die Zeit in Homburg war das Tüpfelchen aufs „i" und deshalb für mich von entscheidender Bedeutung. Deshalb auch Dir, lieber Carl, herzlichen Dank.

Die Deutsche Gesellschaft für Urologie tagt heute zum dritten Mal in den Mauern Münchens.

Erstmals war es 1929 unter der Präsidentschaft Ludwig Kielleuthners. Zum zweiten Male kamen die deutschen Urologen unter dem Vorsitz von Ferdinand May hier im Jahre 1949 zusammen. Wie Sie wissen oder aus dem Vorwort im Tagungsführer ersehen haben, fand zudem unter der Leitung Ferdinand Mays hier 1967 der 14. Kongreß der Internationalen Gesellschaft für Urologie statt.

Die Entwicklung der Urologie in München und damit in Bayern wurde seit der Jahrhundertwende nachhaltig einmal von dem 1868 in Bamberg geborenen Dichter-Urologen Felix Schlagintweit beeinflußt, der in Bad Brückenau wie in München tätig war und dem wir nicht nur literarische Werke wie „Ein verliebtes Leben" oder „Napoleon, Eugenie und Lulu", sondern neben der Erfindung eines retrograden Zystoskops auch das wissenschaftliche Werk „Die Urologie des praktischen Arztes" verdanken.

Weiterhin wirkte in München viele Jahrzehnte der langjährige Nestor der deutschen Urologen, Professor Ludwig Kielleuthner, der 1876 in München geboren wurde und im Alter von 96 Jahren in seiner Vaterstadt 1972 verstarb. Kielleuthner erwarb sein urologisches Rüstzeug bei Hochenegg, Zuckerkandl und Israel, bei Guyon und Albarran in Paris sowie bei Freyer in London. Er war 1914 der erste, der sich im süddeutschen Raum für das Fach Urologie habilitierte und war dort auch der erste Urologe, der 1919 zum Professor der Urologie an der Medizinischen Fakultät der Universität München ernannt wurde.

32 Jahre lang hat er, Vorlesungen und Untersuchungskurse haltend und zahlreiche Publikationen schreibend, die Evolution der Urologie hierzulande vorangetrieben.

Im gleichen Jahre wie Kielleuthner wurde in Unterfranken Sanitätsrat Conrad Schneider, der Vater von Kurt Schneider, geboren. Als Assistent von Voelcker und Israel sowie des Chirurgen Grasser in Erlangen bildete er sich zum Urologen aus und war ähnlich wie Schlagintweit in Bad Brückenau und München als Urologe tätig. Neben seiner praktischen Tätigkeit hat er zahlreiche wissenschaftliche Arbeiten verfaßt und Vorträge gehalten, bis er 1944 aus diesem Leben abberufen wurde.

Einen besonderen Aufschwung erfuhr die Urologie, als Ferdinand May 1938 zum Chefarzt des neugeschaffenen, 100 Betten umfassenden Urologischen Krankenhauses der Landeshauptstadt München ernannt wurde, dessen Leitung er mit einer kurzen Unterbrechung bis zum Jahre 1966 innehatte.

Die Verdienste von Ferdinand May, der Schüler von Professor Dax und Professor Alexander von Lichtenberg war, sind uns allen noch so frisch in Erinnerung, daß es sich erübrigt, diese hier im einzelnen anzuführen. Bemerkenswert ist jedoch seine im Jahre 1958 erfolgte Berufung auf den zweiten Lehrstuhl für Urologie an einer deutschen Universität, nachdem 10 Jahre zuvor Alken der erste an der Universität des Saarlandes in Homburg übertragen worden war.

Die Entwicklung der Urologie in München wurde weiterhin mit dem 1893 bei Metz in Lothringen geborenen Voelcker-Schüler Otto Hennig, der im letzten Jahre seinen 80. Geburtstag feiern konnte, geprägt. Hennig, der sich 1941 in Halle mit einer Arbeit über die Folgen der Prostatahyperplasie habilitiert hatte, wurde 1952 ein Lehrauftrag für Urologie an der Universität München übertragen, den er bis zum Jahre 1958 wahrnahm. Unter Würdigung seiner wissenschaftlichen Leistungen wurde Otto Hennig 1972 zum Honorarprofessor ernannt.

Schließlich ist aus der Geschichte der Urologie Münchens und Bayerns nicht der im Jahre 1906 in Rosenheim geborene Kurt Schneider wegzudenken, der nach Assistentenjahren bei Borst in München, Stich in Göttingen und Wildbolz sen. in Bern 1946 die Leitung des Krankenhauses der Barmherzigen Brüder in München übernahm. Ein grausames Geschick hat ihn uns leider viel zu früh im Jahre 1973 entrissen. Ihn zeichneten nicht nur ein großes ärztliches Können und menschliche Güte aus, sondern er hat darüber hinaus zusammen mit Alken den Berufsverband der Deutschen Urologen, der gerade jetzt für uns von größter Bedeutung ist, gegründet und war dessen erster Präsident und später Ehrenpräsident.

Betrachtet man das Wirken dieser Männer, so ist es sicherlich nicht vermessen, wenn man von München als einer der Hochburgen der Urologie in Deutschland, ja in Europa spricht.

Dankbaren Herzens wollen wir die Erinnerung an sie wachhalten.

Meine Damen und Herren!

Ich habe die traurige Pflicht, Sie davon in Kenntnis zu setzen, daß, seitdem wir uns zum letzten Male 1973 in Aachen zusammengefunden haben, folgende Mitglieder unserer Gesellschaft aus dieser Welt abberufen worden sind:

Herr Professor Bürkle de la Camp, Dottingen

Herr Dr. Engehausen, Essen

Herr Dr. Grube, Hamburg

Herr Dr. Hubmann, Wolfenbüttel

Herr Dr. Schmitt, Marburg/Lahn

Herr Dr. Frauböss, Hamburg

Herr Dr. Lutz, Groß-Umstadt

und

Herr Dr. Stieber, Aschaffenburg.

Darf ich Sie bitten, sich von Ihren Plätzen zu erheben und der Verstorbenen zu gedenken. Ich danke Ihnen.

Wir werden diesen Kollegen allzeit ein ehrendes Angedenken bewahren.

Die Themen unseres diesjährigen Kongresses beschäftigen sich, sofern man von den aktuellen Informationen zur Urodynamik und zur experimentellen Urologie absieht, einmal mit der *Strikturierten Harnröhre* und zum anderen mit den *Tumoren der Niere und oberen Harnwege.*

Obwohl sich im Laufe dieses Jahres bereits fünf Tagungen im Inland wie im europäischen Ausland mit den Erkrankungen der männlichen und weiblichen Harnröhre beschäftigt haben, hat man — jedenfalls soweit ich unterrichtet bin — das heiße Eisen der iatrogenen Harnröhrenstrikturen bisher nicht angefaßt oder nur gestreift.

Bereits im Jahre 1968 in Berlin und später noch einmal in Hannover habe ich dieses Problem angesprochen, ohne daß wir seitdem einen entscheidenden Schritt vorwärts gekommen wären. Gerade dies aber erscheint mir erforderlich, wenn ein so elegantes und zudem schonendes Operationsverfahren wie die transurethrale Resektion von Prostata- und Blasengeschwülsten nicht infolge einer hohen Quote von postoperativen Harnröhrenstrikturen in Mißkredit geraten soll. Glücklicherweise zeichnen sich die ersten Erfolge von Maßnahmen zur Verhinderung von postoperativen Urethrastrikturen ab. Es bleibt jedoch noch viel zu tun übrig, und es steht zu hoffen, daß wir hier im Laufe unserer Tagung zu neuen Erkenntnissen und Fortschritten gelangen werden.

Auch unser zweites Hauptthema *Die Tumoren der Niere und oberen Harnwege* ist von brennendem Interesse. Gilt es doch durch Verbesserung der Diagnostik und der operativen wie strahlentherapeutischen Maßnahmen unsere Behandlungserfolge weiter zu steigern.

Ich bin der Überzeugung, daß wir auch hier zu fruchtbaren Ergebnissen und neuen Aspekten gelangen werden.

Meine Damen und Herren!

Vor einem Jahr hat in seiner Eröffnungsrede in Aachen Wolf Lutzeyer in prägnanter und treffender Weise unsere derzeitige Hochschulsituation im allgemeinen wie auch speziell im Hinblick auf unser Fach Urologie umrissen und die Licht- wie auch die leider recht zahlreichen Schattenseiten aufgezeigt.

Ich will dies heute deshalb — zumal sich die Situation nicht wesentlich geändert oder gar gebessert hat — nicht noch einmal wiederholen.

Gestatten Sie mir jedoch einige ergänzende Bemerkungen zur Hochschulsituation bezogen auf unser Fachgebiet speziell in Bayern.

Nimmt man als Beispiel die neue Approbationsordnung, in der endlich das Fach Urologie scheinpflichtig mit 24 Kursstunden ausgewiesen ist, so können in unserer Fakultät angesichts der zur Verfügung stehenden Anzahl akademischer Lehrer und der vorhandenen Raumnot, und dies trifft mehr oder weniger in gleichem Maße für alle urologischen Lehrstühle in der Bundesrepublik zu, bei einer Zahl von 360 Studenten pro Semester unter äußerster Anspannung der Raum- und Lehrkapazität bestenfalls sechs bis acht Kursstunden durchgeführt werden.

Hier in München will man nach dem Umzug in das Klinikum Großhadern die alte Klinik in der Thalkirchner Straße sogar auflösen und die Räumlichkeiten anderen Zwecken zuführen, obwohl diese erst in den letzten Jahren mit erheblichen Steuergeldern modernisiert und weiter ausgebaut worden sind.

Es ist nicht einzusehen, daß hier, ohne daß eine Notwendigkeit vorliegt, Unterrichtsplätze für Studenten aufgegeben werden, nachdem gerade im Urologieunterricht ein ausgesprochener Engpaß vorliegt.

Trotz eines seit Jahren gefaßten einstimmigen Fakultätsbeschlusses sind alle diesbezüglichen Anträge an das Bayerische Kultusministerium ohne stichhaltige Begründung abschlägig beschieden worden.

Wir laufen Gefahr, daß der Leistungsstandard unserer Hochschulen, der endlich wieder Anschluß an das Weltniveau erlangt hatte, erneut absinkt.

Ich appelliere deshalb an das Kultusministerium, an die Medizinischen Fakultäten unseres Landes — denn dies gilt in ähnlicher Weise für Erlangen und Würzburg — in räumlicher und personeller Hinsicht Verhältnisse zu schaffen, die eine ausreichende Unterrichtung der Studenten in Urologie gewährleisten, damit wir dem Lehr- und Forschungsauftrag, den uns der Gesetzgeber übertragen hat, gerecht werden können.

Sie mögen mir nachsehen, daß ich hier pro domo gesprochen habe, und vielleicht interessieren Sie, meine Damen und Herren, diese unsere Sorgen nicht sonderlich. In meinen Augen jedoch ist es von größter Wichtigkeit, daß sich unsere wissenschaftliche Gesellschaft auch mit derartigen Problemen auseinandersetzt und mit Hilfe ihres Einflusses versucht, Verbesserungen für unser Fachgebiet an den Hochschulen herbeizuführen. Kommt dies doch letztlich wieder unseren Kranken und damit auch Ihnen zugute.

Doch wenden wir uns wieder erfreulicheren Dingen zu. Ich habe die Freude, in Würdigung hervorragender wissenschaftlicher Verdienste insbesondere hinsichtlich der Entwicklung der Kinderurologie, die untrennbar Bestandteil unseres Faches ist und bleiben muß, auf Beschluß des Vorstandes der Deutschen Gesellschaft für Urologie, unserem langjährigen Mitglied, dem ehemaligen Präsidenten unserer Gesellschaft und Olympioniken 1936, *Herrn Professor Dr. Peter Bischoff* die Ehrenmitgliedschaft anzutragen. Die gleiche Ehrung erweisen wir *Herrn Professor Dr. Michalowski aus Krakau* in Würdigung seiner epochalen Verdienste um die Harnröhrenchirurgie.

Der Vorstand unserer Gesellschaft hat weiterhin beschlossen, meinem alten und verehrten Chef, *Herrn Professor Dr. Dr. h. c. Rudolf Zenker,* in Würdigung seiner Verdienste hinsichtlich der Errichtung des 2. Lehrstuhls für Urologie in Westdeutschland hier in München die Ehrenmitgliedschaft unserer Gesellschaft zu verleihen.

Es ist mir weiterhin eine große Ehre und Freude, den Herren Professoren *Auvert aus Paris, Modelski aus Krakau* und *Szendröi aus Budapest,* auf Beschluß des Vorstandes, die Ernennung zum korrespondierenden Mitglied unserer Gesellschaft in Würdigung ihrer wissenschaftlichen Verdienste um die Urologie bekanntzugeben und diesen die Urkunden überreichen zu können.

Meine Damen und Herren!

Die Deutsche Gesellschaft für Urologie kämpft Seite an Seite mit dem Berufsverband Deutscher Urologen und anderen ärztlichen Verbänden für die Freiheit des ärztlichen Berufsstandes und widersteht allen Bestrebungen einer Sozialisierung der Medizin, deren

Leidtragende, wie wir aus Ländern mit einem sozialisierten Gesundheitssystem wissen, letztlich unsere Kranken sind.

Wir, die wir uns Tag und Nacht unermüdlich um unsere Kranken bemühen, müssen auch die Behauptung zurückweisen, daß die Bevölkerung in der Bundesrepublik, die bekanntlich zu den vier ärztlich am besten versorgten Ländern dieser Erde gehört, unterversorgt sei, wie man uns dies immer wieder glauben machen will und wie es uns gerade derzeit von Wahlplakaten ins Auge springt.

Sicherlich gibt es da und dort einmal einen Mißstand, aber deshalb kann man dies nicht einfach verallgemeinern und den ärztlichen Berufsstand desavouieren.

Ich fordere Sie deshalb, meine sehr verehrten Kollegen, auf, unsere Arbeit zu unterstützen und, sofern Sie noch nicht Mitglied der Deutschen Gesellschaft für Urologie sind, unserer Gesellschaft beizutreten.

Darüberhinaus unterstützen Sie mit Ihrer Mitgliedschaft vor allem auch die wissenschaftlichen Belange unserer Gesellschaft, was letztlich wiederum unseren Kranken und damit auch Ihnen zugute kommt.

Somit wünsche ich Ihnen allen schöne Tage in unserem München und eine in jeder Hinsicht erfolgreiche Tagung. In diesem Sinne eröffne ich den 26. Kongreß der Deutschen Gesellschaft für Urologie 1974!

Prof. Dr. Egbert Schmiedt
Direktor der Urologischen Klinik
und Poliklinik der Universität München im
Städt. Krankenhaus Thalkirchnerstraße
D-8000 München 2
Thalkirchner Straße 48

Begrüßungsansprache
des Herrn Staatssekretärs Kiesl
vom Bayerischen Staatsministerium des Innern

Sehr verehrter Herr Präsident, meine Damen und Herren!

Ich darf Ihnen die Grüße des Bayerischen Ministerpräsidenten Herrn Dr. Alfons Goppel und der Bayerischen Staatsregierung übermitteln und möchte Sie sehr herzlich hier in unserer Stadt, in der Landeshauptstadt München, willkommen heißen. Der 26. Kongreß der Deutschen Gesellschaft für Urologie, meine Damen und Herren, reiht sich würdig in die Zahl großer nationaler und auch internationaler Tagungen wissenschaftlicher Gesellschaften in unserer Landeshauptstadt ein, und ich glaube, daß die Stadt München mit ihren zwei medizinischen Fakultäten und ihren hochqualifizierten, auch außeruniversitären Krankenanstalten die besten Möglichkeiten für einen medizinisch-wissenschaftlichen Erfahrungsaustausch bieten. In Verbindung mit dem weltberühmten Freizeitwert von München bin ich sicher, daß Sie hier alle Voraussetzungen dafür finden, wissenschaftliche Arbeit auch mit Entspannung in ein bekömmliches Verhältnis zu bringen, soweit, wie der Herr Präsident schon sagte, die Witterungsverhältnisse das gestatten.

Meine sehr verehrten Damen und Herren! Als medizinischer Laie möchte ich es mir und möchte ich es vor allen Dingen Ihnen ersparen, auf Einzelheiten Ihres Tagungsprogrammes oder auf sonstige Fachfragen einzugehen. Ich möchte aber doch darauf hinweisen, daß das relativ junge Fach der Urologie neben der enormen Weiterentwicklung und Vervollkommnung seiner diagnostischen und therapeutischen Methoden in jüngster Zeit auch gesundheitspolitisch — und das interessiert mich von unserem Ressort, dem Innenministerium her, ganz besonders —, daß Ihr Fach auch da gesundheitspolitisch an Bedeutung gewonnen hat. Ihre Wünsche, Herr Präsident, an den Herrn Kultusminister werde ich gern übermitteln. Sie mögen es mir verzeihen, daß ich selbst nicht in der Lage bin, auf diese Wünsche hier im einzelnen einzugehen. Aber ich möchte Ihr Interesse noch auf eine kulturgeschichtliche Kostbarkeit lenken, die in enger Beziehung zu Ihrem Fache steht: Besuchen Sie, wenn Sie während Ihres Kongresses etwas Zeit erübrigen können, das Kloster Grafrath unweit von Fürstenfeldbruck. Es ist im Westen Münchens gelegen. Dort finden Sie die Reliquien eines Ihrer ersten, allerdings bereits im Jahre 954 verstorbenen Kollegen, nämlich des heiligen Rasso. Er galt, obschon von Hause aus Ritter und Kriegsheld, in frömmeren, vorurologischen Zeiten als Patron der, und ich zitiere: an Stein, Sand, Grieß und anderen heimlichen schlimmen Zuständen leidenden Personen.

Nach einer aus dem Jahre 1835 stammenden Heiligenlegende hatte er bis dahin mindestens 2036 einschlägige Patienten geheilt, darunter den als besonders zuverlässigen Gewährsmann namentlich genannten, ich zitiere wieder, „hochwohlgeborenen Herrn Baron von Gruber, seiner kurfürstlichen Durchlaucht in Bayern Kammerherr und Oberleutnant über das thüringische Kürassierregiment". Seine Heilung wird übrigens folgendermaßen geschildert, wie ich zitiere: „Ein Stein hielt ihm 28 Stunden lang den ordentlichen Lauf der Natur mit unsäglichen Schmerzen auf, die kümmerlich zu ertragen waren. Das Zutrauen auf unseren Heiligen hob das Übel samt dem Stein, der gleich nach dem gemachten Versprechen sich von selbsten abledigte und den gewöhnlichen Ort ohne mindestes Wehtun passierte. Der hochwohlgeborene Herr ließ den nämlichen Stein in Silber fassen und in der Kirche zu St. Grafrath, wohin er sein übriges Opfer vermachte, öffentlich zum Zeichen seiner Dankbarkeit aufhängen."

Meine sehr verehrten Damen und Herren: Wenn Sie den Besuch erübrigen können, würde ich diese Stätte mir einmal ansehen.

Ich wünsche Ihrem Kongreß einen vollen Erfolg und ich hoffe, daß Sie in München hier nicht nur stürmische Tage erleben, sondern daß Sie unsere schöne Stadt und unser Bayern in guter Erinnerung behalten mögen.

Staatssekretär E. Kiesl
Bayerisches Ministerium des Innern
D-8000 München 22
Odeonsplatz 3

Begrüßungsansprache
für den Oberbürgermeister der Landeshauptstadt München

Herr Präsident, Herr Staatssekretär, Spectabilis,
meine sehr verehrten Damen, meine Herren, liebe Kolleginnen und Kollegen!

In Vertretung des Oberbürgermeisters der Landeshauptstadt München und der Münchener Bürger darf ich Sie als Teilnehmer des 26. Kongresses hier in München sehr herzlich willkommen heißen. Auch ich möchte, so wie Ihr Präsident und wie Herr Staatssekretär Kiesl, ein wenig darüber nachdenken, warum die Landeshauptstadt München zum Tagungsort der Deutschen Gesellschaft für Urologie gewählt wurde. Es gibt dafür eine große Zahl von Gründen, die schon genannt wurden. Ich möchte einen weiteren dazufügen und bin der Meinung, daß eine Wechselbeziehung besteht zwischen dem Bier auf der einen Seite und der Urologie auf der anderen Seite. Der echte Münchener macht zweimal im Jahr, einmal nämlich im Frühjahr auf dem Nockherberg und einmal im Herbst auf dem Oktoberfest eine Trinkkur. Dabei hat er Gelegenheit, seine Nierenfunktion und das Funktionieren der ableitenden Harnwege zu prüfen. So treibt er Vorsorgemedizin oder so versteht der Münchener prophylaktische Urologie. München, die Stadt der Biere, heißt Sie als Urologen besonders herzlich willkommen, weil Sie zu den wenigen Ärzten gehören, die z. B. bei der Behandlung, bei der Abtreibung eines Nierensteines, Trinkkuren verordnen. Sie steigern damit den Bierumsatz. Deshalb darf ich Ihnen in Abwandlung eines Reklamespruches zur Eröffnung Ihres Kongresses zurufen: Die deutschen Urologen sagen „Prost" mit Münchener Bier, und ich darf Sie noch einmal recht herzlich willkommen heißen.

Stadtrat Priv.-Doz. Dr. K.-D. Tympner
Universitäts-Kinderklinik München
D-8000 München 2
Lindwurmstraße 4

Begrüßungsansprache
des Dekans der Medizinischen Fakultät
der Ludwig-Maximilian-Universität München

Herr Präsident, Herr Staatssekretär, meine sehr verehrten Damen, meine Herren!

Als derzeitiger Dekan der Medizinischen Fakultät der Universität habe ich die große Ehre und darüber hinaus die Freude, Sie alle zum 26. Kongreß der Deutschen Gesellschaft für Urologie hier in München herzlich willkommen heißen zu dürfen und Ihnen die Grüße meiner Fakultät zu überbringen. Erlauben Sie mir, daß ich Ihnen im Auftrage des Dekans der Medizinischen Fakultät der Technischen Universität München auch die Grüße unserer Schwesterfakultät auf diesem Wege übermittle.

In einer Zeit, in der einerseits die Tendenz besteht, die einzelnen medizinischen Fachdisziplinen noch weiter aufzusplittern, und anderseits der Versuch unternommen wird, die Medizin als geschlossene Wissenschaft zu erhalten, ist gerade Ihr Fach, die Urologie, ein klassisches Beispiel für die Verselbständigung einer Disziplin. Dabei ist es für die Beurteilung der Berechtigung der Selbständigkeit eines Faches gar nicht entscheidend, wie lange der Prozeß der Loslösung gedauert hat und gegen welche Widerstände er durchgesetzt werden mußte. Dies hängt praktisch immer von den allgemeinen Umständen und von Einzelpersönlichkeiten ab, die auf der einen Seite für die Loslösung kämpfen, und von denen, die auf der anderen Seite das Angestrebte mit allen ihnen zu Gebote stehenden Mitteln zu verhindern versuchen. In dieser Phase spielt auch oft der Zufall eine große Rolle. Einzig und allein entscheidend für die Beurteilung der Berechtigung der Selbständigkeit eines medizinischen Faches ist die Bewährung nach der Loslösung aus dem Mutterfach. Obwohl die Urologie noch nicht lange, und mancherorts unter größten Geburtswehen, aus der großen Chirurgie herausgelöst ist, hat sie ihren Platz als selbständige Disziplin mit klarer Abgrenzung nicht nur geschaffen, sondern auch ausgebaut.

Lassen Sie mich das Thema wechseln. Die weit überwiegende Mehrzahl aller Ärzte beobachtet mit zunehmender Sorge während der letzten Jahre die sich mehrenden Angriffe gegen unseren Berufsstand. Diese Angriffe, vor allem die in der Öffentlichkeit an uns herangetragenen, werden vielleicht z. T. nur wegen ihrer publizistischen Wirkung gestartet. Hinter anderen steht zweifellos die Philosophie des Neides, einem Teil liegt aber auch die Vorstellung zugrunde, daß eine völlige Veränderung des Systems der ärztlichen Versorgung angestrebt werden müsse. Die Veränderungen eines Systems, das im Hinblick auf die ärztliche Versorgung der Patienten den internationalen Vergleich spielend aushält. Im Zeitalter der Behauptungen, in dem wir leben, sollte man auch daran denken, daß das Schlagwort von überfüllten Wartezimmern erst in zweiter Linie ein ärztliches Problem darstellt. Ein Blick in die Statistik der Krankenzahlen läßt die Abhängigkeit von anderen, nicht-ärztlichen Faktoren klar erkennen. Einzig und allein entscheidend für die Beurteilung ist, daß der Patient versorgt wird und der *dringende Fall* rasch versorgt wird. Dies ist, von seltenen Ausnahmefällen abgesehen, hierzulande absolut gewährleistet.

Meine Damen und Herren! Sie sind hier zusammengekommen, um Erfahrungen auszutauschen, Ihr Wissen zum Wohle Ihrer Patienten zu mehren und hoffentlich auch ein paar frohe Stunden im Kollegenkreis zu verbringen. Für Ihre Arbeit wünsche ich Ihnen vollen Erfolg, für die freien Stunden einen angenehmen Aufenthalt in unserer Stadt. Etwas überrascht haben mich die letzten Worte Ihres Präsidenten, der den Wettergott nach einer Besserung anflehte. Ich persönlich war der Meinung, seine Fürsorge für Sie war so weit gegangen, daß er dieses schlechte Wetter bestellt hat, damit Ihnen das Sitzen hier im Saale leichter fällt. Ich danke Ihnen für Ihre Aufmerksamkeit.

Prof. Dr. med. W. Spann
Vorstand des Instituts für Rechtsmedizin
D-8000 München 2
Frauenlobstraße 7

Begrüßungsansprache
des Präsidenten der Deutschen Gesellschaft für Chirurgie

Herr Präsident, meine sehr verehrten Damen und Herren!

Mit großer Freude überbringe ich Ihnen die herzlichsten Grüße der Deutschen Gesellschaft für Chirurgie und betrachte es als besonderen Vorzug, daß ich Ihnen zum zweiten Male diese herzliche Verbundenheit zum Ausdruck bringen darf.

Meine Damen und Herren: Ausmaß und Geschwindigkeit des Fortschrittes werden aus historischer Sicht besonders deutlich durch ein markantes Fehlurteil. Und hierzu darf ich einen Ihrer urologischen Ahnherren bemühen, und zwar Herrn Küster, Ordinarius für Chirurgie in Marburg, der Ihnen dadurch bekannt ist, daß er 1884 eine pathologisch-anatomische und klinische Studie über die Geschwülste der Harnblase sowie in der Zeit von 1896 bis 1902 eine umfassende Chirurgie der Nieren herausgab. Küster hat 1901, offenbar unter dem Eindruck der letztgenannten Arbeit gesagt: „Die Hauptarbeit ist getan und unseren Nachfolgern bleibt nur noch eine kärgliche Nachlese übrig."

Es entbehrt nicht des Reizes, sich vorzustellen, welches Gesicht Ernst Küster machen würde, wenn er sich heute mit einem Blick in Ihr Tagungsprogramm davon überzeugen könnte, was aus diesem kärglichen Rest geworden ist, dem ich meinen Respekt und meine Hochachtung zolle. In diesem Sinne wünsche ich Ihrer Tagung einen harmonischen Verlauf.

Prof. Dr. G. Carstensen
Chirurgische Abteilung des Ev. Krankenhauses
D-4330 Mühlheim/Ruhr
Bleichstraße 5

A. DIE STRIKTURIERTE HARNRÖHRE

F. SCHULTZE-SEEMANN: **Harnröhrenstrikturen (Historischer Überblick)**

Harnröhrenstrikturen gibt es seit den ältesten Zeiten sowohl durch unspezifische Entzündungen als auch auf gonorrhoischer Grundlage, sowie nach Verletzungen des Perineums und zu einem kleinen Teil auch angeboren.

Schon in dem Tontafelarchiv eines Arztes des Zweistromlandes aus Nippur um 1400 v. Chr. wird die Spülbehandlung einer Harnröhrenerkrankung durch Bronzeröhrchen beschrieben. — Celsus (5 n. Chr.) beschreibt bei Harnverhaltung die Anwendung von Kathetern. In der von ihm mitgeteilten Form wurden gerade und gekrümmte Katheter der verschiedensten Kaliber bei Ausgrabungen von Pompeji und Herkulanum gefunden. Aretäus ist 80 n. Chr. der älteste Schriftsteller, bei dem sich eine unzweideutige Beschreibung der äußeren Urethrotomie in Form des Dammschnittes findet, der sicher schon lange davor bei Notfällen von Harnverhaltung ausgeführt worden ist. Da auch der Troikar ein seit ältesten Zeiten bekanntes Instrument ist, müßte auch der suprapubische Blasenstich bekannt gewesen sein.

Eine der frühesten Mitteilungen über die innere Urethrotomie gibt Heliodor um 90 n. Chr. Er stellt schon fest, daß sich Harnröhrenstrikturen meist nur an einer Stelle finden, und erklärt sie durch Fleischauswüchse, sog. Karunkel, oder durch Narbensubstanz nach Geschwüren. Diese Ansicht Heliodors über die Karunkel hält sich in Europa noch bis ins 18. Jahrhundert. Zum Zerschneiden wendet er ein spitzes Instrument an. Anschließend legt er mit getrocknetem Papyrus umwickelte Metallröhrchen oder einen Federkiel ein, wobei eingeträufelter Honig die Ausheilung begünstigen soll.

Diese Kenntnis der von Heliodor beschriebenen inneren Urethrotomie geht in den folgenden der Chirurgie ablehnend gegenüberstehenden Jahrhunderten wieder verloren. So empfiehlt Galen 130 n. Chr. den sog. „forcierten Katheterismus", wie er allgemein in mehr oder' minder gewaltsamer Weise ausgeübt wurde, ohne die innere Urethrotomie zu erwähnen. — Avicenna (978 bis 1036) empfiehlt neben Metallkathetern erstmalig flexible aus Leder. Sie werden beim Einführen mit Öl oder Bocksblut bestrichen.

Guaynerius aus Pavia gibt uns um 1420 die älteste Nachricht von der Behandlung der Harnröhrenstriktur mit Wachslichtern, mit denen auch ein Abdruck der Striktur genommen werden konnte. Außerdem werden in dieser Zeit teilweise Pflanzenstengel zum Bougieren verwendet.

Dieser erste Abschnitt der Therapie der Harnröhrenstrikturen geht 1494 mit dem Auftreten der großen Seuche Syphilis, die Europa nun jahrhundertelang heimsucht, zu Ende. Zahlreiche Kriege und der andere große Seuchenzug der Pest führen zu allgemeiner Lockerung der Moral, wobei die Kirche als einzige übernationale Institution versucht, durch noch strengere Moralgesetze der Seuche einigermaßen Einhalt zu gebieten. Die seit den ältesten Zeiten in Europa bestehende Gonorrhoe hat man bis dahin als Ausfluß aus den Samenblasen, als harmlosen „Harnröhrenschnupfen" betrachtet. Nach 1494 wird sie als Symptom der Syphilis angesehen. Als Folge der sich rasch ausbreitenden Geschlechtskrankheiten treten seit Anfang des 16. Jahrhunderts die Harnröhrenstrikturen in einem bis dahin ungekannten Ausmaß auf. Um 1550 setzt sich die schon von Heliodor geäußerte Ansicht wieder durch, daß als Folge der virulenten Entzündung Geschwüre in der Harnröhre erzeugt werden, in denen sich die sog. Karunkeln oder Karnositäten bilden, die bei schlechter Behandlung zur Vernarbung der Harnröhre führen. Neben der bis dahin üblichen Behandlung wird neueingeführt die mechanische Erweiterung der Striktur durch eine katheterförmig gekrümmte Zange, die Marianus Sanctus aus Neapel um 1555 damit als ersten Dilatator beschreibt. Außerdem wird die Lokalbehandlung mit adstringierenden und ätzenden Mitteln empfohlen, die auf Wachslichtern armiert werden. Diese sog. Kauterisation ist offenbar um 1530 von Aldereto in Salamanca erfunden worden. — Etwas später beschreibt Armatus Lusitanus aus Ferrara die von ihm gebrauchte ätzende Pflastermasse näher: Sie besteht aus Grünspan, Auripigment, Vitriol und Alaun, wird mit oder ohne Opium eingeführt und bleibt 6 bis 8 Tage liegen außer beim Urinieren. Bei heftigen Schmerzen nach der Ätzung werden Einspritzungen von Ziegenmilch vorgenommen.

Das massive Auftreten der Geschlechtskrankheiten zwingt jetzt erstmalig die Ärzte zu genauerem Studium der Krankheiten der Urogenitalorgane. Die ersten Ansätze zur Ausbildung unseres Sonderfaches werden sichtbar. Werke über die Verengerungen der Harnröhre und deren Folgekrankheiten werden verfaßt, so 1552 das Buch von Ferro aus Neapel und das des Spaniers Diaz, der 1587 einen voluminösen Band über die Krankheiten der Harnorgane veröffentlicht.

In die Therapie führt der berühmte Paré (1509 – 1590) eine katheterförmig gebogene Kanüle mit Mandrin ein, nach dessen Vorschieben ein Käppchen mit schneidendem Rand zum Vorschein kommt, um so die innere Urethrotomie von hinten nach vorn durchzuführen. Diese Strikturenbehandlung nach Paré wird im 17. und 18. Jahrhundert häufig geübt. Zahlreiche Todesfälle sind aber das Resultat der dabei oft falsch eingeschlagenen Wege. So wird vor dieser Methode wieder zunehmend gewarnt und auf die alten Behandlungsmethoden zurückgegriffen.

Voraussetzung für eine bessere Behandlung sind nun ausreichende pathologisch-anatomische Kenntnisse, die John Hunter in England in der 2. Hälfte des 18. Jahrhunderts schafft und damit die 1000jährige Irrlehre der Harnröhrenkarunkeln stürzt. Seit 1752 zerstört Hunter die Striktur durch direkte Ätzung mit Höllenstein, erfindet den retrograden Katheterismus als sichere Leitung für die anterograde innere Urethrotomie und empfiehlt stark gekrümmte Katheter für die Striktur der hinteren Harnröhre.

Immer mehr zeichnet sich nun innerhalb der Chirurgie das neue Spezialfach der Urogenitalerkrankungen ab, besonders seit 1793 Chopart und anschließend Désault in Paris ihre Werke darüber veröffentlichen. Im gleichen Jahr 1793 gelingt es auch endlich Benjamin Bell in Edinburgh, durch seine Inokulationsversuche die Gonorrhoe von der Syphilis abzugrenzen.

Désault wendet als erster in Paris den von Macquer 1768 hergestellten und ab 1771 von Bernard verbesserten Gummikatheter routinemäßig an und empfiehlt erstmalig ovale Katheteraugen statt der bis dahin üblichen länglichen Spalten. — Einen neuen Fortschritt in der retrograden inneren Urethrotomie bringt 1807 Charles Bell in England, der auch besonders die Anatomie der Urogenitalorgane fördert. Wie keiner vor ihm weist Charles Bell darauf hin, daß die meisten Entzündungen der Harnröhre gonorrhoisch bedingt seien.

Schließlich kann die anterograde innere Urethrotomie mit größerer Sicherheit vorgenommen werden nach Einführung eines sondenförmigen Leiters, des sog. Precursors, der — bis hinter die Striktur gebracht — dem schneidenden Instrument die Richtung weist. Sie bleibt aber noch eine relativ selten geübte Operation. Die hauptsächlichste Behandlungsmethode besteht weiterhin in Kauterisation mit Höllenstein oder Ätzkali und wird zu keiner Zeit so stark geübt wie zu Beginn des 19. Jahrhunderts. Erst 1830 findet ein Wandel zugunsten der inneren Urethrotomie statt, besonders seitdem Stafford in London das bis dahin vollkommenste Instrument zur retrograden inneren Urethrotomie schafft. Daneben wird jedoch noch eine Vielzahl verschiedener Urethrotome konstruiert. — Die Dilatation der Striktur wird verbessert 1844 durch Bénique mittels übereinander gleitender Metallröhren, ferner durch filiforme Bougies und die von Dupuytren erfundene „Dilatation vitale“. Die permanente Dilatation wird verlassen. An ihre Stelle tritt die temporäre, besonders die „Dilatation rapide“, bei der zunehmend dickere Bougies alle zwei Stunden eingeführt werden. Um die Mitte des 19. Jahrhunderts ist die innere Urethrotomie als allgemeine Behandlungsmethode von den meisten Ärzten anerkannt. Daneben wird die äußere in Form der Boutonnière wie schon in früheren Zeiten weiterhin ausgeführt.

1837 erfindet Leroy d'Etiolles in Paris zahlreiche Urethrotome und legt 1845 ein ausgezeichnetes Werk über Harnröhrenstrikturen vor, das erstmalig mit dem neuen Begriff

„Urologie" überschrieben ist (Abb. 1). Weitere bedeutende Förderer der inneren Urethrotomie sind Mercier mit seinem 1843 erschienenen Urethrotom mit vier Klingen, sowie Charrière 1852 mit seinem Skarifikator. In London veröffentlicht 1854 Thompson ein klassisches Werk über Harnröhrenstrikturen, das beste, das bis dahin geschrieben worden ist. Das sicherste Instrument zur anterograden inneren Urethrotomie aber schafft 1855 Maisonneuve in Paris. Damit erreicht diese Operation ihren Höhepunkt. — Durch Erfindung der Narkose kommen jetzt auch zunehmend metallische Dilatatoren zur Sprengung hartnäckiger Strikturen zur Anwendung. — Die Vielzahl der Urethrotome und Dilatatoren sowie die vielen Lehrbücher jener Jahre geben ein beredtes Zeugnis von der starken Ausbreitung der postgonorrhoischen Harnröhrenstriktur.

UROLOGIE.

DES

ANGUSTIES OU RÉTRÉCISSEMENTS

DE L'URÈTRE

ET DE LEUR TRAITEMENT RATIONNEL

PAR

Le Dr LEROY-D'ÉTIOLLES,

Membre des Académies de Bruxelles
de Madrid, de Saint-Pétersbourg, de la Société
Impériale des médecins de Vienne, de la Société royal
de médecine d'Édimbourg, de la Société médico-chirurgicale de
Heron, de la Société des sciences médicales de Leicester, de la Société
royale des sciences et arts de Nancy, des Sociétés de médecine
d'Anvers, de Bruges, de Gand, de Guadalajara, de Lyon,
de Malines, de Munich, de Nancy, de Paris,
de Wallebruch, du Conseil de salubrité de Bruxelles

A PARIS,

CHEZ J.-B BAILLIÈRE, LIBRAIRE,
RUE DE L'ÉCOLE-DE-MÉDECINE, 17
A LONDRES, CHEZ H. BAILLIÈRE, 219, REGENT STREET
LYON, SAVY — BRUXELLES, J.-B. FISCHER
—
1845.

Ein neuer Abschnitt beginnt mit dem Jahr 1853, in dem Désormeaux versucht, das Innere der Harnröhre durch sein neues Endoskop darzustellen. Das erste brauchbare Urethroskop wird von Oberländer in Dresden geschaffen und besonders durch den Berliner Goldschmidt 1906 mit Einführung der Irrigationsurethroskopie der hinteren Harnröhre zur Vollkommenheit gebracht. Diese Urethroskopie ermöglicht schließlich im 20. Jahrhundert die optische innere Urethrotomie.

Blicken wir zum Schluß zurück auf die seit Beginn des 16. Jahrhunderts durch die gonorrhoische Harnröhrenentzündung und ihre Folgen so eng gekoppelten Sonderfächer Venerologie und Urologie. Für beide schlägt 1879 die Trennungsstunde. 1879 entdeckt Neisser in Breslau den Gonokokkus: Syphilis und Gonorrhoe sind endgültig nicht identisch. Für diese beiden Krankheiten bringt das 20. Jahrhundert mit Einführung der Chemotherapie die Möglichkeit der Heilung und damit auch das Ende der postgonorrhoischen Harnröhrenstrikturen. Im gleichen Jahr 1879 wird aber auch in Paris das chirurgische Sonderfach „Venerologie" mit dem inneren Teilgebiet der „Dermatologie" in einem Lehrstuhl verbunden. Im weiteren Ausbau der ebenfalls 1879 von Nitze eingeführten Endoskopie verbindet sich die ursprünglich nur auf Harnröhrenstriktur-Behandlung und Harnuntersuchung beschränkte Urologie mit der Urochirurgie. Sie bleibt ein Teilgebiet der Chirurgie, während die Venerologie von diesem Zeitpunkt an ein solches der inneren Medizin wird. Zwei jahrhundertelang durch die Harnröhren-erkrankungen eng verbundene Teildisziplinen der Medizin haben damit ihre Trennung voneinander eingeleitet.

Dr. F. Schultze-Seemann
D-1000 Berlin 28
Münchener Straße 22

H. MARBERGER: **Die strikturierte Harnröhre**

Die Harnröhrenstenose ist, wie sie im Einleitungsvortrag hörten, als medizinisches Problem so alt wie die Medizin. Die Zahl der Kongresse, an denen die Harnröhrenchirurgie als Hauptthema in letzter Zeit zur Debatte stand, läßt annehmen, daß man diesem Problemkreis jetzt plötzlich mehr Aufmerksamkeit zuwendet. Aus einem lästigen Aufgabengebiet, das früher vor allem dem Dermatologen zufiel, ist ein wichtiges Kapitel der Urologie geworden.

Gleich in medias res: Vor etlicher Zeit kam von der Medizinischen Klinik ein 17jähriger Mann zu uns, der dorthin vom Augenarzt wegen hochdruckbedingter Sehstörungen zugewiesen worden war. Bei der Untersuchung war der Patient krank, niereninsuffizient und fast blind. Im Routineurogramm fand man eine beidseitige Hydronephrose, bei der klinischen Untersuchung entdeckte man eine extreme Phimose mit nadelförmiger Öffnung zum Meatus und zur Harnröhre. Im Miktionsbild wurde die Meatusstenose als Ursache des Krankheitsbildes aufgedeckt. Die Stenose wurde korrigiert, der junge Mann war bald darauf gesund (Abb. 1—3).

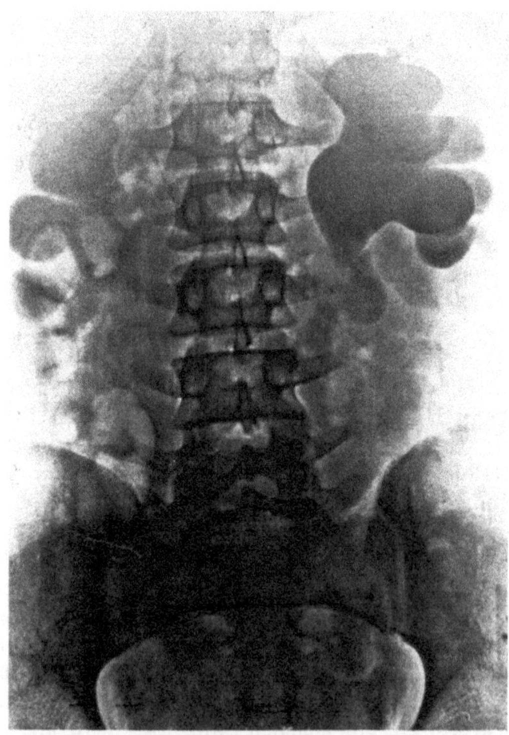

Abb. 1. Urogramm-Spätbild eines 17jährigen Mannes mit Meatusstenose, präoperativ

Dieses Beispiel demonstriert einen wesentlichen Teil der Problematik und Pathophysiologie der Harnröhrenstenose. Die Urethra ist das unpaare Endstück der ableitenden Harnwege, eines Systems von kommunizierenden Röhren, deren Funktion fein aufeinander abgestimmt ist. Veränderungen der Strömungsverhältnisse im Endstück bedingen zwangsläufig Störungen in den darübergelegenen Anteilen des Harntrakts und führen schließlich zur Beeinträchtigung der Nierenfunktion, zur System- und Allgemeinerkrankung und schließlich zum Tod. Aber die Harnröhre selbst, ein kompliziert gebautes und in einem komplizierten Entwicklungsvorgang entstandenes Organ, mit einer Doppelaufgabe als Harn- und Geschlechtsorgan ist besonders anfällig für Krankheit und Verletzung. Durch die Einengung des Lumens an einer Stelle der Harnröhre kommt es zuerst zu einer Druckveränderung im prästenotischen Abschnitt der Harnröhre selbst. In einer gleichlumigen Röhre fällt, wie die Dias aus Best und Taylor zeigen, der Druck gradlinig ab. Wird der Querschnitt an einer Stelle eingeengt, kommt es zum Druckanstieg oberhalb der Enge (Abb. 4 u. 5). Wir kennen dieses Phänomen vom alten Gartenschlauch, der

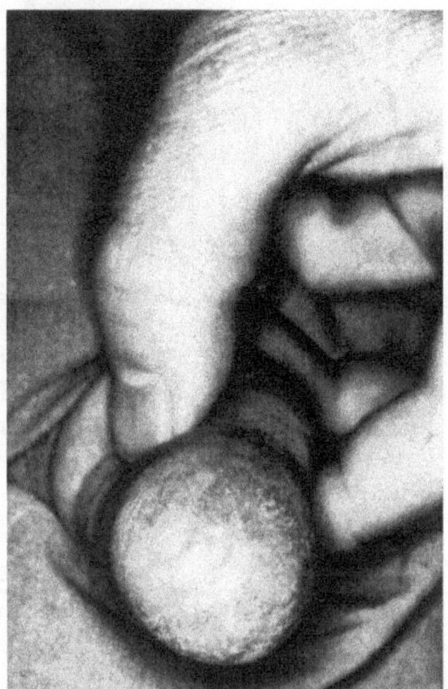

Abb. 2. Präputialöffnung desselben Patienten

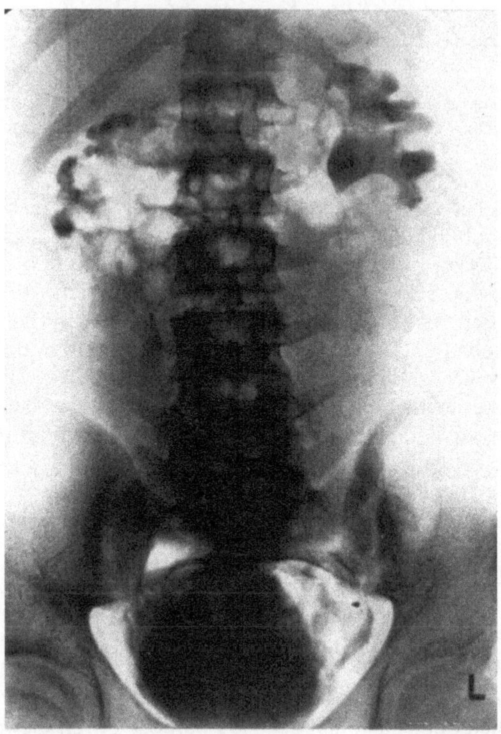

Abb. 3. Urogramm desselben Patienten nach der Meatotomie

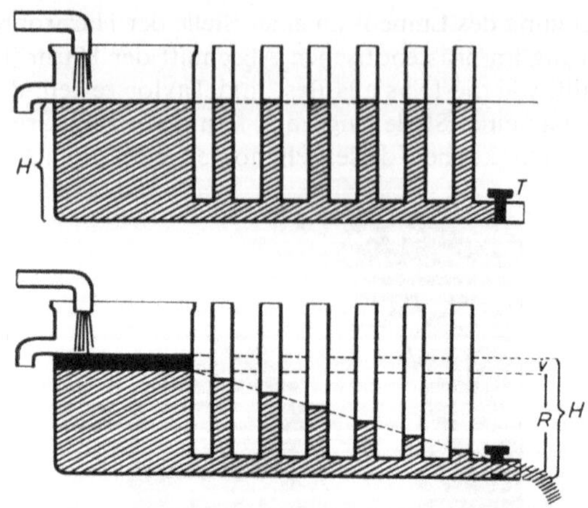

Abb. 4. Schematische Darstellung der Druckverhältnisse in durchströmten Röhren. Der Wanddruck ist an der Röhre in regelmäßigen Abständen von gesetzten Manometern ablesbar
Oben: Druckverhältnisse bei komplettem Verschluß der Röhre. Der Wanddruck ist in allen Abschnittender Röhre gleich   Unten: Bei Öffnung der Röhre fällt der Wanddruck linear

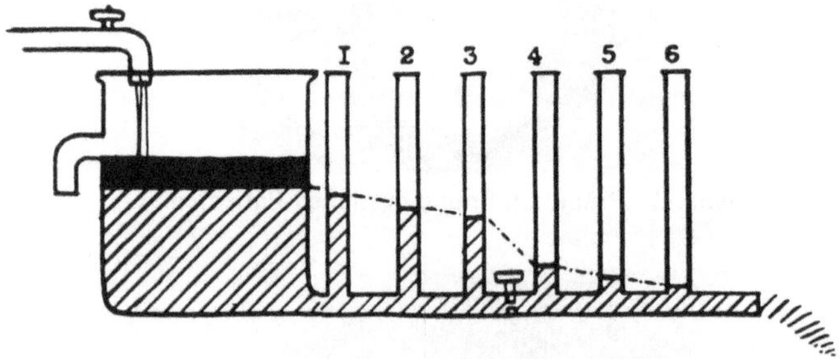

Abb. 5. Das Schema zeigt die Druckverhältnisse bei Einengung des Lumens in der Mitte der durchströmten Röhre. Der Wanddruck ist prästenotisch überhöht und fällt poststenotisch rasch ab

plötzlich aus vielen Löchern spritzt, wenn man das Strahlrohr enger stellt. Die Harnröhre ist ein Schlauch, in den zahllose Drüsen einmünden, deren Ausführungsgänge bei normalem Miktionsdruck verschlossen bleiben. Überdruck, mechanische und chemische Irritation, aber auch Störungen des Sekretabflusses können entzündliche Prozesse verursachen, fördern und unterhalten (Abb. 6). Krankheitserscheinungen derartig entzündlicher Prozesse in den Littreschen und Cowperschen Drüsen, Prostata und Samenblasen, in den ableitenden Samenwegen, Ampulle und Nebenhoden führen den Patienten meist zum Arzt. Die chronische Adnexitis bleibt nicht ohne Folgen für die Nachbarschaft, sie führt zur Blasenhalssklerose, zu Veränderungen der Blasenwand, bedingt Reflux, Obstruktion, Sekundärinfekt und führt auf diesem Wege zur Erkrankung des gesamten Harntrakts (Abb. 7 u. 8).

Die Strikturen kann man der Ätiologie nach grob in mehrere Gruppen einteilen (Abb. 9):
1. traumatische, durch äußere Gewalteinwirkung verursachte,
2. iatrogene, durch oder während ärztlicher Behandlung entstandene,
3. entzündliche und schließlich in
4. angeborene Stenosen.

Die traumatischen Strikturen sind Spätfolgen von Verletzungen der hinteren Harnröhre bei Beckenbrüchen oder Läsionen der Pars bulbosa durch Gewalteinwirkung gegen den Damm, der sogenannten Straddleverletzung. Die Zahl der traumatischen Stenosen

15

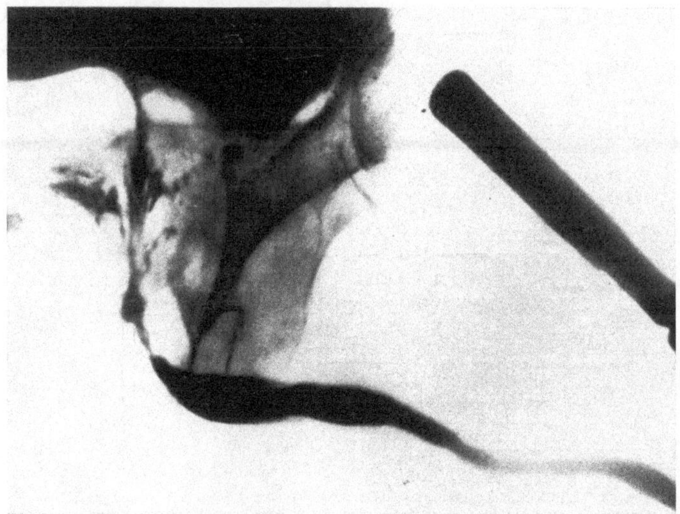

Abb. 6. Urethrocystogramm-Injektionsbild eines Patienten mit Harnröhrenstenose mit chronischer Entzündung der Anhangsgebilde der Urethra, Reflux in die Ausführungsgänge der Prostata

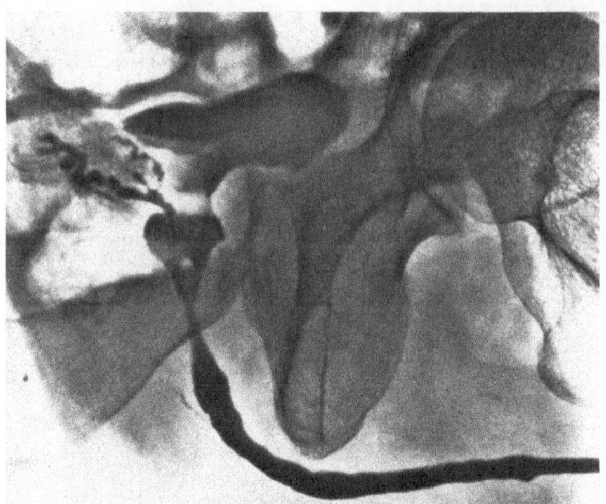

Abb. 7. Injektionsbild; Reflux in Ductus ejaculatorius und Samenblase sowie in den Gang der Cowperschen Drüse bei Harnröhrenstenose und Blasenhalssklerose

Traumatische Harnröhrenstenosen
Iatrogene Harnröhrenstenosen
Entzündliche Harnröhrenstenosen
Angeborene Harnröhrenstenosen

Abb. 9

nimmt entsprechend der Zahl der Arbeits- und Verkehrsunfälle rapid zu. In etwa 10% aller Beckenbrüche ist der untere Harntrakt mitverletzt. In zwei Drittel dieser Fälle muß man mit einer Harnröhrenstenose, in einem Drittel zusätzlich mit anderen Komplikationen, Abszessen, Fisteln, Steinbildungen und irreversiblen Schäden am oberen Harntrakt als Spätfolgen rechnen (Abb. 10 u. 11).

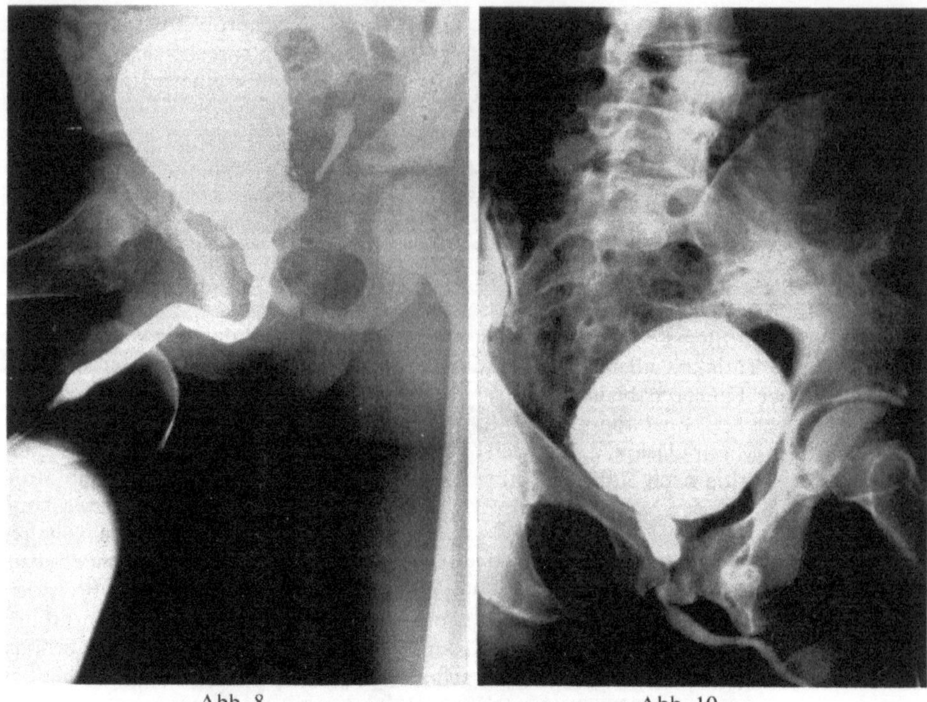

Abb. 8   Abb. 10

Abb. 8. Urethrocystogramm-Miktionsbild beim Knaben; Meatusstenose, Balkenblase, vesikore-
naler Reflux in den Harnleiter

Abb. 10. Urethrocystogramm bei einem Patienten mit traumatischer Harnröhrenstriktur; Miktionsbild; beachte die prästenotische Dilatation der hinteren Harnröhre

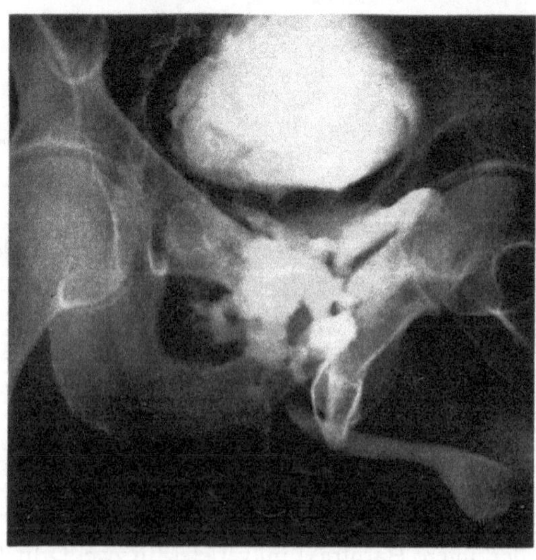

Abb. 11. Urethrocystogramm-Injektionsbild eines Patienten mit einer Harnröhrenverletzung
nach vorausgegangener Katheterdrainage; beachte die Abszeß und Fistelbildung in der Um-
gebung der hinteren Harnröhre, die divertikelartige Aussackung der vorderen Harnröhre

Die Behandlung der traumatischen Stenosen ist nach wie vor problematisch, wenn bei der Erstversorgung des Verletzten der Harntraktläsion nicht entsprechendes Augenmerk zugewandt und für eine möglichst günstige Ausgangsposition für eine spätere restitutio ad integrum Sorge getragen wurde.

Die Frühbehandlung der Harnröhrenverletzung beim Beckenbruch ist so entscheidend für das Endergebnis, daß wir Urologen uns ehrlich bemühen müssen, den Erstbehandler, meist den Unfallchirurgen, von der Wichtigkeit sachgemäßer Versorgung der Harnröhrenverletzung zu überzeugen und ihm dabei mit Rat und Tat zur Seite zu stehen.

Die Stenosen der perinealen Harnröhre sind zwar gut korrigierbar, sie kommen jedoch meist erst dann zur Behandlung, wenn Sekundärerkrankung, z. B. der Harnwegsinfekt oder die Nebenhodenentzündung den Patienten zum Arzt führen.

Die iatrogenen Stenosen stellen vielleicht die größte Gruppe dar. Sie sind nicht nur durch ärztliche Tätigkeit allein, sondern durch das Zusammenwirken mehrerer, ätiologisch wirksamer Faktoren bedingt und an bestimmten Stellen der Harnröhre gehäuft anzutreffen. Eine Striktur kann als unmittelbare Folge einer Harnröhrenläsion bei einer endoskopischen Manipulation, z. B. durch eine Fausse route, oder sie kann als Folge einer purulenten Urethritis nach Katheterdrainage entstehen. Am häufigsten sieht man Strikturen, wenn sich mehrere Noxen summieren, z. B. wenn sich zum Trauma des endoskopischen Eingriffs die üblen Folgen des Dauerkatheters gesellen. Gewebsschädigung, Fremdkörperwirkung, Sekretstau einerseits, gestörte Gewebsabwehr und fehlende Selbstreinigung andererseits schaffen optimale Voraussetzungen für die Ausbildung, besonders ungünstige dagegen für die Ausheilung eines entzündlichen Prozesses in der Harnröhre. Deswegen können scheinbar minimale Läsionen zu abszedierenden Urethritiden, zu entzündlichen Veränderungen in großen Abschnitten der Urethra und zur Narbenbildung unerwarteten Ausmaßes führen (Abb. 12). Durch Vorsicht bei der Durchführung endoskopischer Eingriffe, Verwendung geeigneter Geräte und andere einfache, vorbeugende Maßnahmen läßt sich die Gefahr der iatrogenen Harnröhrenstenose zwar nicht völlig bannen, aber doch entscheidend vermindern.

Bei längerdauernden Eingriffen mit großkalibrigen Instrumenten ist der Meatus besonders in Mitleidenschaft gezogen. Durch das Operationstrauma oder die Irritation durch den inkrustierten Katheter wird das Epithel am Meatus so geschädigt, daß extreme Stenosen resultieren können (Abb. 13 u. 14).

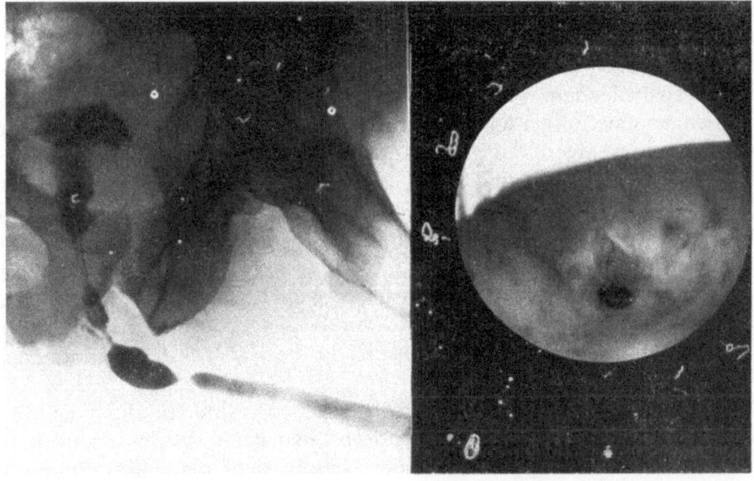

Abb. 12. Harnröhrenstenose: Urethrocystogramm-Injektionsbild und rechts urethroskopische Aufnahme bei einem Patienten nach transurethraler Resektion. Große Abschnitte der Harnröhre sind narbig verändert

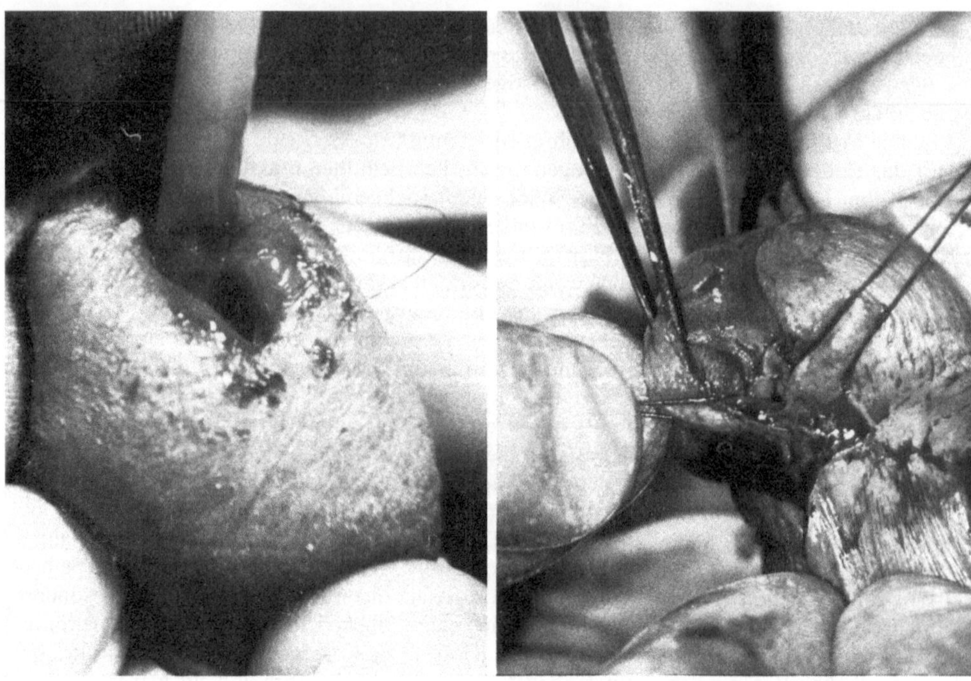

Abb. 13   Abb. 14

Abb. 13. Meatus bei einem Patienten nach transurethraler Resektion; Dauerkatheter; beachte den Sekretabfluß und die Krustenbildung am Meatus und am Katheter

Abb. 14. Postoperative Meatusstenose; der engste Teil des Meatus ist bereits gespalten

Die Zahl der rein entzündlichen Stenosen hat sich seit der Einführung der Antibiotika drastisch verringert. Man sieht zwar noch gelegentlich gonorrhoische Strikturen als Überbleibsel aus früheren Zeiten. Meist ist jedoch bei diesen Patienten durch jahrelange, oft unsachgemäß durchgeführte Behandlung die gesamte Harnröhre in einen narbigen Schlauch umgewandelt. Urethroskopisch imponieren diese Harnröhren wie ein ungleich gewobener Strumpf, mit wellenförmigen oder konischen Einziehungen und runden, aber oft exzentrisch gelegenen Engstellen (Abb. 15). Die Narben sind, entsprechend der Belastung der ausheilenden Wunde durch den Miktionsdruck ringförmig. Entzündliche Stenosen verengen das Lumen meist nicht so wie die traumatischen und stören deswegen den Harnfluß weit weniger. Ausgeprägte, rein entzündliche Stenosen sieht man jetzt selten, häufiger dagegen narbenbedingte, geringgradige Einschnürungen der Harnröhre im bulbösen Bereich mit mehr oder weniger ausgeprägten Veränderungen der Cowper'-schen Drüsen und deren Ausführungsgängen (Abb. 16). Diese mäßigen, kaum sinnfälligen Stenosen stören die Urodynamik mehr als man annimmt. Sie scheinen vor allem chronisch entzündliche Prozesse in den Anhangsgebilden der Harnröhre zu unterhalten. Es zeigte sich, daß sich das Krankheitsbild durch Dilatation mit großkalibrigen Sonden in Narkose und nachfolgender Expression der in die Harnröhre einmündenden Drüsen günstig beeinflussen läßt.

Bei der Gruppe der kongenitalen Harnröhrenstenosen sind vor allem die Meatusengen anzuführen, die nicht nur beim Kind, sondern auch beim Erwachsenen als schwerstes Abflußhindernis anzutreffen sind. Besonders häufig sieht man die Öffnung der hypospadischen Harnröhre verengt. Bei glandulärer Hypospadie ohne Verkrümmung ist die Meatusstenose meist die einzige korrekturbedürftige Mißbildung. Weit häufiger als vermutet sind relative Meatusengen Ursache von entzündlichen Prozessen in der Fossa

2*19

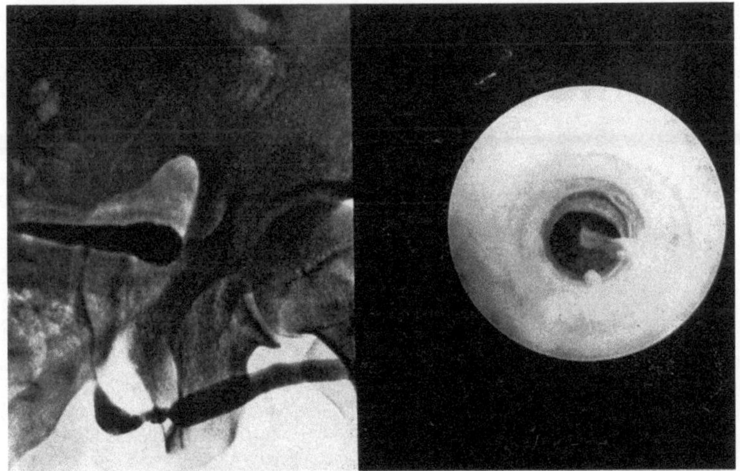

Abb. 15. Harnröhrenstenose im bulbösen Bereich; Urethrocystogramm-Miktionsbild links; rechts endoskopisches Bild. Beachte Polypenbildung als Zeichen der chronischen Entzündung und die ringförmige Anordnung der Narben

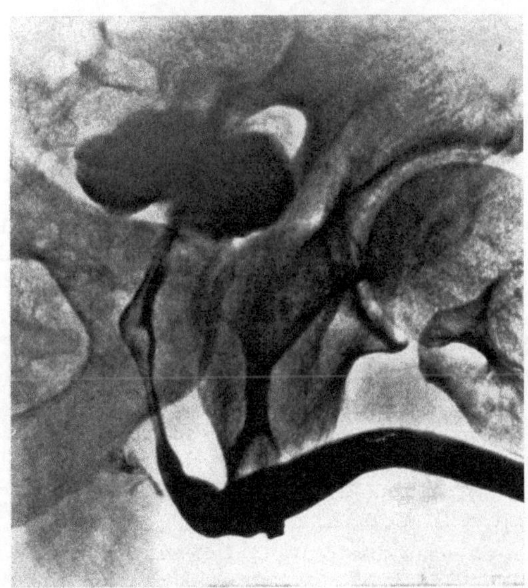

Abb. 16. Urethrocystogramm-Injektionsbild eines Patienten mit chronischer Urethritis und Ausfluß. Ausführungsgänge und Cowpersche Drüsen sind durch Reflux des Kontrastmittels dargestellt. In der Pars bulbosa sieht man eine seichte, ringförmige Einschnürung

navicularis, im Präputialsack sowie von Balanitis und Feigwarzenbildung. Die Deformierung des Meatus verhindert die prompte Entleerung der Fossa navicularis und wirkt als schlechter Tropfenfänger. Bei derartigen Veränderungen sollte man nicht zögern, den Meatus durch einen plastischen Eingriff zu korrigieren. Die Ätiologie und Pathogenese der übrigen, sogenannten kongenitalen Stenosen ist mehr oder weniger umstritten. Zweifellos gibt es echte kongenitale Stenosen, Diaphragmen oder Klappen, die meist extreme Abflußhindernisse darstellen. Viele der sogenannten kongenitalen Klappen werden jedoch fälschlicherweise als solche bezeichnet. Die Häufigkeit, mit der man klappenähnliche Harnröhrenstenosen bei Kindern mit neurogenen Blasenstörungen antrifft, deutet auf eine neurogene Ursache der sogenannten Klappenbildung hin. Man stellt sich das Zustandekommen so vor, daß das distale, meist besser tonisierte Segment des Sphinkterensystems die Harnröhre ringförmig einengt, der darüberliegende, schlaffe Abschnitt

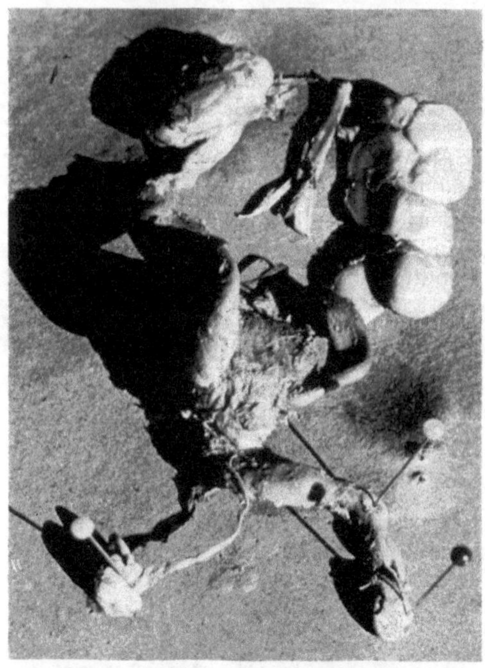

Abb. 17. Harntrakt eines Foetus mit unförmiger Erweiterung bei Pseudoklappenbildung in der Harnröhre. Die Harnröhre ist in der Mitte gespalten. Beide Hälften sind durch Stecknadeln fixiert. Der prall gefüllte, gut sichtbare Anteil entspricht der hinteren Harnröhre

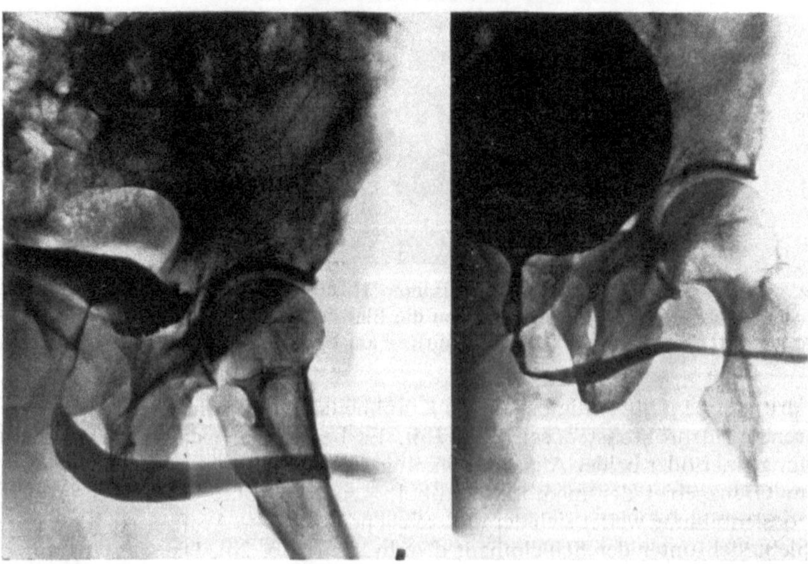

Abb. 18. Urethrocystogramm eines Mannes mit neurogener Blase. Injektionsbild, Miktionsbild. Beachte im Miktionsbild die Einschnürung distal des Colliculus im Bereich des sogenannten Sphinkter externus

dem Miktionsdruck nachgibt und sich zum weiten und langen Schlauch dehnt. Wir fanden fließende Übergänge des Krankheitsbildes von der extremen Stenose, die bereits in utero den Untergang des Foetus herbeiführte (Abb. 17), bis zu der beim Erwachsenen gerade noch nachweisbaren Harnröhreneinengung (Abb. 18). Immer aber noch weisen bei diesen Patienten Veränderungen am gesamten Harntrakt auf eine bestehende oder früher bestandene Harntransportstörung hin. In letzter Zeit gelang es — die Mainzer Klinik hat sich mit diesem Problem besonders befaßt — solche Krankheitsbilder auf medikamentösem Weg zu beeinflussen und damit die neuromuskuläre Natur der Erkrankung klarzustellen.

Es ist das Verdienst Moormanns, ein anderes, ätiologisch umstrittenes Krankheitsbild, die sogenannte Ringbildung in der hinteren Harnröhre, ins Licht gerückt zu haben. Bei der Ejakulation wird der Colliculus blasenwärts gezogen, um als Propf den Blasenhals gegen die Harnröhre abzudichten. Gleichzeitig weitet sich die membranöse Harnröhre distal des Samenhügels und formt sich zu einer Druckkammer, in der sich das aus den Anhangsgebilden und den Samenwegen austretende Ejakulat sammelt, mischt und aus der es fraktionsweise ausgestoßen wird. Die Umbildung der hinteren Harnröhre zur Druckkammer und die Ausstoßung des Samens wird durch Muskelzüge bewerkstelligt, die man endoskopisch gut beobachten kann. Diese Muskelzüge, normalerweise weich und elastisch, findet man gelegentlich zu rigiden Ringen, zu funktionellen Stenosen umgewandelt, die man als Ursache manch ungeklärter Störungen und vor allem entzündlicher Prozesse in den männlichen Adnexen anschuldigen muß (Abb. 19).

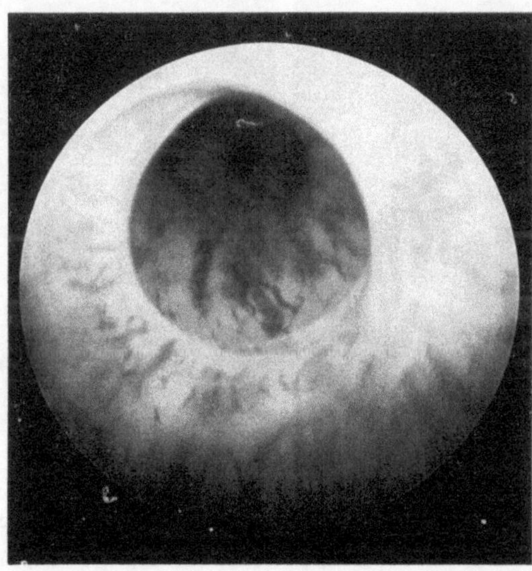

Abb. 19. Endoskopische Aufnahme der hinteren Harnröhre; bei Füllung mit Spülflüssigkeit schließt sich die Urethra am Colliculus gegen die Blase und bildet sich zu einer Druckkammer, deren Boden durch eine ringförmige Einschnürung am Übergang zur Pars bulbosa gebildet wird

Ein drittes, ebenfalls wenig bekanntes Krankheitsbild wird auch fälschlicherweise den angeborenen Harnröhrenstenosen zugezählt. Es handelt sich dabei um eine cystische Umbildung einer oder beider Ausführungsgänge der Cowperschen Drüsen, die normalerweise im Grenzgebiet der membranösen-bulbösen Harnröhre einmünden. Analog der Uretherocelenbildung weitet sich der unzureichend drainierte Ausführungsgang zur Cyste und schiebt sich unter der Schleimhaut distalwärts (Abb. 20). Die Cystenbildung kann Miktionsstörungen und Irritation der Anhangsgebilde auslösen, die dann den konsultierten Arzt zur Instrumentation der Harnröhre veranlassen. Dabei wird die dünnwandige Cyste verletzt und eine Erkrankung hervorgerufen, die meist mit einer Narbenstenose dieses Abschnittes endet. Fuqua hat Cysten der Cowperschen Gänge bei Kindern als typisches Krankheitsbild beschrieben. Wir fanden es bei Buben und Männern verschiedenster Altersstufen. Urethrocystogramm und Urethroskopie lassen das Krankheitsbild rechtzeitig erkennen und einer sachgemäßen Behandlung zuführen, die dem Kranken Komplikationen erspart (Abb. 21 u. 22).

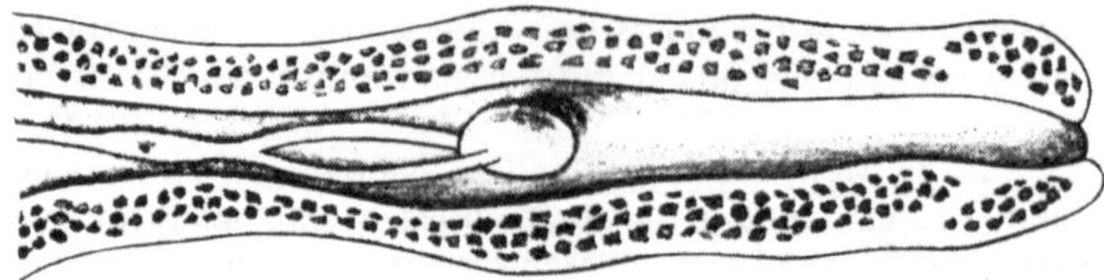

Abb. 20. Schematische Darstellung der cystisch veränderten Ausführungsgänge der Cowper'schen Drüsen

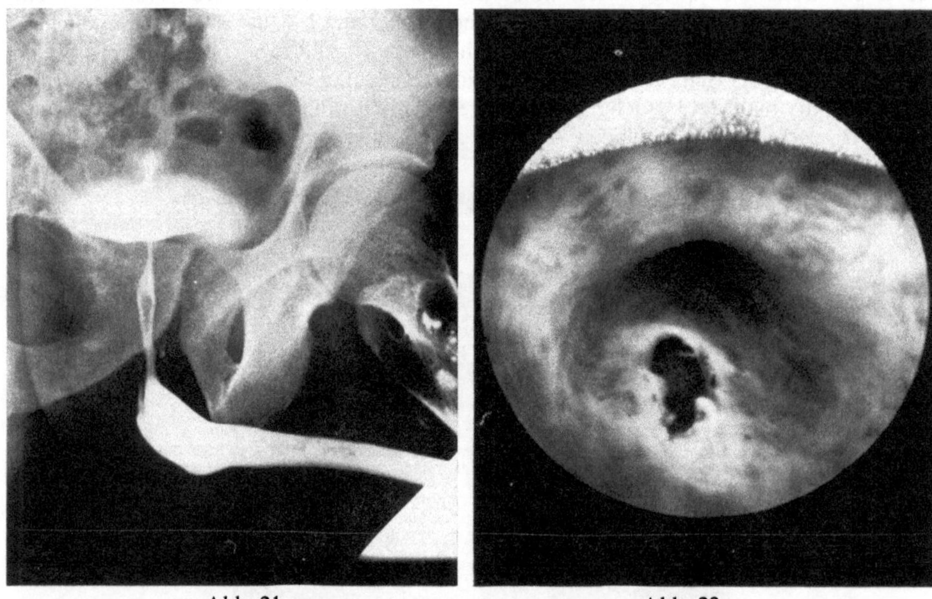

Abb. 21   Abb. 22

Abb. 21. Urethrocystogramm-Injektionsbild; im Bereich der Bulbosa sieht man den konisch, distalwärts sich erweiterten, cystischen Ausführungsgang einer Cowper'schen Drüse

Abb. 22. Endoskopische Aufnahme der Urethra nach endoskopischer Eröffnung einer Cowper'-schen Cyste

Nun noch ein Wort zur Klinik der Harnröhrenstriktur. Dem Erfahrenen genügt die Anamnese, die Vermutungsdiagnose „Harnröhrenstenose" zu stellen und beweisende Untersuchungen zu veranlassen. Die Veränderung des Harnstrahls, die Art der Miktionskurve, Nachtropfen — eine Reihe von Symptomen wurde bereits früher erwähnt — und vor allem die ausgeprägte Ejakulationsstörung deuten auf eine Harnröhrenstenose hin und sollten die Durchführung beweisender Untersuchungen, vor allem die Harnröhrendarstellung im Röntgenbild veranlassen. Der Katheterismus ist ein unsicheres, gefährliches diagnostisches Hilfsmittel, auf das man, wenn möglich verzichten soll. Das Urethrocystogramm ist die Untersuchungsmethode der Wahl. Es erlaubt aber nur dann sicheren Aufschluß über Lokalisation und Ausdehnung einer Stenose, wenn ein Injektions- und Miktionsbild angefertigt wird.

Wie bereits erwähnt, kommt die Mehrzahl der Kranken nicht wegen obstruktionsbedingter Miktionsbeschwerden, sondern wegen Sekundärerkrankungen, meist entzündlicher Natur, zum Arzt. Die urologische Untersuchung sollte sich deswegen auf den gesamten Urogenitaltrakt erstrecken. Ergibt sich aus der Anamnese die Verdachtsdiagnose „Harnröhrenstenose", sollte dem im Untersuchungsgang entsprechend Rechnung getragen werden.

Ganz kurz zur Behandlung: die Dilatationsbehandlung hat nach wie vor ihren festen Platz im Behandlungsschema. Sie ist mehr oder weniger eine Dauerbehandlung und zeigt bei Verwendung geeigneter Geräte und sorgfältiger Technik gute Ergebnisse. Wir verzichten grundsätzlich auf die Dehnung der Harnröhrenstenose mit Bougies großen Kalibers und vermeiden nach Möglichkeit den Dauerkatheter über lange Zeit zur langsamen Dehnung.

Die Urethrotomia interna scheint einer neuen Blüte entgegenzugehen. Gute Instrumente und Urethrotomie unter Sicht erlauben eine ungleich bessere und gezieltere Spaltung des stenosierten Bezirkes. Antibiotikabehandlung und wundschonende Harnableitung fördern eine narbenarme Wundheilung. Der Erfolg der Urethrotomia interna, aber auch der Dilatationsbehandlung beruht auf wohl bekannten Wundheilungsprinzipien. Durch die Spaltung der Stenose wird die verengte Harnröhre in einen Epithelstreifen umgewandelt, der sich nach dem Denis-Browneschen Prinzip in etwa 10 Tagen zum Epithelrohr schließt. Die Wand dieses Rohrs besteht vorerst aus dem Epithelstreifen und einem neu gebildeten Epithelanteil, der im Lauf der nächsten 100 Tage zur Narbenschweißfuge schrumpft. Durch den Miktionsdruck, wir haben das im Experiment und am Patienten beobachten können, wird die Schrumpfung vermindert, so daß ein neu gebildeter Epithelabschnitt erhalten bleibt und ein echter Epithelgewinn erzielt werden kann. Dieses Wundheilungsprinzip wird in mehreren offenen Operationsverfahren — wir werden in den folgenden Vorträgen Näheres darüber hören — mit dem besten Erfolg ausgenützt (Abb. 23).

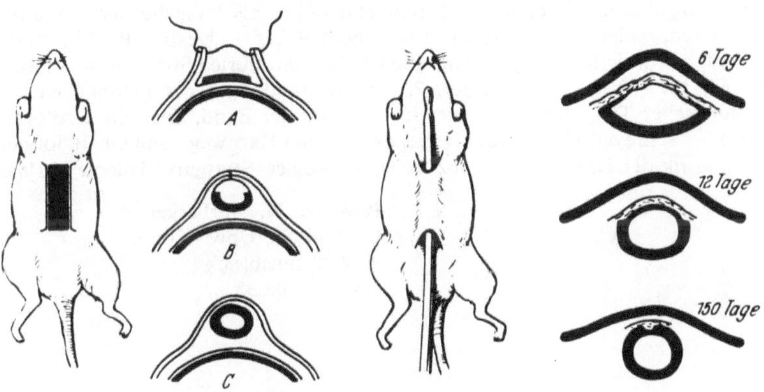

Abb. 23. Schematische Darstellung der Röhrenbildung aus einem versenkten Epithelstreifen (nach Nesbit u. Mitarb.). Der versenkte Epithelbezirk ist schwarz dargestellt. Am rechtsseitigen Anteil der Abbildungen sind die Veränderungen der Wand des neugebildeten Kanals schematisch dargestellt. Schwarz ausgezogen: Epithel, schraffiert: Granulationsgewebe

Nach dem Bekanntwerden der Denis Browneschen Hypospadie- und der Johansonschen Stenoseoperation hat man in kurzer Zeit viel praktische Erfahrungen gesammelt und erstaunliche Fortschritte in der Operationsbehandlung von Harnröhrenstenosen erzielt.

Kurze und begrenzte Stenosen kann man in einer Sitzung entfernen, die Kontinuität der Harnröhre mittels nicht-schrumpfender Anastomose wiederherstellen. Ausgedehnte Stenosen der vorderen und hinteren Harnröhren lassen sich am besten in einem zweizeitigen Verfahren beseitigen, bei denen in einer ersten Sitzung die Stenose gespalten unter Verwendung eines Penoskrotalhautlappens in einen hypospadischen Defekt umgewandelt und in einer zweiten Sitzung der fehlende Harnröhrenabschnitt rekonstruiert wird. Stenosen des Meatus und am Blasenhals sind auf einfachem Weg durch Einsetzen eines keilförmigen Lappens, dem Präputium bzw. der Blasenschleimhaut entnommen, zu erweitern.

Meine Damen und Herren, in den letzten zwei Jahrzehnten hat man in Diagnostik und Therapie der strikturierten Harnröhre entscheidende Fortschritte gemacht. Wir haben mehr Einsicht in die Ursachen und Folgen der Stenosen gewonnen, es wurden Operationsverfahren entwickelt, mit denen man jede Art von Strikturen beseitigen kann. Man hat auch gelernt, daß man der Strikturierung der Harnröhre und deren üblen Folgen vorbeugen kann, und diesem Problem sollte man in Anbetracht der steigenden Zahl der komplizierten und iatrogenen Harnröhrenstenosen in Zukunft besonderes Augenmerk zuwenden.

Literatur

Best, Taylor: Physiological Basis of Medical Practice; Second Edition, S. 187, A William Wood Book. Baltimore: Williams & Wilkins Comp., 1939. — Browne, D.: Operation for Hypospadias. Proc. roy. Soc. Med. **42**, 466 (1949). — Currarino, G., Fuqua, F.: Cowper's Glands in the Urethrogram. Amer. J. Roentgenol., Radium Therapy and Nuclear Medicine, **CXVI**, 4 (1972). — Johanson, B.: Reconstruction of the Male Urethra in Strictures. Application of the Buried Intact Epithelium Technic. Acta chir. scand. Suppl. **176**, 103 (1953). — Kjellberg, S. R., Ericsson, N. O., Rudhe, U.: The Lower Urinary Tract in Childhood: Some Correlated Clinical and Roentgenologic Observations, pp. 273. Chicago: Year Book Publishers, Inc., 1957. — Marberger, H.: The Mechanisms of Ejaculation. Kongreßbericht anläßlich des Symposiums über „Physiologic and Genetic Aspects of Reproduction", Salvador, Bahia, Brasil, 3. bis 7. Dez. 1973. — Marberger, H.: Bladder Neck Obstruction in Childhood; Acta Urol. belg. **31**, 492—504 (1963). — Marberger, H.: Tierexperimentelle Untersuchungen über spontane Röhrenbildung aus versenkten Epithelstreifen; Langenbecks Arch. und Dtsch. Z. Chir. **289** (1958). — Moormann, J. G.: Angeborene Enge der bulbären Harnröhre als Ursache der Erkrankungen des urogenitalen Grenzgebietes. Urologe **11**, 157—160 (1972). — Nesbit, R. M., Butler, W. J., Whitaker, W. L.: Production of Epithelial Lined Tube from Buried Strips of Intact Skin. J. Urol. (Baltimore) **64**, 387 (1950). — Schneider, P.: Die Mißbildungen der männlichen Geschlechtsorgane-Anatomischer Teil. Handbuch der Urologie, Dritter Band, Spezielle Urologie I. Berlin: Springer 1928. — Schreyer, H.: Erkrankungen der unteren Harnwege und Genitalorgane; Radiologische Diagnostik der Harnröhre. S. 562. Hrsg. E. Vogler, Stuttgart: Thieme Verlag, 1974.

Prof. Dr. H. Marberger
Urologische Univ.-Klinik
A-6020 Innsbruck
Anichstraße 35

E. Michalowski: **Die operative Behandlung von Strikturen der vorderen Harnröhre**

In meinem Referat möchte ich über Methoden berichten, die wir bei operativer Behandlung der HR-Strikturen im spongiösen Abschnitt anwenden.

Bei Strikturen des glandulären HR-Abschnittes betrachten wir die Meatoplastik als Methode der Wahl (Abb. 1).

Die Penishaut wird im sulcus retroglandularis circulär umschnitten und nach hinten verschoben. Nach Spaltung der Striktur wird die Frenulumspitze in dem proximalen Winkel der Urethrotomie mit Naht fixiert. Der Hautschlauch wird emporgehoben und an die ventrale angefrischte Glansfläche angenäht. Harnableitung durch Verweilkatheter.

Strikturen des penilen HR-Abschnittes. Freilegung der Striktur durch Hautschlauchtechnik.

Ringförmige begrenzte Strikturen werden reseziert, die Stümpfe mit semicirculärer Naht anastomosiert und die entstandene HR-Rinne mit Hautschlauch gedeckt (Abb. 2).

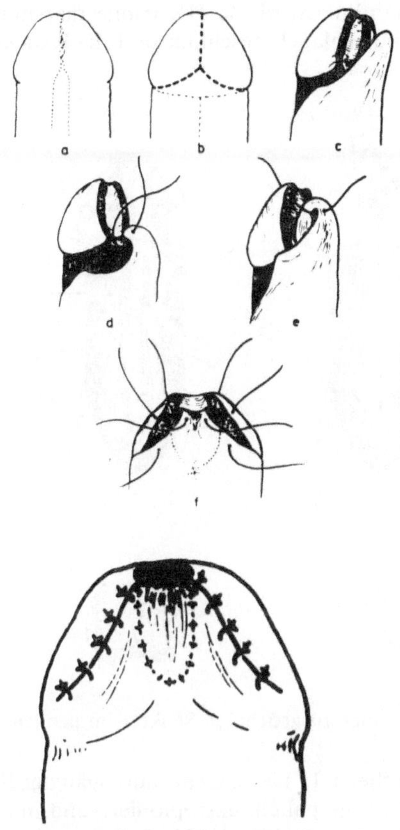

Abb. 1. Meatoplastik

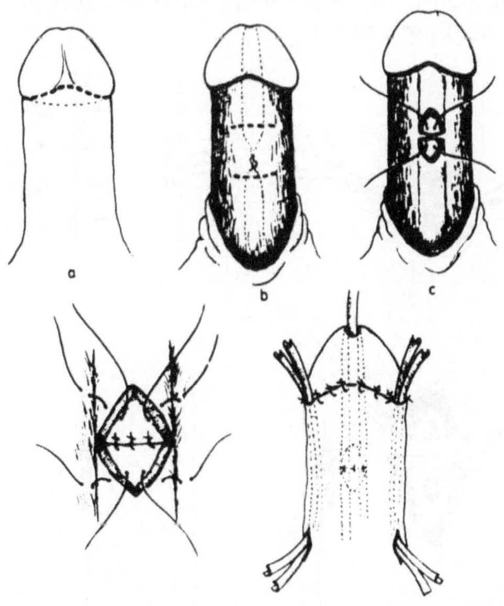

Abb. 2. Operation einer kurzen Striktur im penilen HR-Abschnitt

Bei Spannung in der Nahtlinie wird die HR-Rinne marsupialisiert. An korrespondierender Stelle wird der Hautschlauch geschlitzt und die Ränder der Hautöffnung werden mit den HR-Rändern vernäht.

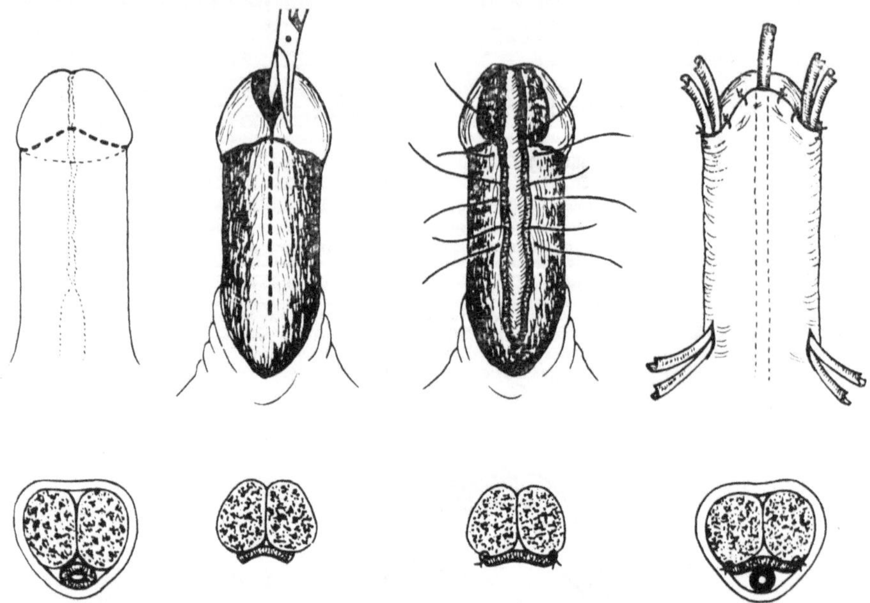

Abb. 3. Operation einer ausgedehnten Striktur im penilen HR-Abschnitt

Ausgedehnte aber für Katheter 11 bis 12 Char. durchgängige Strikturen werden durch Hautschlauchtechnik freigelegt, gespalten, ektropioniert und mit dem Hautschlauch gedeckt. Verweilkatheter, subkutane Drainage (Abb. 3).

Ist aber eine ausgedehnte Striktur nur für bougie filiforme durchgängig, dann wird sie gespalten und nach Johanson I marsupialisiert. Um Überbrückungen zu vermeiden, werden an den engsten Stellen die Hautränder nicht mit den HR-Rändern vereinigt, sondern nur seitlich an die Fascie fixiert.

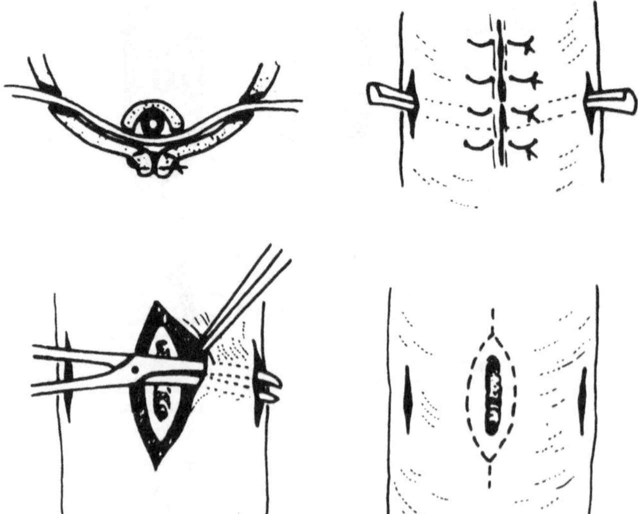

Abb. 4. Operativer Verschluß der nach Marsupialisation der Striktur entstandenen HR-Fistel

Die nach Marsupialisation entstandene HR-Fisteln und ausgedehnte HR-Wanddefekte werden in zweiter Operationssitzung geschlossen.

Die Fistelöffnung wird elliptisch umschnitten, die seitlichen Hautränder mobilisiert
und zwei seitliche Hauteinschnitte angelegt, die die Nahtlinie entspannen und zur Ausführung des subkutan angelegten Drains dienen. Die HR-Rinne bleibt offen. Harnableitung durch Verweilkatheter (Abb. 4).

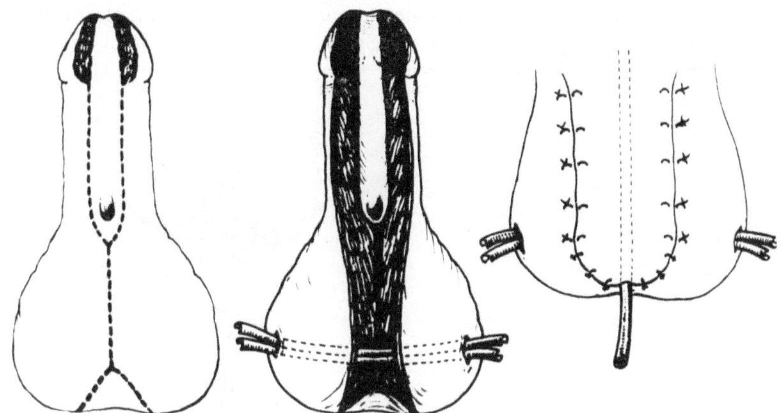

Abb. 5. Deckung des distalen HR-Wanddefektes durch penoskrotale Urethroplastik

Die penilen HR-Wanddefekte werden in zweiter Operationssitzung meist durch penoskrotale Urethroplastik geschlossen. Der Penis wird mit dem an seiner ventralen Fläche
umschnittenen Hautstreifen ins Skrotum eingebettet und nach 3 bis 4 Monaten vom
Skrotum abgetrennt (Abb. 5).

In einigen Fällen wurde eine penile Urethroplastik angewandt. Sie verläuft folgendermaßen: nach Umschneidung des ventralen Hautstreifens wird die Penishaut von den
corpora cavernosa penis gänzlich abgelöst. Die in der Mittellinie eingeschnittene Skrotalhaut wird auch ausgiebig mobilisiert. Die Ränder des großen peno-skrotalen Lappens
werden dann ohne Spannung ventral in der Mittellinie mit vertikalen U-Nähten vereinigt.

Man kann einige federnde Drahtnähte anlegen, deren Spannung sich regulieren läßt.
Der Harn wird durch Urethrostomie abgeleitet. Der sich spontan bildende HR-Kanal
wird durch gelöchertes Röhrchen aus plastischem Material geschient und drainiert.

Strikturen im perinealen HR-Abschnitt werden mit Lappenschnitten freigelegt, die
entweder oben am Skrotum oder unten am Perineum gestielt sind.

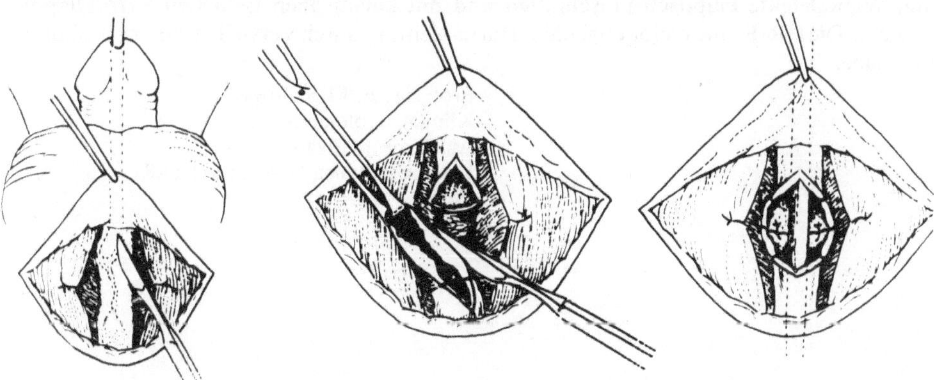

Abb. 6. Resektion der HR-Striktur im bulbären Abschnitt. Semizirkuläre Stumpfanastomose;
Deckung der HR-Rinne mit dem Hautlappen

Erst nach Spaltung der Striktur kann entschieden werden, ob sich der Fall zur Resektion mit folgender semizirkulärer Anastomose und Deckung mit Hautlappen oder zur Urethrotomie mit Hautdeckung bzw. zur Marsupialisation eignet.

Die von uns entwickelte Technik der Marsupialisation gestaltet sich folgendermaßen: der zur Freilegung gebildete oben gestielte Hautlappen wird in der Mittellinie gespalten, seine inneren Ränder werden mit den HR-Rändern vereinigt (Abb. 7). Bei proximal lokalisierten Strikturen, welche durch einen unten gestielten Lappenschnitt freigelegt werden, wird nach Spaltung der Striktur die Spitze des Hautlappens in den proximalen Winkel der Urethrotomie mit Naht fixiert.

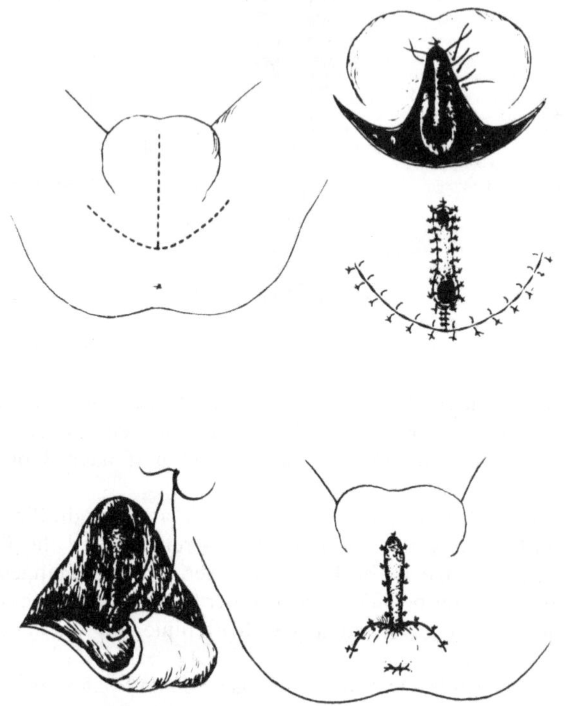

Abb. 7. Marsupialisation einer HR-Striktur im bulbären Abschnitt

In zweiter Operationssitzung werden die nach Marsupialisation entstandene Fisteln und Wanddefekte elliptisch umschnitten und mit einem oben gestielten Skrotallappen gedeckt. Die HR-Rinne bleibt ungenäht. Harnableitung durch Verweilkatheter; subkutane Drainage.

Prof. Dr. E. Michalowski
Klinika Urologiczna
Akademii Medycznej
Krakowie, Ulica Grzegórzecka 18
Polen

D. Zoedler: **Zur perinealen Lappenplastik**

In den vorangegangenen Übersichtsreferaten sind eine Reihe von Operationsmethoden erörtert worden. Ich möchte darlegen, warum wir bei Strikturen der hinteren Harnröhrenabschnitte von der Pars bulbosa bis zur Blase die perineale Lappenplastik bevorzugen, die ich erstmals im April 1967 auf der Tagung der Nordrhein-Westfälischen Gesellschaft für Urologie in Duisburg kreiert habe.

1. die Länge des Lappens kann jederzeit der Länge oder Lokalisation der Striktur angepaßt werden
2. der perineale Hautlappen eignet sich zum Totalersatz der hinteren Harnröhre durch Invagination in die Blase, wie auch zum Teilersatz
3. die Lappenbildung ermöglicht problemlos die gleichzeitige operative Versorgung weiter nach distal reichender Strikturen. Er behindert nicht die Spaltung der gesamten vorderen Harnröhre und damit näturlich auch nicht die Spaltung des Skrotums.

Die Operation nach Johanson mit Einstülpung eines Skrotalhauttrichters ist m. E. nur für die Pars bulbosa und den distalen Teil der Pars membranacea optimal geeignet, da einmal die exakte Vereinigung des eingestülpten Skrotalhauttrichters mit dem proximalen Harnröhrenstumpf um so schwieriger und unübersichtlicher wird, je weiter proximal diese Vereinigung erfolgen muß und zum anderen, da bei der zweiten Sitzung der Umschneidung und Versenkung der neugebildeten Harnröhre die Gefahr einer Divertikelbildung der Harnröhre um so größer ist, je weiter die Striktur nach proximal reicht.

Da für den weniger Geübten die optimale Anwendung des Skrotalhauttrichters mit der Pars bulbosa endet und die Invagination nach Solowow und Badenoch erst im proximalen Anteil der Pars membranacea bzw. der Pars praeprostatica beginnt, besteht eine therapeutische Lücke gerade in jenem Anteil der Harnröhre, in der sich nach unserem Krankengut die meisten Strikturen etabliert haben (Tab. 1).

Tabelle 1. Perineale Lappenplastik

Anzahl 56

Aetiologie			
Entzündl.: 4	Traumat: 24	Iatrogen: 5	unbekannt: 23
Voroperiert 8			
Urethrot. int.: 2	Urethrot. ext.: 6		
Lokalisation	reichend bis		
Pars bulbosa: 22	membranacea: 27	prostatica: 7	

Anhand einiger Operationsfotos wird kurz der Operationsgang demonstriert bei einem Totalersatz der hinteren Harnröhre mit Invagination des Lappens in die Blase.

Perineale Lappenbildung und Freilegung der Harnröhre bis zum Diaphragma urogenitale und Trennung des M. bulbocavernosus. Spaltung der strikturierten Harnröhre vom distalen poststenosierten Anteil an. Die Ränder der Harnröhre werden mit dem Corpus cavernosum beiderseits vernäht. Zwischen Blasenausgang und dem präprostatischen Anteil der Harnröhre wird das Narbengewebe von der eröffneten Blase her tunneliert und mit einer Kornzange so weit gespreizt, daß man fast mit einem Zeigefinger von der Dammwunde in die Blase fahren kann.
Keine Angst vor Inkontinenz!
Der Lappen wird an beiden Seiten mit einem Chromcatgutfaden durch den Tunnel in die Blase gezogen und dort am Blasenausgang fixiert.

Natürlich hat die Lappenplastik gegenüber den anderen Methoden nicht nur Vorteile. Sie überwiegen nach meiner Meinung zwar, doch gibt es einen Nachteil, der mitunter Schwierigkeiten machen kann:

die Behaarung, die im Dammbereich im allgemeinen stärker ausgeprägt ist als am Skrotum. Es ist also erforderlich, die Haare mit dem Haarbalg einzeln vor der Operation zu entfernen, was bei einer im Sitzbad durchfeuchteten Haut leichter gelingt.

In dem versenkten Hautlappen wird die Epidermis durch eine Schleimhaut ersetzt. Entfernt man vor der zweiten Sitzung die noch stehengebliebenen oder neugewachsenen Haare, dann wachsen sie wegen der Umwandlung der Haut im allgemeinen nicht mehr nach.

Aber ich gebe zu, die Behaarung kann Schwierigkeiten machen, um so wichtiger ist eine sorgfältige Epilation.

Für die Beurteilung der Ergebnisse gibt es keine allgemeingültigen Kriterien. Wir bezeichnen Operationsergebnisse als gut bzw. befriedigend, wenn folgende Beurteilungskriterien erfüllt sind:

Beurteilungskriterien

gut	befriedigend
1. keine Bougierung erforderlich	1. keine Bougierung erforderlich
2. Passage für 22 Charr. glatt	2. Passage für 18 bis 20 Charr. glatt
3. kein Harninfekt	3. gelegentlich Harninfekt
4. Uroflow normal	4. Uroflow leicht verändert

Von 56 Patienten wiesen 46 ein gutes Ergebnis nach den genannten Kriterien auf. Ein befriedigendes Ergebnis boten 6 Patienten. Unbefriedigend blieb das Ergebnis bei 4 Patienten, die entweder regelmäßig weiter bougiert werden mußten oder sich, wie 2, einer Reoperation unterziehen mußten.

Die Komplikationen, die, bis auf die Restrikturierung jener 4 unbefriedigenden Fälle, das Ergebnis praktisch nicht beeinflußt haben, sehen Sie auf der Tab. 2.

Tabelle 2. 56 perineale Lappenplastiken

Ergebnis

gut	befriedigend	unbefriedigend
46	6	4

Komplikationen

1. Sitzung		2. Sitzung	
Blutung	1	Restrikturierung	4 (s. o.)
Restrikturierung	2	Inkrustierte Haare	4
Taschenbildung	1	Wundinfekt	3
Blasenstein	1		
Wundinfekt	3		

Die Lappenplastik ist ein in jeder Phase übersichtliches Verfahren, sie erlaubt eine Rekonstruktion der Harnröhre vom Sulcus coronarius bis zur Blase in toto wie auch in Teilabschnitten. Wie ich hörte, haben sich auch andere urologische Abteilungen mit diesem Verfahren befreundet, das wir wegen unserer günstigen Erfahrungen anderen Operationsmethoden vorziehen.

Dr. D. Zoedler
Urol. Abt. d. Klinik Golzheim
D-4000 Düsseldorf
Friedrich-Lau-Straße 11

Diskussion zu den Vorträgen S. 10 bis 31 (Die strikturierte Harnröhre)

Moderator: H. Marberger, Innsbruck

H. Marberger, Innsbruck: Ich danke Herrn Zoedler für die klare Präsentation seiner Technik. Die verschiedenen Lappenplastiken stellen nun die 2. Technik dar, mit der man gespaltene Stenosen und entfernte stenotische Bezirke der Harnröhre überbrücken und die Kontinuität wieder herstellen kann. Herr Zoedler kennt sich bei der Harnröhre ausgezeichnet aus, und wir werden uns in der Diskussion über manches Detail unterhalten, und ich würde Sie bitten, sich möglichst intensiv mit Fragen und Aussagen an der Diskussion zu beteiligen.

Diskutant: Ich darf gleich folgendes sagen: Ich bin erstaunt, daß die Epilation bei der Skrotallappentechnik so intensiv von Herrn Zoedler durchgeführt wird. Wir haben ja auch eine ganze Reihe von Skrotallappen-Rekonstruktionen durchgeführt und haben auch Mißerfolge, d. h. Restrikturierungen gehabt, und zwar immer dann, wenn diese Epilation zu ekzessiv durchgeführt worden war. Es gibt ja nun Skrotalhäute, die so stark behaart sind, daß praktisch ein Elektrokoagulationsstich in den Haarbalg neben den anderen gesetzt werden müßte. Und gerade bei diesen Fällen haben wir erlebt, daß dann diese thermische Schädigung des Skrotallappens zur Restrikturierung führte. Mich würde nun interessieren, ob ähnliche Erfahrungen auch an anderer Stelle gemacht worden sind.

D. Zoedler, Düsseldorf: Ich glaube nicht, daß man die Haare elektrisch epilieren sollte, sondern daß man sie bei einer durchfeuchteten Haut einzeln mit einer kleinen Klemme herausziehen soll; denn dann kommt der Haarbalg mit. Wenn eine elektrische Epilation stattfindet, glaube ich schon, daß der Lappen, der ja ohnehin mitunter recht weite Strecken überbrücken muß, am Ende dann gewisse nekrotische Tendenzen aufweist, vor allem, wenn die Schädigung des Lappens durch die elektrische Epilation zu stark erfolgt ist. Aber wir haben eine Reihe von Fällen, bei denen wir die Epilation nicht so sorgfältig durchgeführt haben, bzw. vor der zweiten Sitzung verabsäumt haben, nochmals die neugebildete Harnröhre von den Haaren zu befreien. Und dann haben wir bei einer Urethroskopie eine sehr starke Haarbildung feststellen können. Ich habe auch Fälle erlebt, bei denen sich an den Haaren Steine gebildet haben, die die Miktion natürlich sehr ungünstig beeinflußten. Deshalb glaube ich, daß die schonende, aber doch sorgfältige Epilation sehr wichtig ist.

W. Brosig, Berlin: Ich habe in den Referaten die Methode von Devine vermißt, der einen frei-transplantierten Hautlappen vom Dorsum penis benutzt. Man hat genügend Haut zur Verfügung und diese ist tadellos, so daß man außerdem die ganze Operation in einer Sitzung durchführen kann.

H. Marberger, Innsbruck: Ich glaube, Devine hat noch keine Spätergebnisse. Die Frage der Autotransplantation wäre zu diskutieren; denn sie wäre eine sehr gute Operationsmethode, wenn sie wirklich gute Ergebnisse bringt.

H. Hubmer, Graz: Ich möchte Herrn Zoedler fragen, nachdem wir uns mit der Lappenplastik sehr gut angefreundet haben, wie seine Meinung bezüglich der Spitze des am Trigonum befestigten Lappens ist, d. h., ob dieser nicht überhaupt in den meisten Fällen nekrotisch wird und sich von den Nähten her abstößt. Wir haben diesen Eindruck zumindest bei einigen unserer Patienten. Wir haben das dann dadurch gezielt provoziert, indem wir das Ende des Lappens gequetscht haben, sozusagen, nur eine temporäre Fixierung erzielt haben. Können Sie dazu etwas sagen?

D. Zoedler, Düsseldorf: Ich glaube, es ist wichtig, daß man eine möglichst exakte Vereinigung von Schleimhaut und Haut durchführt, weil wir vom Kroissschen Durchzugsverfahren wissen, daß jede Lücke, die entsteht und mit Granulationsgewebe durchsetzt wird, wieder zu einer Restrikturierung führt. Deswegen legen wir natürlich Wert darauf, daß entweder mit der Blasenschleimhaut oder mit dem proximalen Anteil der normal gestalteten Harnröhre eine möglichst sorgfältige Vereinigung von Haut und Schleimhaut erfolgt. Ich glaube nicht, daß bei einer breiten Basis des Lappens eine Nekrose dieses Lappens entsteht. Was entstehen kann, ist eine gewisse Mazeration der Haut durch den Druck des Katheters auf den Lappen, aber die Mazeration der Haut ist ja fast erwünscht, weil dadurch die Schleimhautbildung wesentlich begünstigt wird und damit auch die Frage der Behaarung durch die Mazeration sich von selbst erledigt.

A. Fritjofsson, Uppsala: Ich möchte Herrn Marberger und Herrn Zoedler fragen, wie man eigentlich die zweite Sitzung machen soll. Sie machen also eine Rinne, das ist das Resultat der ersten Operation, und dann kommt die Frage, ob man ein Rohr machen soll oder nur eine Versenkung eines Hautstreifens. Ich persönlich bin der Meinung, daß das Resultat besser ist, wenn man ein Rohr formt, aber die echte Johanson-Plastik ist doch ein echtes Denis-Browne-Prinzip, d. h., man versenkt einen Hautstreifen. Das gibt aber meiner Meinung nach sehr viele Probleme in bezug auf Divertikelbildungen u. a.?

D. Zoedler, Düsseldorf: Ich glaube, daß die Formung eines Rohres ja eine ganze Menge Haut beansprucht und man müßte unseren etwa 2 cm breiten Lappen dann, wollte man ihn in in das von Ihnen vorgeschlagene Rohr umformen, fast 4 cm breit machen. Ich bin der Ansicht, daß man dann in erhebliche Schwierigkeiten gerät, die perineale Wunde wieder zu schließen. Da das Prinzip des versenkten Lappens nach Denis Browne ja sehr gut funktioniert, haben wir bisher keine Veranlassung gesehen, ein Rohr zu formen, sondern immer nur einen Lappen gebildet.

H. Marberger, Innsbruck: Wir bilden jetzt ein Rohr und haben damit bessere Ergebnisse. Wir haben das jetzt auch schon bei 120 bis 140 Fällen getan. Man braucht dazu wenig Haut; denn die Haut ist relativ elastisch. Das Rohr wird gleichmäßiger, die Kontur der Harnröhre hämodynamisch und im Hinblick auf Restentzündungen günstiger gestaltet. Noch ein Wort zur Epilierung: wir epilieren nicht, wir wählen den Streifen etwas schmaler und haben gesehen, daß die harnüberflossene Skrotalhaut phlegmonös verändert ist und daß die meisten Haarbälge bereits nekrotisch sind, man die Haare also fast ausstreifen kann, jedenfalls in dem Bereich, in dem man die Haut zum Streifen wählt. Wir haben weiterhin gesehen, daß die übrigen Haare selber zugrunde gehen und haben eigentlich nie irgendwelche Schwierigkeiten gesehen. Die Lappenversorgung, die von Herrn Hubmer angesprochen wurde, ist vielleicht eine Gewissensfrage an Herrn Zoedler. Du weißt, daß der Teil, den Du zum Streifen verwendest, der am schlechtesten versorgte und vaskularisierte Anteil des Skrotums ist. Die Versorgung kommt von beiden Seiten her und trifft sich in der Raphe, mit Glück, wie bei Johanson in vielen Fällen, und bei einer sorgfältigen, subtilen Operationstechnik, wie sie Zoedler hat — und darauf kommt es an — bleibt der Streifen vaskularisiert, während er bei einem anderen blau wird. Deshalb wählen wir einen seitlichen Lappen, den wir rotieren und tiefer ziehen.

D. Zoedler, Düsseldorf: Ich weiß, daß dieser Einwurf immer wieder gemacht wird, daß der Mittelstreifen am wenigsten vaskularisiert ist. Ich habe jedoch bisher von dieser Seite aus nicht ein einziges Mal Schwierigkeiten gehabt.

H. Marberger, Innsbruck: Du nicht, aber andere. Du kannst das besser und das ist der Witz. Es kommt darauf an, wie man den Streifen behandelt.

A. Fritjofsson, Uppsala: Praktisch ist nun bereits alles gesagt, was ich sagen wollte. Ich wollte nur noch eine Ergänzung zu Herrn Schultze-Seemann machen. Es wird viel über das Verfahren von Denis Browne gesprochen. In diesem Jahr feiern wir jedoch eigentlich das 100jährige Jubiläum von Duplay. Er machte vor etwa 100 Jahren seine erste Mitteilung über diese Versenkung im Archiv J. d. Medicine. Vielleicht wäre das eine kleine Ehre für Herrn Duplay? Die anderen Gesichtspunkte sind schon berührt worden. Ich bin auch ein wenig skeptisch bezüglich der Spitze des Lappens, aber offenbar ist es nur eine Frage der Geschicklichkeit, wie man annehmen muß, aber einige der beschriebenen Nekrosen hat man doch gesehen.

H. Marberger, Innsbruck: Ich möchte auch unterstreichen, daß das sog. Denis Brownesche Prinzip bereits vorher in Anwendung gebracht wurde — ich habe 13 Publikationen davor gefunden —, allerdings mit weniger Erfolg als Denis Browne.

W. Mauermeyer, München: Ich möchte Herrn Modelski folgendes fragen: Wir haben einen Patienten mit einer Invagination operiert und dieser Patient bekam am 3. postoperativen Tag eine starke Erektion, die dazu führte, daß die Urethra aus den Nähten ausriß, und die Folge waren viele weitere unangenehme Komplikationen. Meine Frage lautet daher: Was tun Sie gegen postoperative Erektionen?

W. Modelski, Krakow: Wir haben bisher keine so starken Erektionen bei den Patienten gesehen und würden sie entweder pharmakologisch behandeln oder feucht-kalte Umschläge an-

legen. Zweifellos kann so etwas passieren, und man muß sich überlegen, wie man dieser Komplikation vorbeugen kann. Ich würde sagen, daß die paraurethralen Nähte und die sichere Lagestellung des invaginierten Abschnittes der Harnröhre durch diese paraurethralen Nähte sehr
wichtig ist. Es sind also nicht die Invaginationszügelnähte, also die 2 Zügelnähte, mit denen man
den Stumpf hinausschiebt und die an die Ränder der suprapubischen Wunde befestigt werden,
wichtig, sondern die paraurethralen Nähte, die nach meiner Ansicht einer Verschiebung des
Stumpfes vorbeugen.

H. Marberger, Innsbruck: Ich glaube, diese Feststellung ist wichtig, die paraurethralen Nähte
fassen das paraurethrale Gewebe, die so fixiert werden an dem umgebenden Gewebe, daß sich
die Urethra nicht herausziehen kann. Dies ist entscheidend und ist vielleicht zu wenig herausgestellt worden. Auf diese Weise ist natürlich die Erektion eine weit geringere Gefahr als bei den
anderen Methoden.

F. Truss, Göttingen: Ich habe verschiedenes versucht und muß sagen, daß sich am besten
2×600 mg Honvan als intravenöse Injektion bewährt haben, und daß dann nichts mehr passiert.

H. Marberger, Innsbruck: Auch wir mußten zum Honvan greifen.

D. Zoedler, Düsseldorf: Dasselbe kann man auch mit Zyproteronacetat erreichen.

H. Marberger, Innsbruck: Ich bezweifle, daß man damit noch in der gleichen Nacht zum
Ziel kommt.

B. Rave, Recklinghausen: Ich möchte Herrn Modelski noch zur Technik der Invagination
fragen, ob er die zwei Zügel benutzt, um den Harnröhrenstumpf in der Blasenwunde zu fixieren,
oder ob er mehrere Nähte anlegt?

W. Modelski, Krakow: Die Invaginationsnähte sind zwei Nähte, die zur Blase herausgeleitet
werden und oben an den Rändern der suprapubischen Wunde befestigt werden. Sie dienen nur
zur Einschiebung des Stumpfes. Die sichere Lagestellung dagegen wird durch 2 oder sogar
4 paraurethrale Nähte gewährleistet, wobei das paraurethrale Gewebe distal gefaßt und auch tief
an der strikturierenden Narbe fixiert wird, damit wir die Harnröhre, also den ganzen bulbären
Abschnitt eingeschoben und sicher in der Lage fixiert haben.

B. Rave, Recklinghausen: Demnach sind also die paraurethralen Nähte und nicht die beiden
Zügel am Harnröhrenstumpf das Entscheidende. Darf ich noch fragen, wie weit sie den Harnröhrenstumpf in die Blase invaginieren?

W. Modelski, Krakow: Der Harnröhrenstumpf ragt überhaupt nicht in die Blase hinein;
denn es wird immer von oben her mit dem Finger geprüft, daß der spatelförmige Stumpf nicht
in die Blase hereinragt. Er soll nur in der hinteren Harnröhre auf der Fläche, die durch die
longitudinale Inzision der vorderen Wand entsteht, mit dem Finger gefühlt werden.

H. Marberger, Innsbruck: Dies ist ebenfalls wichtig und ich habe gehofft, daß es in der Diskussion herauskommt. Es wird also faktisch nur Wundrand an Wundrand adaptiert und die
Kontrolle der Adaptation oder der Situation erfolgt mit dem Finger von oben.

J. Kaufmann, Hamburg: Ich wollte von Herrn Zoedler nur wissen, im Gegensatz zu dem
eben von Herrn Modelski geschilderten Verfahren, daß Sie mit dem Finger nur die Lappenlage
kontrollieren und dieser Lappen am freien Ende nur mit 2 Zügeln befestigt wird. Das bedeutet,
daß Ihre Lappenplastik doch immer, wenn ich Sie richtig verstanden habe, eine offene Blasen-
operation erfordert? Sie machen die Blase auf und adaptieren Ihren Lappen am inneren Harnröhrenstumpf oder begnügen Sie sich u. U. auch mit den 2 Zügelnähten?

D. Zoedler, Düsseldorf: Die Invagination kommt nur für einen Totalersatz der gesamten
hinteren Harnröhre in Betracht. Aber ich sagte ja, daß sich dieser Lappen auch zum Teilersatz
eignet. Ich darf das vielleicht noch einmal dahingehend kurz demonstrieren, daß also der Lappen
von dem distalen Anteil bis an den proximalen Anteil der Harnröhre herangebracht wird. Dort
wird er dann mit der normal gestalteten proximalen Harnröhre durch Nähte vereinigt. Wenn die
Striktur bis in die Blase reicht, muß der Lappen bis in die Blase gezogen werden. Besteht allerdings nur eine Teilstriktur der Harnröhre, wird die Spitze des Lappens nur bis zu dem normal
gestalteten Anteil der proximalen Harnröhre eingeschlagen.

Herrn Modelski möchte ich nach der Indikation zur Invagination fragen: Wir haben früher ja auch eine Reihe von Invaginationsplastiken gemacht, und Herr Modelski war so liebenswürdig — ich glaube es war 1966 — erstmals bei uns eine solche Invaginationsplastik zu demonstrieren. Wir haben dann eine Reihe von derartigen Plastiken vorgenommen, aber ich habe den Eindruck, daß sich die Indikation zur Invaginationsplastik immer mehr verringert; denn optimal ist sie eben m. E. nur für 3 bis 4 cm lange Strikturen als Überbrückung geeignet, aber nicht für mehr, da dann die mögliche Spannung zu einer Retraktion führen kann und damit zu einer Restrikturierung. Die unmittelbar am Blasenausgang gelegenen Strikturen, z. T. nach Elektroresektion oder nach einer Prostatektomie, die ja faktisch nur 1 cm dick oder dünn sind und die man heute natürlich mit der kalten Schlitzung, der Elektroresektion oder der Schlitzung mit dem Draht m. E. genauso wirkungsvoll behandeln kann wie mit einer Invaginationsplastik, erfordern nur einen wesentlich kleineren Aufwand. Haben Sie auch den Eindruck, daß sich die Indikationsstellung zur Invaginationsplastik verringert hat?

W. Modelski, Krakow: Ich würde nie auf die Idee kommen, bei Strikturen am Blasenhals eine Invagination durchzuführen. Es kommt nicht in Betracht, den Bulbus bis in den Blasenhals hochzuziehen. Wir machen die Invagination nur bei den posttraumatischen Strikturen der hinteren Harnröhre, die entweder innerhalb der Pars membranacea sitzen und etwa 1 cm ringförmig oder 1 cm lang sind, und wenn sich die beiden Stümpfe nach dem Trauma nicht aufeinander eingestellt haben, d. h. nicht adaptiert worden sind durch Anlegung einer Schiene, dann kommt es oft dazu, daß die Stümpfe weit voneinander abweichen und die strikturierende Narbe dann etwa 2 bis 3 cm lang ist. Dies läßt sich aber immer mit der Invagination, durch die Verschiebung der Harnröhre, überbrücken. Wenn wir eine Striktur am Blasenhals haben, dann machen wir eine YV-Plastik von oben, aber nie von unten.

Herrn Zoedler möchte ich fragen, wie es mit der Ejakulation ist, wenn er seinen Lappen bis in die Blase hinaufzieht und dann eben direkt den Colliculus seminalis bedeckt? Zu diesem Zweck machen wir bei der Invagination der Harnröhre eine stumpfe Urethrotomie, so daß die Spalte vis-à-vis dem Colliculus seminalis liegt. Deswegen haben wir bei der Mehrzahl der Patienten eine gute Ejakulation. Bei den Patienten, bei denen die Potenz und damit die Kohabitationsmöglichkeit gegeben ist, haben auch eine Anzahl dieser Patienten Kinder bekommen. Wie liegen die Dinge bei der Lappenplastik?

D. Zoedler, Düsseldorf: Selbstverständlich mache ich bei kurzen Strikturen des Blasenhalses keine aufwendige Operation mit einer Lappenplastik, da es andere Möglichkeiten gibt. Das ist genau das gleiche, was für die Invaginationsoperation gilt. Aber bei Strikturen, die über mehrere Zentimeter gehen, ist eine Lappenplastik mit einer Invagination bis in die Blase hinein nötig. Wir spalten natürlich diesen Lappen genauso wie bei der Invaginationsplastik nach Solofoff, wobei noch die Harnröhre gespalten wird, damit der Colliculus freiliegt.

H. Marberger, Innsbruck: Der Colliculus wird also erhalten und der Lappen praktisch gestückelt, wenn ich das richtig verstehe?

E. Michalowski, Krakow: Sowohl der Harnröhrenstumpf als die Lappenplastik, also das Ende des Lappens, dürfen nicht über den Colliculus gehen. Wir betrachten die Lappenplastik auch als zweite Alternative bei der Behandlung der Strikturen der hinteren Harnröhre. Wenn wir nicht sicher sind, daß sich die Invagination ausführen läßt, machen wir den großen Lappen unten und ich glaube, die Breite der Basis ist für die Vaskularisierung des Lappens sehr wichtig. Ist man sich der Vaskularisierung des Lappens nicht ganz sicher, kann man den Lappen umschneiden, darf ihn aber nicht von der Unterlage ablösen. Schließt man dann die Perinealfistel, muß man den Stiel durchdrehen, und dies darf nicht vor 3 bis 4 Monaten geschehen. Ich bin auch der Meinung, daß eine sorgfältige Epilation den Haarwuchs nicht vermeiden kann, es aber trotzdem Fälle gibt, die auch mit Haarwuchs keine Komplikationen zeigen.

H. Marberger, Innsbruck: Bei der bisherigen Diskussion hat sich als entscheidend herausgestellt, daß man Epithel an Epithel bringen muß und es hierzu verschiedene Methoden gibt. Man kann den mobilisierten Bulbus in die Harnröhre nach Spaltung hineinziehen, man kann die Stenose resezieren und schräg anastomosieren, wie es Turner-Warwick macht, oder man kann einen Skrotalhautlappen in die Harnröhre einschlagen und mit dem proximalen Stumpf der Urethra anastomosieren.

W. Vahlensieck, Bonn: Mir ist in der Diskussion aufgefallen, daß einmal vom Skrotallappen und zum anderen vom Perineallappen gesprochen wird. Ich glaube, wir sollten hier sehr scharf differenzieren. Was Herr Marberger macht ist, ein echter Skrotalhautlappen, während Heise, Zoedler, Blandy einen Perineallappen verwenden, allerdings in der Form, daß es sich um einen Perineum-Skrotallappen handelt. Wir haben uns auch mit dieser Methode auseinandergesetzt, und bei unseren ersten Fällen habe ich festgestellt, daß man häufig sogar mit einem reinen Perineallappen auskommt, also überhaupt nicht bis ins Skrotum hineinschneiden muß. Bei weiter hochsitzenden Strikturen wird man sicher den Lappen etwas weiter bilden müssen und kann damit größere Strecken überbrücken. Ich glaube, daß es sich hierbei um ein sehr gutes Verfahren handelt; denn auch unsere ersten Erfahrungen sind bisher jedenfalls sehr günstig.

Herrn Modelski möchte ich fragen: Was machen Sie beim Durchzugsverfahren bei einem etwa 40- bis 50jährigen Patienten, der bereits ein Prostata-Adenom hat? Enukleieren Sie das Adenom oder belassen Sie es?

D. Zoedler, Düsseldorf: Ich stimme Herrn Vahlensieck absolut zu, daß wir vielleicht die Begriffe des Skrotal- und Perineallappens etwas durcheinander werfen. Es ist schon so, daß der Johannsonsche Skrotalhauttrichter praktisch nur aus Skrotalhaut gebildet wird, während wir einen perinealen Lappen benutzen, dessen Länge absolut variabel ist und dessen Länge man der Striktur anpassen kann. Muß man eine Invagination bis in die Blase vornehmen, dann ist es natürlich ein Perineal-Skrotalhautlappen.

H. Marberger, Innsbruck: Aus dem Skrotum kann man nicht nur eine Harnröhre, sondern man kann praktisch alles machen; denn als plastisches Material eignet sich das Skrotum ungleich besser als das Perineum, so daß m. E. dem Skrotum im allgemeinen der Vorzug zu geben ist.

W. Modelski, Krakow: Die Frage, was ich bei einem ca. 50jährigen Patienten mit Prostata-Adenom und Striktur machen würde, ist schwer zu beantworten; denn in unserem Material sehen wir die Prostata-Adenome erst nach dem 65. Lebensjahr, sehr selten vor dem 50. Lebensjahr, während die Strikturen im Gegensatz dazu gerade in den jüngeren Jahren auftreten, in der Hauptsache im 2. bis 4. Lebensjahrzehnt, ganz selten nach dem 50. Lebensjahr. Sollte einmal eine solche Kombination vorkommen, dann würde ich empfehlen, zuerst das Prostata-Adenom zu entfernen und dann nach einiger Zeit die Striktur zu behandeln. Man kann natürlich die Reihenfolge auch umkehren, aber ich würde erst die Prostatektomie machen und dann die Striktur operieren.

E. Elsäßer, München: Bezüglich der Andrologie habe ich an Herrn Zoedler und Herrn Modelski folgende Frage: Sie stellen beide fest, daß der Colliculus seminalis frei bleibt. Haben Sie Spermiozytogramme angefertigt? Wir haben zwar keine Ergebnisse mit unseren Invaginationsmethoden, jedoch spezielle Erfahrungen, was den perinealen Lappen betrifft und die von Herrn Michalowski angegebene Methode mit dem Skrotallappen. In diesen Fällen haben wir Spermiozytogramme angefertigt und haben immer Oligospermien gefunden. Es kommt hier natürlich zu Transportstörungen; denn die Ejakulation ist gut, wie die Patienten angeben, aber der Samen wird eben einfach nicht ausgestoßen.

H. Marberger, Innsbruck: Dies ist eine interessante Frage. Wir denken immer an die Funktion des Harntraktes, an die Geschlechtsfunktion, d. h. den Samentransport, der sehr viel komplizierter ist, denkt man meist nicht. Bestehen hierzu noch Fragen?

R. Pust, Berlin: Ich hätte noch eine Bemerkung zur Entfernung der Haare. Wir haben das gleiche Problem, wenn man Haut von Katzen nimmt, um zum Beispiel Blasenwand zu ersetzen. Man kann in diesen Fällen die Haut mit dem Dermopan bestrahlen, und zwar mit einer Oberflächendosierung von 4000 r und findet dann nach 1 Jahr kein einziges Haar mehr in der Blase.

G. Rodeck, Marburg: Ich möchte noch eine Bemerkung zur Mazeration des eingeschlagenen Hautlappens machen, die bereits Herr Zoedler erwähnt hat. Sie haben es begrüßt, Herr Zoedler, daß dadurch die Epithelisierung angeregt wird. Wir sind aber darauf bedacht, sowohl die Mazeration als auch den Druck durch den Katheter, der perineal herausgeleitet ist, zu vermeiden, indem wir den Katheter grundsätzlich über die vordere Harnröhre herausleiten. Ich glaube, es ist wichtig, daß man einen freien Zugang zu dem Wundtrichter hat, ihn durch täglichen Verbandswechsel, durch Einlegen eines Mullstreifens trocken halten kann, weil wir ja Catgut oder auch Dexon als Material für die Naht verwenden, wodurch es, wenn es in ständig feuchtem Milieu gehalten wird, doch zu frühzeitigerer Ablösung des Lappens kommen kann als erwünscht ist. Ich glaube, dies sollte ein einfacher Hinweis sein, der doch Beachtung finden sollte.

F. Arnholdt, Stuttgart: Wie ist das Verhalten bei schwer entzündlichen Strikturen, d. h., wenn es bereits zur Abszedierung gekommen ist? Wann wird in solchen Fällen die Harnröhre geschlossen, wenn sie zunächst eröffnet wurde?

D. Zoedler, Düsseldorf: Wir legen bei entzündlichen Veränderungen natürlich erst einmal eine suprapubische Blasenfistel an, damit der Abszeß ausheilen kann. Erst wenn alle entzündlichen Veränderungen abgeklungen sind, d. h. also nach etwa 2 bis 3 Monaten, sollte man sich zu einer Rekonstruktion entschließen.

H. Marberger, Innsbruck: Auch ich bin der Ansicht, daß man erst die Entzündungsreaktion im Stenosebereich nach Möglichkeit abklingen lassen muß, wobei man u. U. oft sehr lange warten muß. Die Ergebnisse werden jedoch durch die abwartende Haltung wesentlich besser, weil der Eingriff leichter wird.

W. Modelski, Krakow: Zur Ejakulation möchte ich nur feststellen, daß wir bisher keine Spermiogramme gemacht haben, sie jedoch vielleicht in Zukunft machen werden. Bei der genauen Kontrolle aller Fälle nach Invagination haben wir jedoch festgestellt — und ich weiß genau, daß dies kein Beweis ist —, daß 12 junge Männer ein Kind bzw. Kinder gezeugt haben. Bei 5 oder 6 Patienten kam es in der Ehe — nach einer Invaginationsoperation — sogar zu mehreren Kindern. Spermiogramme haben wir allerdings nicht gemacht.

P. Mellin, Essen: Es war bisher nicht die Rede davon, daß man auch die hintere Harnröhre durch einen Blasenlappen ganz ersetzen kann, und ich würde, da hier gerade so viele Experten der Harnröhrenchirurgie zusammensitzen, hören, ob dieses Verfahren auch noch geübt wird oder ob man es verlassen hat.

D. Zoedler, Düsseldorf: Ich habe bisher keine Veranlassung gesehen, dieses Verfahren durchzuführen, weil mit dem perinealen Lappen ja auch weit hinten gelegene Strikturen überbrückt werden können. Das Problem des Blasenlappens liegt ja darin, daß man den Blasenausgang durch die Lappenbildung vollständig umformt, und die Frage der Kontinenz wird dann hierbei m. E., d. h. beim Blasenlappen kritisch, während sie beim perinealen Lappen stets unproblematisch ist.

H. Marberger, Innsbruck: In Beantwortung der Frage von Herrn Mellin kann ich feststellen, daß wir etliche Operationen dieser Art gemacht haben und zwar kombiniert von oben und unten bei Kindern, die bereits mehrmals voroperiert waren und bei denen fast nichts mehr für eine Plastik vorhanden war. Und die Methode ist gutgegangen.

W. Vahlensieck, Bonn: Wir haben bei einem Patienten mit einer ausgedehnten Striktur im Bereich der prostatischen Harnröhre bei einem jungen Mann einen solchen Blasenlappen auf die aufgeschlitzte Harnröhre praktisch aufgenäht, um damit eine neue Harnröhre zu schaffen. Das ist nicht gutgegangen, da die Harnröhre restrikturiert ist. Ich denke aber, nachdem wir neuerdings bei der radikalen Prostatektomie wegen eines Prostata-Karzinoms regelmäßig eine Überbrückung des Defektes mit einem Blasenrundstiellappen machen und gesehen haben, daß diese Patienten alle kontinent geworden sind, daß man in solchen Fällen sich das Verfahren überlegen sollte. Die Schwierigkeit liegt natürlich darin, wie man in diesen Fällen die Ejakulation erhalten kann; denn dieses Problem ist mir noch nicht ganz klar, und wir überlegen, was in diesen Fällen zu tun ist.

H. Marberger, Innsbruck: Wenn ich dazu folgendes sagen darf: die Blasenwand ist so weich und so leicht zu verziehen, daß sich beim Zug an der Vorderwand oder an der zugeschärften Hinterwand von selbst ein Lappen bildet, den man zungenförmig einschlagen kann. Das machen wir bei der totalen Prostatektomie. Wir haben den Rundstiellappen deshalb aufgegeben, weil es sehr einfach und auch gut geht und die Patienten kontinent sind. Die Patienten mit einer totalen Prostatektomie sind bei uns impotent, deswegen wissen wir nichts über die Ejakulation.

Ich danke den Vortragenden, den Diskussionsrednern und dem Auditorium für die Aufmerksamkeit und schließe damit diesen Teil des wissenschaftlichen Programmes.

W. Mauermayer: **Die iatrogene Harnröhrenstriktur**

Bei dem Wort iatrogene Harnröhrenstriktur denkt man unwillkürlich an einen Arzt, der mit mehr Kraft als Geschick ein Instrument durch die Harnröhre „*zwingt*". Dieses Bild ist aber für den Regelfall falsch. Die Pathogenese der Strikturbildung ist viel komplexer als dieses Denkmodell. Das ändert allerdings nichts an der Gültigkeit zahlreicher Beobachtungen, daß ein Zusammenhang zwischen Instrumentenpassage und Strikturbildung besteht.

Die *Häufigkeit* solcher späteren Narbenbildungen wird allerdings recht unterschiedlich angegeben. Sie schwankt zwischen weniger als 1 % bis zu 20%. Sie sehen aus diesen sehr divergierenden Zahlen, daß es hier anscheinend klinik- und methodespezifische Faktoren geben muß. Das erlaubt aber andererseits den Rückschluß, daß postinstrumentelle Strikturen bei subtilster Technik auf ein Minimum reduziert werden können.

Warum ist gerade die *männliche* Harnröhre so verletzlich? Dies hat außer ihrer Länge auch strukturelle Gründe:

Unter dem Epithel liegt das *Stratum proprium*, eine nur sehr dünne Schicht mit zahlreichen elastischen Fasern. Dieses Gewebe ist besonders gefäßreich. Zahlreiche Venen, aus dem Corpus cavernosum stammend, dringen bis dicht unter die Schleimhaut vor. Bei jeder Dehnung der Harnröhre über ihre individuelle Weite hinaus kann es zu Einrissen in die Schleimhaut kommen. Die starke Blutungsneigung der Harnröhre, auch nach vorsichtiger Sondierung, ist dadurch erklärbar. Bei dickeren Instrumenten oder Kathetern sind diese Einrisse fast immer multipel, an mehreren Stellen in der Zirkumferenz des Lumens. Die Schutzfunktion des intakten Urothels ist damit an mehreren Stellen unterbrochen. Urin oder Bakterien, im schlimmsten Fall beide, können nun in tiefere Schichten vordringen. Bei Katheterträgern kommt noch infiziertes Urethralsekret dazu. Entzündliche Prozesse können sich in diesem Gewebe frei ausbreiten. Das sogenannte „*Katheterfieber*" deutet auf diese Vorgänge hin. Die Folge kleinerer Verletzungen der Urethralschleimhaut können daher *überproportional ausgedehnte* und *enge* Strikturen sein.

Bestimmte Stellen der Harnröhre sind besonders gefährdet. Sie entsprechen den bekannten physiologischen Engen der Urethra. Bevor wir uns diesen Partien zuwenden, wollen wir uns das Resektionsinstrument genauer ansehen.

Aus Gründen der elektrischen Isolation ist am Schaftende ein nicht leitender Kunststoffring angebracht, durch den ein Kontakt der stromführenden Schlinge mit dem Metallschaft verhindert wird. Zwischen diesem Ring und dem Obturator, der den Schaft verschließt, entsteht immer eine mehr oder weniger scharfe Stufe, die an engen Stellen in der Harnröhre, z. B. am Übergang von der Fossa navicularis in die Pars pendulans, wie ein Ringmesser wirken kann. Tauscht man an so einer Engstelle den Füllstab gegen eine Optik aus, so kann man deutlich erkennen, wie der Isolierring mit seiner scharfen Kante die Schleimhaut so vor sich hergeschoben hat, daß sie nun deutlich in das Lumen des Schafts hineinragt. Würde man in dieser Situation das Einführen des Instruments erzwingen, so wäre eine schwere Verletzung der Urethralschleimhaut die Folge. Daß kurz vorher ein Katheter der gleichen Stärke oder ein Bougie à Boule die Stelle anstandslos passiert hat, hat nichts zu sagen, da beide ja konisch, das Schaftfenster aber ringmeißelartig ist. Die hohe Strikturquote an dieser Stelle findet damit eine Erklärung.

Wir haben daher Schritte unternommen, das Schaftfenster zu „*entschärfen*". Die bestechend einfache Idee, das durch einen teilgefüllten Katheterballon zu machen, hatte zu große technische Schwierigkeiten. Die perfekte Lösung hat der *Spreizobturator* nach Leusch gebracht, der beim Verriegeln im Schaft automatisch durch einen weichen Gummiwulst die Kante des Isolierrings abdeckt.

Der 2. technische Beitrag zur Strikturvermeidung ist die Konstruktion *dünnerer* Resektionsinstrumente. Die vorgefaßte Meinung, daß man nur mit einem Schaft von 27 oder 28 Ch. ausreichende Gewebemengen entfernen könne, ist sicher durch die allgemeine Erfahrung mit 24 Ch. Schäften widerlegt. Die bessere Mechanik und Spülleistung bei gleichzeitiger Steigerung der optischen Qualität der Instrumente hat diesen Wandel möglich gemacht. Ob wir hier schon am Ende einer Entwicklung stehen, kann man noch nicht sagen. Von vielen Herstellern werden ja schon Instrumente mit einem 22 Ch. Schaft angeboten.

Die vermutete, aber noch nicht bewiesene Rolle der Hochfrequenzströme für die Strikturgenese wird zur Zeit untersucht.

Die Oberflächenbearbeitung und Vergütung der Metallschäfte, die ja im Laufe einer Resektion mehrere hundert Male in der Harnröhre hin und her bewegt werden, ist sicher eine weitere Möglichkeit, den Reibungswiderstand und damit die Traumatisierung der Harnröhre zu verringern.

Die Rolle der Gleitmittel auf die Strikturhäufigkeit ist ebenfalls untersucht worden. Wir bevorzugen ein wasserlösliches, da dadurch die Instrumentenreinigung erleichtert wird. Es ist außerdem elektrisch leitfähig und würde Hochfrequenzströme, die durch den Metallschaft abgestrahlt werden, sofort über das umgebende Gewebe abfließen lassen.

Das Orificium externum muß immer gut gleitfähig gehalten werden. Eingetrocknetes Gleitmittel kann auf dem Schaft einen unebenen, rauhen Belag bilden, der beim Vor- und Rückschieben des Instruments das Epithel traumatisiert. Hier ist ein Tropfen sterilen Paraffinöl von Nutzen. Dagegen haben Öle mit Cortisonzusatz als Gleitmittel keine strikturverhütende Wirkung, wie Warres feststellen konnte.

Nachdem auch das Kathetern zur Strikturbildung führen kann, sollen die damit zusammenhängenden Probleme kurz besprochen werden. Sie sind im Prinzip die gleichen wie bei den Instrumenten, die ich nur in Stichworten wiederholen möchte:

> Kleines Kaliber,
> glatte Oberfläche,
> reichlich Gleitmittel,
> vorsichtiges, atraumatisches Arbeiten,
> absolute Sterilität.

Auf diesem Teilgebiet der Urologie, das im Klinikbereich vorwiegend von Pflegekräften wahrgenommen wird, spielt die Geschicklichkeit eine ebenso große Rolle wie bei ärztlichen Verrichtungen. Ich darf hier ganz kurz eine tarifpolitische Frage anschneiden, zu der wir später Stellung nehmen sollten. Wie Sie sicher wissen, werden im BAT, dem Bundesangestelltentarif, die urologischen Krankenpfleger *nicht* als *„Fachpflegekräfte"*, analog den Gips-, Operations- oder Anästhesiepflegern in eine höhere Besoldungsgruppe eingestuft. In den urologischen Abteilungen gehört aber die Katheterpflege zu den wesentlichen Tätigkeitsmerkmalen dieser Personengruppe. Viele strebsame und begabte junge Pfleger wandern daher oft in höher eingestufte Stellen ab. Im Interesse unserer Patienten sollten wir daher alles unternehmen, daß diese hochqualifizierten Spezialisten unseren Abteilungen erhalten bleiben. Wie verheerend sich unsachgemäßes Kathetern auswirken kann, haben Ivancevic und Planz auf der Therapiewoche 1971 berichtet.

Und nun zu den prophylaktischen Maßnahmen beim Einführen eines Resektionsinstruments, auch wenn es nur 24 Ch. Umfang hat: Ein Urethrocystogramm ist als Basisdiagnostik unbedingt erforderlich. Wir sehen bei etwa jedem 10. Patienten vorher nicht bekannte Engstellen der Harnröhre von diskreter Kaliberschwankung bis zu echten Strikturen. Besonders die Diagnose der ersteren ist wichtig, weil sie vom weniger Geübten beim Einführen des Instruments oft nicht erkannt und dann mit Schwung und Kraft überwunden werden. Die Folge sind mehr oder weniger große Läsionen an diesen Stellen.

Ausgedehnte Strikturen sollte man am besten durch eine perineale *Urethrotomie* umgehen. Die Scheu mancher Kollegen vor diesem Zugangsweg ist unbegründet. In vielen Kliniken der USA wird die Resektion größerer Adenome prinzipiell von einer Boutonière ausgeführt.

Eine weitere und wichtige Indikation zur perinealen Urethrotomie ist das besonders kurze Ligamentum suspensorium penis. Man erkennt diese Situation beim Senken des Instruments, wenn man es in den Bulbus vorschieben möchte. Das Ligament stellt dieser sonst leicht durchführbaren Bewegung einen erheblichen Widerstand entgegen, der nur mit Kraft zu überwinden ist. Der Zug des Ligaments überträgt sich auf die Harnröhre in der Gegend des Penoscrotalwinkels. Epithelschädigungen als Ursache für spätere Strikturen sind dadurch möglich und durch eine perineale Urethrotomie vermeidbar.

Normalerweise sinkt ein Instrument von 24 Ch. durch sein Eigengewicht in einer gut gleitenden Harnröhre bis zum Bulbus urethrae. Mit einem leichten Fingerdruck auf das Schaftende schlüpft es dann durch dieses Senken leicht in die Blase. Jeder, auch der kleinste Widerstand beim „blinden" Einführen muß Veranlassung sein, den Obturator gegen das Elektrotom auszutauschen, um diese Stelle bei voller Spülung zu betrachten. Oft ist es nur eine Schleimhautfalte, die durch eine kleine Richtungskorrektur umgangen werden kann. Sinngemäß gilt das gleiche beim Kathetern. Jeder Versuch, die Passage zu erzwingen, bedeutet eine Gefahr für die Harnröhre. Im Notfall der Harnsperre ist die Blasenpunktion das kleinere Übel.

Lassen Sie mich nun die Stellen der Harnröhre besprechen, die durch instrumentelle Manipulationen besonders strikturanfällig sind:

1. Das Orificium externum urethrae

Die äußere Harnröhrenöffnung ist von unterschiedlicher Weite. Nicht immer passiert ein Instrument von 24 Ch. ohne Schwierigkeiten. Echte Stenosen, teils entzündlicher, teils anlagebedingter Art sind nicht selten. Das an dieser Stelle besonders oft durch ungeeignete Maßnahmen die Basis für spätere Strikturen geschaffen wird, ergibt sich aus den Statistiken, die hier bis zu 20% Strikturen beschreiben, die einer dauernden Bougierbehandlung zugeführt werden müssen. Sie sind fast alle die Folge einer traumatisierenden Erweiterung des Orificium externums. Einer alten, aber deswegen nicht richtigen Routine nach wird es immer noch mit Dittel-Stiften oder anderen Dehninstrumenten dilatiert, was zu den schon früher erwähnten multiplen Einrissen und der nachfolgenden Striktur führt.

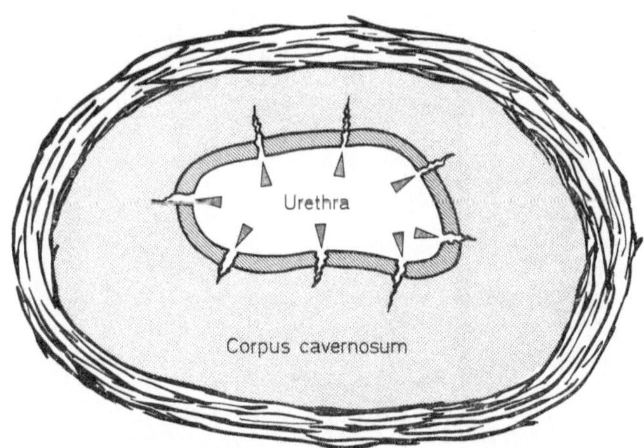

Abb. 1. Schematische Darstellung multipler Einrisse in die Urethralschleimhaut bei stumpfer Dehnung über die physiologische Weite der Harnröhre

Die heute anerkannte Art der Behandlung aller Engstellen der Harnröhre, um sie für das Einführen eines Instruments zu kalibrieren, ist die *Urethrotomia interna*, die am besten mit dem Otis-Urethrotom ausgeführt wird. Auf die Technik dieser Inzision werde ich später zu sprechen kommen. Durch diesen inneren Harnröhrenschnitt soll eine Weite geschaffen werden, die etwa 4 bis 5 Ch. über der des Instruments liegt. Besonders am Orificium externum ist dies „mehr" an Weite wichtig, um während der postoperativen Zeit, in der ein Dauerkatheter getragen wird, einen guten Abfluß des Urethralsekrets zu ermöglichen. Auf diese Tatsache haben besonders Marberger und seine Schule hingewiesen.

40

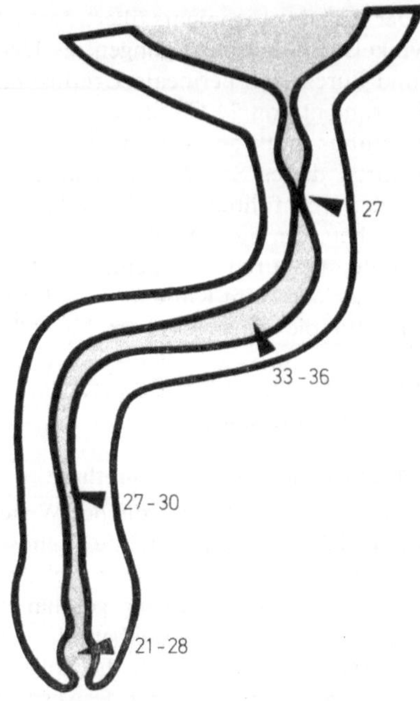

Abb. 2. Die physiologischen Engen der Harnröhre
Diese Stellen sind besonders strikturgefährdet

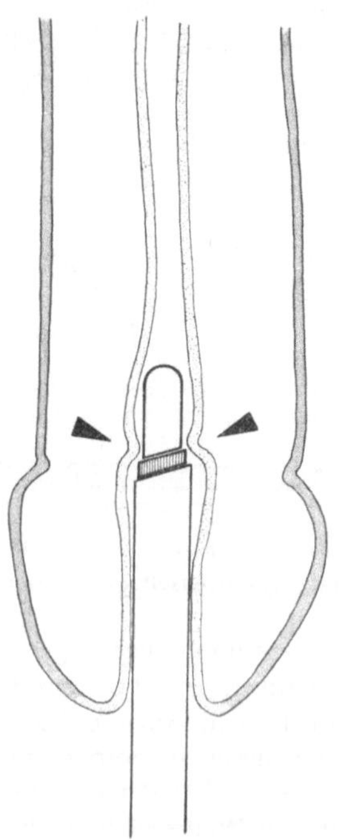

Abb. 3. Schematische Darstellung der Traumatisierung der Harnröhre am Übergang zwischen
Fossa navicularis und Pars pendulans
Die scharfe Kante des Isolierringes kann hier wie ein Hohlmesser wirken

2. Der Übergang Fossa navicularis - Pars pendulans

Über diese Gefahrenstelle habe ich eingangs im Zusammenhang mit der Formgebung des Resektionsschaftes gesprochen. Durch den Spreizobturator ist diese Gegend weitgehend entschärft. Findet sich trotzdem beim Einführen ein Widerstand für das Instrument, so muß eine Urethrotomia interna durchgeführt werden.

3. Der Penoscrotalwinkel

Die Strikturbildung in dieser Gegend hat vermutlich verschiedene Genesen. Sie ist nur selten durch eine präformierte Enge der Harnröhre bedingt, wie uns der Test mit dem Einsinkenlassen des Instruments durch sein Eigengewicht gezeigt hat. Neben dem schon erwähnten Zug eines besonders kurzen und rigiden Suspensorium penis spielen besonders postoperative Faktoren eine Rolle. Es sind dies der schlechte Sekretabfluß aus der Harnröhre, die ja hier eine Biegung macht, und bei einer längeren Harnableitung der Druck des Dauerkatheters auf das Epithel dieser Gegend. Diese Stelle war ja der Prädilektionsort der paraurethralen Abszesse, als man die Querschnittsgelähmten noch mit Dauerkathetern behandelte.

4. Der bulbo-membranöse Übergang

Hier finden sich nicht selten präformierte Engen, die am besten mit dem Otis-Urethrotom inzidiert werden.

5. Die irisförmige Blasenhalsstenose

Diese Spätfolge der Prostataoperation sowohl der offenen wie auch der transurethralen ist sicher eine komplexe Folge einer zu tiefen Inzision in die Gegend des sogenannten Sphincter internus und einer sehr ausgedehnten Gewebetraumatisierung durch Koagulationen. Sie tritt fast nur nach der Operation kleiner Adenome auf. Ihre Pathogensee kann jetzt nach den sehr eingehenden Untersuchungen von Green, Robinson, Campbell und Leary als geklärt angesehen werden.

Bevor ich auf die Anwendungstechnik des Otis-Urethrotoms zu sprechen komme, möchte ich sie davor warnen, statt dessen, vielleicht aus einer gewissen Scheu vor dieser blutigen Methode, die Harnröhre mit Metallbougies auf 30 Ch. aufzudehnen. Das ist nach unseren heutigen Erkenntnissen eine unnötige Traumatisierung der Urethra, zumal ja meist ein 24 Ch. Instrument eingeführt wird. Auch die stufenweise Dilatation führt zu den schon beschriebenen Einrissen der Schleimhaut mit all ihren Folgezuständen.

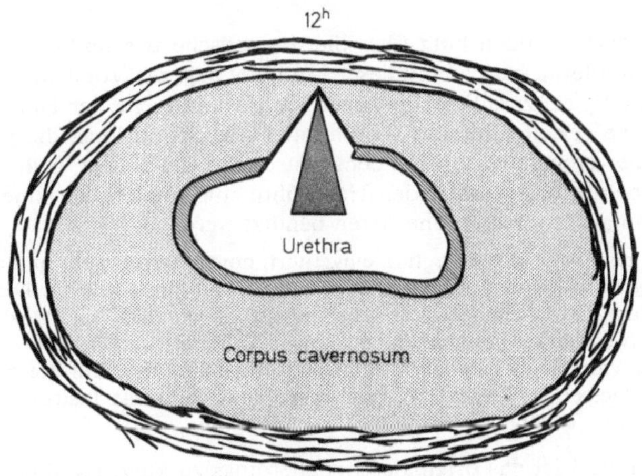

Abb. 4. Schematische Darstellung der Otis-Incision
An Stelle multipler kleiner Einrisse (siehe Abb. 1) entsteht ein einziger glatter Schnitt

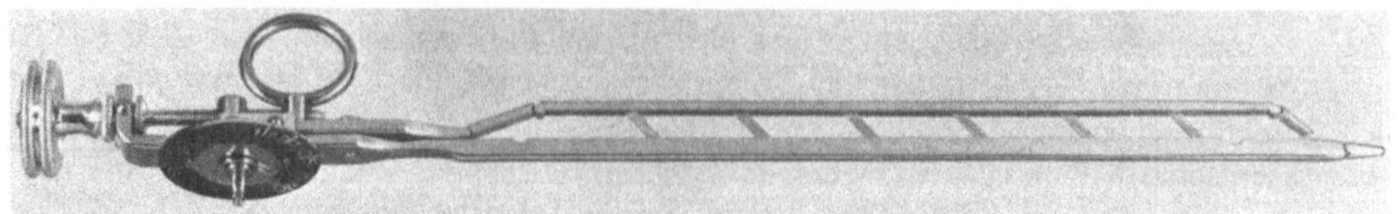

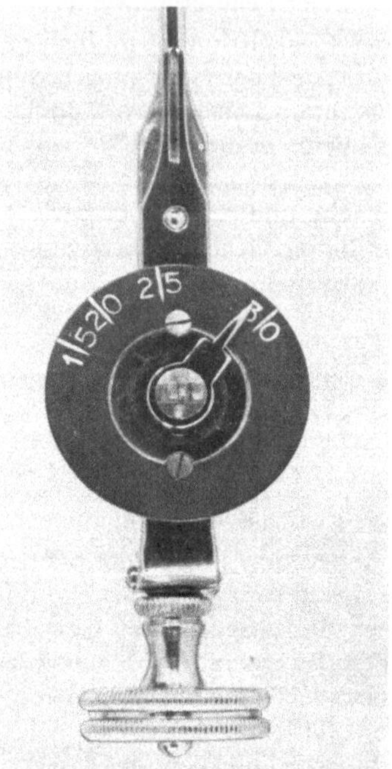

Abb. 5. Otis-Urethrotom

a) Modifikation nach Mauermayer. Das etwas längere Instrument öffnet sich parallel über die gesamte verfügbare Länge, so daß die Harnröhre hier dem Instrument immer gleichmäßig anliegt

b) Die Charriér-Scala zeigt nur die gebräuchlichsten Weiten

Zum Schluß darf ich noch kurz über die theoretische Begründung und die Technik der Urethrotomia interna berichten. Dieser Methode liegt die Vorstellung zugrunde, daß man an Stelle multipler, zufälliger und über die Zirkumferenz der Harnröhre verteilter Einrisse lieber eine gezielte Inzision vornimmt. Diese Schnittlinie, die ja nur dort vorhanden ist, wo die verengte Harnröhre dem Instrument eng anliegt, heilt als eine longitudinale Narbe ab, die das Lumen der Harnröhre nur unmerklich einengt. Das Otis-Urethrotom kann auf 2 verschiedene Arten benützt werden:

1. Das Instrument wird in die Urethra eingeführt, dort aufgeschraubt und dann das Messer nach außen gezogen, während das Instrument in der Harnröhre verbleibt. Diese Methode hat ihre Indikation dann, wenn eine Striktur sehr eng ist und durch 2 bis 3 wiederholte Schnitte, jeden mit einem etwas stärker gespreizten Instrument, kalibriert werden muß.

2. Die andere Variante besteht darin, daß man das Instrument auf die gewünschte Weite aufschraubt, das Messer in Schneideposition bringt und dann das Instrument mit dem vorstehenden Messer aus der Urethra herauszieht.

Für die Methode 1 ist das originale Otis allerdings zu kurz. Es öffnet sich außerdem konisch und nicht parallel. Wir haben daher eine Variante anfertigen lassen, die länger ist und sich auf der gesamten Länge gleich weit öffnet.

Wir halten die Urethrotomia interna als die beste Prophylaxe gegen die postoperative Harnröhrenstriktur.

Erlauben Sie mir zum Schluß noch einmal, kurz das Gesagte in Form von **„10 Geboten"** zusammenzufassen:

 1. Kein dickeres Instrument als 24 Ch.
 2. Urethro-cystogramm vor jeder Operation
 3. Vermeiden jeglicher Gewaltanwendung
 4. Urethrotomia interna bei Engstellen
 5. Kein präoperatives, rasches Aufbougieren
 6. Echte Strikturen mit Verweilkathetern aufdehnen
 7. Bei ausgedehnten Strikturen perineale Urethrotomie
 8. Bei einem „Stop" weiteres Einführen unter Sicht
 9. Katheterismus nie erzwingen
10. Dauerkatheter bald entfernen

Literatur

1. Bandhauer, K., Madersbacher, H.: Urologe **8**, 49 (1969). — 2. Campbell, J. C., Green, L. F.: J. Urol. **90**, 440 (1963). — 3. Dathe, G.: Rasterelektronenoptische Oberflächenstudien an Verweilkathetern nach Dauergebrauch. Verh. dtsch. Ges. Urol. **25**, 89 (1973). — 4. Emmett, J. L., Winterringer, J. R.: J. Urol. **72**, 867 (1954). — 5. Emmett, J. L., Kirchheim, D., Green, L. F.: J. Urol. **78**, 456 (1957). — 6. Engel, R. M.: Katheter — Realität und Ideal. Verh. dtsch. Ges. Urol. **25**, 149 (1973). — 7. Green, L. F., Robinson, H. P.: J. Urol. **94**, 141 (1965). — 8. Green, L. F., Robinson, H. P.: J. Urol. **95**, 520 (1966). — 9. Holtgrewe, H. L., Valk, W. L.: J. Urol. **92**, 51 (1964). — 10. Isaac, Ch. A.: J. Urol. **82**, 120 (1959). — 11. Ivancevic, L., Planz, C.: Therapiewoche **7** (1971). — 12. Keitzer, W. A., Abreu, A., Navarro, I., Bernreuter, P., Allen, J. S.: J. Urol. **99**, 187 (1968). — 13. Kolle, P., Heckel, W.: Verh. dtsch. Ges. Urol. **24**, 390 (1972). — 14. Leary, F. J., Green, L. F.: J. Urol. **91**, 364 (1964). — 15. Madersbacher, H., Marberger, H.: Urologe **10**, 66 (1971). — 16. Mauermayer, W.: Die Vermeidung der postoperativen Harnröhrenstriktur nach Elektrosektionen. Tg. Bayer. Urol. Vereinig. Nürnberg, 1973. — 17. Ochsner, M. G., Warren, H.: J. Urol. **84**, 630 (1960). — 18. Robinson, H. P., Green, L. F.: J. Urol. **87**, 610 (1962). — 19. Robinson, H. P., Green, L.: J. Urol. **87**, 601 (1962). — 20. Schmiedt, E., Hofstetter, A., Eisenberger, F., Garnisov, M.: Blasenhalsobstruktion nach transurethraler Resektion und Prostatektomie. Verh. dtsch. Ges. Urol. **22**, 126 (1968). — 21. Warres, H. L.: J. Urol. **79**, 989 (1958). — 22. Wolf, J. A.: J. Urol. **97**, 713 (1967).

Professor Dr. W. Mauermayer
Urolog. Klinik u. Poliklinik r. d. I.
D-8000 München 80
Ismaninger Straße 22

E. Elsässer, E. Roos und E. Schmiedt: **Leckstrom infolge kapazitiven Stromüberganges als Ursache von Harnröhrenstrikturen nach TUR**

Harnröhrenstrikturen nach TUR sind eine bekannte Erscheinung ungeklärter Genese. Die vielfach angeschuldigte mechanische Irritation der Harnröhrenschleimhaut durch das Hin- und Herziehen des Resektoskopschaftes kann kaum verantwortlich gemacht werden, haben wir doch schon ausgedehnte Strikturen allein nach kurzer transurethraler Elektrokoagulation einer Blutung beobachtet (Abb. 1).

Theoretische Erwägungen und auch das Ergebnis elektrischer Messungen an Resektoskopen unterschiedlicher Bauart legen vielmehr den Schluß nahe, daß die Strikturen die Folge von Stromverletzungen der Harnröhre darstellen.

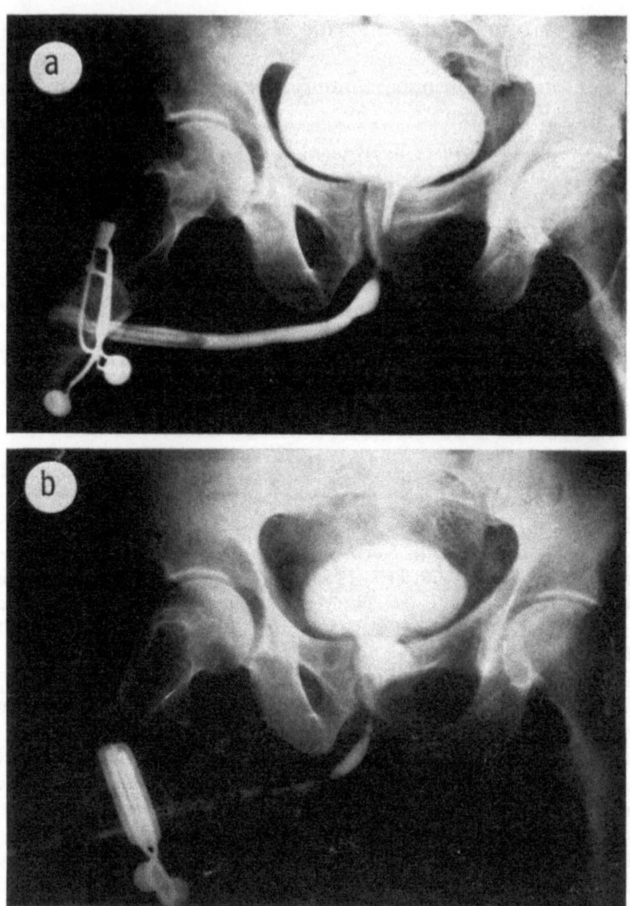

Abb. 1a. Präoperatives CUG eines 67jährigen Mannes mit Prostata-Adenom
Abb. 1b. Postoperatives CUG desselben Kranken, bei dem zwischenzeitlich wegen Nachblutung nach MILLIN'scher Operation eine Elektrokoagulation durchgeführt worden war: Multiple Harnröhrenstrikturen

Der Resektoskopschaft ist zwar peinlich gegen den Kontakt mit stromführenden Teilen des Instrumentes isoliert. Hochfrequenter Wechselstrom — wie er als Schneide- und Koagulationsstrom verwendet wird — kann jedoch auch ohne Kontakt durch sogenannten kapazitiven Stromübergang auf den Resektoskopschaft übertragen werden (Abb. 2).

Zwei durch ein Dielektrikum voneinander getrennte Metallplatten, also Leiter, werden als Kondensator bezeichnet. Ein Gleichstromkreis wird durch einen solchen Kondensator unterbrochen. Im Wechselstromkreis dagegen werden die Kondensatorplatten abwechselnd positiv und negativ aufgeladen. Die Ladung pendelt im Rhythmus der Wechselstromfrequenz in der Leitung hin und her, es fließt somit Wechselstrom. Dieser Wechselstrom fließt „scheinbar" durch den Kondensator hindurch. Die elektrische Energie in einem derartigen Stromkreis wird um so größer sein, je höher die Frequenz des Wechselstroms und je höher die Kapazität des Kondensators ist.

Auch das Resektoskop stellt einen Kondensator dar, wobei die stromführende Schneideschlinge einerseits und die durch Isolation von ihr getrennte äußere Metallversteifung sowie die damit in Kontakt stehenden übrigen Metallteile — insbesondere der Schaft — andererseits, als Kondensatorplatten zu betrachten sind. Die dabei gebildete

Kapazität ist groß genug, um einen Teil des an der Schneideschlinge fließenden Hochfrequenzstroms zum Schaft abzuleiten.

Die Möglichkeit des kapazitiven Überganges eines Teiles des Schneidestromes auf den Schaft stellt gewissermaßen ein „Leck" in der Isolierung dar. Die Stärke dieses Leckstromes ist experimentell meßbar (Abb. 3).

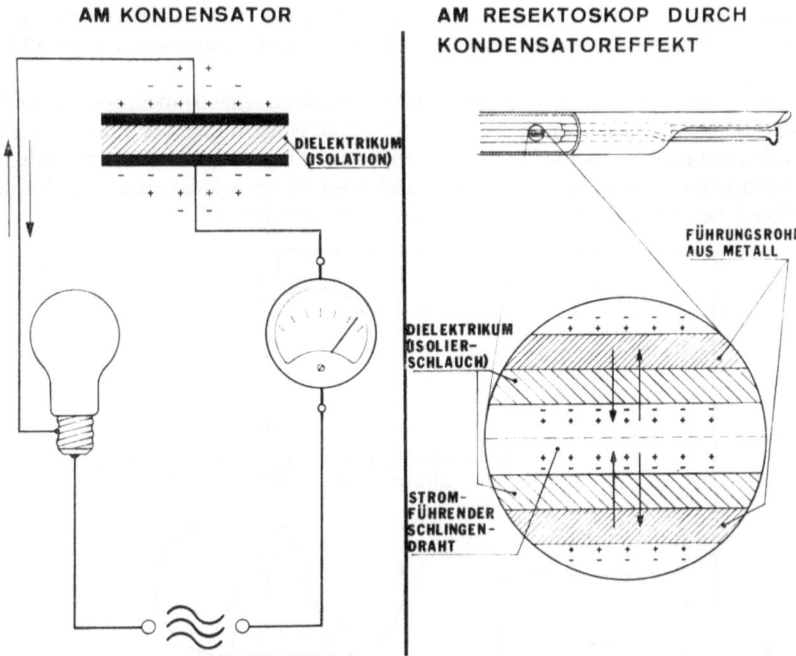

Abb. 2. Stromübergang im Hochfrequenz-Wechselstromkreis

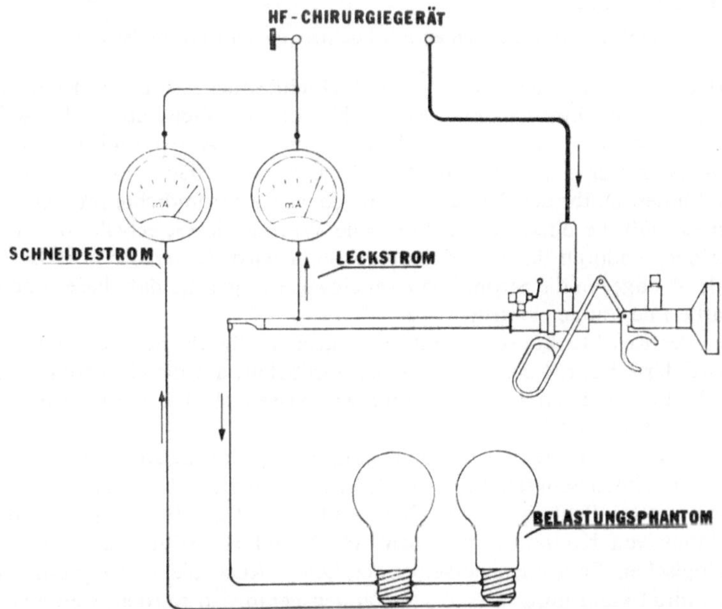

Abb. 3. Anordnung zur Darstellung des Leckstroms am Resektoskop

Je nach Bauart besitzen die einzelnen Resektoskope eine Kapazität von 35 bis 75 pico Farad. Unter üblichen Betriebsbedingungen lassen sich von den Schäften Leckströme ableiten, die bei einer Spannung von 250 Volt je nach Kapazität eine Stromstärke von 80 bis 150 mA, also eine Leistung von rund 20 bis 38 Watt aufweisen, so daß man mit ihnen eine handelsübliche 100 Watt Glühbirne mehr oder weniger stark zum Aufleuchten bringen kann.

Vergleichsweise weist der über die Schlinge fließende Schneidestrom bei gleicher Spannung eine Stromstärke von 400 bis 500 mA, also eine Leistung von 100 bis 125 Watt auf.

Etwa 20% des vom Generator gelieferten Hochfrequenzstromes gehen somit als Leckstrom auf den Schaft über, bzw. gehen der Schneideschlinge als Energie verloren.

Stromübergang auf den Schaft in dieser Größenordnung wäre an sich ohne Bedeutung, weil der Schaft mit seinen 2,4 cm Umfang und etwa 20 cm Länge eine Oberfläche von nahezu 50 cm² besitzt und somit eine inaktive Elektrode darstellt.

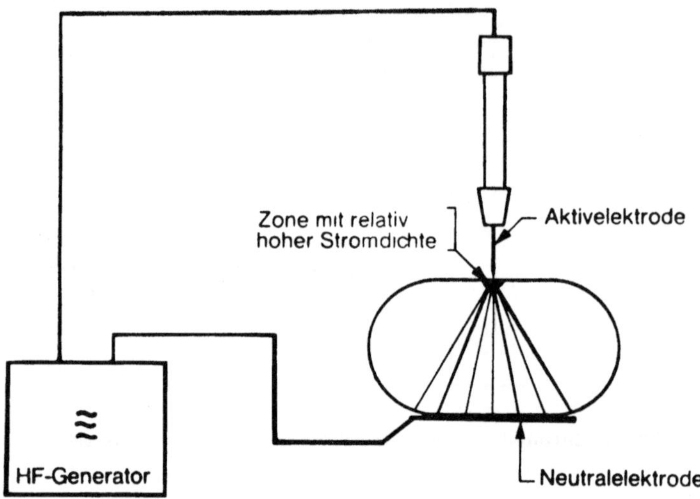

Abb. 4. Stromkreis beim Schneiden mit hochfrequentem Wechselstrom (siehe Text)

Ich darf erinnern: Bei der Chirurgie mit Hochfrequenzstrom wird der Körper des Kranken Teilstrecke eines Stromkreises (Abb. 4), der Generator, aktive Elektrode, Gewebe des Organismus und inaktive Elektrode umfaßt. Aktive und inaktive Elektrode unterscheiden sich nur durch die Größe ihrer Berührungsfläche mit dem Organismus: Unter dem dünnen Draht der Schneideelektrode ist die Stromdichte im Gewebe zwangsläufig so groß, daß die entstehende Joulesche Wärme die Gewebsflüssigkeit zum Verdampfen bringt, wodurch das Gewebe durchtrennt wird. Unter der großflächigen Neutralelektrode ist dagegen die Stromdichte im Gewebe so gering, daß dieses höchstens, wie bei der Diathermie, milde erwärmt wird.

Weil nun der Resektoskopschaft mit seiner großen Oberfläche eine inaktive Elektrode darstellt, wird der Übertritt des Leckstromes vom Schaft auf die Harnröhrenschleimhaut in der Regel ohne Schaden vertragen, und wir wissen ja, daß die meisten TUR keine Strikturen im Gefolge haben.

Wenn sich der Stromübertritt jedoch bevorzugt — oder gar ausschließlich — an einer kleinen, circumscripten Schaftstelle ereignet, wird die an dieser Stelle zu hohe Stromdichte zu elektrothermischer Schädigung des Gewebes führen. Derartiges könnte sich an Stellen besonders intensiven Kontaktes zwischen Schaft und Harnröhre, etwa an natürlichen oder pathologischen Engstellen derselben, ereignen. Auch die Verwendung isolierender Silicon-Gleitmittel kann unter diesen Umständen gefährlich werden, weil eine Lücke im Gleitmittelfilm zum Ort intensiven Stromübertrittes werden muß.

Der wichtigste Faktor in dem Geschehen ist uns aber unbekannt: Nämlich der Weg, den der Strom tatsächlich im Gewebe nimmt (Abb. 5). Wir wissen nur, daß beispielsweise Haut und Fettgewebe einen sehr hohen, Muskel- und lockeres Bindegewebe einen geringeren elektrischen Widerstand besitzen. Berücksichtigt man, daß der gesamte Strom, der vom Resektoskopschaft auf die Harnröhre übergeht, die Peniswurzel passieren

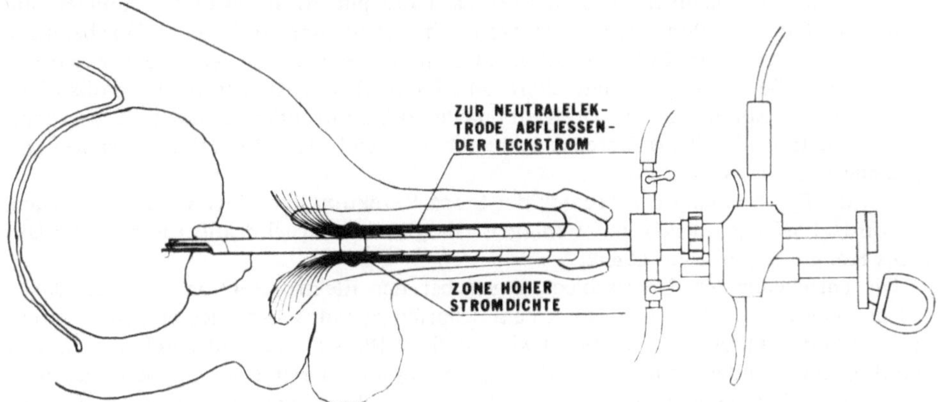

Abb. 5. Durch „Kondensatoreffekt" verursachter Leckstrom am Resektoskopschaft

muß, bevor er sich im kleinen Becken wieder verteilen kann, erscheint es naheliegend, daß das lockere Bindegewebe unter der Harnröhrenschleimhaut am Ende der Pars bulbosa einer besonderen Belastung durch die hier zunehmende Stromdichte ausgesetzt ist. Die meisten Strikturen nach TUR werden ja auch in diesem Bereich beobachtet.

Wie kann man nun diese gefährliche Leckstrombildung verhindern? Man kann zwar versuchen Resektoskope mit möglichst geringer Kapazität zu bauen — die Möglichkeiten sind hier jedoch begrenzt.

Erfolgversprechender scheint es, die Frequenz des Wechselstromes soweit wie möglich herabzusetzen.

Den besten Schutz bietet zweifellos ein Resektoskopschaft aus nicht leitendem Material, wie es beispielsweise im Teflon gegeben ist.

Wir konnten mit einem solchen Resektoskop mit Teflonschaft bereits einige wenige Resektionen ausführen. Daß wir dabei keine Harnröhrenstrikturen erlebt haben, sagt bei der Kürze der Beobachtungszeit und der geringen Zahl der Fälle noch nichts aus. Wesentlicher erscheint die Tatsache, daß wir bei Verwendung des Teflonschaftes eine, um eine Stufe der Generatorschaltung herabgesetzte Stromstärke zur Resektion benötigten, — offensichtlich, weil die Stromenergie an der Schneideschlinge nicht mehr um die Energie des Leckstromes vermindert war.

Priv.-Doz. Dr. E. Elsäßer, Prof. Dr. E. Schmiedt
Urol. Klinik d. Univ.
D-8000 München 2, Thalkirchner Str. 48

E. Roos
Ing. VDI, Fa. Gebr. Martin
D-7200 Tuttlingen

H. FROHMÜLLER und H. BÜLOW: **Zum Problem der Harnröhrenstrikturen nach transurethraler Resektion der Prostata**

Das Auftreten von Harnröhrenstrikturen als postoperative Komplikation ist ein ernstes Problem der transurethralen Chirurgie. Die Ursachen dafür sind bisher nicht eindeutig geklärt. Diskutiert werden vor allem folgende Möglichkeiten:

1. Die thermische Schädigung der Harnröhrenschleimhaut bei der Elektroresektion, z. B. durch Leckstrom,

2. die mechanische Schädigung der Urethra durch ein Mißverhältnis zwischen Harnröhrenweite und Durchmesser des Resektionsinstrumentes, sowie

3. die durch Sekretstau bedingte Urethritis während der postoperativen Katheterphase.

An der Würzburger Klinik wird bekanntlich seit 1965 zur transurethralen Resektion der Prostata ausschließlich die Stanzmethode (cold punch) angewandt. Damit entfällt bei unseren Patienten Punkt 1, also die thermische Schädigung der Mucosa. Wir benutzen routinemäßig ein Charr. 28 Resektoskop, also ein im Vergleich zu den in letzter Zeit von verschiedenen Seiten propagierten Charr. 24 Elektro-Resektoskopen relativ großkalibriges Instrument. Somit sind wir vor allem mit Punkt 2 konfrontiert, nämlich der mechanischen Irritation der Harnröhrenschleimhaut während des Resektionsvorganges als mögliche Ursache von Strikturen.

Auf die Beschreibung der Technik der Stanz-Resektion kann hier verzichtet werden. Sie wurde 1967 ausführlich im „Urologen" dargestellt und wird außerdem im Verlauf dieses Kongresses im Film gezeigt.

Die entscheidenden Unterschiede gegenüber der Elektroresektion bestehen darin, daß das Gewebe „kalt", d. h. mit einem scharfen zylindrischen Messerchen, reseziert wird; daß unter Direktsicht gearbeitet wird; daß die Blutstillung nicht durch flächenhafte Verschorfung, sondern durch punktförmige Koagulation mit einer dünnen Elektrode erfolgt; und daß schließlich das resezierte Gewebe durch den Resektionsschaft ohne Herausnehmen eines Instrumententeiles abgesaugt wird, ein Vorgang, den Mauermayer als „trockene Resektion" zu bezeichnen pflegt.

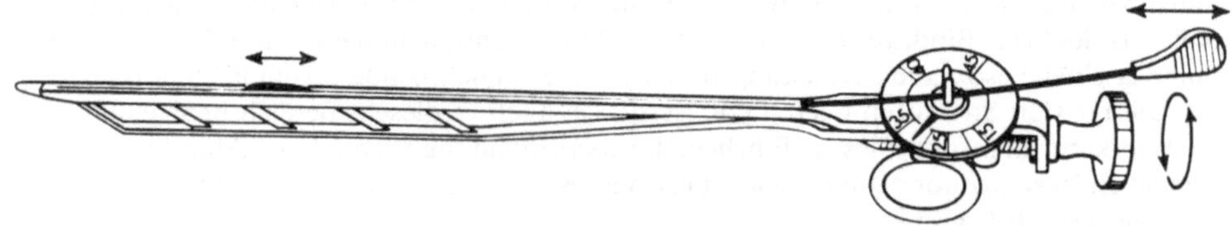

Abb. 1. Urethrotom nach Otis

Gleitet das Resektoskop nicht ganz widerstandslos in die Harnröhre hinein, was bei etwa einem Drittel der Patienten (32%) der Fall ist, so wird unmittelbar vor der Resektion eine interne Urethrotomie auf Charr. 36 durchgeführt. Wir benutzen dazu — ebenfalls bereits seit 1965 — das Otis-Urethrotom (Abb. 1), das wir im übrigen auch zur Behandlung von Urethrastrikturen sowie weiblichen Harnröhrenstenosen verwenden. Diese interne Urethrotomie ist ein sehr einfaches Verfahren, das im allgemeinen weniger als 1 Minute in Anspruch nimmt und auch postoperativ zu keiner Verlängerung der Katheterphase führt.

Im Anschluß an die TUR legen wir stets einen Charr. 24-Tamponade-Katheter für die Dauer von durchschnittlich 3 Tagen ein und führen während der ersten 24 Stunden eine Dauerspülung durch.

Anfang 1974 konnten von uns 351 von 1435 Patienten nachuntersucht werden, bei denen wegen eines Prostata-Adenoms bzw. -Carcinoms eine transurethrale Stanz-Resektion durchgeführt worden war. Die Operation lag zu diesem Zeitpunkt im Durchschnitt 4 Jahre, mindestens jedoch 10 Monate zurück.

Bei den Nachuntersuchungen wurde das Kaliber der Urethra mit Einmalkathetern abnehmenden Durchmessers bestimmt, beginnend mit Charr. 20. Wie die Tab. 1 zeigt, waren 95,4% aller Harnröhren für Charr. 20 glatt durchgängig, 3,4% für 18 und 16 Charr. Lediglich 1,2% der Harnröhren waren enger als Charr. 16. Wir sind davon ausgegangen, daß die männliche Urethra für 20 Charr. glatt durchgängig sein sollte — andere Autoren begnügen sich zum Teil mit wesentlich kleineren Kalibern —, so daß wir bei 16 unserer 351 nachuntersuchten Patienten, das sind 4,6%, Harnröhrenstrikturen angenommen

Tabelle 1. TUR-Stanzmethode (cold punch) bei 1435 Patienten
Harnröhrenkaliber bei 351 nachuntersuchten Patienten

Charr.	Patienten
$\geq$ 20	335 (95,4%)
18—16	12 (3,4%)
< 16	4 (1,2%)

haben. Es sei jedoch betont, daß weniger als die Hälfte dieser Patienten, also 2,3%, Beschwerden angab oder behandlungsbedürftig war. Dieser Prozentsatz liegt deutlich unter dem in der neueren Literatur angegebenen.

Da nun die mechanische Schädigung der Urethra durch das Resektoskop besonders interessierte, haben wir uns gefragt, wie hoch die Strikturrate bei den 32% Patienten mit primär enger Harnröhre ist, bei denen das Charr. 28 Instrument die Urethra nicht glatt passierte, so daß eine präliminare interne Urethrotomie vorgenommen wurde, im Vergleich zu den 68% Patienten, deren Harnröhrenlumen für das Resektoskop ausreichend weit war. Tab. 2 läßt erkennen, daß Urethrastrikturen nach TUR ohne präliminare interne Urethrotomie doppelt so häufig waren als nach Resektionen mit präoperativer interner Urethrotomie. Die Strikturhäufigkeit liegt bei den letzteren mit 2,6% ganz erheblich unter dem allgemeinen Durchschnitt.

Tabelle 2.

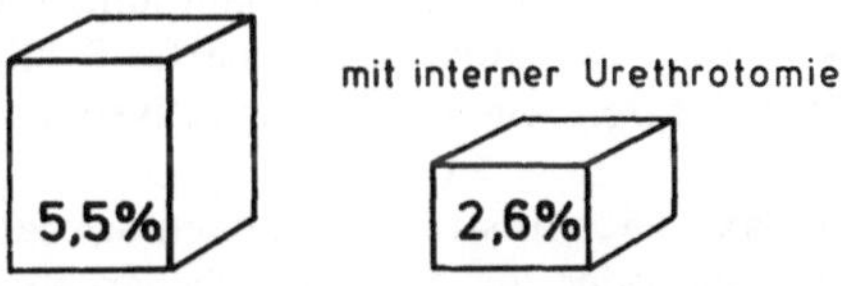

Wie auch die Untersuchungen Emmetts zeigten, muß die interne Urethrotomie auf eine genügende Weite, nämlich Charr. 36, durchgeführt werden, um ein wirklich reibungsloses Hin- und Hergleiten des Resektoskopes in der Harnröhre zu ermöglichen. Nur hierdurch gelingt es, die Gefahr der postoperativen Striktur möglichst gering zu halten.

Ein weiterer Vorteil der von uns vorgenommenen internen Urethrotomie besteht darin, daß postoperativ ein relativ weitlumiger Katheter mit all seinen Vorteilen benutzt werden kann und der Sekretabfluß dennoch gewährleistet ist.

Auf Grund der aufgezeigten Ergebnisse unserer Untersuchungen sind wir somit der Ansicht, daß die Vorteile eines weitlumigen Resektionsinstrumentes keineswegs aus Furcht vor postoperativen Urethrastrikturen aufgegeben werden müssen. Mit der außerordentlich einfachen und gefahrlosen internen Urethrotomie — wir sahen bei deren Anwendung keine postoperativen Komplikationen —, haben wir die Möglichkeit sowohl mechanische Schädigungen der Harnröhre durch das Resektoskop als auch den Sekretstau während der kurzen postoperativen Katheterphase weitgehend zu vermeiden. Wir sind daher der Meinung, daß das Problem der Urethrastrikturen nach TUR wesentlich mit der thermischen Schädigung der Harnröhrenschleimhaut zusammenhängen muß, und somit vorwiegend ein Problem der Elektroresekteure ist.

Literatur

Bandhauer, K., Madersbacher, H.: Urologe A **8**, 49—57 (1969). — Bulkley, G., Kearns, J. W.: J. Urol. **68**, 724—728 (1952). — Emmett, J. L., Winterringer, J. R.: J. Urol. **72**: 867—874, (1954). — Emmett, J. L., Rous, S. N., Greene, L. F., DeWeerd, J. H., Utz, D. C.: J. Urol. **80**, 829—835 (1963). — Frohmüller, H.: Urologe A **5**, 144—146 (1966). — Frohmüller, H.: Urologe A **6**, 166—171 (1967). — Haschek, H., Reuter, H. J.: Urol. int. **23**, 454—469 (1968). — Holtgrewe, H. L., Valk, W. L.: J. Urol. **92**, 51—55 (1964). — Kolle, P., Heckl, W.: Über die Häufigkeit von postoperativen Harnröhrenstrikturen nach Prostatektomie und transurethraler Resektion. Verh. Ber. dtsch. Ges. Urol. **24**, 390—393 (1973). — Madersbacher, H., Marberger, H.: Urologe A **10**, 66—67 (1971). — Rutishauser, G., Schubarth, P., Graber, P., Baumann, J., Leibundgut, B.: Schweiz. med. Wschr. **104**, 10—15 (1974). — Schmiedt, E., Kootz, F., Albrecht, K. F.: Zum derzeitigen Stand der operativen Behandlung des Prostata-Adenoms. In: Bauer, K. H., Brunner, A.: Ergebnisse der Chirurgie und Orthopädie Bd. 41, S. 10—49. Berlin–Göttingen–Heidelberg: Springer 1958. — Schmiedt, E., Hofstetter, A., Eisenberger, P., Garnisow, M.: Blasenhalsobstruktionen nach transurethraler Resektion und Prostatektomie. Verh. Ber. dtsch. Ges. Urol. **22**, 126 (1969). — Steffens, K.: Z. Urol. **66**, 201—204 (1974).

Prof. Dr. H. Frohmüller
Direktor der Urologischen Klinik
und Poliklinik der Universität
D-8700 Würzburg
Luitpoldkrankenhaus

L. STEFFENS und W. VAHLENSIECK: **Instillationsemulsion zur Behandlung von Harnröhrenstrikturen**

Trotz aller Fortschritte bei der operativen Behandlung von Harnröhrenstrikturen mittels plastischer Korrektur oder transurethraler scharfer Schlitzung dürften Methoden zur Verhütung iatrogener Strikturen wie zur konservativen Behandlung weiterhin von großem Interesse sein.

Sowohl für die Prophylaxe nach Instrumentationen wie auch zur Behandlung inoperabler, operationsunwilliger oder zu ausgesprochener Restrikturierung neigender Patienten haben wir in Zusammenarbeit mit der Firma Farco-Pharma eine Instillationsemulsion entwickelt, die in der Ölphase das Corticoid „Dexamethason" und in der wäßrigen Phase ein im urogenitalen Bereich besonders wirksames Desinfektionsmittel sowie ein bewährtes Schleimhautanaestheticum enthält.

Instillations-Emulsion

1. *Ölphase* mit Dexamethason
2. *Wäßrige Schicht* mit
   a) Schleimhautanaesthetikum
   b) Desinfektionsmittel

Abb. 1

Der besonders gute antiphlogistische und antigranulomatöse Effekt von Dexamethason ist bekannt. Bei unserer Emulsion ist Dexamethason in einem Triglyceridgemisch von gesättigten mittelkettigen Pflanzenfettsäuren gelöst. Dadurch wird ein hoher Sprayeffekt und eine besonders lange Schleimhauthaftung bewirkt, die bei der früher üblichen Applikation von Cortison in wäßrigen Lösungen nie zu erreichen war.

Die Abbildung vermittelt einen visuellen Eindruck von der langen Verweildauer nach transurethraler Instillation von 20 ml unserer Instillationsemulsion. Der bei den nachfolgenden Miktionen gewonnene Urin zeigt noch eine Trübung bei der 4. und 5. Miktion, d. h. nach 8 bis 10 Std., als Hinweis auf die vorzügliche Haftung unseres Präparates.

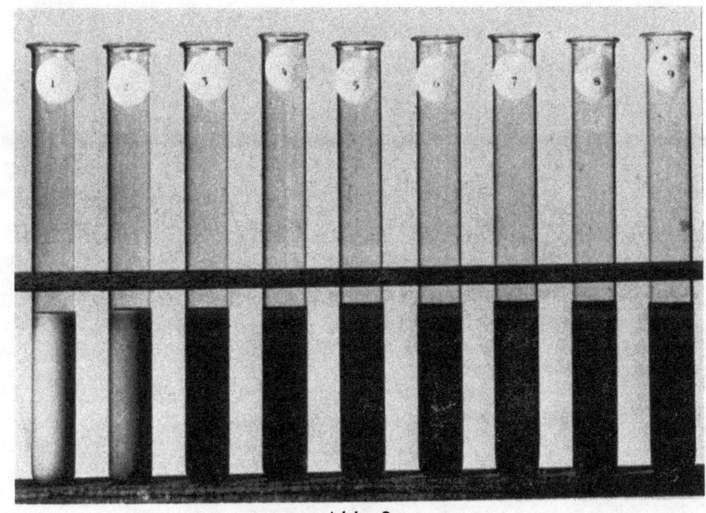

Abb. 2

Noch sicherer zeigten dies parallel durchgeführte analytische Kontrollen des Dexamethason-Gehaltes der einzelnen Proben an. Die Tabelle läßt erkennen, daß etwa 50% des Dexamethason bei der ersten Miktion entleert werden, daß die successive weitere Ausscheidung aber in etwa gleichbleibender Konzentration bis zu 24 Std. nach der Instillation andauert (Abb. 3).

Insgesamt wurden von den 7 mg Dexamethason der primären Instillation in den Harnproben innerhalb von 24 Std. 6 mg Dexamethason zurückgefunden. Das spricht — unter Berücksichtigung von geringen Analysefehlern — dafür, daß keine oder nur eine geringe Resorption des Dexamethasons durch die Harnröhre und Blasenschleimhaut erfolgt.

Die transurethrale Applikation erfolgt mittels des hier gezeigten Spezialapplikators, der 20 ml der sterilen Instillationsemulsion enthält und dem ein Oxycyanattupfer zur äußeren Desinfektion beigefügt ist. Diese Menge wurde gewählt, um bei Harnröhrenaffektionen 2mal täglich 10 ml, bei chronischen unspezifischen Blasenaffektionen, Ulcus simplex vesicae oder Strahlenblase mit 20 ml eine ausreichende Menge applizieren zu können (Abb. 4).

Zur prophylaktischen Therapie nach schwierigen Instrumentationen empfehlen wir die 2mal tägliche Applikation von 10 ml über 2 bis 3 Tage.

Manifeste Harnröhrenstrikturen bedürfen zunächst einer Aufbougierung. Wir möchten ausdrücklich betonen, daß ohne eine solche Vorbereitung auch mit diesem Präparat die Beseitigung einer Harnröhrenstriktur nicht zu erreichen ist.

Am Abend nach der Bougierung oder am nächsten Tag beginnen wir mit der 2mal täglichen Applikation von 10 ml Instillationsemulsion und führen die Behandlung je nach Schwere der Ausgangssituation zunächst einmal für die Dauer von 2 bis 4 Wochen durch.

Die Entscheidung zur Weiterführung der Behandlung oder zum Aussetzen muß dann von einer Kontrollbougierung oder Kontroll-Urethrographie abhängig gemacht werden.

Ergebnisse

Bei 51 eigenen Patienten mit Harnröhrenstrikturen, die auf diese Weise behandelt wurden, war in $^2/_3$ der Fälle (35 Pat.) in Beobachtungszeiträumen von bisher $^1/_2$ bis 1 Jahr keine weitere Behandlung mehr erforderlich.

Bei rund $^1/_3$ der Fälle (16 Pat.) mußten weitere Kuren nach erneuter Bougierung durchgeführt werden, jedoch in wesentlich größeren Zeitabständen als zuvor.

52

Dexamethason–Bestimmung in 9 Harnproben

Patient: S c h u k i e s

Instillationszeit: 8.00 h

Menge an URO–STILLOSON : 20 ml (entspricht 7 mg Dexamethason)

Datum: 28.6.1974

Probe	Uhrzeit	ml Harn	Dexamethason–Bestimmung (Gehalt pro Gesamtmenge Urin)	
Instillation	8.00			
1	13.00	160	3.82	mg
2	13.30	50	0.550	mg
3	15.15	130	0.353	mg
4	17.00	90	0.083	mg
5	19.30	130	0.127	mg
6	23.00	74	0.166	mg
7	2.15	150	0.145	mg
8	6.40	220	0.189	mg
9	9.00	150	0.252	mg
Gesamt		1154	5.7	mg

Abb. 3

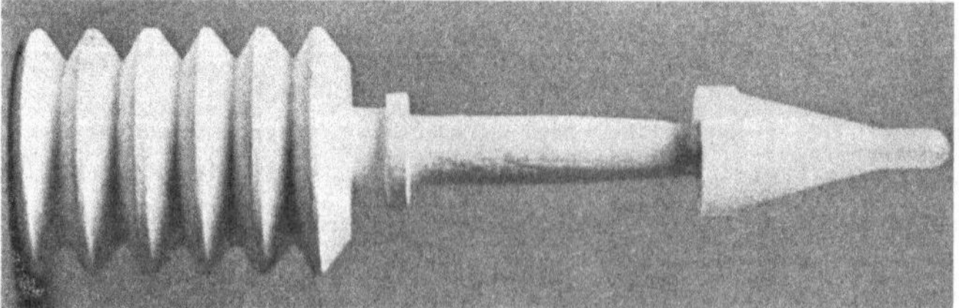

Abb. 4

Ohne vorbereitende Bougierung beobachteten wir keinen Effekt der Behandlung, d. h. 10 Fälle.

Um Ihnen die Effektivität dieser Behandlungsmöglichkeit zu verdeutlichen, möchten wir einen gravierenden Fall herausgreifen.

1968 nach Prostataadenektomie mehrere Strikturen, die postoperativ regelmäßige Bougierungen im Abstand von 10 bis 12 Tagen erforderlich machten. Anfang März 1974

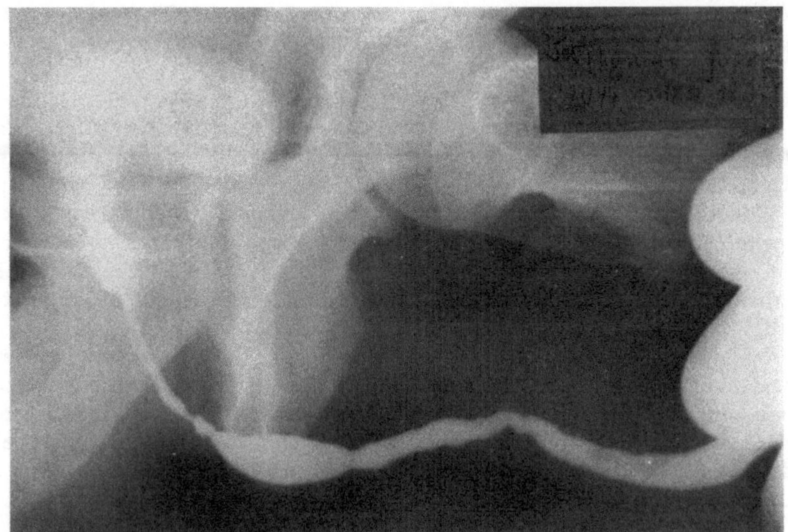

Abb. 5

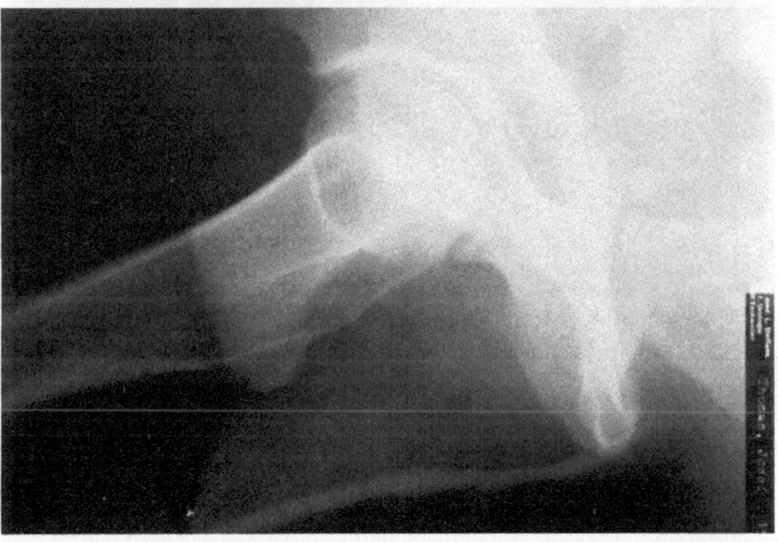

Abb. 6

trat der Patient in unsere Behandlung. Hier im ersten Bild die Situation am 18. 3. 74, d. h. vor Instillationsbehandlung. Am 21. 3. 74 Aufbougierung bis Charr. 22 und wegen Blutung Dauerkatheter für 48 Std. Danach 2mal täglich Behandlung mit der Instillationsemulsion bis zum 4. 6. 74, d. h. über 2½ Monate *ohne jegliche Bougierung.*

Im nächsten Bild die Situation am 10. 9. 74, d. h. 4½ Monate nach Beginn der Instillationsbehandlung ohne jegliche Behandlung in den letzten 2 Monaten.

Weitere Fälle können wegen der Kürze der mir zur Verfügung stehenden Zeit nicht mehr demonstriert werden.

Zusammenfassend sind wir der Auffassung, daß wir mit diesem Präparat eine wertvolle Bereicherung unserer therapeutischen Möglichkeiten haben, mit dem — bei guter Verträglichkeit und Fehlen von Nebenwirkungen — nichts zu verderben, aber viel zu gewinnen ist.

Dr. L. Steffens, Urolog. Klinik St. Antonius-Hospital
D-5180 Eschweiler, Dechant-Deckers-Straße 8

H. Madersbacher und K. Sacherer: **Prophylaxe und Therapie von Harnröhrenstrikturen nach transurethralen Operationen**

Zahlreiche Literaturberichte (Warres, 1958; Holtgrewe und Valk, 1964; Haschek und
Reuter, 1968) sowie eigene Erfahrungen (Bandhauer und Madersbacher, 1969; Madersbacher und Marberger, 1971) zeigen, daß Harnröhrenveränderungen nach transurethralen Operationen aller Art als scheinbar nicht immer vermeidbare Komplikationen
auftreten können. So wurden an der Urologischen Universitätsklinik Innsbruck 1972
von 6 Operateuren mit unterschiedlichem Ausbildungsgrad 304 Patienten transurethral
prostatektomiert. Bei 114 haben wir 1974, also 2 Jahre nach dem Eingriff, die Harn-
röhrenverhältnisse radiologisch durch ein Injektionsurethrogramm und ein Miktionscystourethrogramm geprüft: 84 Patienten (75%) zeigten keinerlei Veränderungen, bei
24 (20%) fanden wir radiologisch Veränderungen, wie leichte Kaliberschwankungen und
Konturunregelmäßigkeiten, die jedoch keine Behandlung erforderten, da diese Patienten
beschwerde- und infektfrei waren und ihre Blase, auch uroflowmetrisch, zufriedenstellend
entleerten (s. Abb. 1, 2). Bei 6 Patienten — also in 5% — fanden wir jedoch behandlungsbedürftige Strikturen (s. Abb. 3). 3 Fälle mit Blasenhalsverengungen sind in dieser
Aufstellung nicht enthalten.

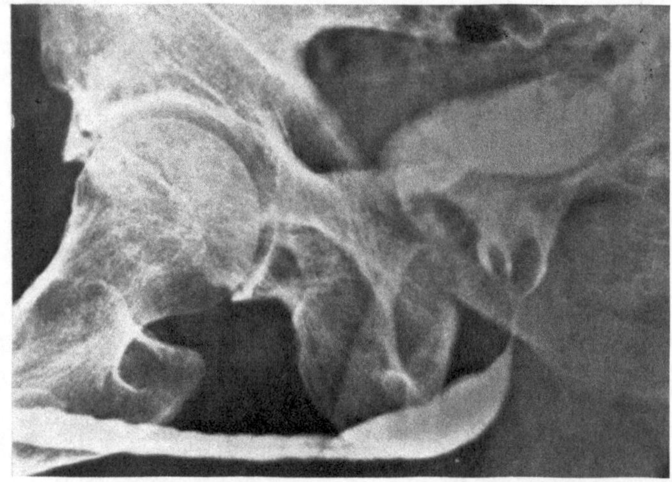

Abb. 1. St. Theodor (Pat. Nr. 67120109/72):
Zustand nach transurethraler Prostatektomie 1972; Nachkontrolle 1974: klinisch beschwerdefrei,
Harnkultur steril; im Injektionsurethrogramm Konturunregelmäßigkeit der Harnröhre

Eine Analyse der Strikturfälle zeigt, daß man als Hauptursachen 1. das Ausmaß der
Harnröhrenläsion durch den Eingriff, das Operationstrauma, und 2. die postoperative
Urethritis, bedingt durch die Anatomie der Harnröhre und durch die pathophysiologi-
schen Gegebenheiten nach dem Eingriff anschuldigen muß. Wir möchten im folgenden
einen kurzen Überblick über jene Maßnahmen geben, die wir bei transurethralen Eingriffen zur Prophylaxe von postoperativen Strikturen durchführen.

Prophylaktische Maßnahmen vor dem Eingriff:
Präoperative Instrumentationen werden möglichst vermieden; bei entsprechenden
Hinweisen in der Anamnese führen wir zur präoperativen Klärung der Harnröhrenver-
hältnisse ein Injektionsurethrogramm durch; gelegentlich legen wir präoperativ für 24
Stunden einen Katheter, um die Harnröhre gleitfähig zu machen; bei Dauerkatheter-
trägern warten wir, bis die reaktive Entzündung abgeklungen ist.

Besonderes Augenmerk richten wir auf den Meatus, den engsten Teil der Harnröhre.
Eine primäre Meatusenge kann, auch ohne klinisch in Erscheinung zu treten, das Ein-

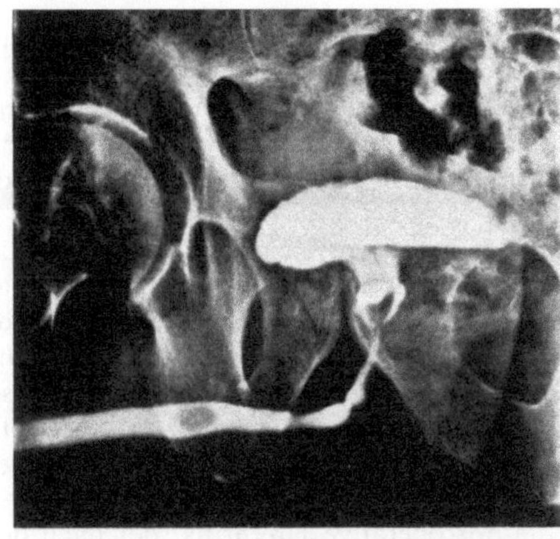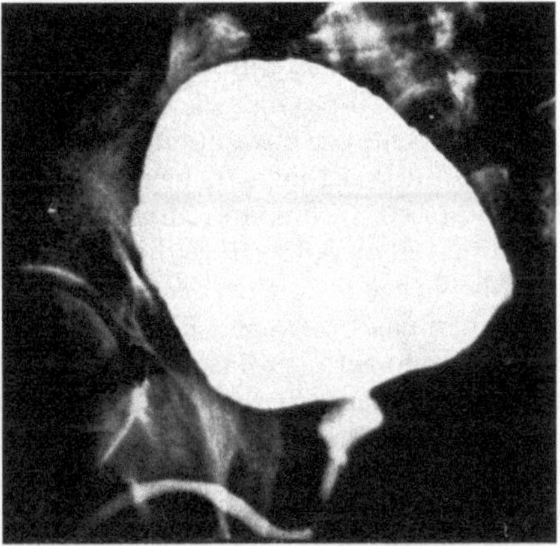

Abb. 2. P. Josef (Pat. Nr. 71270499/72):
Transurethrale Prostatektomie 1972; Nachuntersuchung 1974; klinisch beschwerdefrei, Harn-
kultur steril; Urethrogramm mit Miktionsbild: Kaliberunregelmäßigkeit im Bereich der bulbösen
und membranösen Harnröhre
Diagnose: nicht behandlungsbedürftige Harnröhrenveränderung nach transurethraler
Prostatektomie

führen des Instrumentes erschweren und einen gewissen manuellen Nachdruck erfordern.
Dabei kann die Schleimhaut lädiert und ein Streifen davon mit dem Instrument bis weit
in die Harnröhre abgeschert werden (s. Abb. 3). Ist daher der Meatus für 24 Charrière
nicht leicht passierbar, so dehnen wir ihn entweder vorsichtig auf oder führen eine
Meatotomie mit anschließender exakter Naht durch. Reicht die Meatotomie wegen einer
längeren Harnröhrestriktur nicht aus, so ist die externe perineale Urethrotomie oder
die interne Urethrotomie, mit der wir keine persönlichen Erfahrungen haben, eine
gute Alternative.

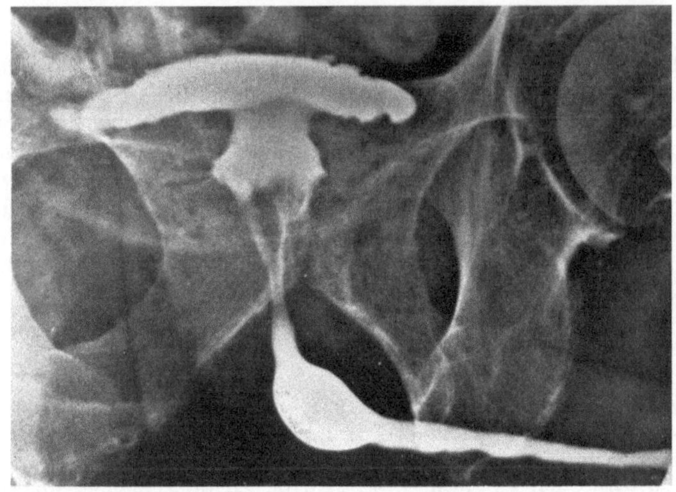

Abb. 3. H. Franz (Pat. Nr. 41240504/72):
Transurethrale Prostatektomie 1972; postoperativ Urethritis bei relativer Meatusenge; im In-
jektionsurethrogramm Strikturierung der vorderen Harnröhre
Diagnose: behandlungsbedürftige Striktur der vorderen Harnröhre nach transurethraler
Prostatektomie.
Therapie: Bougierungsbehandlung

Das Vorspritzen von viskösem Gleitmittel und das Einfetten des Schaftes mit einer nicht wasserlöslichen Salbe vermindern die Gefahr von Schleimhautverletzungen beim Einführen des Instrumentes und während der Resektion. Zusammen mit technischen Verfeinerungen, wie etwa durch die Vermeidung von Stufenbildung zwischen Schaftende und Obturator, kann man heute das Trauma für die Harnröhre beim Einführen des Gerätes auf ein Minimum reduzieren.

Nun zu den prophylaktischen Maßnahmen während des Eingriffes: wir verwenden ausschließlich ein 24 Charrière-Resektoskop; je ruhiger man reseziert und je weniger häufig man das Instrument über dem Colliculus zurückzieht, desto schonender wird der Eingriff, desto geringer das Trauma für die Harnröhre. Intensität und Dauer der Manipulation und damit indirekt die Erfahrung des Resekteurs und bis zu einem gewissen Grad auch die Größe der Prostata sowie das verwendete Gerät spielen dabei eine Rolle. Modifikationen am Resektoskop, die die Operation vereinfachen und beschleunigen (Mauermayer, 1973) können ebenfalls zur Senkung der Strikturrate beitragen.

Der zweite strikturfördernde Faktor ist die postoperative Urethritis: der nach dem Eingriff eingeführte Dauerkatheter wirkt als Fremdkörper und provoziert eine katarrhalische Entzündung; dazu kommt bei transurethraler Prostatektomie noch das Wundsekret aus der Prostataloge, das möglicherweise mit eine der Ursachen ist, daß wir vor allem nach der Resektion von entzündlich verändertem Prostatagewebe häufig Urethritiden beobachten können. Wird nun zusätzlich der Sekretabfluß durch den vorwiegend lädierten, verschwollenen Meatus oder durch eingetrocknetes Sekret gestört, entsteht ein verhängnisvoller Circulus vitiosus: der Schleimzylinder zwischen Harnröhre und Katheter wird zum idealen Nährboden für Keime (Kass & Schneiderman, 1957). Es kommt dadurch in großen Bereichen der Harnröhre zu einer Urethritis, die mit Narbenbildung und Stenose ausheilen kann.

Zur Prophylaxe von Urethritis und Sekretstauung verwenden wir nur kleinkalibrige, silikonisierte (Keitzer et al., 1968) Katheter mit maximal 20 Charrière, die wir nach Möglichkeit zwischen dem 3. und 5. postoperativen Tag entfernen. Durch zeitweilige feuchte Umschläge, die der Patient selbst wechselt, versuchen wir, den Meatus peinlichst sauberzuhalten und die Ausbildung von Sekretkrusten zu verhindern. Antibiotika sowie geschlossene Drainagesysteme vermögen unserer Erfahrung nach die postoperative Urethritis nicht zu verhindern.

Abschließend noch einige Worte zur Therapie der iatrogenen Harnröhrenstenose: Die Bougierungsbehandlung steht dabei an erster Stelle. Bei frischen Verengungen genügt mitunter eine 2- bis 3malige Aufdehnung, um den Patienten beschwerdefrei zu halten. Bei älteren Strikturen sind regelmäßige Bougierungen in 3- bis 6monatigen Intervallen notwendig. Gelegentlich ist, abhängig von der Art der Stenose, vom Grundleiden sowie unter Rücksichtnahme auf das Alter und den Allgemeinzustand eine operative Korrektur der Harnröhrenstenose angezeigt. Möglicherweise gestattet die interne Urethrotomie eine breitere Indikationsstellung zur operativen Korrektur von iatrogenen Harnröhrenläsionen bei älteren Männern.

Literatur

Bandhauer, K., Madersbacher, H.: Urologe **8**, 49—57 (1969). — Haschek, H., Reuter, H. J.: Urol. int. **23**, 454—469 (1968). — Holtgrewe, H. L., Valk, W. L.: J. Urol. **92**, 51—55 (1964). — Kass, H. E., Schneiderman, L. J.: New Engl. J. Med. **256**, 557 (1957). — Keitzer, A. W., Abreu, A., Navarro, J., Bernreuter, E., Allen, J. S.: J. Urol. **99**, 187 (1968). — Madersbacher, H., Marberger, H.: Urologe **10**, 66—67 (1971). — Mauermayer, W.: Urologe **12**, 140—142 (1973).

Dr. H. Madersbacher
Urologische Univ.-Klinik
A-6020 Innsbruck
Anichstraße 35

Diskussion zu den Vorträgen S. 38 bis 57 (Die strikturierte Harnröhre)
Moderator: W. Mauermayer, München

Angemeldete Diskussion

E. Elsäßer, R. Buttler, A. Strobel, P. Carl, München:
Kann die Urethrotomia interna nach Otis vor transurethralen Eingriffen eine spätere Harnröhrenstrikturierung verhindern?

Im Jahre 1973, als wir die Möglichkeit einer thermoelektrischen Verletzung der Harnröhre noch nicht in Betracht gezogen hatten, sondern — wie andere — eine mechanische Ursache der Strikturen nach Elektroresektionen vermuteten, haben wir, um ein eventuell bestehendes Mißverhältnis zwischen Harnröhrenlumen und Resektoskopschaft auszugleichen, in einer Serie von 130 Fällen — 100 TUR Prostata, 30 TUR Blase — unmittelbar vor jeder Resektion die präventive Schlitzung der Harnröhre mit dem Otis-Urethrotom durchgeführt.

Die Schlitzung erfolgte mit einer Einstellung auf 35 Charr. vom Bulbus urethrae bis zum Meatus externus.

Von den so operierten 130 Kranken sind 67 zu einer Nachuntersuchung erschienen, die frühestens 6 Monate, spätestens 16 Monate nach dem Eingriff durchgeführt, Urinstatus, CUG, MUG, Kalibrierung der Harnröhre und Uroflowmetrie umfaßte.

Von den 67 Nachuntersuchten wiesen 9 Kranke eine — offensichtlich seit der Resektion neu entstandene — behandlungsbedürftige Harnröhrenstriktur auf. 5 Strikturen waren im Bulbusbereich lokalisiert, 4 im Bereich des Meatus externus bzw. der Fossa navicularis. In je einem Fall beider Gruppen erstreckte sich der strikturierte Bereich auf einen ausgedehnten benachbarten Bezirk der Harnröhre.

9 Kranke waren mit bereits vorbestehender Harnröhrenstriktur operiert worden. 4 dieser Strikturen waren durch die scharfe Durchtrennung mit dem Urethrotom ursächlich ausreichend behandelt worden; denn diese waren bei der Nachuntersuchung nicht mehr nachweisbar, 3 derselben waren unverändert geblieben, 2 hatten an Intensität zugenommen.

Komplikationen hatten wir nur eine, aber schwerwiegende, erlebt. Bei einem Kranken mit Parkinsonismus kam es zu einem Urethralabszeß und tödlicher Urosepsis.

Vergleiche mit Untersuchungen über die Häufigkeit von Harnröhrenstrikturen nach TUR aus unserer Klinik aus den Jahren 1955 bis 1967 (Schmiedt), und 1968 bis 1969 (Kolle) haben ergeben, daß der Prozentsatz behandlungsbedürftiger Harnröhrenstrikturen nach TUR durch den vermeintlich präventiven Eingriff der Urethrotomia interna nach Otis nicht verändert oder gebessert werden konnte, was ja auch nicht zu erwarten ist, wenn die Ursache der Striktur nicht eine mechanische, sondern eine elektrothermische ist.

Vorbestehende Strikturen waren durch die Schlitzung zum Teil ausreichend behandelt, zum anderen Teil haben sie als Folge der Resektion an Intensität zugenommen.

W. Mauermayer, München: Nach Beendigung der Vorträge und der angemeldeten Diskussion möchte ich Sie bitten, gleich in die freie Diskusion einzutreten.

C. E. Alken, Homburg/Saar: Ich glaube, wir sollten Herrn Schmiedt dankbar sein, daß er das Thema erneut zur Diskussion gestellt hat; denn bei der fast explosionsartigen Entwicklung haben wir ja fast alle unsere Erfahrungen gemacht. Ein Patient mit einem Adenom mit 75 oder 150 ml Restharn ist nach einer iatrogenen Striktur schlimmer als vorher dran. Deshalb glaube ich auch, daß man die 10 Gebote, die Herr Mauermayer aufgestellt hat, unbedingt beachten sollte, um iatrogene Strikturen zu vermeiden. Ich glaube, daß man noch eine Grundregel hinzufügen könnte und zwar die, daß man das Instrument dem Penis und nicht den Penis dem Instrument anpassen soll. Für die Praxis ergibt sich zweifellos dadurch ein Problem, daß die alten 27-Charr.-Instrumente noch Anwendung finden, zumal die neuen Instrumente von Jahr zu Jahr teurer werden. Ich bin aber der Meinung, daß jeder, der in größerem Ausmaß reseziert, mit einem Instrument nicht auskommt, sondern einen ganzen Satz von Instrumenten benötigt. Wenn ich an die ersten Resektionen vor etwa 40 Jahren bei v. Lichtenberg denke, muß ich gestehen, daß ich damals diese als das Grausigste vom Grausigsten angesehen habe und bis in die Nachkriegszeit hinein hat dieser Eindruck angehalten. Heute bin ich allerdings von einem Saulus zum Paulus geworden.

Ich möchte auch noch darauf hinweisen, daß man offene Operationen leichter lernen kann als das transurethrale Resezieren. Heute haben wir die Spione; als wir jedoch anfingen, habe ich meine Assistenten zu den Experten geschickt, um Erfahrungen mit der transurethralen Resektion zu gewinnen. Trotzdem hatten wir zu Beginn im Durchschnitt etwa 14% an Stenosen infolge der dicken Instrumente und fehlender entsprechender Vorbereitung. Nachdem wir gelernt haben, kleinere Instrumente zu nehmen, liegt die Stenosefrequenz jetzt bei 2 bis 3%.

Ich möchte noch einmal das unterstreichen, was Herr Marberger gesagt hat: Es würde doch niemandem von uns einfallen, nur aufgrund einer Leeraufnahme und ohne Urogramm, also ohne topographische Orientierung, eine Niere zu operieren. Im Gegensatz dazu haben wir jedoch keine Hemmungen, an der Harnröhre zu operieren, ohne ihre Topographie zu kennen. Deshalb würde ich das Urethrogramm vor jedem transurethralen Eingriff als conditio sine qua non ansehen, um sich über die Topographie, die Weite und Länge der Harnröhre, bzw. der Striktur klarzuwerden. Weiterhin möchte ich bemerken, daß wir prinzipiell das Instrument nur unter Sicht einführen, wenn man jedoch vorher das Urethrogramm hat, weiß man schon, was einen erwartet. Um die Krustenbildung an der Penisspitze bei einem Dauerkatheter zu vermeiden, legen wir einfach ein Mull-Läppchen um den Katheter unmittelbar an der Eichel und die Patienten befeuchten sich dieses Mulläppchen mit einer kleinen Plastikflasche, so daß es gar nicht erst zur Krustenbildung am Katheter kommen kann.

K. Bandhauer, St. Gallen: Ich möchte etwas provokativ sein und fragen, ob man für die Strikturhäufigkeit nach der transurethralen Resektion nicht das Einführen des Instrumentes und die ganze mechanische Ursache etwas überbewertet. Wir wissen doch alle, daß nach transurethralen Resektionen von Blasentumoren, bei denen wir oft in 2 oder 3 Sitzungen einen Tumor abtragen, wesentlich seltener Harnröhrenstrikturen sehen, als nach der transurethralen Resektion eines Prostata-Adenoms. Ich glaube, daß die Ursache, oder zumindest ein Teil der Ursache der iatrogenen Striktur nach transurethralen Resektionen an der Prostata vom Operationsgebiet ausgeht, und zwar von der massiven Koagulation der Prostataloge. Weiterhin glaube ich, daß man eine Reihe von Strikturen vermeiden kann, und zwar gerade die ausgedehnten Strikturen im bulbösen Anteil, wenn man sich bemüht, möglichst punktförmig zu koagulieren und nicht flächenhaft, damit der Koagulationsschorf in der Prostataloge möglichst gering gehalten wird. Ich möchte diese Dinge zur Diskussion stellen und vielleicht einen der Herren Redner fragen, ob er irgendwelche Erfahrungen in dieser Richtung gemacht hat.

W. Mauermayer, München: Die Strikturbildung am Orificium urethrae externum ist ganz eindeutig eine Folge thermischer und mechanischer Faktoren. Ich habe die Studiengruppe zitiert, die das wirklich ausführlich untersucht hat und die fand, daß es ein komplexes Ergebnis ausgedehnter Koagulation und zu tiefen Schneidens ist. Darüber besteht kein Zweifel. Aber ich meine, daß die Beobachtung von Herrn Bandhauer richtig ist. Wir haben Patienten mit chronischer Papillomatose, die vielleicht schon 20mal reseziert wurden, und ich kenne unter diesen Patienten kaum einen mit einer Striktur. Ob da irgendwelche Faktoren eine Rolle spielen, die wir noch nicht kennen, müßte weiter untersucht werden.

A. Quiler, USA: Ich finde, daß heute wenig über die Dauer der Resektion gesprochen wurde. Dauert eine Resektion weniger als 1 Stunde, wird auch die Urethritis beseitigt. Jedenfalls ist das in meiner Praxis der Fall, wenn ich eine ölige Salbe von Neomycin und Polymyxin verwende. Das wird dem Patienten mitgegeben und er wendet sie 2- bis 4mal selbst am Meatus an. Weiterhin versuche ich, den Katheter bereits nach 36 Stunden zu entfernen.

Im letzten Jahr habe ich Butazolidin, 4mal 100 mg täglich für 4 oder 5 Tage benutzt, und zwar wird das vom Abend der Operation an angewendet. Trotz der 36 Stunden, die die Patienten einen Katheter haben, kann man feststellen, daß die Urethritis meistens beseitigt ist.

W. Mauermayer, München: Vielleicht darf ich darauf eine Antwort geben. Es ist ja zuerst davon gesprochen worden, daß der Dauerkatheter da wirklich eine Strikturbildung verursachen kann. Ich kenne kaum einen Patienten, der ¼ oder ½ Jahr lang einen Dauerkatheter getragen hat und dadurch eine Striktur bekam. Das ist eine ganz eigenartige Sache: wir beschuldigen den Dauerkatheter als Ursache einer Striktur, und es gibt Leute, die sehr lange einen Dauerkatheter getragen haben, ohne eine Striktur zu bekommen. So kommen zu uns sehr viele Leute, die lange einen Katheter trugen, da andere Kollegen die Operation ablehnten, und wo wir dann sehen, daß die Leute keine Striktur bekommen, obwohl sie sehr lange einen Katheter getragen haben. Ich glaube jedoch, daß es ein großer Unterschied ist, ob es sich um einen präoperativen oder einen postoperativen Katheter handelt. Dies sind Dinge, über die wir leider noch viel zu wenig wissen, und ich glaube, das war heute ein sehr wichtiges Thema, weil es uns zum Nachdenken angeregt hat.

H. Marberger, Innsbruck: Zu den Fragen von Herrn Bandhauer möchte ich sagen, daß folgendes sicher wesentlich für das Entstehen von Strikturen ist: die Art der Prostataerkrankung und wieviel krankes Gewebe nach der Resektion zurückbleibt. Die Harnröhre entleert sich zweifellos während der unmittelbaren postoperativen Phase mit Dauerkatheter schlecht, darüber besteht kein Zweifel; und es ist sicher nicht gleichgültig, ob man nekrotisches Gewebe oder verflüssigtes Prostatagewebe, d. h. Eiter in der Harnröhre hat oder ob ein relativ wenig virulentes, mit wenig pathogenen Keimen durchsetztes Material vorliegt. Hier sind weitere Untersuchungen zweifellos erforderlich.

Ich bin auch der Ansicht, daß auch die Anästhesie selbstverständlich eine Rolle für das Zustandekommen der postoperativen Harnröhrenstrikturen spielt. Sie alle wissen, daß auch bei einer guten Spinalanästhesie gelegentlich eine halbe Erektion auftritt und man Schwierigkeiten hat, das Instrument in die Blase einzuführen. Hat man es einmal drin, entscheidet man sich nicht mehr beim anästhesierten Patienten, die Operation abzubrechen oder zu verkürzen, sondern man traumatisiert die Harnröhre weit mehr als sonst.

Anschließend möchte ich eine Frage an die Vorredner, besonders an Herrn Frohmüller stellen, warum sie nicht als Kontrolle nachher ein Urethro-Zystogramm mit Miktions- und Injektionsbild machen, um vergleichbare Werte für die Häufigkeit von Stenosen zu erstellen. Der Katheterismus oder die Kalibrierung der Harnröhre ist eine sehr unsichere Methode, Stenosen nachzuweisen. Weiterhin besteht überhaupt kein Zweifel darüber, daß Manipulation, Läsion und Verschluß des Meatus durch einen Dauerkatheter als doppelte Noxe anzusehen sind und weit häufiger zur Stenosenbildung führen als sowohl das Trauma bzw. der Katheter allein.

K. F. Albrecht, Wuppertal: Ich möchte Herrn Elsäßer fragen, ob es nicht doch möglich ist, daß Leckströme besonders dann stark auftreten, wenn der kleine Anteil des Isolierschaftes vorne durch schlecht laufende Schlingen verbrannt ist, an denen sich also Kohlerückstände oder verbrannte Rückstände absetzen. Uns ist das einmal aufgefallen, daß wir vermehrt Strikturen bekamen, worauf wir dann sehr darauf achteten, daß auch bei kleinsten Verbrennungen des Isolierschaftes an der Spitze diese sofort ausgetauscht wurden. Sind Ihnen darüber irgendwelche Untersuchungen oder Erfahrungen bekannt?

E. Elsäßer, München: Theoretisch muß man sagen, daß der kapazitive Stromübergang sicher größer wird, wenn eben diese Verkohlungen vorhanden sind, und es kommt dann automatisch eben zu einem größeren Leckstrom und damit einfach zur größeren thermo-elektrischen Schädigung der Schleimhaut und des Gewebes.

W. Mauermayer, München: Vielleicht darf ich zu dieser Stromfrage eine Kleinigkeit selbst beitragen: Wir haben Versuche gemacht, die inaktive Elektrode mit Schmirgelpapier vor jeder Resektion zu reinigen, und festgestellt, daß wir dann die Schneideströme um 1 bis 2 Nummern zurückregulieren konnten. Es sind hier noch eine Reihe von Faktoren ungeklärt, an denen wir wirklich intensiv arbeiten müssen. Sicher ist, daß man mit minimalsten Strömen operieren sollte und nicht so wie in früheren Zeiten mit den alten Kutoren, die ganz stark aufgedreht wurden. Das ist sicher falsch, und ich glaube, daß die Arbeit von Herrn Elsäßer und seinen Mitarbeitern uns zumindest in dem Sinne wichtig sein muß, daß wir minimalste Ströme verwenden, optimale Kontakte zwischen Schlinge und Kabel sowie optimale Kontakte zwischen inaktiver Elektrode und Patienten herstellen.

Herrn Frohmüller möchte ich folgendes fragen: Sie koagulieren Ihre Blutgefäße ja auch mit elektrischem Strom. Kann die Knopfsonde auch Leckströme verursachen?

H. Frohmüller, Würzburg: Zunächst möchte ich auf die Frage von Herrn Marberger antworten: Die Frage ist natürlich völlig berechtigt, warum wir kein Urethro-Zystogramm gemacht haben zur Nachkontrolle. Hier handelte es sich um ein rein finanzielles Problem; denn wir haben ohnehin genügend Schwierigkeiten mit den Krankenkassen gehabt, um die Patienten wieder einzubestellen, damit diese 1435 Nachuntersuchungen stattfinden konnten. Dies hat uns einige böse Briefe von kassenärztlichen Vereinigungen eingetragen, so daß wir deswegen die Kosten nicht noch dadurch erhöhen wollten, daß wir Urethro-Zystogramme durchgeführt haben. Andererseits hatte die Kalibrierung mit diesen Einmalkathetern den Vorteil, daß wir Zahlen angeben können, wir also sagen können, ab 20 Charr. oder darunter liegt eine Striktur vor. Ich könnte jetzt natürlich umgekehrt Herrn Marberger bzw. Herrn Madersbacher fragen, was sind denn bei Ihnen Strikturen, denn ich habe nirgendwo eine Zahl gesehen, sondern nur den Ausdruck: behandlungsbedürftige Striktur. Wo fängt eine behandlungsbedürftige Striktur an? Bei 14, 16, 18 oder 20 Charrière?

Zur Frage von Herrn Mauermayer möchte ich antworten, daß mit der Sonde, die wir verwenden, deswegen keine thermischen Schädigungen auftreten können, weil die Sonde in einem Kanal innerhalb des Daches des Resektoskopes verläuft und die Sonde nochmals innen isoliert ist. Es ist also nur die Spitze frei und nur mit der Spitze wird koaguliert, d. h., nur an der Spitze können Ströme freigegeben werden.

W. Mauermayer, München: Ich glaube, das ist nicht die Frage; denn meine Frage ging auf Herrn Elsäßer ein, und ich glaube, daß deine Sonde, lieber Hubert Frohmüller, genauso Leckströme verurscht, wenn die Prämisse von Herrn Elsäßer richtig ist. Denn dann macht Sie genauso Leckströme beim Koagulieren wie unsere Schlinge, die ja auch isoliert ist und in einem Kanal verläuft. Ich glaube aber, die Zeit ist noch nicht reif, daß wir das ausdiskutieren können, weil hier Physiker und Hochfrequenztechniker noch aktiv werden müssen und zwar nicht nur mit Lampenmodellen, sondern mit wirklich ganz präzisen Messungen; denn das Problem ist höchst komplex und schwierig. Deshalb glaube ich, wir sollten u. U. auch einmal gemeinsame Arbeiten durchführen, um diese Dinge zu klären.

H. Frohmüller, Würzburg: Ich wollte dazu nur sagen, daß eben der Vorteil dieser Cold-punch-Methode die punktförmige Koagulation ist, also gerade das macht, was Herr Bandhauer vorhin sagte: Wir verschorfen eben nicht das Gewebe, sondern koagulieren nur punktförmig das Gefäß, aus dem es spritzt. Und hier scheint mir das Problem zu liegen.

W. Mauermayer, München: Wir tun aber das gleiche!

H. Frohmüller, Würzburg: Trotzdem ist aber nicht davon abzugehen, daß beim Resezieren mit der ganzen Schlinge thermische Schäden gesetzt werden, während beim Cold-punch eben nur ganz wenige Punkte gesetzt werden, wie dies auch im Film ganz klar zu sehen ist.

W. Lutzeyer, Aachen: Es werden hier 2 Begriffe durcheinander geworfen und zwar die Striktur und die Stenose. Ich glaube, wir müssen dies trennen. Die Stenose ist angeboren, sie ist vorgegeben oder sie ist relativ bei der Instrumentierung. Die Striktur dagegen ist artefiziell, traumatisch oder entzündlich. Ich betone das deshalb, weil die Spaltung einer Stenose etwas ganz anderes bedeutet als die Spaltung einer Striktur, bezüglich des operativen Vorgehens, transurethral, in puncto der Tiefe und auch im Hinblick auf den Katheter und die Dauer des Katheters. Weiterhin bitte ich um Aufklärung des Widerspruchs; denn Herr Mauermayer hat uns gesagt, wir sollen die Harnröhre nicht bis 30 Charr. auf bougieren, und Herr Frohmüller führt ein 36-Charr.-Instrument ein.

W. Mauermayer, München: Ich glaube, dies ist ein Unterschied; denn Herr Frohmüller schneidet die Harnröhre ja vorher auf.

H. Frohmüller, Würzburg: Der Unterschied liegt einfach darin, daß wir nicht bougieren, sondern die Harnröhre längs aufschneiden. Wir schneiden bis 36 Charr. und bekommen dadurch einen Schnitt, wie es Herr Mauermayer vorhin gezeigt hat, und zwar einen Schnitt an der dorsalen Zirkumferenz der Harnröhre, wodurch die multiplen Einrisse der Harnröhrenschleimhaut vermieden werden. Dies scheint das wichtigste Problem zu sein. Ich möchte noch einmal betonen, daß die Charrière-Zahl ausreichend hoch sein muß, d. h. 35 oder 36 Charr., damit das Instrument gleiten kann; wenn es nämlich nicht gleitet, dann gibt es durch das Hin- und Herschieben des Instrumentes eben eine Schädigung der Mukosa, und diese scheint dafür verantwortlich zu sein, daß sich Strikturen bilden. Der scharfe Schnitt scheint mir ein ganz entscheidender Unterschied gegenüber der Bougierung zu sein.

H. Geister, Stade: Ich möchte die Denkansätze von Herrn Elsäßer noch einmal besonders hervorheben und glaube, daß es sich hier um den eigentlichen Punkt für das Auftreten von Strikturen handelt. Auch wir verwenden seit einigen Monaten den mit Teflon beschichteten Schaft, und ich glaube, daß die Strikturfrequenz dadurch rapide gesenkt werden kann. Vielleicht kann uns Herr Elsäßer, der ja wahrscheinlich vergleichende Untersuchungen gemacht hat, noch einmal darlegen, was nach seiner Meinung die Ursache des Unterschiedes zwischen den einzelnen Instrumenten ist, d. h. weshalb bei dem einen ein so hoher Leckstrom und bei dem anderen Instrument ein so geringer Leckstrom auftritt. Haben Sie, Herr Elsäßer, darüber irgendwelche Vorstellungen?

E. Elsäßer, München: Dies ist natürlich ein heikles Thema; denn es muß einfach an den Instrumenten liegen, an der Konstruktion des Instrumentes. Im Prinzip sind alle Instrumente gleich gebaut, sie sind alle isoliert, sie haben alle dieselbe Grundform. Aber die einen haben eine Kapazität von 30 pF, die anderen eine etwas höhere. Wir haben da einfach Messungen gemacht, und vor allen Dingen kann man sagen, daß der voll mit Teflon beschichtete Schaft, den wir ausprobiert und gemessen haben, den ganzen Strom über die Schlinge ableitet, wir praktisch also keinen Leckstrom ins Gewebe hatten. Ich glaube, hier liegt sicher das Geheimnis, und zwar nicht in der Schlingenform, sondern im Schaft. Es darf eben kein Leckstrom in das Gewebe abgehen, sondern der ganze aus dem Generator gelieferte Strom sollte auf die Schlinge übergehen, wenn auch natürlich immer noch etwas über das Wasser, die Spülflüssigkeit, die zwischen Optik und Schaft fließt, abgehen wird, aber an dieser Stelle geht es ja viel leichter über die neutrale Elektrode über.

H. Geister, Stade: Hatten Sie vielleicht nicht auch den Eindruck, daß der mit Teflon beschichtete Schaft sich viel leichter einführen läßt als der Metallschaft?

E. Elsäßer, München: Dazu kann ich nichts Spezielles sagen.

F. Truss, Göttingen: Ich habe speziell zu dem mit Teflon beschichteten Schaft noch eine Frage: Das Teflon soll wohl die Gleitfähigkeit erhöhen, ist aber sehr leicht verletzlich. Wenn die Schwester den Schaft mit einer Metallzange anfaßt, muß hier eine Stelle entstehen, die frei von Teflon ist, die also besser leitet. Wird dann bei derartigen Situationen nicht geradezu eine Strikturentstehung provoziert?

E. Elsäßer, München: Selbstverständlich, wenn es ein mit Teflon überzogener Schaft ist. Es müßte eben, und das wird wahrscheinlich das Geheimnis für die Industrie sein, einen voll aus Teflon bestehenden Schaft geben, denn in dem Moment, wenn ein Gerippe da ist, und wäre es nur mit Teflon überzogen, kommt es zu Verletzungen und wir bekommen natürlich sofort eine, aktive Elektrode und in dem Fall dann noch mehr Strikturen. Aber die Schwierigkeit ist tatsächlich, wie man mir immer sagte, einen voll aus Teflon bestehenden Schaft zu liefern. Woran es liegt, kann ich allerdings nicht sagen.

H. Klosterhalfen, Hamburg: Wenn man sich die Frequenz der Strikturen anhört und die intensiven Bemühungen, diese zu vermeiden, dann möchte ich hier auf ein altes Verfahren aufmerksam machen und zwar die offene Operation. Es ist zweifellos so, und daran zweifelt ja doch niemand, daß die Häufigkeit und die Ausbildung der Strikturen etwas mit der Dauer der transurethralen Eingriffe zu tun hat. Und selbst auf die Aussicht hin, als hoffnungslos veraltet zu gelten — an unserer Klinik ist die Verteilung der transurethralen und der offenen Operationen in etwa 50 : 50 —, kann ich Ihnen versprechen, daß dies nach der heutigen Diskussion sicher auch so bleiben wird.

W. Mauermayer, München: Darf ich hier einen kleinen Tropfen in diesen Wein hineingießen: Auch die suprapubische Adenomenukleation hat leider eine nicht unbeträchtliche Strikturquote. Es ist der Katheter, und ich glaube, ich darf damit die Sitzung schließen und Sie alle daran erinnern, was für ein unerhört empfindliches Gebilde die Harnröhre, die unserem Schutze anvertraut ist, darstellt.

H. Sachse: **Die transurethrale scharfe Schlitzung der Harnröhrenstriktur unter Sicht**

Die transurethrale scharfe Schlitzung der Harnröhrenstriktur unter Sicht hat zum Ziel, die völlige Durchtrennung aller die Harnröhre einengenden Narben bei geringstmöglichen Nebenverletzungen und Schaffung optimaler Heilungsmöglichkeiten.

Aufgrund unserer jetzt fast vierjährigen Erfahrungen können wir sagen, daß sich sämtliche Strikturen — gleich welcher Genese und Lokalisation und Ausdehnung — mit der Sichturethrotomie behandeln lassen.

Auch komplette Harnröhrenstrikturen sind unserer Behandlungsmethode zugänglich.

Die Voraussetzung für jede erfolgreiche Sichturethrotomie ist ein leistungsfähiges Instrumentarium mit optimaler urethroskopischer Sicht, sicherer Messerführung und gut schneidender Klinge.

Das von uns in Zusammenarbeit mit der Fa. Stortz, Tuttlingen, entwickelte Sichturethrotom ähnelt einem Resektionsinstrument, dessen elektrische Schlinge durch ein bewegliches Messerchen ersetzt wurde. Hier wird mit einer vorn runden, nach vorwärts und nach oben schneidenden Klinge operiert.

Was unterscheidet die Sichturethrotomie von der blinden Urethrotomie, zu der sie in Konkurrenz steht?

Nun, auch die sog. Blindurethrotomie wird heute wieder in Amerika und in Schweden, aber ebenso auch in Deutschland viel geübt.

Herr Frohmüller wird anschließend hierüber berichten. Natürlich kann auch die blinde Urethrotomie, die gewöhnlich mit dem schon über 100 Jahre bekannten Otis-Urethrotom oder dem Maisonneuve-Urethrotom ausgeführt wird, sehr gute Ergebnisse bringen.

Die blinde Urethrotomie hat jedoch eine Vorsondierung der Harnröhre bis zur Blase zur Voraussetzung.

Es gibt jedoch nicht wenige Fälle, bei denen eine Vorsondierung vor der Urethrotomie nicht möglich ist oder bei denen sogar ein kompletter Verschluß der Harnröhre besteht.

Diese Harnröhrenstrikturen können ohne weiteres mit der Sichturethrotomie behandelt werden.

In diesen Fällen muß man sich lediglich streng an die Hauptschnittrichtung 12′ halten und sollte Verletzungen der Harnröhrenschleimhaut bei 6′ vermeiden.

Außerdem glauben wir, daß bei der Sichturethrotomie weniger Nebenverletzungen auftreten können.

Unter Sicht lassen sich vom ursprünglichen Harnröhrenlumen weiter zurückliegende Narben ebenfalls noch gefahrlos durchtrennen.

Nochmals kurz unsere Methode, die bereits mehrfach vorgestellt wurde; mehr Einzelheiten bringt unser Film:

Vor der Operation erfolgt die Diagnostik mit Urethrogramm und Uroflow.

Keine Vorsondierung oder Bougierung.

Es werden die morphologischen Verhältnisse nur verwischt. Wenn möglich, schieben wir unter urethroskopischer Kontrolle einen 5-Charr.-Ureterkatheter als Ariadnefaden durch die Striktur zur Blase vor.

Der Ureterkatheter wird entweder mit einem Cystourethroskop der Fa. Stortz eingebracht, oder wir verwenden in letzter Zeit gleich den Urethroskopschaft mit dem entsprechenden Einsatz für das Vorschieben dieser Leitsonde. Auf alle Fälle wird das Instrument nach Applikation der Leitsonde wieder aus der Urethra herausgezogen und erneut neben die Leitsonde eingeführt.

In der letzten Zeit wird vielfach angeregt, man solle doch einfach die Leitsonde, die durch den Urethrotomschaft eingeführt wurde, dort belassen und neben ihr die Schlitzung durchführen.

Dieses Verfahren mag sicher in dem einen oder anderen Falle gut gehen und vor allem dem Anfänger verlockend erscheinen. Wir glauben jedoch, daß der Erfahrene mit einem nochmals neben der Leitsonde eingeführten Urethrotom manövrierfähiger ist und nicht so durch die immer mitgeführte Leitsonde in seinen Schneidbewegungen behindert wird. Vor allem bei sehr langen Strikturen dürfte sich diese Behinderung stärker auswirken.

Ähnlich liegen natürlich die Verhältnisse, wenn das Messer direkt an die Leitsonde gekoppelt ist.

Bei unserer Technik bildet das Urethrotom mit der ausgefahrenen Klinge eine funktionelle Einheit; d. h., die Klinge bleibt in ihrer Stellung fixiert und das Instrument schneidet wie ein langes Skalpell bogenförmig von unten nach oben. Hauptschnittrichtung ist stets 12′ — erklärt durch die topographischen Verhältnisse.

Auch bei 6′ kann geschnitten werden. Bei den hinteren Harnröhrenstrikturen, die im übrigen viel leichter transurethral zu schlitzen sind als die vorderen, kann man auch von der Hauptschnittrichtung abweichen.

Hier sind ja nicht mehr die begleitenden Corpora cavernosa penis vorhanden.

Als Spüllösungen müssen stets isotone Lösungen verwendet werden.

Ab und zu kommt es zum Penis- oder auch Scrotalödem, welches sich spätestens nach 2 Tagen spontan und komplikationslos wieder resorbiert.

Alle einengenden Narbenzüge müssen vollständig durchtrennt werden.

Nach der Schlitzung wurde von uns bisher Terracortril-Gel in die Urethra injiziert.

Aber sicherlich gibt es zur Nachbehandlung noch bessere Substanzen für die geschlitzte Harnröhre.

Für 3 Wochen beließen wir bei den meisten Kranken einen 26 Charr. im Operationsgebiet perforierten Foley-Katheter.

Diese Perforationen sollten Sekretstauungen mit nachfolgender Urethritis verhindern.

Neuerdings bevorzugen wir 24-Charr.-Silicon-Katheter ohne Perforation.

Die glatten Wände dieser Katheter machen eine zusätzliche Perforation unnötig.

Auch bei der postoperativen Katheterbehandlung muß weiter verbessert werden.

Nach Entfernung des Dauerkatheters injiziert sich der Patient dann noch weitere 10 Tage selbst Terracortril-Gel nach jeder Miktion in die Harnröhre.

Ob diese Maßnahme nun unbedingt notwendig ist oder nicht, werden weitere Versuche zeigen.

Ebenso haben wir mit Kollegen schon vielfach die notwendige Zeit des Dauerkatheters diskutiert.

Einen Dauerkatheter 3 Wochen zu belassen, wie wir es bisher taten, stimmt mit den Erfahrungen des Schweden Helmstedt überein, der nach seinen blinden Schlitzungen mit dem Maisonneuve-Urethrotom ebenfalls 3 Wochen einen Dauerkatheter liegen ließ.

Er vertritt die Ansicht, daß die geschlitzte Harnröhre diesen Zeitraum benötigt, um einen festen Kanal zu bilden, der auch so lange offenbleibt, bis er sich mit einer neuen Epithelschicht überkleidet hat.

Nach Entfernung des Dauerkatheters soll für ca. 6 Wochen eine sog. „hydraulische Dilatation" durchgeführt werden, wie sie Marshall bezeichnete.

Dabei klemmt sich der Patient vor Beginn der Miktion die Harnröhre im Bereich der Glans selbst ab und nützt so den Druck des eigenen Urins zu einer leichten Dehnung. Der Patient wird nach der Urethrotomie nicht mehr bougiert oder kathetert.

Das Ergebnis wird vielmehr nur mit dem Urethrogramm und dem Uroflow überprüft.

Die schwierigsten Strikturen sind natürlich die des Sphinkterexternusgebietes.

Hier schlagen wir vor, nur bis 22 Charr. zu schlitzen und einen 20 Charr. Katheter zu belassen, um keine Inkontinenz zu riskieren.

Ein entsprechendes Sichturethrotom wurde nach unseren Angaben von der Fa. Stortz entwickelt.

Wir haben in drei derartigen Fällen einen solchen Eingriff vornehmen müssen, und nur ein Patient behielt bei sehr starker Betätigung der Bauchpresse eine leichte Streßinkontinenz.

Bei der kompletten Striktur wird auf die Spitze einer durch Blasenfistel, Blase und hintere Harnröhre zur Stenose vorgeschobenen Metallbougie zugeschnitten. Hier kann man sich ausschließlich an der Gewebestruktur orientieren und darf nur im Narbengewebe sich vorschneiden. Bei sehr ausgedehnten oder schwierigen Strikturen war es vereinzelt nicht möglich, in einer Sitzung die Schlitzung durchzuführen.

Bis zum nächsten Eingriff hält man den geschlitzten Harnröhrenanteil mit einem Katheter offen.

Ergebnisse

Natürlich behalten die geschlitzten Harnröhren nicht die bei der Operation erzielte Weite.

Aus diesem Grund schlitzen wir über das Normallumen hinaus.

In den meisten Fällen normalisiert sich das Urethrogramm nicht völlig.

Die Uroflowmetrie bestätigt oft die Diskrepanz zwischen dem angeblich guten Strahl und dem unbefriedigenden Kontrollurogramm.

Bei einigen Patienten, die wegen eines Blasentumors wiederholt cystoskopiert werden mußten, konnten wir dieses gegensätzliche Verhalten überprüfen.

Wir fanden bei urethrografisch wieder relativ enger Harnröhre eine überraschend gute Durchgängigkeit für 15 Charr. und darüber.

Rezidive treten, falls sie sich ausbilden, meist sehr rasch, innerhalb des ersten Halbjahres, auf.

Wir führen die Sichturethrotomie seit Februar 1970, unsere scharfe Sichturethrotomie seit 1971 als alleinigen Eingriff bei allen Harnröhrenstrikturen aus.

Dabei wurden bei 111 Kranken insgesamt 138 scharfe Schlitzungen durchgeführt.

15 von 111 scharf geschlitzten Kranken mußten ein zweites Mal nachoperiert werden.

Unterstellt man, daß einige Patienten mit Rezidiven nicht wieder erscheinen oder sich nach wie vor bougieren lassen oder verstarben, so dürfte die eigentliche Quote mit unzureichendem Operationsergebnis bei 20% liegen.

Dem entspricht eine Umfrage mit Fragebogen unter unseren Kranken, die ergab, daß bei 54 Kranken 44mal ein guter Strahl angegeben wurde, 10 gaben einen dünnen Strahl an, waren aber ansonsten zufrieden.

Mit drei Ausnahmen waren unsere Rezidivoperationen erfolgreich und die Patienten blieben rezidivfrei.

Eine nochmalige dritte Schlitzung wird demnächst ausgeführt.

Komplikationen

Wie schon vorausgeschickt, belastet die transurethrale Schlitzung der Harnröhre den Patienten kaum, meist führen wir sie in Lumbalanaesthesie durch.

In einem Falle kam es in der postoperativen Phase zu einem durch Sektion gesicherten Herzinfarkt, der ursächlich nicht mit dem Eingriff in Zusammenhang stand. Bei einem Kranken mit fortgeschrittenem Blasencarcinom traten Carcinomwucherungen in der geschlitzten Harnröhre auf, so daß wir bis zum Tode einen Dauerkatheter belassen mußten.

Ferner verspürte ein jüngerer Patient bei der Erektion leichtes Ziehen im Operationsgebiet.

Wir dürfen zusammenfassen:

Die Sichturethrotomie bietet nach unserer Meinung gegenüber der blinden Urethrotomie mehr Sicherheit vor Nebenverletzungen und ist bei Harnröhrenstrikturen jeder Lokalisation, jeden Ausmaßes — auch bei der kompletten Striktur — möglich.

Dabei ist nach unserer Meinung die Urethrotomie mit scharfem Schnitt wegen der besseren Heilungstendenz dem elektrischen Schnitt weit überlegen.

Plastische Harnröhrenoperationen mit der Gefahr einer bleibenden Impotenz waren in den letzten Jahren bei uns nicht mehr erforderlich.

Prof. Dr. H. Sachse
Krankenanstalten, Urologische Klinik
D-8500 Nürnberg 5

W. Diener: **Transurethrale Elektroschlitzung von Harnröhrenstrikturen**

Die Behandlung der Harnröhrenstrikturen hat erneut Aktualität erlangt. Die alte Bougierungsbehandlung wurde erst ersetzt durch eine Reihe operativer Verfahren. Heute ist man wieder bestrebt, durch instrumentelle, intraurethrale Methoden die meist zweizeitigen Operationen zu ersetzen, da die letzten Methoden für den vielleicht etwas ungeduldigen Therapeuten unserer hektischen Zeit zu langwierig erscheinen und für den instrumentierenden Urologen die geschlossene urethrocystoskopische Operation die elegantere zu sein scheint, obwohl wir doch eigentlich mit den operativen Verfahren nach der leidigen Bougierung recht zufrieden waren. Weiter ist sicher der Ausbau der Urethroskopie mit Verbesserung der Instrumente ein Grund, daß die transurethralen Methoden erneut aufgegriffen worden sind.

Das Otis-Urethrotom ist seit Jahren bekannt. Neu ist das Sachse-Urethrotom. Wir haben uns seit 4 Jahren mit der transurethralen Elektroschlitzung der Strikturen der gesamten männlichen Harnröhre befaßt, die auch von anderen Kollegen nach mündlichen Berichten mit Erfolg praktiziert wird. Reba, Fischer, Ravasini, Schmiedt und Elsäßer haben schon hierüber berichtet. Mauermeyer hat das 1961 beschrieben.

Das Verfahren ist sehr einfach. Neben einem 5-Charr.-Ureterenkatheter, der durch die Striktur hindurchgeführt wird, schlitzt man nur bei 12.00 Uhr ausreichend mit einer Schlitzsonde, wie man sie zur Ureterocelenschlitzung verwendet, mit Röhrenstrom, allenfalls noch eine vorsichtige Schlitzung bei 6.00 Uhr. Nach Inspektion der proximalen Harnröhrenteile und Blase wird dann über dem UK nach Entfernung des Urethroskops, das möglichst 2 Arbeitskanäle haben soll, ein Ballonkatheter Charr. 18 bis 22 mit Stirnloch eingeführt. Blutstillung ist nicht notwendig, sogar durch übermäßige Stromanwendung nachteilig. Nach 3 bis 4 Tagen wird der Katheter entfernt. — Den Heilungsvorgang stellen wir uns ähnlich wie bei der Harnröhrenplastik nach Denis Browne vor, nach dem Prinzip des versenkten Hautstreifens. Die Urethra wird in das paraurethrale Gewebe erweitert unter Belassung eines Epithelstreifens.

Gestatten Sie mir noch ein Wort zur Indikationsstellung. Abgesehen von den relativen Stenosen an der Nahtstelle zwischen primärer und sekundärer Harnröhre in der pars bulbosa, die man sehr selten angehen muß, braucht man auch längst nicht jede Striktur zu behandeln. Es werden vielleicht 30% aller Strikturen außer dem Ring in der pars bulbosa behandlungsbedürftig sein. Neben dem Gesamteindruck des Kranken im Bezug auf Alter, Nierenfunktion, Lebenserwartung usw. hat die Uroflowmessung, die es auch schon in anderer Form vor Jahren gab, vor allem neben dem urethroskopischen Befund einen hohen Aussagewert für das aktive Vorgehen, nachdem andere Abflußhindernisse im Bereiche der prostatischen Harnröhre ausgeschlossen wurden. Oftmals handelt es sich um eine völlig belanglose relative Striktur bei einer Abflußbehinderung im Bereich des Blasenhalses. Eine relative Striktur liegt vor, wenn der maximale Uroflow 15 ml pro Sekunde beträgt, und die Striktur für mindestens 20 Charr. — früher sagte man 18 Charr. — passierbar ist. Bei einem jungen Mann wird man mit Grenzwerten nach dem soeben angegebenen Schema beobachten oder behandeln, wenn sich proximal von der Striktur Veränderungen zeigen, wie rezidivierende Adnexitiden, Ektasien usw. Bei einem 70jährigen wird man von einer Behandlung Abstand nehmen. — Urethrographische Bilder sagen über die Indikationsstellung und auch den Behandlungserfolg gar nichts. Sie können nur als Ergänzung dienen zu Uroflowwerten, urethroskopischen Befunden und Sondierung, die unerläßlich sind. Das Behandlungsergebnis wird objektiv kontrolliert und bewertet durch Uroflowkontrolle und eventuelle Sondierung mit einem Nelaton-Katheter Charr. 20.

Wir haben in den letzten vier Jahren 196 Stenosen der männlichen Harnröhre ohne Blasenhalsstenosen gesehen, 112 kurze ringförmige und längere, z. T. die gesamte Urethra befallene Strikturen wurden elektrogeschlitzt. Erfolgreich waren wir mit unserer Methode in 54% der Fälle. Eine Nachbehandlung mit Bougierungen wurde nie durchgeführt. Worauf die Mißerfolge beruhen, ist unbekannt. Nehmen wir nur die bis 2 cm langen Strikturen heraus, waren wir in 73% erfolgreich.

Man nimmt an, daß eine narbige Stenose, die sich auch mit starkem Röhrenstrom bis zu 8 schwer spalten läßt, vielleicht durch zu hohe Stromeinwirkung rezidiviert. Auffallend ist, daß wir bei 3 Kranken, die nach der Schlitzung eine Meatusstenose entwickelten, einen sehr guten Erfolg hatten, der nach Meatotomie anhielt. Wir progagieren deshalb die Selbstbougierung mit Abdrücken des Harnstrahls an der Glans nach Helmsteins. Jedoch führen wir die Selbstbougierung erst seit Anfang des Jahres durch, so daß die Erfolgsquote sich unserer Meinung nach durch diese zusätzliche Maßnahme verbessern läßt. Einmal mußten wir eine Troikarfistel anlegen wegen Unpassierbarkeit der geschlitzten Striktur für einen Katheter. Einmal sahen wir einen paraurethralen Abszeß.

Es ist auffallend, daß die Strikturen, ganz gleich ob durch kalte Schlitzung, Elektroschlitzung oder operative Behandlung — gedacht ist hierbei an die Resektion und End-zu Endvereinigung der Harnröhre —, eine so große Neigung zur Restrikturierung haben. Vielleicht liegt diese Tendenz darin begründet, daß die Urethra keine Submukosa hat, und nicht in der bisher angenommenen und nicht bewiesenen Stromeinwirkung auf die empfindliche Urethralschleimhaut. Eine End- zu Endanastomose des Darmes wirft doch nicht die Probleme auf! Diese Tatsache sollte man vielleicht bei der Grundlagenforschung zur Therapie von Harnröhrenstrikturen berücksichtigen.

Zusammenfassend möchte ich sagen, daß die transurethrale Elektroschlitzung ihre Berechtigung nicht verloren hat. Sie bedarf nur der richtigen Indikationsstellung. Sie ist gedacht für kurze Harnröhrenstenosen bis 2 cm. Eine kurze ringförmige membranöse Striktur versuchen wir erst mit dem Katheter oder Urethroskop zu sprengen. Die lange Striktur wird operiert. Meines Erachtens hat uns die kalte Urethrotomie, blind oder unter Sicht, auch bisher nicht weiter gebracht, da entweder nach der Schlitzung eine 6-wöchige Katheterbehandlung gefordert wird, oder die Kranken in einer relativ großen Prozentzahl bougiert werden müssen. Damit wären wir wieder in der Ära der Bougierung, bevor die operativen Methoden entwickelt wurden und sich durchsetzten.

Dr. med. Wolfgang Diener
Chefarzt der urologischen Abteilung
am Jung-Stilling-Krankenhaus Siegen
D-5900 Siegen

E. ELSÄSSER, R. BUTTLER, A. STROBEL und P. CARL: **Ergebnisse der Behandlung von Harnröhrenstrikturen mit dem Urethrotom nach SACHSE**

Seit Dezember 1972 haben wir die aufwendigen operativen Verfahren zur Behandlung von Harnröhrenstrikturen weitgehend zugunsten des wesentlich kleineren Eingriffes der Urethrotomia interna nach Sachse verlassen.

Wir haben die Schlitzung der Striktur wie von Sachse beschrieben durchgeführt und bei 12 Uhr so tief eingeschnitten, daß alles Narbengewebe durchtrennt wurde. Während kongenitale Strikturen häufig nur die Durchtrennung der segelartig ins Lumen vorspringenden „Klappe" erforderten, war bei starker Verschwielung — wie wir sie besonders bei iatrogen verursachten Strikturen angetroffen haben — eine entsprechend tiefe Schnittführung bis auf die Tunica albuginea der Corpora cavernosa penis erforderlich.

Starke Blutungen, die eine Koagulation verlangt hätten, haben wir trotzdem nicht beobachtet, Verletzungen der Corpora cavernosa konnten wir vermeiden.

Der nach dem Eingriff stets eingelegte, mehrfach perforierte Verweilkatheter Charr. 24 wurde von uns zunächst kürzer als von Sachse angegeben — nämlich nur 12 bis 14 Tage lang — belassen. Trotzdem und trotz intensiver antibiotischer Nachbehandlung haben wir je einen Fall von akuter Epididymitis bzw. Prostatitis erlebt. Dies waren allerdings die einzigen postoperativen Komplikationen.

In jedem Fall maßen wir einer konsequenten, 6 Wochen umfassenden Nachbehandlung mit Cortison- und Antibiotikainstillationen wie auch der sogenannten hydraulischen Bougierung große Bedeutung bei.

In den nunmehr seit Dezember 1972 verflossenen 1¾ Jahren haben wir 65 Kranke mit Harnröhrenstrikturen nach Sachse operiert. 50 Kranke, deren Operation mindestens ein halbes Jahr zurücklag, haben wir zu einer Nachuntersuchung einbestellt, zu der 38 erschienen sind (Abb. 1).

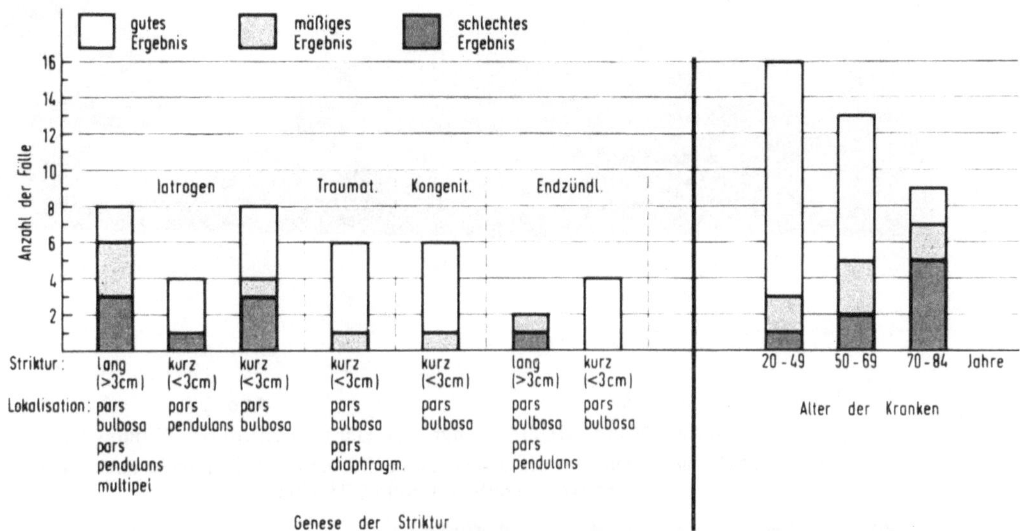

Abb. 1. Ergebnisse der Urethrotomia Interna n. Sachse bei Harnröhrenstrikturen
(n = 38)

Die Untersuchung umfaßte klinische und bakteriologische Urinuntersuchung, CUG, MUG, Uroflow und Harnröhrenkalibrierung. Das Ergebnis der Nachuntersuchung wurde als gut bezeichnet, wenn die Striktur röntgenologisch nicht mehr nachweisbar war, die Harnröhre mühelos einen Katheter von 20 Charr. passieren ließ bzw. der Urinfluß mindestens 16 g/sec. betrug und auch keine Harninfektion mehr bestand (Abb. 2a + b, Abb. 3a + b). Als mäßig wurde ein Harnröhrenkaliber Charr. 16 bis 18, ein Uroflow von 10 bis 16 g/sec. und entsprechende leichte Striktur im Röntgenbild sowie eventuell eine fortbestehende Harninfektion gewertet.

Ungünstigere Befunde wurden als schlecht beurteilt.

Insgesamt war die Striktur bei 23 der 38 nachuntersuchten Kranken behoben, bei 7 gebessert — 8 zeigten eine Restrikturierung wie vor dem Eingriff. Nahezu $^2/_3$ der Kranken waren somit durch die Schlitzung von ihrer Striktur befreit, der Rest — gebesserte und nicht gebesserte Fälle — machen zusammen geringfügig mehr als $^1/_3$ des Krankengutes aus (s. Abb. 1). Dieses Ergebnis wird mit unbedeutenden Abweichungen in etwa auch durch die plastisch-operativen Eingriffe an der Harnröhre erreicht, wie aus einer 1973 von Schmiedt veröffentlichten Übersicht zu ersehen ist. Es ist also durchaus gerechtfertigt, bei gleichen Erfolgsaussichten den kleineren Eingriff zu wählen.

Auffallend ist die relative Häufung von Mißerfolgen in der Gruppe iatrogen verursachter Strikturen, bzw.   da es sich bei diesen Kranken meist um solche nach vorausgegangener TUR der Prostata handelt, die relative Häufung der Mißerfolge in den höheren Altersgruppen (Abb. 1, rechte Bildhälfte).

Die Frage bleibt offen, ob die schlechtere Regenerationsfähigkeit im hohen Alter — oder aber die besonders starke und ausgedehnte Verschwielung des Gewebes nach iatro-

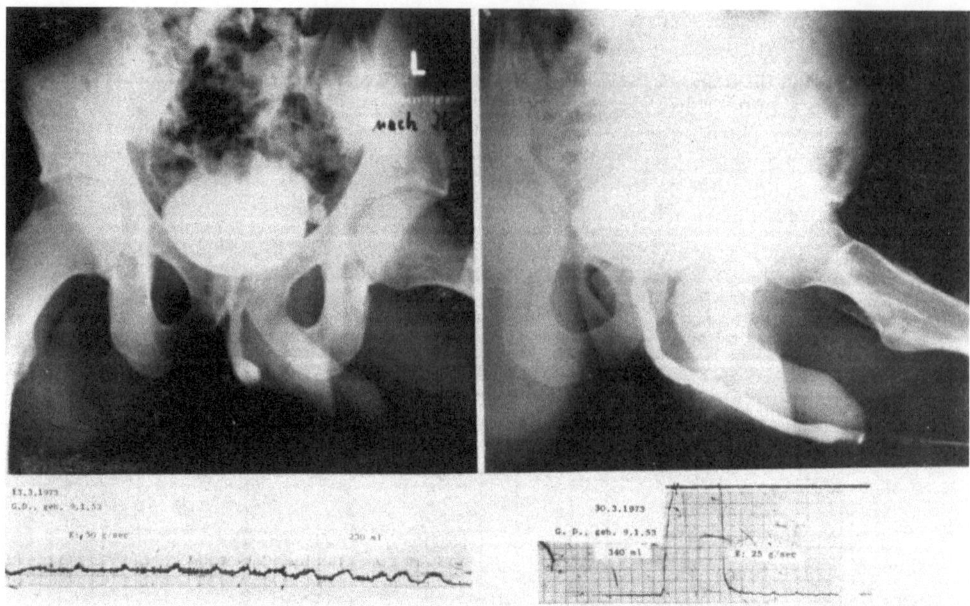

Abb. 2a   Abb. 2b

Abb. 2a. 20jähriger Mann, MUG: Hochgradige Harnröhrenstriktur, Uroflow 8 g/sec
Abb. 2b. MUG desselben Mannes 2 Wochen nach Urethrotomia interna nach Sachse:
Striktur behoben, Uroflow 25 g/sec

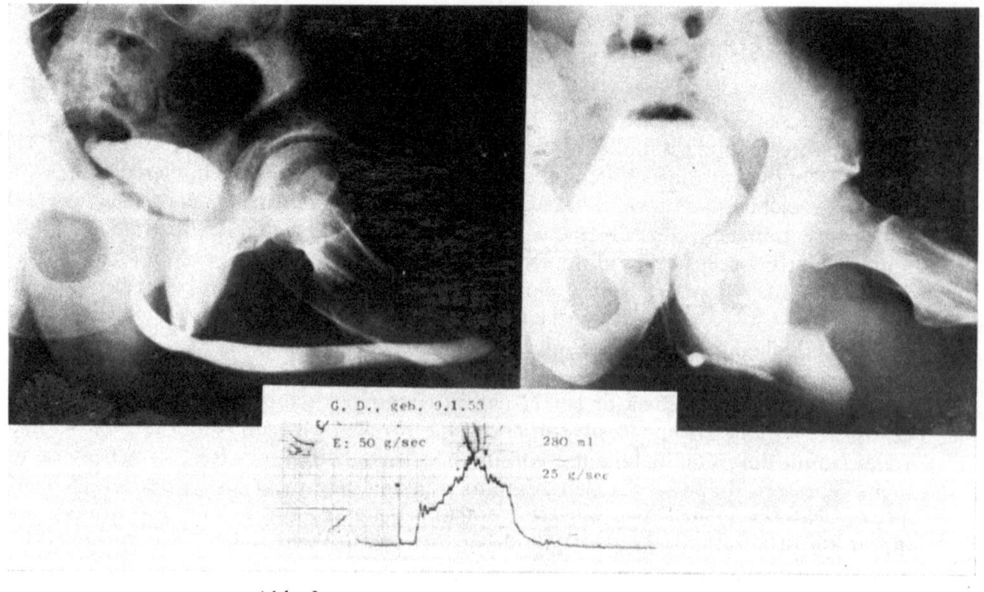

Abb. 3a   Abb. 3b

CUG (links) und MUG (rechts) desselben Mannes wie in Abb. 2a u. b. 18 Monate nach Urethrotomia interna nach Sachse: Es besteht Beschwerdefreiheit, Uroflow 25 g/sec

genen Verletzungen — sei es nach mechanischer Perforation und Abszeßbildung, sei es
nach TUR mit thermoelektrischer Gewebsschädigung — die Ursache der Therapie-
resistenz in dieser Patientengruppe darstellt.

Literatur

Sachse, H.: Praxiskurier **36** (1972). — Sachse, H.: Vortrag, Tg. Bayer. Urol. Ver. Nürnberg, 13.—14. Juni 1973. — Sachse, H.: Verh. dtsch. Ges. Urol. **25,** 142 (1974). — Sachse, H.: Fortschr. Med. **92,** 12—15 (1974). — Schmiedt, E.: Münch. med. Wschr. **115,** 33—36 (1973).

Priv.-Doz. Dr. E. Elsäßer
Urologische Klinik und
Poliklinik der Universität
D-8000 München 2
Thalkirchner Straße 48

B. JANNOPOULOS: **Intraoperative Komplikationen bei der Urethrotomia interna**

In den letzten Jahren sind verschiedene Instrumente zur internen operativen Behandlung von Harnröhrenstrikturen entwickelt wurden. Im Prinzip handelt es sich um das bekannte Vorgehen nach Maisonneuve, der scharfen Schlitzung von Strikturen mit einem Messer.

Mit Hilfe der neuen Instrumente kann man unter Sicht kürzere oder längere Harnröhrenstrikturen aufspalten und erspart unter Umständen dem Patienten lebenslange Bougierungen oder komplizierte plastische Eingriffe.

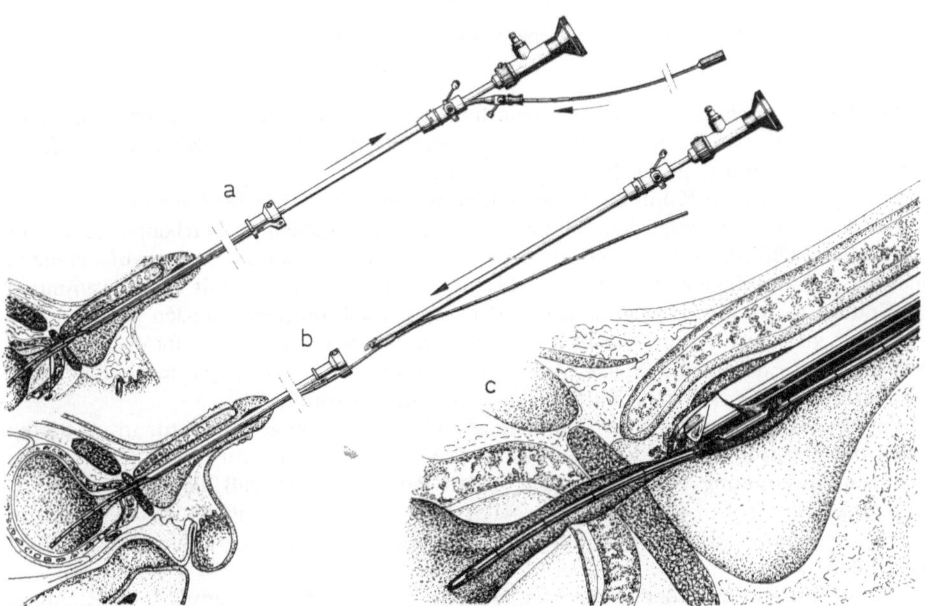

Abb. 1. Das Urethrotom der Firma Wolf mit Möglichkeit der Einführung eines Ballonkatheters in die Blase nach Strikturschlitzung

Das Strikturinstrument der Firma Wolf und auch das der Firma Winter & Ibe bietet zusätzlich die Möglichkeit, anschließend an die Strikturspaltung einen Dauer-Ballon-Katheter ohne schwierige Manipulation in die Blase einzuführen. Dieses Gerät erleichtert die Behandlung von kurzen und mittleren Strikturen. Harnröhrenringe sind ebenfalls einfach zu durchtrennen.

Schwierigkeiten ergeben sich bei ausgedehnten Narbenbildungen, bei denen vorher keine Leitsonde in die Harnblase einzulegen ist und die urethrographische Darstellung keine sicheren Hinweise auf den Strikturverlauf gibt.

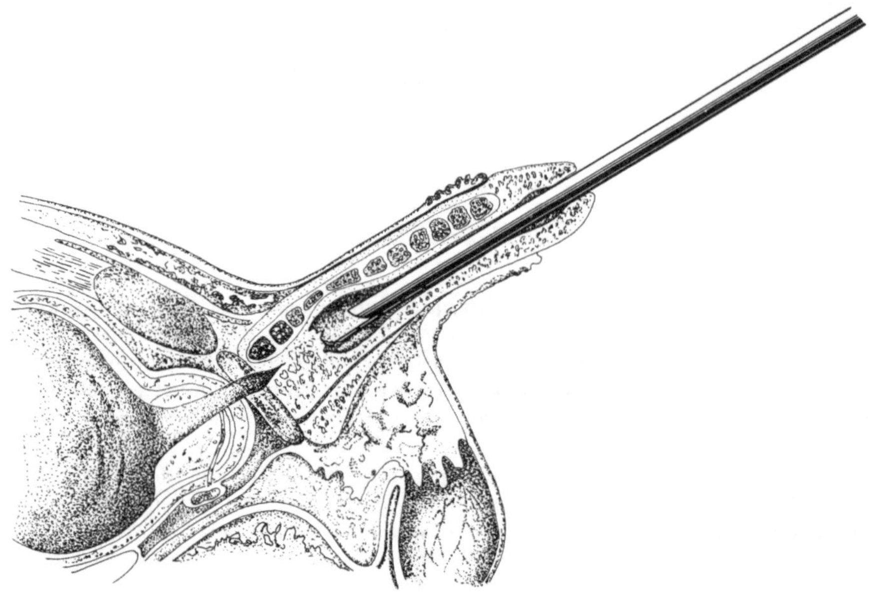

Abb. 2. Nicht sondierbare Narbenplatte in der Harnröhre

Bei dem Versuch, blind in die vermeintliche Richtung der Blase einzugehen, kann es zu Perforationen der Harnröhre mit Spülwassereinschwemmung in den Penisschaft, in den Dammbereich und in das Skrotum kommen.

Diese angegebenen Komplikationen haben wir in zwei Fällen beobachtet.

Bei dem einen Patienten handelte es sich um eine ausgedehnte Narbenplatte, in der sich 3 kleine Öffnungen befanden, die alle nicht sondierbar waren. Nach Aufschneiden einer dieser Blindsäcke kam es zu einer Perforation der Harnröhre mit Einschwemmung von Spülwasser in das Skrotum, so daß der Skrotalsack drainiert werden mußte.

In der gleichen Sitzung wurde die Harnröhre perineal und suprapubisch offen sondiert und eine End-zu-End-Anastomose nach Resektion der Narbenplatte durchgeführt. Die Harnröhre war später für ein 19 Charr. Instrument sondierbar.

Bei einem weiteren Patienten handelte es sich um eine längere Striktur im mittleren Anteil der Harnröhre. Hier kam es nach dem Versuch, die Striktur aufzuschneiden, zu einer Einschwemmung von Spülwasser in den Penisschaft, so daß die offene Striktur-schlitzung abgebrochen werden mußte. Nach Anlegen einer Blasenfistel konnte zu einem späteren Zeitpunkt die Striktur sondiert und ebenfalls ohne Komplikationen scharf durchtrennt werden.

Bei Strikturen hinter dem Sphinkter externus läßt sich die Narbenplatte in Richtung Blase meist ohne Schwierigkeiten durchstoßen. Vorsicht ist bei älteren Männern geboten, da gelegentlich durch die mittlere Barre die Richtung des Blasenlumens falsch ein-geschätzt werden kann, mit dem Ergebnis, daß man mit dem Messer in den Douglasschen Raum gelangt.

Wir überblicken in zwei Jahren 53 Strikturen, die wir mit dem Wolfschen Urethrotom operiert haben.

11 davon waren längere, urethrographisch schlecht oder gar nicht darzustellende Strikturen.

Zusammenfassend läßt sich sagen, daß das Urethrotom die Behandlung der Harnröhrenstriktur erleichtert. Die bisherigen urethrographischen Kontrollen und Uroflow-Befunde sind zufriedenstellend, so daß sich eine Bougierung bislang erübrigt hat. Die genannten Komplikationen sind nur dann aufgetreten, wenn sich die Harnröhrenstriktur nicht vorher sondieren ließ.

Dr. B. Jannopoulos
Urolog. Klinik der Städt. Krankenanstalten
D-4600 Dortmund
Westfalendamm

W. Klante: Behandlungsergebnisse von Harnröhrenstrikturen nach transurethraler Schlitzung

Vor einem Jahr berichtete Professor Sachse erstmals über die transurethrale Schlitzung der Harnröhrenstriktur mittels eines von ihm entwickelten Instrumentes. Wir haben diese Methode aufgegriffen und berichten heute über die Ergebnisse von 120 transurethralen Schlitzungen, die in der Zwischenzeit durchgeführt wurden. Unsere Beobachtungszeit erstreckt sich bisher auf einen postoperativen Verlauf von 3 bis 12 Monaten. Das Verfahren wurde von Herrn Sachse bereits eingehend geschildert. Im wesentlichen haben wir uns an diese ursprünglich angegebene Methode gehalten. Als postoperativen Katheter benutzten wir jedoch einen Silastik-Ballon-Katheter, welcher nach unseren Erfahrungen den geringsten Fremdkörperreiz auf die Harnröhrenschleimhaut ausübt. Dieser Katheter wurde nach einer Verweildauer von 4 Wochen entfernt.

Zur Schlitzung wurden die Patienten einige Tage stationär aufgenommen, die Entfernung des Katheters erfolgte ambulant.

Grundsätzlich wurden alle Strikturen nach der oben erwähnten Methode geschlitzt. Bei ca. 20% der Fälle handelte es sich um entzündlich bedingte, bei dem Rest um traumatische Strikturen. So fanden sich neben kleinen, kurzen Strikturen auch einzelne Fälle, bei denen die gesamte Länge der Harnröhre von der Striktur befallen war, so daß der gesamte Strikturbereich geschlitzt werden mußte.

Das Alter der Patienten lag zwischen 30 und 80 Jahren. Von 120 geschlitzten Striktur-Patienten konnten 88% die Blase spontan in ausreichend kräftigem Strahl entleeren (Abb. 1).

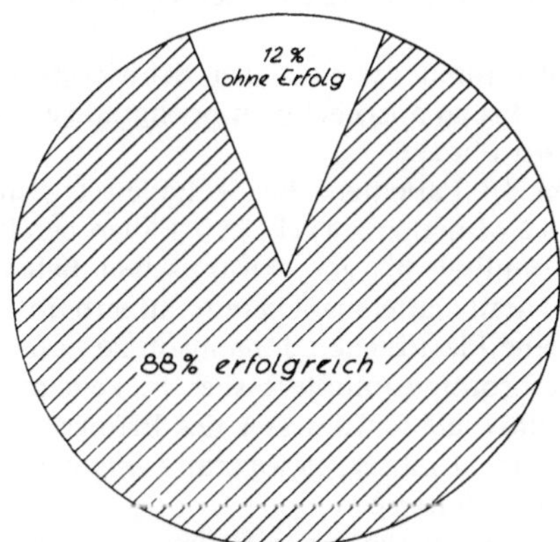

Abb. 1. Ergebnisse von 120 Schlitzungen
105 Schlitzungen erfolgreich = 88%
15 Schlitzungen ohne Erfolg = 12%

Die urethroskopische Überprüfung einer Reihe so behandelter Patienten einige Monate nach der Operation ergaben neben der ungehinderten Passage des Instrumentes durch das jetzt entsprechend weite Lumen der Harnröhre eine glatte entzündungsfreie Schleimhaut. Im geschlitzten Anteil der Harnröhre konnte man im Bereich der inzidierten Stelle eine Kerbe erkennen, welche von nachgewachsenem Schleimhautepithel überzogen war. Harnstrahlmessungen durch Uroflow-Kontrollen ergaben meist einen in der Norm liegenden oder einen nur unwesentlich verminderten Harnröhrendurchfluß.

Die vor der Operation in mehr oder minder großen Zeitabständen durchgeführten Bougierungen waren nicht mehr notwendig.

Bei 12% der Fälle führte die Schlitzung zu keinem Erfolg. Ca. 2 Monate nach der Schlitzung hatte der Harnstrahl so nachgelassen, daß eine erneute Bougierungsbehandlung oder eine Wiederholung der Schlitzung notwendig wurde. Ursache der Mißerfolge waren möglicherweise nicht beeinflußbare chronische Entzündungen im Bereich der oberen Harnwege.

Wir sind zur Zeit dabei, die erfolglos behandelten Strikturen einer nochmaligen Behandlung zu unterziehen. Wenn auch der Beobachtungszeitraum zum Teil noch kurz ist, glaube ich, daß die transurethrale Schlitzung eine Behandlungsmethode darstellt, die in sehr vielen Fällen, auch bei überraschend beobachteten Strikturen, welche sonst einen dringenden endoskopischen Eingriff verhindern würden, ohne Komplikationen und ohne technische Schwierigkeit selbst Patienten in hohem Alter zugemutet werden kann.

Dr. W. Klante
Urolog. Klinik Franziskushaus
D-4050 Mönchengladbach
Viersener Straße 450

Th. H. SCHMIDT und S. CHLEPAS: **Erfahrungen in der endoskopischen Urethrotomie bei Strikturen der Harnröhre**

Seit August 1973 schlitzen wir die Harnröhrenstrikturen unter Sicht nach dem von Sachse angegebenen Verfahren.

Bisher haben wir 21 Männer auf diese Weise behandelt. 15mal befand sich die Stenose im hinteren und je 3mal im mittleren und vorderen Harnröhrenbereich.

11 waren traumatischer, 3 venerischer, 4 postoperativer und 2 unbekannter Genese. In einem Fall kam es zu einer Striktur nach einer Hypospadie-Operation nach Denis-Browne.

Es handelte sich um Strikturen verschiedener Schwierigkeitsgrade: von einfachen, kurzen, peripheren Stenosen bis zu ausgedehnten hochgradigen Harnröhrenverengungen im Bereich der hinteren Harnröhre.

Nachuntersucht wurden 16 Patienten. Bei 9 Fällen lag die interne Harnröhrenschlitzung zwischen 6 und 12 Monaten zurück, in 7 Fällen bereits über 1 Jahr.

Alle Striktur-Patienten mußten bis zur chirurgischen Behandlung regelmäßig aufbougiert werden. In einem Fall hatte man bereits außerhalb vergeblich versucht, die Harnröhrenstriktur durch eine Plastik nach Johannson zu beseitigen.

Nach der internen Urethrotomie mußte bisher in keinem Falle mehr aufgedehnt werden. Legt man den Uroflow als Gradmesser des Erfolges zugrunde, so schwankten die Flußraten zwischen 14 und 21 ml/sec. Präoperativ zeigten diese Patienten Flußraten von nicht meßbaren Werten bis 9 ml/sec.

Ein signifikanter Unterschied zwischen den Fällen, die nach einem halben Jahr, und denen, die erst 1 Jahr später nachuntersucht wurden, fand sich in unserem kleinen Kollektiv nicht. Korrespondierend mit den Harnflußraten objektivierte auch die miktionelle Cysto-Urethrographie eine Verbesserung bzw. Normalisierung des Befundes.

Bisher kam es zu keiner Restenosierung unter 18 Charr.

Ganz unbefriedigend dagegen verlief eine Strikturbehandlung bei einem Patienten, bei dem eine ausgedehnte, etwa 5 cm lange, bis in den externen Sphincterbereich hinein reichende hintere Harnröhrenstriktur vorlag. Zunächst wurde die Stenose soweit geschlitzt, daß das 22 Charr. messende Instrument mühelos die Harnröhre passierte. Aber bereits 8 Wochen später war die Urethra noch stärker als vorher restrikturiert. In der zweiten Sitzung erfolgte nun eine ausgiebige Spaltung der Narben über 30 Charr. hinaus bis in den Sphincter-externus-Bereich hinein.

Nach Katheterabnahme war der Patient diesmal nur noch im Liegen kontinent. Erst nach 14 Wochen hatte sich die Inkontinenz soweit gebessert, daß auf die Penisklemme verzichtet werden konnte. Zwar ist dieser Patient z. Z. zufrieden, es besteht aber kein Zweifel darüber, daß dieser „Erfolg" lediglich Folge einer neuerlichen Restenosierungstendenz ist.

Außer einem belanglosen, flüchtigen Penisödem in 2 Fällen konnten wir bisher keine Komplikationen beobachten. Eine Verletzung der Corpora cavernosa läßt sich nicht immer vermeiden, wenn die Striktur bis in gesundes Gewebe hinein durchtrennt wird. Blutungen standen nach Einlegen eines hochkalibrigen Katheters immer spontan.

Im Durchschnitt entfernen wir den Katheter nach etwa 14 Tagen. Zu einer sog. hydraulischen Selbstbougierung fordern wir unsere Patienten nicht auf. Auch verzichteten wir bisher auf eine lokale Corticoidbehandlung und auf die Verwendung von perforierten Kathetern.

Für den Erfolg dieser Methode entscheidend, so scheint uns, ist die komplette Durchtrennung des Strikturbereiches, die über die Restenosierungsneigung des Narbengewebes hinauszugehen hat. Unter Umständen muß bis 30 Charr. und mehr erweitert werden.

Der besondere Vorteil dieses Verfahrens ist die gezielte und damit kontrollierte, weil unter Sicht durchführbare, scharfe Schlitzung des verengten Harnröhrenbereiches.

Wir möchten abschließend feststellen, daß unser kleines Kollektiv zwar nicht repräsentativ sein kann. Aber unsere bisherigen Ergebnisse rechtfertigen schon heute eine weite Verbreitung dieser einfachen und in der Regel effektiven Methode.

Dr. Th. H. Schmidt
Urologische Univ.-Klinik
D-8520 Erlangen
Maximiliansplatz

R. CHIARI und R. HARZMANN: **Spätergebnisse der internen Urethrotomie bulbärer Ringstenosen**

Vor einem Jahr haben wir in Mainz über günstige Frühresultate der internen Urethrotomie bulbärer Harnröhrenengen bei chronischer Prostatitis und Prostatopathie berichtet [2]. Wir konnten solche Engen bei 90% der entsprechenden Patienten nachweisen. Die Diagnose beruhte auf Urethrogramm und Urethroskopie (Abb. 1). Ein Jahr nach der Urethrotomie konnten 128 von 200 Patienten kontrolliert werden. Vier Fragen sollen aufgrund dieser Kontrollen beantwortet werden:

1. Beseitigt die interne Urethrotomie mit dem Otis-Gerät dauerhaft die bulbäre Enge der Harnröhre?

2. Verschwinden dadurch die prostatopathischen Beschwerden?

3. Besteht somit ein kausaler Zusammenhang zwischen Ring und Prostatopathie?

4. Welche Komplikationen hat die interne Urethrotomie?

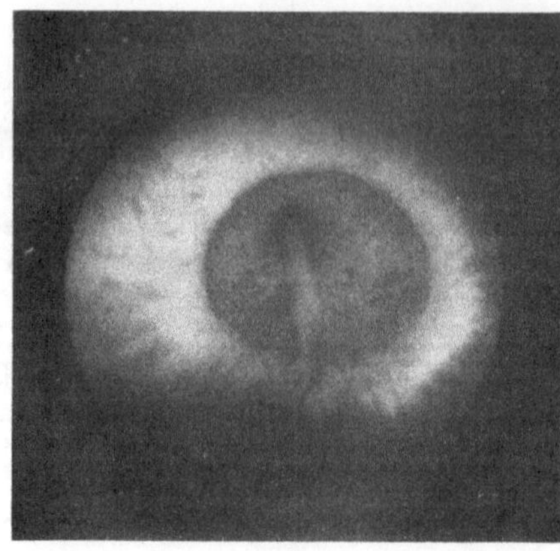

Abb. 1. Endoskopisches Bild der irisförmigen bulbären Harnröhrenenge. Im Hintergrund der äußere Schließmuskel geschlossen mit Crista urethralis inf.

Zur Beurteilung der Harnröhre diente der Vergleich des präoperativen Urethrogramms mit dem Kontrollbild ein Jahr später. Die Kalibrierung mittels Bougie à boule ist unserer Erfahrung nach für die hintere männliche Harnröhre ungeeignet [3]. Wie

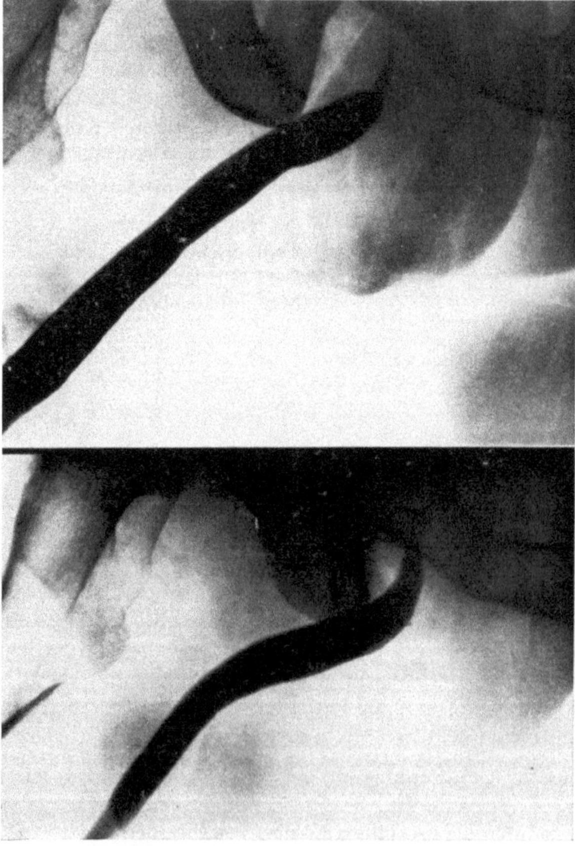

Abb. 2. Retrogrades Urethrogramm vor (oben) und 1 Jahr nach (unten) Urethrotomie. Die bulbäre Enge verschwunden

bereits in Mainz berichtet, führt die bulbäre Enge nicht zu einer Verringerung des Uroflow auf pathologische Werte. Ihre Beseitigung bewirkt keine signifikante Änderung des Harnsekundenvolumens.

Tabelle 1. Bulbäre Enge

verschwunden	72
gebessert	30
gleich	24
Striktur	2
	128

Die Einteilung der Ergebnisse erfolgt nach Verschwinden (Abb. 2), Besserung oder unveränderter Ausbildung des Ringes in drei Gruppen. Tab. 1 zeigt, daß bei über der Hälfte der Patienten der Ring verschwunden und bei weiteren 30 Patienten gebessert ist. Zwei Patienten zeigten eine Striktur der penoskrotalen Harnröhre.

Bei isolierter Betrachtung ist das funktionelle Resultat günstig (Tab. 2). Etwa ein Drittel der Patienten ist seit der Urethrotomie beschwerdefrei, ein weiteres Drittel gibt eine deutliche Besserung der prostatitischen Beschwerden an.

Tabelle 2. Prostatopathie

verschlechtert	0
geheilt	52
gebessert	37
gleich	39
	128

Tabelle 3

Ring	beschwerdefrei	gebessert	gleich
verschwunden	32	17	23
besser	13	11	6
gleich	7	9	10

Setzt man jedoch röntgenologisches und klinisches Ergebnis in Beziehung (Tab. 3), ändert sich das Bild. Unabhängig davon, ob die bulbäre Enge verschwunden, gebessert oder gleichgeblieben ist, gibt jeweils ein Drittel der Patienten ein Verschwinden, eine Besserung bzw. das unveränderte Bestehen der Beschwerden an. Dieses Ergebnis läßt keinen kausalen Zusammenhang zwischen Ring und Prostatitis erkennen, den wir als Grundlage unserer Therapie angenommen hatten [1,4].

Zuletzt zu den Komplikationen der Urethrotomie. Wir berichteten über gelegentliche Nachblutungen und Fieberschübe als Frühkomplikationen. Sie sind ohne Folge geblieben. Bei 3 Patienten bestand im Anschluß an die Urethrotomie kurzfristig eine Streßinkontinenz, ein Jahr nach dem Eingriff waren alle Patienten kontinent. Eine Verschlechterung der Ejakulation, wie sie von Marberger diskutiert wurde, haben wir bei keinem der 128 Patienten gesehen. Als echte Komplikation sahen wir, wie oben angegeben, bei 2 der 128 Patienten eine Stenose der penoskrotalen Harnröhre, die wir als Folge einer Katheterurethritis ansehen. Die röntgenologisch nachgewiesenen Strikturen waren so geringgradig, daß die Patienten beschwerdefrei und somit nicht behandlungsbedürftig waren.

Die Kontrolluntersuchungen haben gezeigt: die interne Urethrotomie beseitigt oder bessert bei zwei Drittel der Patienten eine bulbäre Harnröhrenenge. Dieses Ergebnis entspricht aber nicht den Beschwerden der Patienten. Die subjektive Besserung bei unverändertem Ring ist wohl einer suggestiven Wirkung zuzuschreiben. Als Konsequenz haben wir die Indikation zur internen Urethrotomie auf die Patienten eingeschränkt, bei welchen nach Ausschöpfung aller konservativen Therapiemöglichkeiten massive Beschwerden den

Eingriff rechtfertigen. Unsere Hoffnung, eine kausale Frühtherapie gefunden zu haben, hat sich nicht bestätigt.

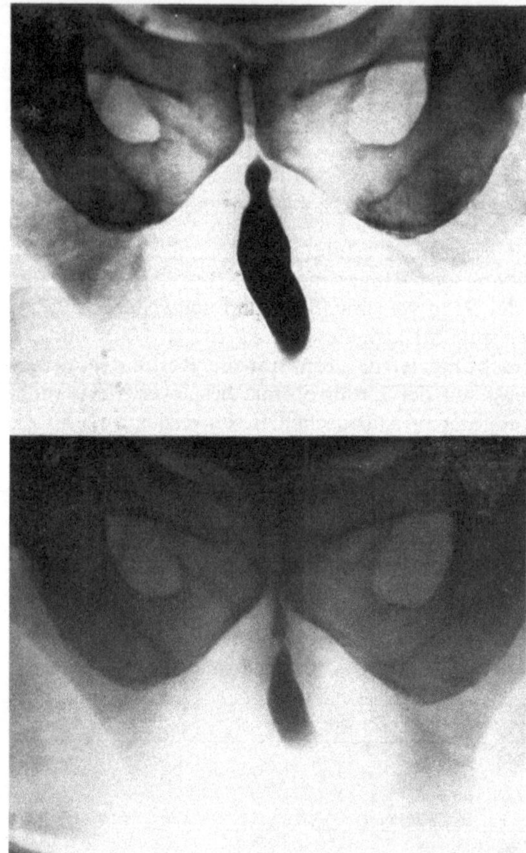

Abb. 3.   Urethrogramm vor (oben) und nach (unten) transurethraler Elektroresektion der Prostata. Im präoperativen Bild typische bulbäre Enge, postoperativ an derselben Stelle Harnröhrenstriktur

Große Bedeutung hat nach unserer Ansicht die bulbäre Enge für alle instrumentellen Eingriffe im Bereich der Harnröhre. Ihre Nichtbeachtung kann zu Strikturen nach Katheterismus, Zystoskopie oder Elektroresektion führen. Wir fanden bei der Kontrolle elektroresezierter Patienten wiederholt Strikturen der Harnröhre an der Stelle, wo präoperativ ein bulbärer Ring nachweisbar war (Abb. 3). Seitdem wir in Kenntnis dieser Tatsache vor der Elektroresektion den Ring urethrotomieren, sind postoperative Harnröhrenstrikturen wesentlich seltener geworden.

Literatur

1. Cobb, B. J., Wolf, J. A., Ansell, J. S.: J. Urol. **90,** 629—631 (1968). — 2. Harzmann, R., Chiari, R., Planz, K.: Symptome und Behandlung der bulbären Harnröhrenenge beim Mann. 14. Tagung der Südwestdeutschen Ges. f. Urologie, Mainz, 5.—7. 10. 1973. — 3. Harzmann, R., Chiari, R., Planz, K.: J. urol. néphrol. **80,** 257—264 (1974). — 4. Moormann, J. G.: Urologe A **11,** 157—160 (1972).

Dr. med. Reinhard Chiari, Dr. med. Rolf Harzmann
Urologische Klinik, Akadem. Krankenhaus
D-6400 Fulda, An St. Kathrin 4

Diskussion zu den Vorträgen S. 63 bis 77 (Die strikturierte Harnröhre)
Moderator: H. Sachse, Nürnberg

Angemeldete Diskussion

A. Kelâmi, M. Richter-Reichhelm, U. Fiedler, Berlin:
Blinde oder optische Urethrotomie?

Wenn in der Therapie eines Krankheitsbildes eine neue Methode eingeführt wird, können die Resultate dieser neuen Methode im Vergleich zu den bisherigen Methoden 1. besser sein, 2. schlechter sein, 3. gleich gut sein. Wenn diese neue Methode sich im Therapieplan behaupten soll, dann genügt es schon, gleich gute Resultate zu bringen, wenn sie gleichzeitig einfacher ist und technische Vorteile zeigt.

Dies trifft für die optische Urethrotomie voll und ganz zu. Verglichen mit der blinden Otis-Urethrotomie bietet die optische Urethrotomie folgende Vorteile:

1. Aufbougierung der Striktur vor der Operation ist nicht mehr erforderlich.
2. Längere Katheterbehandlung vor der Operation entfällt.
3. Operation geschieht unter Sicht.

Deswegen sollte diese neue Methode den bisherigen vorgezogen werden.

Wir haben die z. Z. zur Verfügung stehenden drei Urethrotome (Wolff, Storz, Winter & Ibe) ausprobiert. Das beste Urethrotom wäre nach unserer Ansicht die Kombination von Winter & Ibe-Skalpell mit der Storz-Optik.

Wir sollten uns vielleicht in der postoperativen Behandlung zu einem gemeinsamen Vorgehen entschließen, um größere Zahlen in kürzerer Zeit zu erhalten.

Die folgenden 6 Punkte in der postoperativen Behandlung stelle ich zur Diskussion:

1. Was für einen Katheter soll man nehmen (Gummi-Katheter oder Silastic-Katheter)?
2. Soll der Katheter perforiert oder nicht perforiert sein?
3. Wie dick soll der Katheter sein? 16 Charr. oder 22 Charr.? Noch dünner oder noch dicker?
4. Wie lange soll der Katheter liegen bleiben (3 Tage, 1 Woche oder 3 Wochen)? Noch kürzer oder noch länger?
5. Soll man um den Katheter Corticosteroide instillieren? Wenn ja, welche und wie oft?
6. Nach Entfernung des Katheters:
a) Wie oft soll man kontrollieren?
b) Mit welchen Mitteln soll man kontrollieren (Uroflowmetrie, Urethrogramm, Kalibrieren)?
c) Wann ist der Patient als gesund zu entlassen?

Von den obigen Vorschlägen kann man verschiedene kombinieren. Wenn einige Kliniken sich zusammenschließen und nach einem vorgeplanten Schema arbeiten, können wir in kürzester Zeit die beste postoperative Behandlungsmethode herausfinden.

Das Schwierigste in der Behandlung der Urethrastriktur ist nicht die Urethrotomie, sondern die postoperative Behandlung. Nach der Entwicklung der optischen Urethrotomie sollte jetzt unser Bestreben sein, auch eine optimale postoperative Behandlung zu finden.

H. Sachse, Nürnberg: Sie haben mir aus der Seele gesprochen, Herr Kelâmi. Ich habe 100 Operationen immer nach der gleichen Methode durchgeführt, um aussagekräftige Befunde zu erhalten, und war mir bewußt, daß unsere Methode noch nicht absolut ausgereift ist. Um die Fragen zu beantworten, die Sie alle gestellt haben, ist es einfach nur möglich, daß sich mehrere Kliniken absprechen, wobei die eine Klinik den Katheter vielleicht 2 Wochen beläßt, die andere 3 Wochen, ferner, daß vielleicht eine Klinik dieses und die andere Klinik ein anderes Gleitmittel versucht. Nur so können wir vergleichbare und auch einigermaßen große Zahlen erhalten. Wäre dies möglich, dann könnte m. E. die Nachbehandlung wirklich in ein Stadium kommen, wie Sie es fordern, und dann können auch verbindliche Aussagen gemacht werden.

K. F. Albrecht, Wuppertal: Sie haben, Herr Sachse, wenn ich mich recht erinnere, vor 1 Jahr in Aachen die schwedische Gruppe angeführt, die die besten Ergebnisse nach innerer Urethrotomie erzielten, wenn der Dauerkatheter 6 Wochen belassen wurde.

H. Sachse, Nürnberg: Damals sagte ich 3 Wochen!

K. F. Albrecht, Wuppertal: Ich war allerdings der Meinung, daß Sie damals 6 Wochen angegeben hätten. Dann habe ich das wahrscheinlich verkehrt verstanden. Ich halte dies nämlich für ein sehr wichtiges Problem, ob man den Patienten kürzer oder länger nachbehandeln soll, und hierbei handelt es sich ja auch um eine Frage, die von Herrn Kelâmi angeschnitten wurde.

Weiterhin möchte ich fragen, ob man bei sehr kurzen Strikturen, gerade bei den bulbären ringförmigen Strikturen, nicht doch, da es sich sicher oft um jüngere Patienten handelt, mit einer wesentlich kürzeren Dauerkatheter-Nachbehandlung auskommt; denn die Gefahr einer Epididymitis ist ja in jedem Falle außerordentlich hoch.

H. Sachse, Nürnberg: Ich möchte noch einmal betonen, daß die Behandlungszeit mit dem Dauerkatheter von mir mit 3 Wochen angegeben wurde, zumal auch Herr Diener von 5 Wochen gesprochen hat.

Zu dem zuletzt angesprochenen Problem möchte ich sagen, daß es eigentlich auch möglich sein müßte, die geschlitzte Harnröhre offenzuhalten, ohne über den Sphinkter externus mit einem Katheter hineinzukommen. Darüber machen wir uns auch Gedanken, und zwar ob wir nicht ein Dilatationsinstrument, eine Art Katheter, nur in den Strikturbereich legen, durch das dann der Patient uriniert. Das wäre natürlich das Optimum. Bezüglich der Nachbehandlung kann ich nur feststellen, daß es noch zahlreiche offene Fragen gibt.

H. H. Baur, Heidenheim: Seit Gründung der Abteilung im Sommer des letzten Jahres haben wir bei 26 Harnröhrenstrikturen die Methode nach Sachse durchgeführt. Die Ergebnisse waren recht ermutigend, so daß auch ich glaube, daß plastische Operationen immer mehr in den Hintergrund treten werden. Ein Fall erscheint mir erwähnenswert: Bei einem 70jährigen Mann mit einer akuten Harnverhaltung konnte die Harnröhre nur mit einem 12-Charr. Katheter sondiert werden. Es war also kein Urethrotom und auch kein Otis-Urethrotom einführbar. Ich habe deshalb die Harnröhre von innen her, es handelte sich um die vordere Harnröhre, mit einem Skalpell erweitert und anschließend das Urethrotom bis kurz vor den Sphinkter externus eingeführt und dann die ganze Harnröhre mit dem Urethrotom geschlitzt. Zur Nachbehandlung möchte ich bemerken, daß nicht alle Strikturen gut werden, wie wir gehört haben, deshalb halte ich doch eine Nachkontrolle in gewissen Abständen für erforderlich. Ich führe die Kalibrierung zunächst alle 14 Tage, dann alle 4 Wochen und schließlich in Abständen von 3 Monaten durch.

H. Sachse, Nürnberg: Wir sind eigentlich gegen jede Nachbougierung und auch Kalibrierung, um auf jeden Fall Läsionen zu vermeiden. Die Nachkontrolle der Patienten erfolgt bei uns nur mit Urogramm und Uroflow.

H. Marberger, Innsbruck: Ich glaube, man muß eines feststellen: Wenn man eine Narbe spaltet, so entsteht nach der Heilung wieder eine Narbe, die schrumpft, und man hat praktisch den gleichen Zustand. Es sei denn, daß ein ganz bestimmter Mechanismus, den man tatsächlich im Experiment und in der Praxis gesehen hat, die Schrumpfung des Granulationsgewebes oder der jungen Narbe zum alten Zustand verhindert. Dies bewirkt nach dem 10. oder 12. Tag an der Harnröhre der Miktionsdruck. Ich glaube deshalb, daß es vernünftig ist, anzunehmen, daß man 10 Tage nach der Schlitzung oder nach einer Wunde in der Harnröhre den Katheter 10 Tage beläßt, daß man dann aber der Wirkung des Miktionsdruckes vertraut und den Patienten urinieren läßt. Wir und andere haben im Experiment gefunden, daß man dadurch einen erheblichen Epithelgewinn erzielen kann.

H. Frohmüller, Würzburg: Nachdem bei dieser zweiten Nachmittagssitzung eigentlich nur die Sichturethrotomie angesprochen wurde, darf ich vielleicht noch ein paar Worte zu der Otis-Urethrotomie sagen; denn wir verwenden ja ebenso wie Herr Mauermayer die Otis-Urethrotomie für die Strikturbehandlung. Ich glaube, daß es eigentlich gleichgültig ist, ob wir unter Sicht oder blind urethrotomieren, so lange 1. kalt urethrotomiert und 2. weit genug urethrotomiert wird. Das entspricht auch dem, was ich vorhin schon beim Cold-punch und bei der inneren Urethrotomie vor der TUR erwähnt habe. Weiterhin kann ich nur feststellen, daß es heute fast so klingt, als sei gerade das Ei des Kolumbus entdeckt worden und als hätte es früher noch nie eine innere Urethrotomie gegeben. Allein in den letzten 5 Jahren gibt es in der amerikanischen Literatur, mindestens in den letzten 7 Jahren, 5 Arbeiten mit zusammen 267 Patienten, bei denen eine innere Urethrotomie durchgeführt wurde, und daraus läßt sich ganz klar ablesen, daß die Erfolgsquote bei jeder dieser Arbeiten bei 60% liegt. Zählen wir unsere eigenen 23 Fälle noch hinzu, sind es insgesamt 290 Patienten. Es ist also nicht so, daß wir plötzlich bei sämtlichen Strikturen nur noch die innere Urethrotomie anzuwenden brauchen. Es bleiben sicher noch genügend Fälle für offene Operationen, für Bengt Johanson- oder andere Operationen. Der große Vorteil der inneren Urethrotomie im Gegensatz zu den offenen Operationen ist natürlich auch darin zu sehen, daß die innere Urethrotomie jederzeit wiederholbar ist. Es kann also praktisch nichts schiefgehen, wenn wieder eine Strikturierung auftritt, weil man dann nämlich die Urethrotomie nochmals durchführen kann, was bei den offenen Operationen nicht immer der Fall ist.

H. Sachse, Nürnberg: Ich stimme Ihnen zu, Herr Frohmüller; denn wenn man mit dem Otis oder dem Mesoneuf blind schlitzen kann und weit genug schlitzt, dann ist die Ausgangsposition für die Heilung der Harnröhre die gleiche. Die Sichturethrotomie unterscheidet sich dort, wo sie mit der blinden Urethrotomie nicht mehr durchkommen, d. h., wenn die Harnröhre komplett strikturiert ist oder sie 2 bzw. 3 Gänge bei der Urethroskopie finden und nicht weiterkommen. In diesen Fällen haben wir unter Sicht dann weitergeschlitzt. Wir sind nicht immer im 1. Gang durchgekommen, dann mußten wir nach 8 Tagen noch einmal in einer 2. Sitzung erneut schlitzen. Wir haben aber eigentlich immer den Zugang zur Blase gefunden und deshalb eben seit 4 Jahren keine plastischen Operationen mehr durchgeführt. Daß es zu Rezidiven kam, sagte ich bereits. Bei der Zweitschlitzung haben wir auch einige Rezidive, und die werden dann noch einmal geschlitzt. Wir wollen sehen, wie lange das geht und wie schließlich die Endresultate sind.

W. Diener, Siegen: Uns kommt es darauf an, so schnell wie möglich vom Katheter wegzukommen; denn es ist ja nicht die Striktur, sondern die ganze Harnröhre und auch die Prostata, die durch eine längere Katheterbehandlung beeinflußt wird. Wichtig erscheint mir noch, was Herr Lutzeyer vorhin bereits erwähnte, daß wir unbedingt zwischen Strikturen und Stenosen unterscheiden müssen; denn wenn wir das einmal trennen und die Rezidive nach der Elektroschlitzung oder nach der kalten Schlitzung betrachten, dann meine ich, daß die Unterschiede zwischen den Ergebnissen beider Verfahren nicht groß sind. Der Unterschied liegt jedoch darin, daß die Strikturen eher rezidivieren als die Stenosen. Bei all unseren Betrachtungen müssen wir unbedingt an den Aufbau der Harnröhre denken; denn es ist ja doch bemerkenswert, daß bei der End-zu-End-Anastomose und der Resektion der Harnröhrenstriktur eine erhebliche Rezidivneigung bei der Resektion einer kurzen Striktur und der End-zu-End-Vereinigung der Harnröhre besteht. Dies kennen wir am Darm — weder am Dickdarm noch am Dünndarm — nicht, denn dort gibt es diese Stenosen nicht nach Resektion. Dies liegt m. E. nach daran, daß die Harnröhre eben anders aufgebaut ist als der Darm, daß die Harnröhre keine Submukosa hat. Ich hatte die Absicht, diese Unterschiede noch auf einigen paar Diapositiven zu demonstrieren. Ich möchte noch einmal betonen, daß der Unterschied zwischen Darm und Harnröhre eben darin besteht, daß bei der Harnröhre keine Submukosa vorliegt und deshalb ganz andere Grundvoraussetzungen gegeben sind, was bei der gesamten Grundlagenforschung bedacht werden müßte, die auch an diesem Punkt anzusetzen hat.

W. Lutzeyer, Aachen: Ich kann mich dem Argument nicht anschließen, daß ein Verfahren nur deswegen gut ist, weil es wiederholbar ist. Der Katheter ist genauso wiederholbar wie die innere Urethrotomie. Wir sollten deshalb doch Kriterien aufstellen, die dieses Verfahren ganz klar in der Indikation abgrenzen. Was wir bisher gehört haben, waren sehr gute Ergebnisse, aber es war doch quasi ein Sammeltopf, aus dem die Striktur sowie die Stenose jeder Genese genommen wurde, und ich glaube, daß das, was Herr Elsäßer gezeigt hat, ganz klar die Genese aufgliedert in artefiziell, entzündlich und kongenital, sowie in die Länge und die Lokalisation der Stenose. Wenn wir diese Kriterien nicht in Zukunft beachten, dann wird es eine Welle von Urethrotomien geben, und die Ergebnisse werden u. U. schlechter werden, so daß dem Verfahren nur geschadet wird. Das Verfahren ist gut, wie ich ausdrücklich betonen möchte, wenn die Indikation richtig ist.

H. Sachse, Nürnberg: Abschließend möchte ich noch einmal allen Diskussionsrednern danken und doch noch einmal anregen, daß sich einzelne Kliniken, die dieses Verfahren durchführen, miteinander absprechen, um einige Varianten für die Nachbehandlung durchzuprobieren.

B. DIE TUMOREN DER NIEREN UND OBEREN HARNWEGE

W. SELBERG: **Pathologie der Tumoren der Niere und der oberen Harnwege***

Die Geschwülste des Nierenparenchyms unterscheiden sich in ihrer Biologie stark von den Neubildungen des Nierenbeckens und Ureters. Das betrifft vor allem ihre formale und kausale Pathogenese. Unsere Untersuchungen erstrecken sich auf das Obduktionsgut unseres Institutes seit dem Jahre 1959. Von diesem Jahre an sind sämtliche Obduktionen in einer Lochkartei erfaßt. Mit ihrer Hilfe konnten alle gut- und bösartigen Geschwülste des Nierenparenchyms sowie des Nierenbeckens und Harnleiters herausgesucht werden.

Vorkommen

Unter 23 091 Obduktionen fanden sich:

maligne Hypernephrome	182
Nierenbeckencarcinome	27
Uretercarcinome	10

Mithin haben wir etwa in jedem Monat ein malignes Hypernephrom obduziert, d. h. 1 Fall auf etwa 120 Obduktionen. Auf 5 Hypernephromfälle kam 1 Malignom des Nierenbeckens bzw. des Ureters. Im gleichen Zeitraum wurden 405 Harnblasenmalignome festgestellt. Die Auszählung der gutartigen Geschwülste der gleichen Örtlichkeit ergab:

gutartige Nierengeschwülste	86
gutartige Geschwülste des Urothels	10

Diesen sind 106 gutartige Geschwülste der Harnblase an die Seite zu stellen.

Die Malignome des Nierenparenchyms und der oberen ableitenden Harnwege sind demnach etwa doppelt so häufig wie ihre gutartigen Varianten. Dabei ist das Durchschnittsalter der befallenen Personen zu berücksichtigen, das bei unseren Frauen um 73, bei den Männern um 72 Jahre liegt. Das betrifft sowohl das gesamte Obduktionsgut als auch die Geschwulstträger, soweit es sich um Malignome handelt. Bei den gutartigen Nierenparenchymgeschwülsten liegt das Durchschnittsalter höher, nämlich bei den Frauen um 79, bei den Männern über 72 Jahre.

Bei sämtlichen hier in Rede stehenden Geschwulstbildungen fällt der stark überwiegende Befall des Mannes auf: bei den malignen Hypernephromen mit 115 gegenüber 67 bei Frauen; bei den gutartigen Nierengeschwülsten ist das Verhältnis 60 bei den Männern zu 26 Fällen bei den Frauen. Unter den Nierenbecken- und Uretercarcinomen fanden sich 27 beim männlichen und 10 beim weiblichen Geschlecht. Der Mann ist also mindestens doppelt, wenn nicht dreimal so häufig mit Geschwülsten dieser Örtlichkeit befallen.

Makroskopisches Verhalten

Der Befall der rechten Niere liegt bei allen Geschwulstformen ein wenig höher als bei der linken. Der obere Pol ist bei den malignen Hypernephromen eindeutig bevorzugt. Der Häufigkeit nach folgt das mittlere Drittel und der untere Pol. Gelegentlich sitzen die Hypernephrome der Niere pilzförmig auf und infiltrieren die gesamte Kapsel, jedoch das Parenchym kaum, ohne je das Nierenbecken zu erreichen. In einem Prozentsatz von 6 finden sich dickwandige Zysten, die reichlich Blutkoagula und nektrotische Massen enthalten und daher makroskopisch nicht leicht als Malignome zu erkennen sind.

---

* Herrn Prof. Dr. Franz Büchner zum 80. Geburtstag gewidmet.

Mikroskopisches Verhalten

Die gut- und bösartigen Hypernephrome sollte man im Hinblick auf ihre Histogenese in Analogie zu den Hepatomen und Splenomen besser Nephrome nennen. Sie gehen nämlich von den Epithelien der gewundenen Harnkanälchen aus. Dabei zeigt der histologische Feinbau ganz den des endokrinen Typs und zugleich den einer Speicherzellgeschwulst. Hierin ähneln sie den hormonaktiven Hypernephromen der Ovarien, die auch als Lipoidzelltumoren bezeichnet werden, wie auch den hypernephroiden hellzelligen Speicheldrüsenadenomen. Wie diese zuletzt genannten Geschwülste haben die Hypernephrome Glykogene, Fette und Eiweiße in beträchtlichen Mengen gespeichert. Offenbar stehen damit ihre biochemischen und paraneoplastischen Wirkungen im Zusammenhang.

Biochemisches Verhalten

Die Kombination der malignen Hypernephrome mit der Hypertonie ist seit langem bekannt, in unserem Untersuchungsgut bei etwa 40 % der befallenen Personen. Untersucht man Extrakte von frischoperativgewonnenen malignen Hypernephromen im pharmakologischen Versuch am Tier, so ergeben sich neben depressorischen nach unseren Untersuchungen auch regelmäßig pressorische Wirkungen. Die Hypernephrome sind die einzigen von uns untersuchten Geschwülste, die neben den Phäochromozytomen blutdrucksteigernde Substanzen enthalten.

Krankheitsbilder wie die Polyzythämie, die Hyperkalzämie und das Stauffer-Syndrom weisen auf weitere beachtliche Aktivitäten der Hypernephrome hin. Für die Polyzythämie wird ein erythropoetinartiger Stoff verantwortlich gemacht, der in der Geschwulst selbst gebildet wird. Ganz ähnlich liegen die Verhältnisse bei dem Hyperkalzämie-Syndrom, das auf einem dem Parathormon ähnlichen Stoff im Geschwulstgewebe zurückgeführt wird. Auch dieses Syndrom verschwindet nach Entfernung des Tumors und kehrt bei Auftreten von Metastasen wieder zurück.

In letzter Zeit sind wiederholt abnorme Leberfunktionsproben bei Hypernephromträgern beschrieben worden, so das 1961 von Stauffer angegebene Syndrom. Es besteht aus folgenden Befunden: erhöhte alkalische Serumphosphatase, pathologischer Thymoltrübungstest, verlängerte Prothrombinzeit, erhöhtes Alpha-2-Globulin bei vermindertem Albumin, pathologischer Bromthaleintest. Dazu gehört auch eine gewisse Vergrößerung von Milz und Leber. Unter diesen Symptomen verbirgt sich fast immer ein klinisch sonst nicht manifestes Hypernephrom. An der Deutschen Klinik für Diagnostik konnten unter 22 000 scheinbar gesunden Personen 28 Nierenmalignome entdeckt werden, deren Hälfte mit dem Stauffer-Syndrom einherging.

Ausbreitung und Metastasierung

Von den von uns beobachteten malignen Hypernephromen waren nur 41 klinisch diagnostiziert worden. Diese Fälle decken sich nur zum Teil mit den metastasierenden Formen. Denn ein Teil der stark ausgebreiteten und metastasierenden Formen kam unter der klinischen Abschlußdiagnose occulter Tumor ad exitum.

Wenn also Metastasen vorlagen, dann fast immer in den Lungen. Der Befall der regionären Lymphknoten betrifft zunächst und überwiegend die der gleichen Seite, das betrifft auch die Nebennierenmetastasen. Bei mikroskopischer Kontrolle sind auch häufig in der Wand des Ureters, und zwar in seinen Lymphbahnen, Metastasen zu entdecken, die sich aber auf die kraniale Hälfte auf der Tumorseite beschränken. Gelegentlich werden die Schilddrüsenmetastasen zuerst bemerkt und dem Pathologen unter der Verdachtsdiagnose eines primären Schilddrüsentumors vom Chirurgen übersandt. Voll ausdifferenzierte Hypernephrome werden leicht mit klarzelligen Schilddrüsen-Adenomen verwechselt und infolgedessen verkannt. Kaum ein anderes Tumorleiden führt so häufig zu Wirbelsäulenmetastasen, die den Spinalkanal erreichen und zu einer mehr oder weniger starken Kompression des Rückenmarkes führen; daher die relativ häufigen inkompletten und kompletten Querschnittssyndrome.

Tabelle 1. Metastasen bei 164 malignen Hypernephromen

1. ohne Metastasen	43%
2. mit Metastasen	57%
nämlich:	
Lunge	45%
regionäre Lymphknoten	32%
Skelett	24%
Leber	23%
Nebennieren	18%
ZNS	11%
andere Niere	10%
Pleuren	10%
Schilddrüse	9%
Myocard	7%
Querschnittssyndrom	7%

Der Metastasierung vorausgehend sind Einbrüche des Primärtumors in die Kapsel in 70% unserer Beobachtungen, in die Venen in 60%, in das Nierenbecken in 40%. Bei fast 15% waren gleichzeitig Kapsel, Vene und Nierenbecken betroffen.

Die in der Literatur beschriebene Syntropie mit Nierensteinen spielt in unserem Beobachtungsgut keine Rolle. Nur in 8% (13 Fälle) lag eine Vergesellschaftung mit einer Nephrolithiasis vor. Die wegen des Stauffer-Syndroms vorgenommene Kontrolle der Leberbefunde ergab in 9 Fällen, d. h. in knapp 6%, eine Leberzirrhose. Eine aktive Hepatitis wurde in keinem Falle gesehen, eine Aktivierung des RES in der Leber wie bei vielen Geschwulstleiden.

Primäre Multiplizität

Bisher noch nicht beschriebene Hinweise über eine primäre Multiplizität von Malignomen bei Hypernephromträgern ergaben unsere weiteren Untersuchungen. Wir rechnen bei Malignomträgern bei sorgfältiger Auswertung der Obduktionen in etwa 5,9% mit einer Duplizität von Malignomen, die entweder simultan oder sukzedan auftreten, in 0,9% mit einer primären Triplizität. Dazu wird eine deutliche histologische und makroskopische Trennbarkeit dieser Geschwulstformen verlangt.

Unter unseren Beobachtungen mit malignen Hypernephromen fanden sich in 27 Fällen multiple bösartige Geschwülste, d. h. in fast 15%. Bei 5 Beobachtungen lag sogar eine Triplizität vor, wie die folgende Aufstellung zeigt.

Tabelle 2. Primäre Multiplizität bei malignen Hypernephromen

Sekt.-Nr.	Alter		Sitz	Metast.	weitere Neos	Metast.
556/62	72	♀	re. apfelgr.	∅	Mag.-Corp. Ca Mag.-Antrum Ca	+
473/63	71	♂	li. walnußgr.	∅	Mag.-Fornix Ca Prost. (klein) Lymphadenose	+ ∅ +
453/65	89	♂	li. üb. apfelgr.	+	Col. asc. Ca Sigma Ca	∅ ∅
1270/65	79	♂	li. üb. apfelgr.	∅	Sigma Ca Blasen Ca	∅ ∅
501/74	85	♂	li. apfelgr.	+	Ca re. Col. Flex. Ca li. Col. Flex.	+

Es handelt sich demnach überwiegend um Männer mit zusätzlichen Malignomen des Magen-Darm-Kanals. Bei einem 71 jährigen Mann lag neben einem nicht-metastasierenden, walnußgroßen malignen Hypernephrom der linken Niere ein metastasierendes Magencarcinom, ein kleines Prostatacarcinom und eine generalisierte Lymphadenose vor.

Nach diesen Erfahrungen lag es nah, auch die gutartigen Geschwülste der Nieren und oberen Harnwege auf eine Multiplizität der Tumorbildung zu untersuchen. Dabei fanden sich unter den 86 gutartigen Nierengeschwülsten 24 Malignomträger, darunter 2 mit einer Duplizität.

Karcinogenese

Nach den bisherigen Anschauungen handelt es sich bei dem Hypernephrom um einen typischen Vertreter der Cohnheimschen Theorie, also um eine Geschwulstbildung auf dem Boden eines versprengten embryonalen Keimes. Das wird sicher für einen großen Teil der Hypernephrome der ersten Lebenshälfte zutreffen. Bei Verstorbenen der zweiten Lebenshälfte sind nach unseren Untersuchungen Hypernephromträger mit dem Alter in zunehmender Häufigkeit von kleinen Adenomen der Nierenrinde betroffen. Diese werden nicht als angeboren, sondern als Fehlgenerate des höheren Alters angesehen. Die experimentielle Pathologie hat uns bisher bei der Entwicklung der Hypernephrome vollständig im Stich gelassen. Zwar lassen sich durch Methyl-Cholanthren-Implantationen bei Tieren Sarkome und Carcinome erzeugen. Unter Östrogen-Einfluß entwickeln sich bei männlichen Hamstern tubuläre Tumoren, ebenso bei kastrierten oder schwangeren Goldhamsterweibchen unter Stilböstroleinfluß. Adenocarcinome können durch die verschiedensten Einflüsse, auch Ganzkörperbestrahlungen, erzeugt werden. Aber typische Hypernephrome, weder bös- noch gutartige, sind bisher im Experiment nicht nachweisbar gewesen. Aufgrund unserer Beobachtungen mit der Multiplizität von Malignomen, die auf exogene Carcinogene, die in Ingesten in den Organismus gelangen, zurückgeführt werden, wird man in Zukunft den gleichen Mechanismus bei den Hypernephromen der zweiten Lebenshälfte in Betracht zu ziehen haben.

Urothelgeschwülste des Nierenbeckens und Ureters

Ein ungewöhnlich großes Beobachtungsgut hat uns die Französische Gesellschaft für Urologie für diese Geschwulstgruppe vermittelt. Aufgrund ihrer Enquete bei 46 Mitgliedern des französischen Inlandes und 14 weiteren des Auslandes war es ihr möglich, 1118 Beobachtungen von Geschwülsten des Nierenbeckens und Ureters zu sammeln und bis ins einzelne zu analysieren. Es finden sich unter diesen Beobachtungen 568 Nierenbeckengeschwülste des Mannes und 169 der Frau sowie 296 Uretergeschwülste des Mannes und 85 der Frau. Für beide Geschwulstarten ergibt sich also ein Geschlechtsverhältnis von Mann zu Frau wie 3,4 : 1. Unter unseren 37 Fällen mit Malignomen des Urothels des Nierenbeckens und Ureters fanden sich bei 9 Verstorbenen weitere maligne, bösartige Prozesse.

Der zusätzliche Tumorbefall betrifft also Prostata, Magen und weniger auch die Harnblase, was im Hinblick auf den Urothelbefall nicht wundernimmt.

Tabelle 3. Primäre Multiplizität bei Urothel-Carcinom des Nierenbeckens und Ureters

Sekt.-Nr.	Alter		Sitz	Metast.	weitere Neos	Metast.
146/59	75	♂	Pyelon li.	+	Prost. Ca	∅
476/64	71	♀	Pyelon li.	+	Magen Ca	+
660/66	71	♂	Pyelon re.	+	Blasen Ca	+
1323/67	82	♂	Pyelon li.	+	Magen Ca	∅
973/71	63	♂	Pyelon li.	+	Blasen Ca	+
248/67	70	♂	Ureter li.	∅	Prost. Ca	+
823/69	67	♂	Ureter li.	+	Prost. Ca	∅
1151/72	73	♂	Ureter li.	∅	Malig. Hypernephrom	+
351/73	80	♂	Ureter re.	+	Magen Ca	+

Diesen 27 Malignomen stehen nur 10 gutartige Papillome der gleichen Örtlichkeit gegenüber.

Alle diese Geschwülste sind der zytologischen Diagnostik zugänglich, wenn man den Harn richtig behandelt. Der erste Morgenurin ist unbrauchbar. Man braucht den zweiten Morgenurin nach einer vorangegangenen Gabe von etwa ½ oder ¾ l Tee und bei der Frau außerdem den Mittelstrahlurin. Der frisch gelassene Urin muß mit 50%igem Alkohol versetzt werden, maximal zu gleichen Teilen, besser ⅓ Alkohol, ²/₃ Harn. Der so fixierte Harn ist haltbar und zum Versand bzw. Transport geeignet. Weiterhin sind besondere Zentrifugen erforderlich, die nicht zu stark zentrifugieren und größere als normale Zentrifugengläser enthalten, damit überhaupt genügend Zellmaterial zur Untersuchung kommt. Ohnehin muß man wissen, daß derartige Untersuchungen nach oder bei Entzündungen der Harnwege, nach operativen Eingriffen oder Bestrahlungen nicht durchführbar sind. Findet man in einem klaren Harn auffallend umfangreiche Komplexe aus proliferierten, kleinen Urothelien kann, die Diagnose „proliferativer Urothelprozeß" zytologisch gestellt werden. Da 15% unserer Verstorbenen mit Malignomen des Nierenbeckens und Ureters gleichzeitig eine Papillomatose der Harnblase aufwiesen, wird besonders in diesen Fällen mit einem positiven Harnbefund frühzeitig zu rechnen sein.

Zukünftige Aufgaben

I. Die Aufklärung der Biochemie der Hypernephrome kann keinesfalls als abgeschlossen betrachtet werden. Da inzwischen bei anderen Geschwülsten sich eine Chemotherapie auf dem Boden von Antimetaboliten entwickelt hat, wird unter diesem Gesichtspunkt der pharmakologischen und biochemischen Erforschung der Hypernephrome nachzugehen sein.

II. Die nachgewiesene häufige primäre Multiplizität der Hypernephromträger mit Malignomen des Magen-Darm-Kanals macht es notwendig, exogenen alimentären Carcinogenen bei der Carcinogenese der Hypernephrome der 2. Lebenshälfte Beachtung zu schenken.

III. Der Ausbau einer verbesserten Urinzytologie ist für die Diagnostik proliferativer Urothelprozesse im Nierenbecken und Ureter angezeigt.

Literatur

Gaca, A.: Therapiewoche **6,** 404 (1973). — Grabstald, H., Whitmore, W. F., Melamed, M.: JAMA **218,** 845—854 (1971). — Mazeman, E.: Les tumeurs de la voie excrétrice urinaire supérieure. Paris: Masson & Cie, 1972. — Selberg, W.: Verh. dtsch. Ges. Path. **35,** 133—156 (1951). — Warren, M. Utz, D., Kelalis, P.: Minn. Med. **54,** 503—506 (1971). — Zollinger, H. U.: Harnorgane in Organpathologie, Band 2, hrsg. von W. Doerr, Stuttgart: Thieme 1974.

Prof. Dr. W. Selberg
Allg. Krankenhaus Barmbek
Patholog. Institut
D-2000 Hamburg 60

H. KLOSTERHALFEN: **Die Behandlung der Tumoren der Niere und der oberen Harnwege**

Indikation

Nachdem bis heute keine Mitteilung über die erfolgreiche Behandlung maligner Nierentumoren mit der Röntgenbestrahlung allein existiert, ist eine Diskussion über die Indikation zur operativen Behandlung nur in seltenen Ausnahmefällen berechtigt. Es gibt auch kaum gegensätzliche Meinungen in der Frage der Exstirpation des Primärtumors bei bereits erfolgter Metastasierung. Diese immer wieder auftretende Frage läßt sich zwar nicht generell, sondern immer nur von Fall zu Fall beantworten; für die Entscheidung zur Nephrektomie ist die Tatsache maßgebend, daß es eine ganze Reihe erfolgreicher Exstirpationen von Solitärmetastasen aus Skelett, Hirn, Darm und aus der Lunge gibt (Bland-Sutton, Smyth, Schofield). Falls es der Allgemeinzustand erlaubt, ist die Entfernung des Primärherdes auch bei mehreren Lungenmetastasen vertretbar: Es gibt Beobachtungen spontaner Regression von Metastasen nach Nephrektomie (Jenkins 1959, 1965), und es gibt Mitteilungen darüber, daß Metastasen auf die Bestrahlung besser ansprechen als der Primärtumor. Boeminghaus schließlich hat Fälle gesehen, die mit ihren zur Zeit der Operation bereits vorhandenen Fernmetastasen noch bis zu 10 Jahren gelebt haben.

Operativer Zugang

Zu diesen Palliativeingriffen, die im übrigen auch wegen massiver Blutung oder starker Schmerzen infolge Verdrängung der Nachbarorgane zwingend notwendig werden können, wird man den schonenden lumbalen retroperitonealen Zugang wählen. Für die Behandlung aller anderen aber, also für die meisten Nierentumoren, sind heute höher qualifizierte Voraussetzungen zu erfüllen. Das bedeutet, daß der Operateur sich einen Operationsplan zurechtlegen muß, der auf die Größe, die Lokalisation und das Stadium des Tumors (Beteiligung der Vene) abgestellt sein muß. Die notwendigen Daten dazu liefert die selektive Angiographie in Verbindung mit der Cavographie.

Aus der Analyse dieser beiden Methoden resultiert einerseits die Beurteilung der Operabilität überhaupt und daraus folgernd die Operationsplanung. Ohne die von Angio- und Cavographie gelieferten Informationen tritt sicher öfter als mitgeteilt eine Situation ein, in die praktisch jeder Operateur schon geraten ist:

Es ist eine bekannte Tatsache, daß präoperativ die Größe des Tumors unterschätzt wird, und es ist ebenso eine bekannte Tatsache, daß die Größe des Tumors keinesfalls den Einbruch der Geschwulst in die Vena renalis bzw. Vena cava bestimmt. Dadurch ist man dann plötzlich vor die Entscheidung gestellt, den Eingriff wegen Inoperabilität abzubrechen oder ihn im anderen Fall ad hoc und unvorbereitet erheblich zu erweitern. Die Erweiterung bezieht sich vor allem auf die Intervention an der Vena cava, und es ist keine Frage, daß es für Operateur und Patient von Vorteil ist, auf diese gefäßchirurgische Maßnahme vorbereitet zu sein.

Wenn man weiß, daß in 30 bis 54% der Fälle Tumorthromben in der Nierenvene und in 9,5% Tumorthromben in der Vena cava vorhanden sind, dann muß die Schnittführung und damit der operative Zugang folgende Grundforderungen erfüllen:

1. Übersichtliche Darstellung der renalen Gefäßkreuzung

2. Möglichkeit der primären Unterbindung von Arterie und Vene zur Verhinderung der intraoperativen hämatogenen Tumorzellaussaat.

3. Volle Handlungsfreiheit in bezug auf die Nachbarorgane.

Der *lumbale Zugang* erfüllt keine der 3 genannten Kriterien moderner Krebschirurgie, er ist deshalb grundsätzlich abzulehnen und nur noch für Fälle mit nachgewiesener Fernmetastasierung, also für Palliativeingriffe akzeptabel. Der Lumbalschnitt einschließlich seiner Modifikationen hat den nicht hinwegzudiskutierenden Nachteil, daß er unausweichlich mit traumatisierenden, gewaltsamen Manipulationen am Tumor verbunden ist, bevor man das Gefäßkreuz erreicht hat, also die Region, in der sich die Operabilität erst entscheidet. Es dürfte gar nicht so selten vorkommen — und hier zitiere ich Boeminghaus —, daß der Operateur erst gegen Ende eines nicht zuletzt wegen des gewählten retroperitonealen Zugangs dramatischen Eingriffs feststellen muß, daß aller Einsatz vergeblich war. Der Ablauf einer retroperitonealen Nierenexstirpation ist vor allem auf Sicherheit, weniger auf Radikalität ausgerichtet. *Aus diesen Gründen halten wir die lumbalen Zugänge bei großen Nierentumoren nicht mehr für vertretbar.*

Der *transperitoneale extracolische Zugang* bietet für die präliminare Unterbindung der Nierengefäße schon bessere Voraussetzungen. Nach mehrjähriger Erfahrung sind wir jedoch wie Sigel der Meinung, daß dieser Schnitt nicht in jedem Fall und nicht stets verläßlich einen Ausweg aus der lumbalen Problematik gestattet: Rippenbogen und Diaphragma einerseits, die Leber rechts und die Milz links beengen auch den transperitonealen Zugang. Jeder, der diesen Zugang öfter geübt hat, wird diese Erfahrung gemacht haben.

Im Gegensatz dazu erfüllt der *thorako-abdominale Zugang* die vorstehend genannten Kriterien der Schnittführung in idealer Weise. Das Hauptargument für diese Auffassung besagt folgendes: Die renale Gefäßkreuzung, der zentrale Punkt der Operation, liegt in Höhe des 12. Brustwirbels, das heißt, die entscheidende Operationsphase läuft in einem vom Brustkorb umschlossenen Raum ab. Logischerweise sollte man ihn dann auch eröffnen, um diese Phase der Operation einerseits in voller Handlungsfreiheit im Hinblick auf die Radikalität, andererseits mit größtmöglicher Sicherheit für den Patienten abzuschließen.

Der thorako-abdominale Zugang ist beileibe nichts Neues. Im angelsächsischen Sprachraum bekannter als bei uns, wurde er unter den deutschsprachigen Autoren nur von Mayor und Zingg, Schmiedt, Sigel und von uns selbst propagiert.

Die in unserer Klinik übliche Technik zur Exstirpation großer Nierentumoren geht wie folgt vor sich:

Der Patient liegt in halber Seitenlage mit Elevation des Rippenbogens. Postero-laterale Thorakotomie im 8. Intercostalraum mit Verlängerung des Schnittes bei linksseitigen Tumoren bis an den Nabel, bei rechtsseitigen Tumoren gegen einen Pararektalschnitt auslaufend. Nach Eröffnung der Bauchhöhle wird der Rippenbogen in Richtung Thorax durchtrennt. Es folgt die Zwerchfellinzision, und zwar nicht — wie man häufig liest und sieht — quer zur Faserrichtung, sondern nach dem Vorschlag von Carter und Mackler mit 1 bis 2 cm Distanz vom Rippenansatz parallel zum Rippenbogen. Diese laterale Zwerchfellinzision hat für den Zweihöhlenschnitt eine enorme Bedeutung. Sie beseitigt einen kritischen Punkt im postoperativen Verlauf der thorako-abdominalen Nephrektomie, nämlich die Einschränkung der Beweglichkeit dieses wichtigsten Atemmuskels durch Verletzung der Hauptäste des N. phrenicus bzw. die Insuffizienzneigung der zentripetalen Zwerchfellinzision.

Nach Abtrennung des Zwerchfells folgt links die Inzision des dorsalen Peritoneums in 2 cm Abstand vom Colon descendens mit Ablösung der Flexura lienalis. Rechts genügt es, das Colon ascendens nach medial zu verlagern. Man geht dann, ohne an der Niere zu präparieren, sofort auf den Gefäßstiel ein. Dabei ist folgendes zu beachten: Bei einer Tumorbeteiligung der Nierenvene entsteht innerhalb kurzer Zeit ein funktionsfähiges venöses Kollateralsystem. Der venöse Abfluß erfolgt dann über die Kapselvenen (die nach Pytel Verbindungen zum vertebralen Venenplexus haben), die Vena lumbalis, Vena phrenica, Vena suprarenalis, bei rechtsseitigen Tumoren schließlich über die Vena azygos, bei linksseitigen über die Vena hemiazygos.

Das Prinzip der primären Unterbindung der Nierenvene zur Verhinderung der intraoperativen Tumorzellverschleppung erfordert deshalb für die Kollateralgefäße die gleichen Regeln wie sie für die Nierenvene selbst gelten. Das bedeutet, nach Möglichkeit *zuerst die Arterie* oder — wenn das nach Vorbestrahlung zum Beispiel schwierig ist — *Vene und Arteria simultan* abzuklemmen. Wenn man berücksichtigt, daß ein Nierentumor in 29 bis 54% aller Fälle in die Vene vorgewachsen ist, hat man den Eindruck, daß zwar der primären Venenligatur die gebührende, dem Abfluß der Kollateralvenen jedoch zu wenig Aufmerksamkeit geschenkt wird.

Nach Abklemmung und Ligierung von Arterie und Vene wird der Tumor extrafascial, also mit Fettkapsel und Nebenniere, entfernt. Thorax und Retroperitonealraum werden durch gesonderte Saugdrainagen versorgt, das Thoraxdrain entfernen wir unmittelbar nach dem Verschluß der Muskulatur, also noch vor der Hautnaht. Die Reinsertion des Zwerchfells am Rippenansatz erfolgt mit fortlaufendem, nicht resorbierbaren Nahtmaterial.

Ist der Tumor breitflächig in die Vena cava eingebrochen, so kann diese bei Befall unterhalb der Nierenvenen unterbunden und gegebenenfalls reseziert werden. Bei Geschwulsteinbruch in die Vena cava oberhalb der Nierenvenen ist nur in Ausnahmefällen eine Ligatur der Hohlvene unmittelbar unterhalb des Zwerchfells möglich, wobei gleichzeitig eine Umgehungsanastomose zur kontralateralen Nierenvene angelegt werden muß. Hier gibt es verschiedene Lösungsmöglichkeiten, die sich nach der jeweiligen topographischen Situation richten.

Abgesehen von der Lymphadenektomie der paracavalen und der paraaortalen Lymphknoten empfiehlt sich auch, die Vena testicularis interna beziehungsweise die Vena ovarica bis zum kleinen Becken zu resezieren, weil auch in diesen Gefäßen öfter Tumorthromben vorhanden sind.

Daß die Bedenken gegen den für die meisten Urologen noch ungewohnten thorako-abdominalen Zugang unberechtigt sind und daß die Komplikationsrate nicht höher als bei anderen Zugängen ist, zeigt die eigene Statistik von bisher 69 Fällen.

Operationen	69	
Mortalität	1 ⟶	3 Wochen nach Operation Nierenversagen 68 Jahre
Alter	19 bis 81	
Hospitalisierung	16 Tage	
Komplikationen		
Nachblutung	1	Revision
Hämatothorax	1	Punktion 400 ml
Platzbauch	1	Revision
Narbenhernie	1	Plastik

Zusammenfassend soll noch einmal betont werden:

Große Nierentumoren, insbesondere die Tumoren der oberen Nierenhälfte, erfordern übersichtliche Darstellung der renalen Gefäßkreuzung und volle Handlungsfreiheit in bezug auf die Nachbarorgane. Es gibt keinen Zugang, der diesen Voraussetzungen besser gerecht wird, als die thorako-abdominale Technik. Wir empfehlen diesen Zugang wegen der unbehinderten Darstellung des Gefäßstiels, der topographisch-anatomisch gesehen vom Thorax umschlossen und logischerweise auch durch Eröffnung des Thorax optimal zugänglich wird.

Die große Tumornephrektomie, vor allem bei den lumbalen Zugängen oft dramatisch verlaufend, ist thorako-abdominal sicherer, radikaler und auch leichter durchzuführen. Die Ansicht, eine etwaige Inoperabilität erst nach Eröffnung von zwei Körperhöhlen festzustellen, sei nicht vertretbar, muß nach unseren Erfahrungen dahingehend korrigiert werden, daß es Problemfälle gibt, die nur nach der Thorakotomie als tatsächlich inoperabel eingestuft werden können.

Eine Neuentwicklung in der Exstirpation großer Tumoren bahnt sich an in der präoperativen embolischen Blockierung der Nierenarterie mit einer das Lumen verschließenden Kunststoff- bzw. einer Muskelmasse. Beide Emboli werden über einen transfemoral eingeführten Katheter in das Gefäßlumen gespritzt (Krebs, Almgard und Mitarbeiter). Den gleichen Effekt kann man nach Marberger jun. und Mitarbeiter mit einem doppellumigen Ballonkatheter erzielen. Die Autoren berichten übereinstimmend, daß Nierenarterie und Tumor praktisch in Blutleere präpariert und abgetragen werden können, also eine bedeutende Erleichterung der Operation.

Der embolische Verschluß der Nierenarterie wird neuerdings auch mit der Überlegung empfohlen, daß nach Unterbrechung der Blutversorgung auftretende Tumornekrosen auf der Grundlage einer Antigen-Antikörperreaktion zu einer Rückbildung von Metastasen führen können (Almgard und Mitarbeiter). In diesem Zusammenhang hat man auch von einer „Hibernation" der Metastasen gesprochen.

Tumoren in Einzelnieren oder in beiden Nieren geben besondere Probleme auf. Es existieren zwar einige Berichte über erfolgreiche partielle Nierenresektionen (Dettmar, Couvelaire), im allgemeinen jedoch wird die definitive Heilung in solchen Fällen äußerst selten möglich sein. Nichtsdestoweniger muß festgestellt werden, daß die Problematik des Tumorbefalls einer Einzelniere oder beider Nieren durch die Anwendung der Organperfusion mit Unterkühlung in situ und durch die extrakorporale Chirurgie (Gelin) im Einzelfall einer Lösung näher gekommen ist.

Ergänzende Therapie

Gegenwärtiger Stand und zukünftiger Wert der ergänzenden Therapie der Nierenkarzinome lassen sich nur schwer bestimmen. Andererseits jedoch ist die der ergänzenden

Therapie zukommende Aufmerksamkeit berechtigt, wenn man bedenkt, daß die Operation zwar die einzige Hoffnung auf Heilung ist, daß sie jedoch in 50% aller Fälle den Tod innerhalb von 5 Jahren nicht verhindern kann. Man kann die therapieergänzenden Maßnahmen wie folgt einteilen:

1. *Strahlentherapie*
   a) präoperativ
   b) postoperativ
2. *Cytostatische Therapie*
3. *Hormontherapie*
4. *Immuntherapie*

Strahlentherapie

Präoperative Strahlenbehandlung: Ziele der präoperativen Strahlenbehandlung sind die Verminderung der Zellteilungsaktivität, Vernichtung der regionalen Lymphknoten, Verschluß der Lymphbahnen und Verkleinerung des Primärtumors. Wir selbst geben 2000 r in 2 Wochen, die Operation erfolgt 3 Wochen nach der letzten Bestrahlung. Den bei dieser Art der präoperativen Bestrahlung eintretenden Operationsaufschub von 5 Wochen betrachten wir — bezogen auf die Gesamtzeit des Tumorwachstums — als unbedenklich. Die in der vorstehenden Tabelle angeführten 69 thorako-abdominalen Nephrektomiefälle waren alle vorbestrahlt, in keinem Fall führte die Vorbestrahlung zu einer nennenswerten Erschwerung der Exstirpation. Vielmehr sind wir der Meinung, daß die oft imposanten Venengeflechte in der Kapsel der Tumorniere nach der Bestrahlung eindeutig geschrumpft erscheinen. Diesen Eindruck hat man bei Anwendung der sogenannten „Schlagbestrahlung" (1500 bis 2000 r in 2 Tagen) nicht, von der wir im übrigen der Meinung sind, daß das Intervall zwischen Bestrahlung und Operation zu kurz ist.

Für die Wirksamkeit der *postoperativen Strahlenbehandlung* spricht eine neue Übersicht von Rafla, die folgendes besagt: Bei 244 nachbestrahlten Patienten war die 5-Jahresüberlebensrate unabhängig vom pathologischen Tumorgrad etwa doppelt so hoch wie bei den operierten Patienten ohne Nachbestrahlung. Die Lokalrezidive betrugen bei den kombiniert Behandelten 7%, bei den nur operativ Behandelten 25%.

Cytostatische Therapie

Bei inoperablen Fällen mit Metastasierung wird eine Kombination aus Cyclophosphamiden, Vincristin, 5-Fluouracil und Methotrexat empfohlen. Nach Bloom war jedoch nur in 7,6% bei 354 fortgeschrittenen Fällen eine Wirkung nachzuweisen.

Im Vergleich dazu schneidet die *Hormontherapie* besser ab. Anhand einer Sammelstatistik mit 228 Fällen konnte Bloom in 17% objektive Tumorreaktionen nach der Verabreichung von Progesteron nachweisen. In einer eigenen Studie von 80 Patienten mit inkurablem Nierenkarzinom sah Bloom sogar in 29% objektive Besserung (Dosierung: 3mal wöchentlich 100 mg Testosteronpropionat intramuskulär). Die Hormontherapie basiert auf klinischen Beobachtungen, die dafür sprechen, daß das Nierenkarzinom keine autonome Erkrankung ist, sondern eine Beziehung zum endokrinen System hat.

Die *Immuntherapie* steht noch am Beginn der theoretischen und klinischen Forschung und ist nach dem derzeitigen Stand unseres Wissens in ihrer Wertigkeit kaum beurteilbar. Ein Kenner der Materie wie Bloom vom Krebsforschungsinstitut London ist der Meinung, daß sie zur Zeit nur erfolgreich sein könne, wenn nur noch wenige Karzinomzellen vernichtet werden müssen.

Tumoren des Nierenhohlsystems

Die Prognose der Hohlsystemtumoren gilt ganz allgemein als ungünstig, die der Plattenepithel-Karzinome sogar als ausgesprochen hoffnungslos (Abb. 6). Die Zahl der 5 Jahre nach der Operation wegen eines nicht invasiv wachsenden papillären Tumors

(Papillom) noch lebenden Patienten wird mit 50 bis 60% angegeben (Campbell, Mathisen, Riches), beim papillären Karzinom mit etwa 30 bis 40%, beim Plattenepithel-Karzinom lebte von 275 Patienten nach 5 Jahren keiner mehr (Dees). In Anbetracht dieser unbefriedigenden Situation, die durch die praktische Nutzlosigkeit der Strahlenbehandlung noch unterstrichen wird, muß man sich fragen, ob wir mit der allgemein üblichen Nephro-Ureterektomie von einem lumbalen Zugang aus auf dem richtigen Weg sind.

Wenn schon die Prognose dieser Geschwülste so ungünstig ist, dann gibt es zur Zeit nur zwei Möglichkeiten, sie zu ändern:

1. Verbesserung der Frühdiagnose und
2. Verbesserung der intraoperativen Metastasenprophylaxe durch Lymphadenektomie.

Das bedeutet aber, daß man auch beim Hohlsystemtumor den lumbalen Zugang zugunsten des transperitonealen oder sogar des thorako-abdominalen Zugangs aufgeben muß, eine Überlegung, die Schmiedt ebenfalls schon angestellt hat. Die Notwendigkeit der Verbesserung der Frühdiagnose mit Registrierung und Beachtung des auch hier führenden Leitsymptoms der Hämaturie — eine fast schon bis zum Überdruß vorgebrachte Forderung — wird sofort klar, wenn man die durchschnittliche zeitliche Verzögerung zwischen Hämaturie und Diagnose kennt: Sie betrug in einer Publikation von Nagel 14 Monate, bei Taylor und Mathisen 21 Monate.

Es besteht Einigkeit darüber, daß bei einem Hohlsystemtumor auch der Ureter mit angrenzender Blasenmanschette entfernt werden muß. Dieser ausgedehnte Eingriff ist notwendig, um Rezidiven im Ureterstumpf und in der Blase vorzubeugen, deren Häufigkeit für die sogenannten „benignen" Papillome mit 8%, für papilläre Karzinome mit 9% und für Plattenepithel-Karzinome mit 3,6% angegeben wird (Riches).

Dem gegenüber hat Lutzeyer, allerdings 1962, eine entsprechend dem Tumortypus mehr differenziertere therapeutische Haltung vorgeschlagen, die vom organerhaltenden Eingriff beim Kind bei nicht eindeutig gesicherter Malignität über die einfache Nephrektomie beim gutartigen Papillom bis zur radikalen Nephro-Ureterektomie beim histologisch gesicherten Karzinom reicht. Voraussetzung für diese differenziertere Therapie ist allerdings die histologische Untersuchung während der Operation mit der nicht zu unterschätzenden Gefahr der Tumorausbreitung, vor allem bei papillären Tumoren, und mit dem ebenso nicht zu unterschätzenden Risiko der Fehldiagnose einer Schnellschnittuntersuchung.

Trotz der wenigen bisher günstig verlaufenen Einzelfälle, weisen aber gerade Krankheitsverläufe bei Patienten mit Einzelnieren und längerer Beobachtungszeit darauf hin, daß selbst bei gutartigen Papillomen die Rezidivneigung im Nierenbecken, im Ureter und in der Blase doch so erheblich ist, daß man nur in zwingenden Fällen von einer radikalen Operation absehen sollte.

Uretertumoren

Die Prognose der infiltrierend wachsenden papillären und soliden Uretertumoren ist so ungünstig — die Mehrzahl der Patienten stirbt innerhalb von 2 bis 3 Jahren (Senger, Soloway, Whitlock) —, daß man auch die sogenannten benignen Tumoren als potentiell maligne einstufen muß. Sie neigen zur Multiplizität und zum Rezidiv. Aus dieser Bewertung resultiert die Forderung, benigne und maligne Tumoren nach den gleichen Grundsätzen, das heißt mit der „en bloc"-Nephro-Ureterektomie unter Mitnahme der ostiumtragenden Blasenwand zu behandeln. Ausgenommen von dieser Regelung sind lediglich die echten Fibrome und Haemangiome.

Wenn auch in den letzten Jahren verschiedene Einzelmitteilungen über ein organerhaltendes operatives Vorgehen erschienen sind (Bohlmann, Carson, Pena), so sind die Nachbeobachtungszeiten so kurz, die Ansichten über die potentielle Malignität auch der gutartigen Tumoren so verschieden und die Unsicherheiten der intraoperativen Schnellschnittdiagnose so bekannt, daß man für den Durchschnittsfall an der radikalen Operationslösung aller Harnleitertumoren festhalten sollte. Erleichtert wird allerdings die Entscheidung durch die Tatsache, daß die meisten Patienten erst dann zur Behandlung kommen, wenn die zur Debatte stehende Niere sowieso nicht mehr zu halten ist.

Die Forderung nach möglichst radikaler Operation schließt jedoch nicht aus, daß im Einzelfall organerhaltend operiert werden kann oder operiert werden muß. In diesem Zusammenhang wird die Entscheidung von Kriterien wie Alter, Allgemeinzustand, Metastasen, vor allem aber von der Existenz beziehungsweise von der Funktion der kontralateralen Niere bestimmt. Handelt es sich bei der betroffenen Seite um eine tatsächliche oder funktionelle Einzelniere, dann ist die radikale Exstirpation sowieso nicht möglich, das heißt, es muß eine andere Lösung gesucht werden.

Beim jüngeren Patienten wird man einen Ureterersatz durch Dünndarm diskutieren, während man bei älteren Patienten mit beschränkter Lebenserwartung den Ureterersatz durch eine Kunststoffprothese in Erwägung ziehen wird, beim hochsitzenden Tumor eine Nierenfistel anlegen, beim tiefsitzenden eine Boari-Plastik durchführen, beim Neoplasma im mittleren Ureterdrittel auch einmal eine Ureterresektion mit End-zu-End-Anastomose bevorzugen wird.

Die Ansichten über den Wert der ergänzenden *Strahlentherapie* sind sehr unterschiedlich. Allenfalls herrscht Übereinstimmung darüber, daß man nach den selten indizierten organerhaltenden Operationen nicht nachbestrahlen sollte, um Anastomose oder Stoma nicht zu gefährden. Für die radikal Operierten muß die Nachbestrahlung als Ermessensfrage bezeichnet werden, die zur Zeit noch jeder für sich beantworten muß. Ich persönlich empfehle sie meinen Patienten, weil einerseits die Nebenwirkungen der Tele-Kobaltstrahlen in Kauf genommen werden können und weil andererseits der anatomische Aufbau des Ureters mit reicher Lymphgefäßversorgung und dementsprechend frühzeitiger Metastasierung in die paraaortalen Drüsen doch einen gewissen Strahleneffekt erwarten läßt.

Alle vorgebrachten Überlegungen zum Behandlungsplan sind für den Einzelfall sicher wichtig, sie stehen in ihrer Wertigkeit gegenüber der wünschenswerten Beachtung von Tumorsymptomen, also der Hämaturie, jedoch weit zurück. Diese Lücke zwischen wünschenswerter und tatsächlich praktizierter Beachtung der Hämaturie durch sachgerechte *Information der Bevölkerung* und *der Hausärzte* zu schließen, ist eine unabdingbare Voraussetzung zur Verbesserung der Prognose der Tumoren der Niere und der ableitenden Harnwege.

Prof. Dr. H. Klosterhalfen
Direktor der Urologischen Univ.-Klinik
D-2000 Hamburg 20
Martinistraße 52

U. KLEIN: **Angiographische Röntgendiagnostik der Nieren- und Nierenbecken- sowie Harnleitertumoren**

Der große Fortschritt auf dem Gebiet der urologischen Tumorchirurgie in den letzten Jahren [21,22,24] macht entsprechende umfangreiche diagnostische Maßnahmen notwendig, um die Art und die Ausdehnung eines Nierentumors zu bestimmen [2,13,27].

Deckt das Ausscheidungsurogramm (AUG) einen raumfordernden Prozeß auf, muß der nächste diagnostische Schritt die Nierenangiographie sein [3,6,19,25].

Die sogenannte *Etagenaortographie*, durchgeführt mit einem flowgesteuerten Injektor [14], zeigt zunächst die Anzahl und den Ursprung der die Niere versorgenden Arterien, in der Regel das gefäßreiche Nierenkarzinom sowie gegebenenfalls die parasitäre Tumorgefäßversorgung aus den Nachbararterien [13,19].

Mit der *selektiven Arteriographie* gelingt es darüber hinaus festzustellen, ob der Tumor die Fettkapsel durchbrochen hat [2,13,19].

Bei Verdacht auf Infiltration des Tumors in Nachbarorgane [13,16] erfolgt die arterielle Darstellung des entsprechenden Organes mit dem gleichen Katheter.

Die *venöse Phase* [2,16] der Arteriographie gibt in der Regel Aufschluß über die Durchgängigkeit der Nierenvene oder über einen Venenverschluß durch einen Tumorzapfen.

Die *Cavographie* [4,13] zeigt, ob ein Tumorzapfen das Lumen der Cava eingeengt oder gar verschlossen hat.

Bei freier Vena cava kann die *selektive Nierenvenographie* [4,11] eine Tumorthrombose sowie Venenanomalien aufzeigen.

Da durch die Kathetermanipulation jedoch Tumorteile losgelöst werden können, muß die Indikation dazu sehr streng gestellt werden.

Die *Lymphographie* vom Fußrücken her [8,10,12], ist in der Lage, die regionären paralumbalen Lymphknoten der Nieren darzustellen.

Zwischenfälle sind bei sorgfältiger Untersuchung und in erfahrener Hand selten [29]. Wir hatten bei ca. 2500 transfemoralen Katheterangiographien (ohne Cardangiographien) 6 Komplikationen (0,24%).

Kontrastmittelzwischenfälle haben wir, mit Ausnahme von gelegentlichem Erbrechen und Übelkeit, nicht beobachtet. Verwendet wurde Conray 60 und Conray 70*.

In den letzten 4½ Jahren war es uns, wegen der guten Zusammenarbeit mit der Urologischen Univ.-Klinik München (Direktor: Prof. Dr. med. E. Schmiedt) möglich, 204 Nierenkarzinome angiographisch zu untersuchen. Das sind 12,2% von 1670 Patienten, die wegen einer Nierenerkrankung bei uns angiographiert wurden.

Alle 204 Patienten wurden arteriographiert, 148 Patienten lymphographiert, bei 139 Patienten wurde die Cavographie notwendig, und 11mal wurde die selektive Nierenvenographie durchgeführt. Von all diesen Patienten wurden 170 operiert. Die angiographischen Befunde wurden mit operativen und/oder histologischen Ergebnissen verglichen.

Ergebnisse

I. Nierenkarzinome

Alters- und Geschlechtsverteilung

Wir untersuchten 121 Männer (59,3%) und 83 Frauen (40,7%). Das Geschlechtsverhältnis von Männern zu Frauen betrug 1,5 : 1. Der jüngste Patient war 28 Jahre, der älteste 79 Jahre alt. Die über 50jährigen stellten mit 75,9% den größten Anteil [20].

AUG

In 85,8% war der raumfordernde Prozeß im AUG erkennbar, in 2,9% nicht erkennbar, in 3,9% wurde der erkennbare Tumor nicht diagnostiziert, in 7,8% lag eine stumme Niere vor.

Einbruch in das Nierenhohlsystem

Bei 149 Patienten (73,0%) war der Tumor in das NHS eingebrochen.

Angiographie

Die durchschnittliche Tumorgröße betrug 11 cm im Durchmesser, der kleinste Tumor war 1,5 cm, der größte 23 cm im Durchmesser. In 72,0% war bei der Diagnosestellung mindestens die Hälfte der Niere durch das Karzinom zerstört.

Ein *Fettkapseldurchbruch* wurde in 43,6% nachgewiesen, angiographisch zeigten sich 1 falsch positiver und 6 falsch negative Befunde.

---

* Fa. Byk Gulden, Konstanz

Ein *Einbruch in Nachbarorgane* war in 12,3% vorhanden. Angiographisch zeigten sich 1 falsch positiver Befund und 3 falsch negative Befunde.

Organinfiltration: je 4mal Leber, Milz, Nebenniere, 3mal Duodenum, 2mal Zwerchfell, 10mal retroperitoneales Nachbargewebe.

Ein *Nierenveneneinbruch* fand sich in 26,5% der Fälle. Angiographisch zeigte sich 1 falsch negativer Befund.

Eine *Cavabeteiligung* wurde angiographisch immer nachgewiesen, und zwar bei 27 Patienten (13,2%), davon ein Cava-Tumorzapfen bei 20 Patienten und ein Cavaverschluß bei 7 Patienten.

Von 148 *Lymphographien* ergab sich in 18,9% ein positiver, in 65,6% ein negativer und in einem relativ hohen Prozentsatz von 15,5% ein fraglicher Befund. Operativ ergaben sich Lymphknotenmetastasen in 23,5%. Präoperativ zeigte sich ein falsch negativer und ein falsch positiver Befund.

57 Patienten (27,9%) hatten *Fernmetastasen*. Bei 11 Patienten (5,4%) waren sie erstes Symptom der Erkrankung. Metastasenlokalisation: Lunge 59,6%, Knochen 38,6%, Leber 12,2% [21].

Mit diesen Ergebnissen war es uns möglich, eine entsprechende präoperative Klassifizierung der Nierenkarzinome nach dem TNM-System vorzunehmen (Tab. 1) [7,9,13,28].

Tabelle 1. Klassifizierung der hypernephroiden Nierenkarzinome nach dem TNM-System

T_1 = Primärtumor < 5 cm $\varnothing$,
ohne Einbruch in das Nierenbecken oder in die Nierenvenen,
ohne Durchbruch durch die Fettkapsel.

T_2 = Primärtumor 5 bis 10 cm $\varnothing$ oder größer
mit oder ohne Einbruch in das Nierenbecken
ohne Einbruch in die Nierenhauptvene
ohne Durchbruch in die Fettkapsel.

T_3 = Primärtumor 10 bis 15 cm $\varnothing$ oder kleiner.
Einbruch in die Nierenhauptvene
ohne Durchbruch in die Fettkapsel.

T_4 = Primärtumor > 15 cm $\varnothing$ oder kleiner
mit Durchbruch durch die Fettkapsel
mit Cavaeinbruch bzw. Cavaverschluß
und/oder Infiltration in Nachbarorgane.

N_0 = Kein Lymphknotenbefall.

N_1 = Homolateraler (para)aortaler bzw. (para)cavaler bzw. iliacaler Lymphknotenbefall.

N_2 = Kontralateraler (para)aortaler bzw. (para)cavaler bzw. iliacaler Lymphknotenbefall.

N_x = Präoperativ keine Angaben über einen Lymphknotenbefall möglich.

M = Fernmetastasen.

Bekanntlich charakterisiert das Symbol T die Ausdehnung des Primärtumors, N den Lymphknotenbefall und M die Fernmetastasen. Es kann jeder Einzelfall durch eine Tumorformel charakterisiert werden, wodurch es möglich wird, Fälle gleichartiger klinischer und prognostischer Qualität zusammenzufassen und eine standardisierte Dokumentation zu erstellen. Die Tabellen 2 und 3 zeigen die prä- und postoperativen Verteilungen der Kategorien T und N.

Faßt man die Tumorformeln für jeden Patienten in Stadien zusammen, so zeigt sich (Tab. 4), daß 52,9% aller Patienten bei Diagnosestellung bereits in das Stadium IV eingeordnet werden mußten (Patienten mit Metastasen oder mit Cavaeinbruch oder mit

Infiltrationen in Nachbarorganen). Präoperativ wurden insgesamt 13 Fälle (7,6%) falsch klassifiziert.

Tabelle 2. Prä- und postoperative Verteilung der T-Kategorie

	präop. N = 204	postop. N = 170
T_1	6,9%	7,1%
T_2	41,7%	43,5%
T_3	3,4%	3,5%
T_4	48,0%	45,9%

Tabelle 3. Prä- und postoperative Verteilung der N-Kategorie

	präop. N = 148	postop. N = 170
N_0	65,5%	76,5%
N_1	3,4%	5,4%
N_2	15,5%	18,2%
N_x	15,5%	—

Tabelle 4. Prä- und postoperative Stadieneinteilung

	präop. N = 204	postop. N = 170
Stad. I	2,9%	5,9%
Stad. II	27,6%	34,1%
Stad. III	3,5%	7,0%
Stad. IV	51,2%	52,9%

Trotz der hohen angiographischen Treffsicherheit hinsichtlich Diagnostik und Ausdehnung von Nierenkarzinomen sind die angiographischen diagnostischen Schwierigkeiten nicht zu verkennen [1,2,16,18,19].

Von 16 gefäßarmen bzw. gefäßlosen Tumoren in unserem Krankengut (7,8%) war in 8 Fällen (3,9%) die Diagnose eines Nierenkarzinoms präoperativ nicht eindeutig zu stellen. Es bestand kein Zweifel an dem raumfordernden Prozeß, differentialdiagnostisch kamen jedoch auch Cysten oder Abszesse in Frage. 1mal fand sich operativ ein angiographisch nicht erkennbares Cystenwandkarzinom.

Weitere Differentialdiagnosen: Morbus Pringle, Lipome, Adenome [5,6,23,26].

II. Nierenbeckenkarzinome

Besonders schwierig ist die arteriographische Diagnostik von Nierenbeckenkarzinomen [15]. Hier zeigt die Angiographie überhaupt nur dann einen Befund, wenn der Tumor bereits das Nierengewebe infiltriert hat. Es können dann pathologische Gefäße erkennbar sein oder auch nur gefäßarme Areale, die eine Cyste vortäuschen.

Noch unergiebiger ist die Angiographie der *Uretertumoren*. Die dünnlumigen, von Nieren- bzw. Blasenarterien entspringenden, meist sich nicht darstellenden Uretergefäße können in der Regel nicht selektiv sondiert werden. In diesen Fällen kann die Diagnose nur durch die retrograde Pyelographie gestellt werden.

Da bereits 52,9% aller Nierenkarzinome bei Diagnosestellung in das Stadium IV eingeordnet werden mußten, ist für eine bessere 5-Jahresüberlebensrate, die heute im allgemeinen bei etwa 50% liegt, die Frühdiagnostik zu verbessern. Wegen der häufig langen symptomlosen Zeit der Nierenkarzinome ist dies besonders schwierig. Es ist deshalb zu fordern,

1. daß bei jeder Mikro- oder Makrohämaturie — auch wenn sie nur einmal auftritt — ein AUG anzufertigen ist. Da Tumoren, die sich in die Peripherie ausbreiten, keine Veränderungen des NHS verursachen (in unserem Krankengut 3,4%) muß immer auf die

glatte Abgrenzung der Nierenkonturen geachtet werden. In vielen Fällen, besonders bei ambulanten Patienten, sind zusätzliche Drehaufnahmen oder Tomogramme erforderlich [17];

2. daß bei jeder Gefäßuntersuchung stets beide Nieren arteriographiert werden müssen, da kleine Karzinome meist als Zufallsbefund bei Erkrankungen der Gegenseite, die die Angiographie veranlaßt hat, entdeckt werden;

3. daß bei jeder anderen Kontrastmitteluntersuchung (z. B. Phlebographie, Herzangiographie, Cerebralangiographie) stets das AUG anschließend durchgeführt werden sollte;

4. daß bei jeder „einseitigen" Nierenerkrankung (z. B. Steine, Hydronephrose, Schrumpfniere, stumme Niere etc.) besonders sorgfältig die Gegenseite beachtet werden muß, da Nierentumoren gelegentlich dem Betrachter entgehen, weil dieser auf den Nierenbeckenausgußstein fixiert ist. In unserem Krankengut fanden sich im Bereich der Gegenniere 3 pyelonephritische Schrumpfnieren, 4 Nierencysten und 1 Steinniere.

Wenngleich in dieser Kürze nicht die gesamte Problematik der Nieren-, Nierenbecken- und Harnleitertumoren aus angiographischer Sicht behandelt werden konnte, erscheint es aber wichtig, festzustellen, daß gerade bei den Nierenkarzinomen die präoperative angiographische Diagnostik sowie die *TNM-Klassifizierung* (Tab. 1) einen wichtigen Beitrag zur Behandlung und Prognose dieser Kranken beitragen kann.

Literatur

1. Becker, J. A., Fleming, R., Kanter, J., Mellicow, M.: Radiology **88**, 691 (1967). — 2. Boijsen, E., Folin, J.: Radiology **1**, 173 (1961). — 3. Boijsen, E.: Technik und Risiko der Katheterangiographie. In: Angiographie. Stuttgart: Thieme, 1966. — 4. Düx, A., Bücheler, E., Sobbe, A.: Röntgenbl. **21**, 495 (1968). — 5. Emmett, J. L., Levine, S. R., Woolner, L. B.: Brit. J. Urol. **35**, 403 (1963). — 6. Folin, J.: Acta radiol. Suppl. **267** (1967). — 7. Früchte, D.: Klassifizierung und Stadieneinteilung der hypernephroiden Nierenkarzinome nach dem TNM-System aufgrund angiographischer Untersuchungen. (Arteriographie, Cavographie, selektive Nierenvenographie, Lymphographie.) Inaugural-Dissertation, München 1972. — 8. Fuchs, W. A., Davidson, J. W., Fischer, H. W.: Lymphography in Cancer. Berlin–Heidelberg–New York: Springer 1969. — 9. Harmer, M., Denoix, P., Hamperl, H.: Klin. Wschr. **46**, 1181 (1968). — 10. Jackson, R. J. A.: Brit. med. J. **1**, 1203 (1966). — 11. Kahn, P. C.: Radiology **92**, 345 (1969). — 12. Kinmonth, J. B.: Clin. Sci. **11**, 13 (1952). — 13. Klein, U.: Klassifizierung der Nieren-Karzinome nach dem TNM-System aufgrund angiographischer Kriterien. Habilitationsschrift, München 1974. — 14. Klein, U., Heinze, H. G., Müller-Fassbender, H.: Electro medica **41**, 19 (1973). — 15. Kollwitz, A. A., Schaefer, P., Haasner, E.: Die Angiographie in der Diagnostik der Nierenbeckentumoren. In: Angiographie und ihre Leistungen. Stuttgart: Thieme, 1968. — 16. Lecky, J. W.: Renal Angiography. In: Selective Angiography. Golden's Diagnostik. Radiology. Section 18. Baltimore: Williams and Wilkins Company, 1972. —17. Marx, E.: Electro medica **4**, 115 (1974). — 18. Meaney, T. F.: Radiology **93**, 361 (1969). — 19. Olsson, O.: Röntgendiagnostik des Urogenitalsystems. In: Handbuch der Medizinischen Radiologie. Band XIII, Teil 1. Berlin–Heidelberg–New York: Springer, 1973. — 20. Riches, E. W., Griffiths, J. H., Thackray, A. C.: Brit. J. Urol. **23**, 297 (1951). — 21. Schmiedt, E.: Die Nieren- und Harnleitergeschwülste. In: Klinische Urologie. Ein Lehrbuch. Stuttgart: Thieme, 1973. — 22. Schmiedt, E.: Chirurg **44**, 485 (1973). — 23. Schmiedt, E., Thurmayer, R., Hruby, E.: Münch. med. Wschr. **109**, 1433 (1967). — 24. Schmiedt, E., Heinze, H. G.: Münch. med. Wschr. **26**, 973 (1971). — 25. Seldinger, S. J.: Acta radiol. (Stockh.) **39**, 368 (1953). — 26. Voegeli, E.: Radiologe **10**, 87 (1970). — 27. Vogler, E.: Radiologische Diagnostik der Harnorgane. Suttgart: Thieme, 1974. — 28. Wellauer, J., Del Buono, M. S., Rüttimann, A.: Strahlentherapie **120**, 631 (1963). — 29. Zeitler, E., Schoop, W.: Fortschr. Röntgenstr. **112**, 291 (1970).

Priv.-Doz. Dr. U. Klein
Institut für Radiologie
am Deutschen Herzzentrum
D-8000 München 2
Lothstraße 11

J. E. ALTWEIN, M. GEORGI, R. GÜNTHER und M. MARBERCER jr.: **Simultane flow-gesteuerte Hochdruck-Kontrastmitteldarstellung der Vena cava, Nierenvene und Vena suprarenalis beim Hypernephrom**

Da die Entfernung eines malignen Nierentumors heute als gefäßchirurgischer Eingriff konzipiert wird, ist eine vollständige Abklärung der Tumorausdehnung vor der Operation erforderlich. Die angiographische Diagnostik stützt sich hierbei auf zwei Verfahren, die sich gegenseitig ergänzen: Renovasographie und Cavographie (Nagel et al., 1969). Allerdings ist diese caudale Veno-Cavographie auch heute noch ein nicht routinemäßig angewendetes Verfahren, das aus einer Reihe von Gründen den Erwartungen des Operateurs nicht genügen konnte. Beispielsweise können falsch-positive Füllungsdefekte nach einseitiger Femoralvenenpunktion auftreten, da das Kontrastmittel besonders auf dem Niveau der Nierenvenenmündungen zu schnell abströmt. Steht nur ein Anterior-Posterior-Aufnahmen-Plattenwechsler bei der Cavographie zur Verfügung, dann kann die retrocavale Ausbreitung des Nierentumors und Venenwandinfiltration nicht zuverlässig erkannt werden. Die Anfärbung von Lumbal- und Sacralvenen kann einen tumorbedingten Teilverschluß der Vena cava inferior vortäuschen, wenn zur Verbesserung der Kontrastschärfe der Valsalvasche Preßversuch ausgeführt wird. Schließlich können transvenös vorwachsende Nierentumoren, die die untere Hohlvene noch nicht erreicht haben, ebensowenig wie Tumoren, die bereits die Nebenniere infiltrieren, bei der Standard-Cavographie erfaßt werden.

In Zusammenarbeit mit dem Institut für Klinische Strahlenkunde der Universität Mainz haben wir deshalb die Cavographietechnik modifiziert und sie durch ein neues Verfahren zur selektiven Nierenphlebographie ergänzt. Bei Sitz des Nierentumors im oberen Pol wird außerdem die retrograde Nebennierenvenographie angeschlossen. Schließlich vervollständigen Bilder in 2 Ebenen oder Stereoaufnahmetechnik den Untersuchungsgang. Bisher wurden nach dieser modifizierten Methode 40 Patienten mit Nierentumoren untersucht. In 38 Fällen konnte radikal nephrektomiert werden und die histologische Diagnose hypernephroides Nierenkarzinom gestellt werden. Die Cavographie wird am Tag der Operation vorgenommen. Läßt bereits die Übersichtscavographie ein Vorwachsen des Tumors in das Venenlumen erkennen, verzichten wir auf weitere phlebographische Untersuchungen. Das gleiche gilt für den tumorbedingten Teil- oder Totalverschluß der unteren Hohlvene.

Bei der Cavographie wird die doppelseitige Femoralvenenpunktion nach der Seldinger-Technik vorgenommen. Eine ausreichende Menge unverdünnten Kontrastmittels wird mit einem Flow von 20 ml/sec automatisch über ein Y-Stück injiziert. Für einige Sekunden wird die Blutsäule ganz durch das Kontrastmittel ersetzt, es resultiert eine scharfe

Tabelle 1

A U T O R	JAHR	N I E R E N P H L E B O G R A P H I E	B E M E R K U N G
H.W. SMITH	1951	RETROGRAD, SELEKTIV	SCHLECHTE BILDER
DALLA PALMA ET AL.	1954	BALLONBLOCK DER NIERENVENEN	EXPERIMENTELL
ROMEO ET AL.	1962	BALLONBLOCK DER NIERENVENEN	EXPERIMENTELL
GILLOT ET AL.	1963	DOPPELBALLONBLOCK DER V. CAVA	EXPERIMENTELL
OLIN ET AL.	1965	PHARMAKOPHLEBOGRAPHIE	TUMORDIAGNOSTIK
DELIN ET AL.	1966	AORTENBLOCK	EXPERIMENTELL
PROCA	1966	V. TESTICULARIS LINKS	LI. NIERENTUMOREN

Abzeichnung der Vena cava inferior. Bei dieser Technik ist es allerdings auch nicht möglich, Tumorthromben der Nierenvenen darzustellen, da das Kontrastmittel nicht gegen den Blutstrom in die Nierenvenen einfließt.

Seit der Erstbeschreibung der Cavographie durch Dos Santos (1935) wurden zahlreiche Methoden angegeben, um die Nierenvenen mit Kontrastmittel füllen zu können (Tab. 1). Bei der Ballonblockierung der Nierenvene oder dem Doppelballonblock der Vena cava inferior (vgl. die Tabelle) wurde versucht, den Kontrastmittelabstrom zu verhindern. Beim Menschen sind derartige Verfahren problematisch, da die Unterbrechung des Vena cava-Blutstroms zu schweren Extrasystolien und zum Kreislaufkollaps führen kann. Die Pharmakophlebographie, über die kürzlich von Braedel et al. (1974) erneut berichtet wurde, kann zu Adrenalinreaktionen des Kreislaufs, Nierenischämie insbesondere aber zum Tumorthrombusabriß führen, da der Injektionsdruck auf der linken Seite bis zu 5 atü betragen muß.

Das Verfahren der Aortenblockade, mit der Stop-Flow-Bedingungen der Niere hervorgerufen werden sollen, wurde bislang nur im Tierexperiment angewendet. Schließlich liefert die Technik der Vena-spermatica-Punktion, die lediglich bei linksseitigen Tumoren sinnvoll ist, keine kontrastscharfen Nierenphlebogramme.

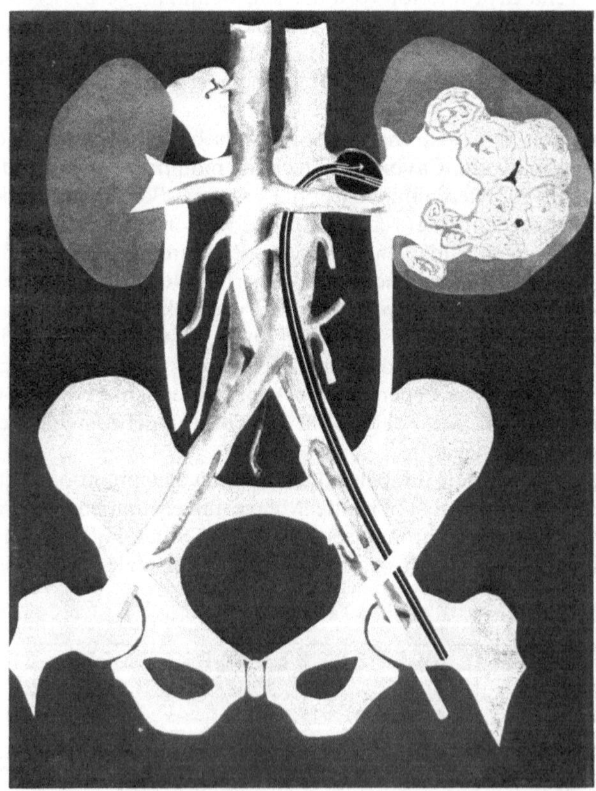

Abb. 1. Schema des in der A. renalis links aufgeblockten Einschwemmkatheters nach Swan und Ganz (schwarz, zweilumig). In die V. renalis links ist der Ödman-Katheter eingeführt

Ausgehend von einem Verfahren der Ballonblockade der Nierenarterie, das von Marberger et al. (1974) beschrieben wurde, führen wir die selektive, hypotone Nierenphlebographie aus (Abb. 1). Bei frei passierbarer Vena cava inferior wird die Vena renalis der tumortragenden Seite selektiv mit dem Ödman-Katheter sondiert. Zuvor wurde in die A. renalis der Einschwemmkatheter nach Swan-Ganz eingeführt. Der Ballon wird mit

0,3 ml physiologischer Kochsalzlösung gefüllt, damit er vom Blutstrom nierenwärts gedrückt wird. Bei der weiteren Füllung des Ballons auf 0,8 ml sistiert die Nierendurchblutung. Unter diesen Stop-Flow-Bedingungen fällt der Druck in der Nierenvene gegen Null. Anschließend kann das Kontrastmittel in den Ödman-Katheter mit der Hand injiziert werden und das Nierenvenensystem färbt sich retrograd bis zum Niveau der Venolen an. Der Tumorkollateralkreislauf wird mit dieser hypotonen Nierenphlebographie ebenfalls sichtbar. Die Gefahr der Entstehung von Tumorembolie ist mit diesem

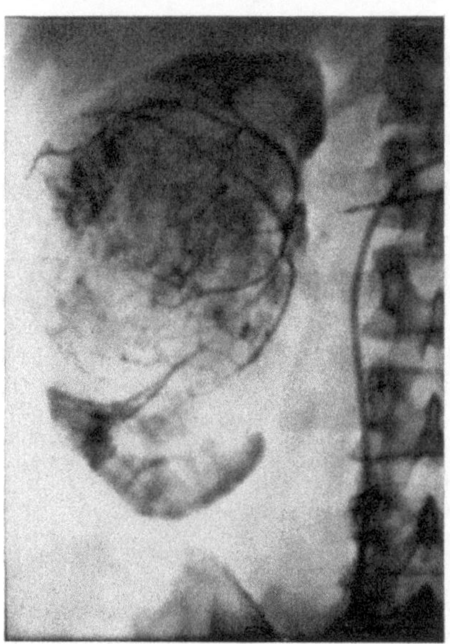
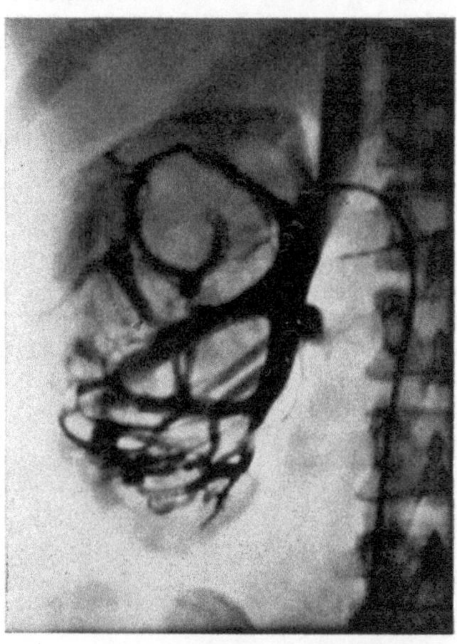

Abb. 2. Erich R., geb. 17. 9. 19. Selektives, hypotones Nierenphlebogramm bei rechtsseitigem Nierentumor (re. Bildhälfte) und selektive Nierenarteriographie (li. Bildhälfte)

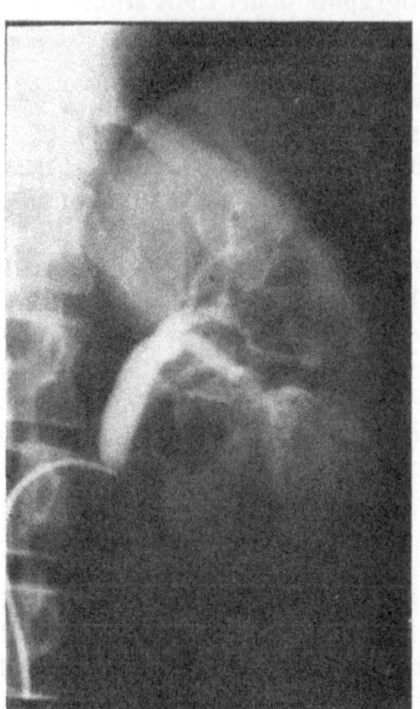
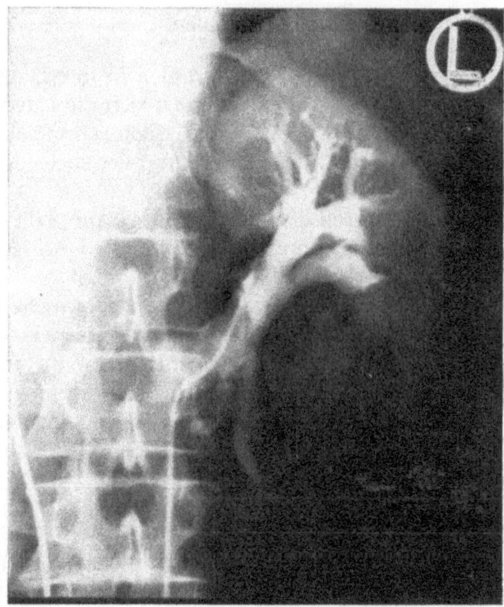

Abb. 3. Leo D., geb. 3. 5. 17. Selektives, hypotones Nierenphlebogramm bei linksseitigem Nierentumor (re. Bildhälfte) und selektive Nierenarteriographie (li. Bildhälfte)

neuen Verfahren nicht größer als mit der Cavographie selbst. Auf Abb. 2 ist ein selektives Nierenphlebogramm, auf Abb. 3 mit Abbruch der unteren Segmentvene bei linksseitigem unteren Poltumor zu erkennen.

Als Zusatzuntersuchung kann in bestimmten Fällen bei oberen Poltumoren die phlebographische Nebennierendarstellung eine Tumorinfiltration beweisen.

Mit Hilfe der um die hypotone Phlebographie und retrograden Nebennierendarstellung erweiterten Cavographie können die nahezu 20% der Tumoren, bei denen die Vena cava und die Nebennieren befallen sind, bereits präoperativ abgeklärt werden. Zukunftsweisend könnten die 55% 5-Jahres- und 43% 10-Jahresüberlebensquote sein, die trotz Cavabefall bei aggressivem chirurgischem Vorgehen von Skinner und Mitarbeitern erreicht wurden.

Literatur

Braedel, H. U., Marzen, J., Schindler, E.: Urologe A **13**, 223 (1974). — Dalla Palma, L., Pistolesi, G. F.: Chir. Pat. Sper. **1954,2**, 453 (1954). — Delin, N. A., Haverling, M.: Invest. Radiol. **1**, 148 (1966). — Dos Santos, R.: J. Urol. **39**, 586 (1935). — Gillot, C., Aaron, C., Michel, J. R.: Presse méd. **71**, 541 (1963). — Marberger, M., Georgi, M., Orestano, F.: Akt. Urol. **5**, 163 (1974). — Nagel, R., Baumgärtel, H., Rilling, J.: Urologe **8**, 129 (1969). — Olin, T. B., Reuter, S. R.: Radiology **85**, 1036 (1965). — Proca, E.: Brit. J. Urol. **38**, 501 (1966). — Romeo, G., Romeo, C., Ascanio, B.: Gior. Ital. Chir. **18**, 937 (1962). — Skinner, D. G., Pfister, R. F., Colvin, R.: J. Urol. **107**, 711 (1972). — Smith, H. W.: The Kindney, New York: Oxford University Press, 1951.

Dr. J. E. Altwein
Urolog. Univ.-Klinik
D-6500 Mainz
Langenbeckstraße 1

D. HAURI, G. MAYOR und P. RÜEDI: **Die Cavographie in der Indikationsstellung zur Operation bei Nierentumoren**

Während die Nierenarteriographie in der Diagnostik von Nierentumoren zu einem Routineverfahren geworden ist, setzt sich die Cavographie nur zögernd durch.

Dies ist erstaunlich; weiß man doch schon seit den Anfängen der klinischen Pathologie um die Affinität der Nierentumoren, speziell des hypernephroiden Carcinoms, zum venösen Abflußsystem.

Lassen sich durch die Nierenarteriographie die Diagnose und ungefähre Lokalisation der Nierentumoren hinreichend bestimmen, so ist ihre Ausdehnung ohne Cavographie nie mit Sicherheit erkennbar.

Im Gegensatz zu anderen Autoren gebrauchen wir die Cavographie nicht in erster Linie zur Bestimmung der Operabilität, respektive Inoperabilität eines Nierentumors, sondern fast ausschließlich zur Wahl des operativen Zugangsweges. Wir sind der Ansicht, daß von seiten des Lokalstatus ein Nierentumor höchst selten als inoperabel zu gelten hat, höchstens in Verbindung mit einem schlechten Allgemeinzustand.

Aus Zeitgründen kann hier auf den Wert einer Tumornephrektomie bei bekannten Fernmetastasen nicht eingegangen werden.

Die Cavographie ist für den Patienten überhaupt nicht belastend. Wir führen sie routinemäßig bei jedem Nierentumor im Anschluß an die Arteriographie durch. Dabei wird mittels der Methode nach Seldinger ein Katheter durch die Vena cava auf das Niveau der Nierenvenenabgänge hochgeschoben. Durch das Valsalva-Manöver werden die Nierenvenen sichtbar. Die selektive Darstellung der Nierenvenen lehnen wir wegen der möglichen Loslösung eventuell vorhandener Tumorzapfen ab.

Der Punkt mit den meisten Interpretationsschwierigkeiten liegt an der Einflußstelle der Vena renalis in die Cava. Hier zwischen echten Tumorzapfen, die in der Nierenvene liegen oder in die Cava vorragen, und nur strömungsbedingten Kontrastmittelaussparungen zu unterscheiden ist nicht immer einfach und setzt eine gewisse Routine voraus. Weil für uns die Cavographie von großer diagnostischer Bedeutung ist, haben wir hier höchst selten Interpretationsschwierigkeiten — im Gegensatz zu den Radiologen, die uns bisher eine falsch positive und 9 falsch negative Diagnosen geliefert haben.

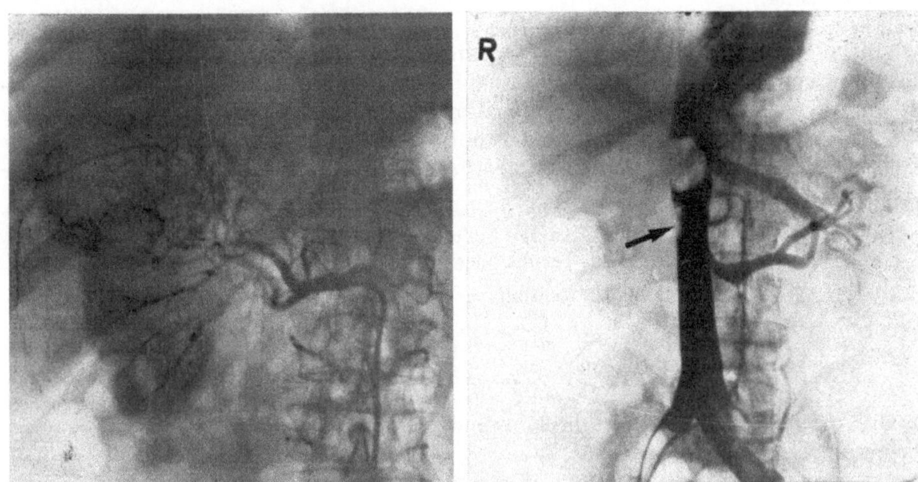

Abb. 1

Links: Hypernephrom der rechten Niere

Rechts: Cavographie: Tumorzapfen durch die Vena renalis in die Cava vorwachsend, welche dadurch fast verschlossen wird. Es kommt dadurch ein venöser Umgehungskreislauf über eine Lumbalvene und die Vena renalis links zustande. Zusätzlich eine Arosion der Cava (Pfeil).

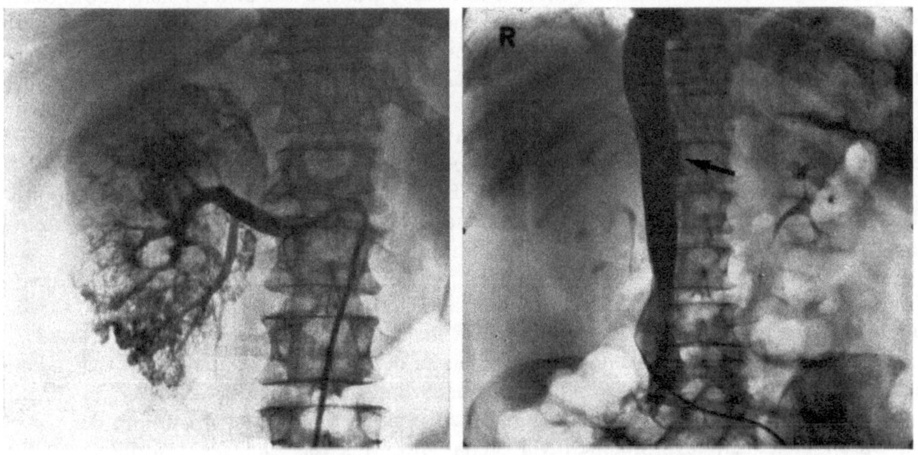

Abb. 2

Links: Hypernephrom der rechten Niere

Rechts: Cavographie: Es finden sich mehrere unscharf begrenzte Aufhellungen in der Cava (Pfeil), welche sich intraoperativ als Überwachsen des Tumors in die Cava erwiesen

100

Als operative Zugangswege wählen wir die folgenden:

1. Bei großen Nierentumoren, bei Nierentumoren, welche im Oberpol gelegen sind, und bei geringsten Veränderungen in der Cavographie gehen wir thorako-abdomino-retroperitoneal ein; es ist damit ohne große Traumatisierung der Niere möglich, sofort zum Gefäßsystem zu gelangen und dieses ohne große Behinderung übersichtlich darzustellen.

2. In allen andern Fällen von Nierentumoren gelangt die altbekannte Lumbotomie zur Anwendung.

Von 1966 bis heute haben wir 143 Patienten mit einem Hypernephrom betreut. 7 davon waren inoperabel und zwar ausnahmslos wegen schlechtem, zum Teil kachektischem Allgemeinzustand, oft in Kombination mit disseminierter Metastasierung. Bei 52 (= 36%) führten wir die Nephrektomie thorako-abdomino-retroperitoneal aus; in der Hälfte der Fälle lag der Grund in Veränderungen der Cavographie. Diese lassen sich wie folgt aufschlüsseln:

Verdrängung der Cava von außen	13 Patienten
Verschluß der Vena renalis oder	
Tumorzapfen darin sichtbar	8 Patienten
Infiltration der Cava	3 Patienten
Verschluß der Cava	2 Patienten

Die folgenden 2 Fälle sollen die Notwendigkeit der cavographischen Abklärung bei Nierentumoren unterstreichen:

Der erste Patient, 1895 geboren, wies ein primär nicht sehr gefährlich aussehendes Hypernephrom der rechten Niere auf (Abb. 1). In der Cavographie stellte sich jedoch ein venöser Umgehungskreislauf über eine Lumbalvene und die Vena renalis der gesunden Seite wegen fast totalem Verschluß der Cava dar. Zusätzlich ist eine Erosion der Cava sichtbar. Durch den thorako-abdomino-retroperitonealen Zugang konnte anschließend an die Nephrektomie der Tumorzapfen entfernt und ein Teil der Cava ohne Schwierigkeiten reseziert werden.

Den Nierentumor des 2. Patienten, 1908 geboren (Abb. 2), hätten wir ohne Cavographie durch eine Lumbotomie entfernt. Die Cavographie wurde von den Radiologen als unauffällig befunden. Uns fielen jedoch die fleckigen Aufhellungen in der Cava auf, und wir wandten deshalb den thorako-abdomino-retroperitonealen Zugangsweg an. Wir haben dies nicht bereut, da der Tumor die Cava bereits ergriffen hatte und diese bei leisester Berührung sofort auf einer Länge von ca. 10 cm einriß. Durch den gewählten Zugang konnte die ganze Situation ohne Schwierigkeiten gemeistert werden, wobei ein Teil der Cavawand mitreseziert werden mußte.

Es wird immer wieder behauptet, daß bei Befall der Cava eine Nephrektomie sinnlos sei, da der Patient sowieso verloren wäre und durch die Operation eine diffuse Metastasierung provoziert würde.

Der dritte Patient, den wir hier vorstellen, war 39 Jahre alt, als er mit einer Makrohämaturie und einer mächtigen unteren venösen Einflußstauung zu uns kam. Die Cavographie von unten war nur bis zu den Venae iliacae communes möglich (Abb. 3). Die Cavographie von oben zeigte eine freie Cava bis zu den Nierenvenenabgängen. Wir haben den Patienten wegen seines guten Allgemeinzustandes thorako-abdomino-retroperitoneal nephrektomiert und mit den Gefäßchirurgen zusammen durch eine Eröffnung der Cava und durch gleichzeitiges Eingehen via Vena femoralis die Gefäße desobliteriert. Es handelte sich hauptsächlich um Appositionsthromben, bedingt durch einen Tumorzapfen, der durch die Vena renalis in die Cava vorgewachsen war. Seit der Operation sind nun mehr als 2 Jahre verstrichen. Der Patient lebt noch, ohne Verdacht auf Metastasen, bei bester Gesundheit und ist als Schwerarbeiter voll einsatzfähig.

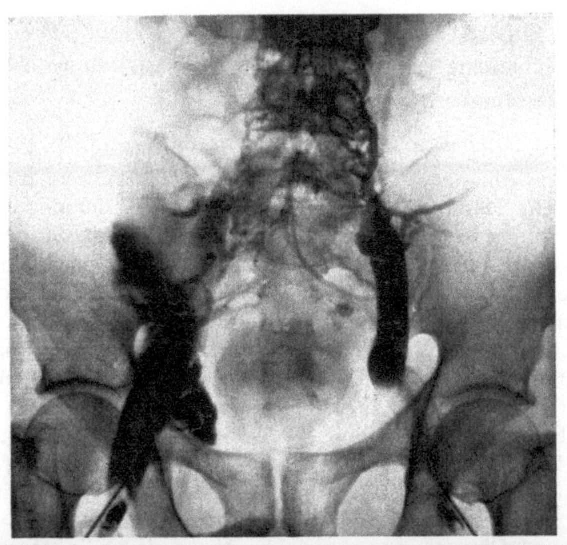

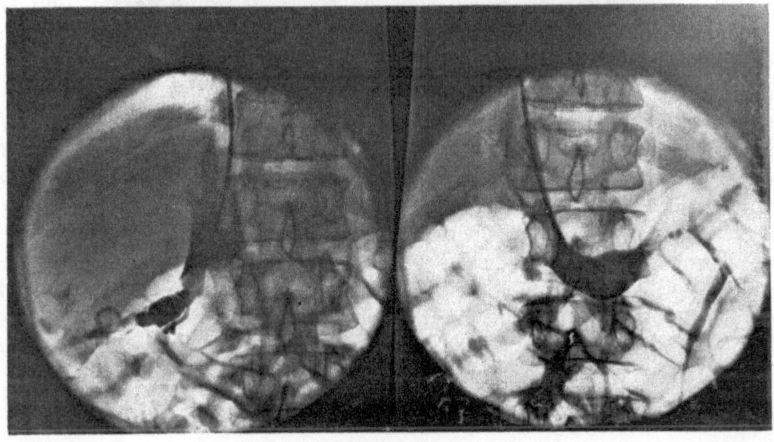

Abb. 3
Oben: Cavographie von unten: völliger Verschluß der Venae iliacae communes
Unten: Cavographie von oben: oberhalb der Nierenvenen ist die Cava frei; die Vena renalis
rechts durch Tumormassen verschlossen

Dr. D. Hauri
Urolog.-Univ.-Klinik
Kantonsspital
CH-8006 Zürich
Rämistraße 100

K. Möhring, P. Georgi, J. Clorius, H. J. Sinn und G. Erbs: **Nuklear-medizinische Möglichkeiten zur Differenzierung von Nierentumoren**

Manuskript nicht eingegangen.

O. Sebeseri, E. Grétillat, R. Mayer und R. Tscholl: **Die Aussagekraft der zytologischen Untersuchung von Nierenbeckenspülflüssigkeit bei Nierenparenchym- und Nierenhohlsystemtumoren**

Urographie, retrograde Pyelographie sowie selektive Renovasographie führen bei über 90% der tumorbedingten Hämaturien der oberen Harnwege zur Diagnose unabhängig davon, ob die Hämaturie aus einem Tumor des Nierenparenchyms oder des Nierenhohlsystems stammt. Wenn aber eine rezidivierende Makrohämaturie trotz allem ungeklärt bleibt, so wären weitere schlüssige diagnostische Verfahren wünschenswert. Der folgende Einzelfall veranlaßte uns, den diagnostischen Wert der zytologischen Untersuchung der Nierenbeckenspülflüssigkeit abzuklären.

Ein 41jähriger Patient mit rezidivierender schmerzloser Makrohämaturie zeigte urographisch unauffällige Verhältnisse. Endoskopisch war bei normalem Blasenbefund eine Seitenlokalisation der Blutung nicht möglich. In der Angiographie kamen normale Gefäße in beiden Nieren zur Darstellung. Da auch die bilaterale retrograde Füllung der oberen Harnwege keine Blutungsquelle erkennen ließ, durchspülten wir das Nierenhohlsystem mit physiologischer Kochsalzlösung und ließen die Spülflüssigkeit zytologisch untersuchen. Der zytologische Befund ergab links maligne Zellen eines hypernephroiden Carcinoms. Bei der Freilegung erwies sich die Niere als völlig normal und auch die Längsnephrotomie förderte keinen Tumor zutage. Allein auf Grund des Zytologiebefundes rang man sich zur Nephrektomie durch. Erst nach Eröffnung sämtlicher Kelche ließ sich ein erbsgroßes hypernephroides Carcinom finden, das in einen Nebenkelch eingebrochen war.

Aufgrund dieser Erfahrung wurde bei 31 Nierentumoren, nämlich 20 hypernephroide Carcinome, 7 Nierenbeckencarcinome, 3 Nierensarkome und 1 Seminom-Metastase in der Niere, die Nierenbeckenspülflüssigkeit zytologisch untersucht. Zur Gewinnung der Spülflüssigkeit wird unter Durchleuchtungskontrolle ein Ureter-Katheter in das Nierenbecken hochgeschoben und das Nierenbeckenkelchsystem mit 3 bis 5 ml physiologischer Kochsalzlösung 3-mal gespült. Die bei der Spülung erzeugte Turbulenz soll mechanisch Zellen von der Tumoroberfläche ablösen. Die aspirierte Spülflüssigkeit wird im zytologischen Labor 10 Minuten lang bei 3000 Touren pro Minute sedimentiert. Die Sedimentausstriche werden nach Papanicolaou gefärbt und mikroskopisch beurteilt [1,3].

Resultate

Alle 31 Fälle wurden präoperativ radiologisch diagnostiziert, der Nierentumor wurde operativ bestätigt und histologisch verifiziert. 6 der 20 hypernephroiden Carcinome wiesen einen positiven, 14 einen negativen zytologischen Befund auf. Von 13 Tumoren, die in das Nierenbecken eingebrochen waren, brachten nur 5 eine positive Zytologie, d. h., der Einbruch des Tumors in das Nierenbecken verbesserte die diagnostische Ausbeute nicht.

Bei 7 Nierenbeckencarcinomen waren nur 3-mal Tumorzellen nachweisbar, 4-mal war dagegen die Zytologie negativ. Erstaunlicherweise zeigte sich auch bei den Nierenbeckentumoren, daß das neoplastische Gewebe im Nierenhohlsystem noch keinen positiven zytologischen Befund sicherstellt.

Weder die 3 Nierensarkome noch die 1 Seminom-Metastase der Niere ließen sich zytologisch nachweisen.

Die Zellen des oberen Harntraktes, die zytologisch untersucht werden sollen, können grundsätzlich aus der Harn- oder Nierenbeckenspülflüssigkeit gewonnen werden. Die Spülflüssigkeit soll gegenüber dem Nativharn den Vorteil haben, daß in der physiologischen Kochsalzlösung die zytolytischen Faktoren von Bakterien und Leucozyten ausgeschaltet werden [4]. Ob die Zellen besser mit Hilfe der Sedimentation oder der Filtration angereichert werden, ist umstritten und wahrscheinlich unwesentlich.

Allgemein üblich ist die Färbung nach Papanicolaou, die auch an unserem Material verwendet wurde. Eine andere deutlich überlegene Färbung konnte sich bis jetzt nicht durchsetzen. Wohl erzielte Hajdu mit Hilfe der Fettfärbung einer Trefferquote von 14/20 [5]. Milsten fand aber mit dieser Methode in seinem Kontrollkollektiv 13/75 falsch positive Befunde [6].

Im übrigen Schrifttum schwankt der Prozentsatz der richtig positiven zytologischen Diagnosen von 6 bis 100%, wobei eigenartigerweise die kleinen Serien die besten Resultate beanspruchen.

Bei 31 konsekutiven Patienten mit Nierentumoren war die zytologische Diagnose 22mal falsch negativ. Dieses Ergebnis zeigt, daß mit der Nierenbeckenspülung die Treffsicherheit nicht verbessert werden kann. Aus diesem Grunde sind wir der Ansicht, daß die Methode zur routinemäßigen Anwendung insbesondere zum Ausschluß eines Nierentumors nicht geeignet ist.

Literatur

1. Papanicolaou, G., N., Marshall, V. F.: Science **101**, 519 (1945). — 2. Zincke, H., Utz, D. C.: Die Harnzytologie: Ein wichtiges Hilfsmittel bei der Differentialdiagnose der interstitiellen Zystitis und des carcinoma in situ der Blase (im Druck). — 3. Kelâmi, A., Kirstaedter, H.-J.: Z. Urol. **62**, 519 (1969). — 4. Raab, W.: Wien. klin. Wschr. **78**, 364 (1966). — 5. Hajdu, S.: Acta Cytol. **15**, 31 (1971). — 6. Milsten, R.: J. Urol. **110**, 169 (1973).

Dr. O. Sebeseri
Urolog. Univ.-Klinik
CH-3010 Bern
Inselspital

L. Weissbach, H. Tümmers, R. Müller und E. Bücheler: **Klinische, angiographische und histologische Befunde bei gefäßarmen Nierentumoren**

Fehlt im Angiogramm der für das hypernephroide Karzinom typische Gefäßreichtum, so ist eine Aussage über die Art der Raumforderung oft äußerst schwierig. Daher scheinen uns folgende Fragen von Interesse zu sein:

1. Um welche Art von Tumor handelt es sich?

2. Was sind die Ursachen der Hypovaskularisation?

3. Ergeben sich aus der präoperativen Dignitätsbeurteilung therapeutische Konsequenzen?

Diese Fragen sollen beantwortet werden durch die Korrelation klinischer, angiographischer und histologischer Befunde bei 16 hypovaskulären Nierentumoren. Die Notwendigkeit zu dieser Synopsis ergibt sich aus 2 Tatsachen:

1. Mit 8,1% ist der Anteil der gefäßarmen Raumforderungen der Niere an der Gesamtzahl der von uns beobachteten Nierentumoren relativ hoch.

2. In der überwiegenden Zahl der Fälle handelt es sich um histologisch gesicherte maligne Tumoren (Tab. 1).

Tabelle 1. Pathohistologie von 16 gefäßarmen Nierentumoren

Hypernephroides Karzinom	9
Adenokarzinom	3
Malignes Nephroblastom	1
Adenom	1
Hamartom	2

Die *anamnestischen Angaben* unterschieden sich nicht von denen anderer Nieren-
tumor-Patienten. Flanken- bzw. Oberbauchschmerzen, Hämaturie und palpabler Tumor
waren charakteristische — auf die Niere hinweisende — Symptome. Die klassische Sym-
ptomentrias (Chisholm u. Roy 1971) trafen wir in keinem Falle an. Fieber, Gewichtsabnahme und Leistungsverlust waren allgemeine Tumorzeichen.

Die *Laborbefunde* gaben gelegentlich Hinweise auf die Art der Raumforderung. BSG-
Beschleunigung, Anämie, Hämaturie ließen bei gemeinsamen Auftreten oder in Kombination mit der entsprechenden Anamnese bzw. einem auffälligen radiologischen
Befund an einen malignen Nierentumor denken. Die sonst in 26% der Nierentumoren
zu beobachtende Hypertonie (Vahlensieck 1971) sahen wir bei keinem Patienten. Anlaß
zur Angiographie gab in der Regel die urographisch nachweisbare Raumforderung.
Zweimal handelte es sich um Tumoren in einer stummen Niere.

Kasuistik

Fall 1

Bei einem 38jährigen Patienten sahen wir im Urogramm einen runden, die Grenze der hypo-
plastischen Niere überschreitenden Weichteilschatten. Im selektiven Angiogramm wiesen eine
Gefäßneubildung und der geschlängelte Verlauf der Gefäße im oberen Nierenteil auf einen
Tumor hin. Histologisch handelte es sich um ein teils papilläres, teils tubuläres Adenom.

Fall 2 und 3

Bei beiden Patienten lautete die präoperative angiographische Diagnose „Nierencyste“. In
beiden Fällen ergab die histologische Untersuchung ein papilläres Adenokarzinom.

Fall 4

Bei einem 60jährigen Patienten war die linke Niere urographisch stumm. Nach dem selektiven
Angiogramm stellten wir die Diagnose „Harnstauungsniere II. bis III. Grades“ (Einteilung nach
Laubenberger 1969). Die Freilegung ergab eine von Tumorknoten durchsetzte Niere mit einem
vom oberen Nierenpol ausgehenden tubulär-papillären Adenokarzinom.

Fall 5

Bei dieser 58jährigen Patientin wurde die richtige präoperative Diagnose gestellt: Das selektive Angiogramm zeigte vereinzelt geschlängelte und im Kaliber unregelmäßige Gefäße, in dem
ansonsten hypovaskulären linken unteren Nierenpol. Patho-histologisch handelte es sich um ein
hypernephroides Karzinom mit pseudosarkomatösen Strukturen.

Fall 6

Bei dieser 41jährigen Patientin war die rechte Niere urographisch stumm. Im Übersichts-
angiogramm zeigte sich lediglich eine dünne, unregelmäßig konturierte Nierenarterie auf der
rechten Seite. Den Verdacht auf einen malignen Nierentumor äußerten wir auf Grund von
Kaliberschwankungen der Intercostal- und Lumbalarterienäste. Patho-histologisch fand sich
eine verkäsende Nierentuberkulose mit einem hypernephroiden Karzinom, das reichlich pseudo-
sarkomatöse Strukturen aufwies.

Fall 7

Eine 42jährige Patientin zeigte im Etagen-Aortogramm eine angiographisch stumme Zone
am linken oberen Nierenpol. Unter Berücksichtigung des Nebennierenphlebogramms wurde
der Verdacht auf eine Zyste oder einen Tumor der Nebenniere geäußert. Auch in diesem Fall
handelte es sich um ein hypernephroides Karzinom mit pseudosarkomatösen Anteilen und ausgedehnten zentralen Nekrosen.

Fall 8

Bei einem 10jährigen Knaben mit Talgdrüsennaevi der Gesichtshaut (Adenoma sebaceum
Pringle) und Makrohämaturie erfolgte die Angiographie während der Tumorblutung: Im selektiven Angiogramm der linken Niere zeigten sich umschriebene aneurysmatische Erweiterungen
einzelner Arterien, in dem ansonsten gefäßarmen linken oberen Nierenpol. Das Kontrastmittel
trat düsenartig aus der Nierenarterie aus. Mit Fibrospum gelang durch Embolisation eine Blutstillung (Bücheler u. a., 1975). Wegen erneut auftretender Blutungen mußte die Niere entfernt
werden. Der Pathologe beschrieb das bereits klinisch vermutete Hamartom.

Diskussion

Angiographische und mikroangiographische Untersuchungen konnten nachweisen, daß die Gefäßstruktur eines Tumors mit seinem histologischen Aufbau häufig korreliert (Bichler u. a. 1969, Voegeli 1973). Folgt man der Nomenklatur von Zollinger (1966), so sind es vor allem die Adenokarzinome mit ihren tubulären und papillären Strukturen sowie hypernephroide Karzinome mit sarkomatösen Zellformen, die als gefäßarme Raumforderungen imponieren. Aber auch ausgeprägte regressive Veränderungen des Tumors mit Ausbildung von Pseudocysten sowie massive intraparenchymale Blutungen können Gefäßarmut verursachen (Weißbach u. a. 1975). Ebenso können vorbestehende Erkrankungen wie eine Zyste oder eine Tuberkulose die angiographische Diagnose erheblich erschweren. Das Angiogramm — dem selektiven Vorgehen ist eindeutig der Vorzug vor der Übersichtsaortographie zu geben (Boijsen u. Folin, 1961) — läßt nur eine Aussage darüber zu, ob die Raumforderung hyper- oder hypovaskularisiert bzw. avaskularisiert ist.

Aus der präoperativen Entscheidung darüber, ob es sich um einen benignen oder malignen Prozeß handelt, ergeben sich für den Kliniker Konsequenzen bei der Indikationsstellung zur Vorbestrahlung und für die Wahl des operativen Zuganges. Nur bei angiographisch gefäßreichen Tumoren ist wegen möglicher Organschädigung eine Kurzzeitvorbestrahlung mit 1500 bis 2000 R durchzuführen (Brühl u. a. 1974). Die von uns demonstrierten Fälle waren wegen der unsicheren präoperativen Diagnose sämtlich nicht vorbestrahlt. Da die gut differenzierten Zellen ohnehin eine geringe Strahlensensibilität aufweisen, bedeutet das kein Versäumnis. Der Tumorverdacht genügt uns jedoch, auch diese Patienten transperitoneal zu operieren, um sie radikal nephrektomieren zu können.

Zusammenfassung

Es wird über 16 angiographisch untersuchte und histologisch bestätigte hypovaskuläre Nierentumoren berichtet. Es handelt sich um hypernephroide Karzinome, Adenokarzinome, Hamartome, ein malignes Nephroblastom und ein Adenom. Anamnese und Laborbefunde weisen bei diesen Patienten keine Unterschiede zu den Patienten auf, die an einem gefäßreichen Nierentumor erkrankt sind. Die richtige präoperative Diagnose wurde nach dem Angiogramm nur in drei Fällen gestellt. Patho-histologisch sind spezielle Zelldifferenzierung, Nekrosen, Blutungen und vorbestehende Erkrankungen Ursachen der Gefäßarmut. Diese Tumoren wurden von uns nicht vorbestrahlt, jedoch transperitoneal freigelegt.

Literatur

Bichler, K. H., Hettler, M., v. Lessen, H., Bechtelsheimer, H.: Verh. dtsch. Ges. Urol. **22,** 296 (1969). — Boijsen, E., Folin, J.: Radiology **76,** 171 (1961). — Brühl, P., Scheef, W., Albert, H., Bücheler, E.: Dtsch. Ärztebl. **41,** 2919 (1974). — Bücheler, E., Weißbach, L., Müller, R., Thelen, M.: Fortschr. Röntgenstr. (im Druck). — Chisholm, G., Roy, R. R.: Brit. J. Urol. **43,** 687 (1971). — Laubenberger, Th.: Urologe A **8,** 337 (1969). — Vahlensieck, W.: Medizin in Forschung und Praxis. Berlin: Medicus-Verlag, 1971. — Voegeli, E.: Fortschr. Röntgenstr. **114,** 373 (1973). — Weißbach, L., Tümmers, H., Tschubel, K., Bücheler, E., Müller, R.: Urologe A (im Druck). — Zollinger, H. U.: In: W. Doerr und E. Uehlinger, Spezielle und Pathologische Anatomie, Springer: Berlin–Heidelberg–New York 1966.

Dr. L. Weißbach
Urolog. Univ.-Klinik
D-5300 Bonn-Venusberg

P. Kolle: **Zum Problem des atypischen Nierentumors**

1963 stellten Uson, Melicow und Lattimer die Frage, ob die renale Arteriographie geeignet für die Differential-Diagnose zwischen Nierencysten und Nierentumoren sei, nachdem bei 70 Aortogrammen in 5 Fällen, die als tumor-negativ beurteilt waren, operativ oder autoptisch Nierentumoren nachgewiesen wurden. Es handelte sich dabei neben benignen Adenomen (tubuläres und papilläres Cyst-Adenom) einmal um ein papilläres Cyst-Adenocarcinom.

Obwohl bereits Creevy und Price 1955 einen Fall beschrieben, bei dem ein papilläres Cyst-Adenocarcinom als Nierencyste imponierte, hat in der Folgezeit diese Mitteilung im urologischen und radiologischen Schrifttum nur wenig Beachtung gefunden [4,5,7, 21,45,52,55,56,61,67,71]. Diese Tumoren sind nicht zu verwechseln mit den vom Urothel ausgehenden Nierenbeckentumoren, mit denen sie aber die geringe Tumorvascularisation und damit schlechte angiographische Darstellbarkeit gemeinsam haben. Es handelt sich um eine Sonderform des Adeno-Carcinoms der Niere, wobei die Tumorzellen unter Bildung papillärer Strukturen einem gefäßarmen Stroma zugeordnet sind. Die Korrelation zwischen Histologie und Angiographie hat Voegeli 1971 überzeugend dargelegt.

Die diagnostischen Schwierigkeiten und Irrtumsmöglichkeiten, die sich hierbei ergeben, sollen im Folgenden an den von uns beobachteten Fällen dargestellt werden.

Fall 1: I-Zahl 14.09.19   6810

Bei einem 53jährigen Mann wird wegen eines tastbaren Tumors im rechten Oberbauch eine Ausscheidungs-Urographie durchgeführt, die einen 15 cm im Durchmesser messenden raumfordernden Prozeß im unteren Nierenpol rechts ergibt. Übersichtsaufnahme der Harnorgane, Ausscheidungs-Urographie und Etagen-Aortogramm sprechen für eine große Solitärcyste. Nachdem auch sonst keine Tumorzeichen bestanden, wurde eine lumbale Cystenabtragung geplant. Unmittelbar präoperativ Punktion des Tumors mit Aspiration von schokoladenartigem Material. Die zytologische Untersuchung ergab das Bild eines papillären Cyst-Adenoms und Klasse II nach Papanicolaou. Die Niere wurde transperitoneal freigelegt und der völlig glatt begrenzte Tumor in toto ausgeschält. Nachdem die histologische Schnellschnittuntersuchung und auch die endgültige Befundung die sichere Diagnose eines in allen Abschnitten benignen, papillären Cyst-Adenoms ergab, wurde im Hinblick auf eine seit Jahren bestehende Steinanamnese die Niere belassen. Regelmäßige Kontrolluntersuchungen sind bis jetzt, 1½ Jahre später, ohne Befund.

Fall 2: I-Zahl   11.12.22   0210

51jähriger Mann mit einmaliger schmerzloser Haematurie. Keine sonstigen Tumorzeichen. Im Ausscheidungs-Urogramm Verdacht auf raumfordernden Prozeß der rechten Niere. In der Etagen-Aortographie und ergänzender selektiver Angiographie faustgroßer, glatt begrenzter raumfordernder Prozeß am oberen Nierenpol ohne tumortypisches Gefäßbild, der als Cyste gedeutet wurde. Da das von dem überweisenden Urologen angefertigte retrograde Pyelogramm jedoch eher für Tumor sprach, transabdominale Freilegung. Nach Feststellung eines soliden Tumors radikale Nephrektomie. Histologische Diagnose: Papilläres Carcinom der Niere.

Fall 3: I-Zahl 19.09.52   6810

Ein 20jähriger Mann erleidet einen relativ banalen Autounfall, wobei er die Unfallstelle zu Fuß verlassen kann und nach Hause geht. Am Abend des Unfalltages kommt es zu einer Makrohämaturie, verbunden mit Schmerzen in der linken Flanke. Aufnahme in einem Krankenhaus. Hier wird ohne weitere Diagnostik der Patient 14 Tage konservativ behandelt und nach Sistieren der Hämaturie mit der Empfehlung an den weiterbehandelnden Arzt, in der Folgezeit ein Infusions-Urogramm anfertigen zu lassen, entlassen. 14 Tage später wegen erneuter Hämaturie Wiederaufnahme. Das Infusions-Ausscheidungs-Urogramm wird als funktionslose Niere links gedeutet und eine retrograde Pyelographie angefertigt. Der Befund wird als traumatische Ruptur des oberen Nierenkelches mit großem Urinom interpretiert. Nach Verlegung in die Urologische Klinik der MHH ergibt das Etagen-Aortogramm mit ergänzender selektiver Nierenangiographie das Bild eines riesigen gefäßarmen Nierentumors. Die durch radikale Nephrektomie entfernte Niere ergibt histologisch ein papilläres Carcinom der Niere mit Befall der para-aortalen Lymphknoten.

Fall 4: I-Zahl 27.05.04 2720

70jährige Patientin mit Makrohämaturie. Urographisch Verdacht auf raumfordernden Prozeß linke Niere. Szintigraphisch Bestätigung eines raumfordernden Prozesses. Die Angiographie zeigt einen gefäßarmen, als Cyste imponierenden Tumor. Hier wurde ergänzend eine Sonographie vorgenommen, die ebenfalls als Cyste gedeutet wurde. Die wegen der unsicheren Diagnose lumbal durchgeführte Freilegung zeigte einen soliden Tumor. Histologische Diagnose: Trabeculäres und papilläres Carcinom der Niere mit Befall der para-aortalen Lymphknoten.

Fall 5: Kr.Bl.-Nr. 4461/2/1*

Die 39jährige Patientin gelangte in schwerkrankem Zustand mit allen Zeichen eines generalisierten Tumorleidens zur Aufnahme, nachdem sich bei der Tumorsuche ein raumfordernder Prozeß in der rechten Niere ergeben hatte. Die Angiographie zeigt einen rein cystischen Tumor, ohne jeden Verdacht auf eine maligne Raumforderung (Abb. 1). Bei der transperitonealen Freilegung der Niere fand sich eine diffuse Peritoneal- und Lebercarcinose und bei der äußerlich unverdächtigen Niere tastete man den cystischen Tumor, dessen Punktion klares Punktat ohne Nachweis von Fett ergab. Im Hinblick auf den infausten Zustand wurde die Niere trotzdem entfernt. Das aufgeschnittene Präparat zeigte eine starkwandige Cyste und einen frei im Lumen liegenden kleinkirschgroßen Tumor. Die histologische Untersuchung der Geschwulst und der sog. „Cystenwand" ergab ein tubulär-papilläres Carcinom der Niere mit ausgedehnter Metastasierung. Es handelte sich also nicht, wie wir zunächst annahmen, um ein in der Cystenwand entstandenes Carcinom, sondern um eine totale cystische Umwandlung eines atypischen Nieren-Carcinoms.

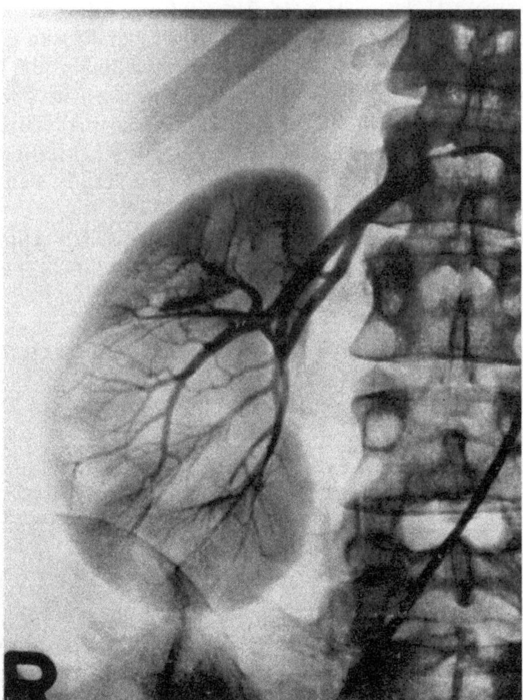

Abb. 1. Selektives Nierenangiogramm eines tubulär-papillären Carcinoms der Niere, das infolge weitgehender cystischer Umwandlung als große Solitärcyste imponiert

Die Gemeinsamkeit dieser vier Fälle liegt in der Gefäßarmut, die jedes Mal die Raumforderung angiographisch und teilweise auch sonographisch als cystische Tumoren erschienen ließ, eine Beobachtung, die übereinstimmt mit allen Mitteilungen über die

---

* Dieser Fall stammt noch aus meiner Münchener Tätigkeit, und ich danke Herrn Schmiedt und Herrn Lissner für die freundliche Überlassung der Unterlagen.

angiographischen Befunde bei tubulären und papillären Adenomen und Carcinomen der Niere. Nach unseren Beobachtungen handelt es sich hierbei auch um Tumoren mit hohem Malignitätsgrad und frühzeitiger Metastasierung, nachdem in 3 von 4 Fällen bereits zum Zeitpunkt der Operation eine Metastasierung bestand.

Die Differentialdiagnose der Raumforderung [8,17,19,31,38,41,44,47,63,69] war bis zur Entwicklung einer routinemäßig anwendbaren Angiographie praktisch kaum möglich, so daß die operative Freilegung in allen Zweifelsfällen von zahlreichen Autoren [10,25,30,32,39,44,48,50,51,61,63,69,70] von jeher gefordert wurde. Der hohe Perfektionsgrad, den die Angiographie seit einigen Jahren erreicht hat, schien hier eine Wendung zu bringen, eine Hoffnung, die sich jedoch bislang nicht erfüllt hat. Wenn auch falsch-positive Befunde [35] heute kaum noch möglich sind, müssen wir feststellen, daß bis zu 30% mit solch gefäßarmen oder atypischen Tumoren zu rechnen ist und somit eine schlüssige Differential-Diagnose zur Cyste mit der Möglichkeit falsch-negativer Befundung gegeben ist [3,13,21,27,30,35,38,39,42,43,60,69,70]. Noch schwieriger ist die Diagnostik, wenn es um das gleichzeitige Vorkommen von Cyste und Tumor geht [10,16,48,51,61] oder fast unmöglich beim Nachweis von intraluminären Tumoren in Cysten [32,51,61,68]. Die Kenntnisse, über die Grenzen der Angiographie und die Möglichkeit weitere Informationen über die Art eines raumfordernden Prozesses durch Szintigraphie [6,9,22,28,29] und Ultraschall [2,15,18,33,36,49,54,57,66] zu erhalten, hat die Diskussion neu belebt. Eine Renaissance erlebt auch die von Dean und Fish 1939 angegebene Cystenpunktion [1,3,11,30,38,39,44,49,59,62] besonders in Verbindung mit vorausgegangener Ultraschalluntersuchung, die eine besonders genaue Ortung der Cysten ermöglicht [23,26,40] und die Untersuchung des Punktates auf Fett, LDH und Zellen [38,40,46,62]. Wir haben keine größeren Erfahrungen mit der Cystenpunktion, weil wir im Zweifelsfall auch lieber freilegen. Da nach dem bisher Dargelegten gerade bei der problematischen Gruppe der gefäßarmen Tumoren oft auch weder nuklearmedizinische Methoden noch die Sonographie in der Lage sind, weitere Informationen zu liefern, ergibt sich hier möglicherweise der zukünftige Weg.

Welche Täuschungsmöglichkeiten aber auch bei typischen Tumoren gegeben sind, mögen die beiden letzten Fälle beweisen.

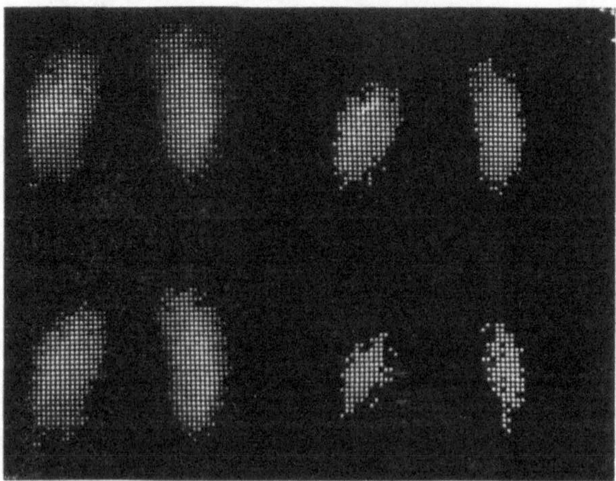

Abb. 2. Kernspeicherbild eines 197-HG-Chlormerodin-Szintigramms, bei dem lediglich eine gering vermehrte Aktivitätseinlagerung im medialen Anteil des unteren Nierenpoles links auffällt*

---

* Institut für Nuklearmedizin der MHH (Prof. Hundshagen).

Fall 6: I-Zahl 02.03.27 3710

46 Jahre alter Mann, bei dem wegen Schmerzen im rechten Mittelbauch eine Abdomenübersichtsaufnahme angefertigt wurde, die einen verkalkten cystischen Tumor ergab. Das Ausscheidungs-Urogramm zeigt die Zugehörigkeit zur rechten Niere und nach der Renovasographie wurde eine geringgradig verkalkte Cyste im Bereich des unteren Nierenpols rechts diagnostiziert. Die deswegen lumbal erfolgte Freilegung zeigte einen typischen Tumor am unteren Pol. Nach der Nephrektomie ergab sich histologisch ein hypernephroides Carcinom der Niere.

Der Fall zeigt, daß die Art der Verkalkung, die hier eher cystentypisch ist, kein ausreichendes differentialdiagnostisches Kriterium darstellt [12, 24, 37].

Fall 7: I-Zahl 06.07.08 2610

Bei einem 75jährigen Mann mit tastbarem Tumor im linken Oberbauch wurde ein i.v.-Urogramm veranlaßt, das einen unverdächtigen Befund ergab (maskierter Tumor nach Sigel). Die ergänzende Szintigraphie (Abb. 2) zeigt lediglich eine etwas geringere Aktivitätseinlagerung im medialen Anteil des unteren Nierenpoles. Das Angiogramm erst deckte jetzt einen großen Tumor am unteren Nierenpol auf (Abb. 3). Der Fall zeigt die Grenze der Szintigraphie, die beim polständigen, extrarenal wachsenden Tumor liegt, besonders dann, wenn in Höhe des Tumors noch funktionstüchtiges Nierenparenchym vorhanden ist.

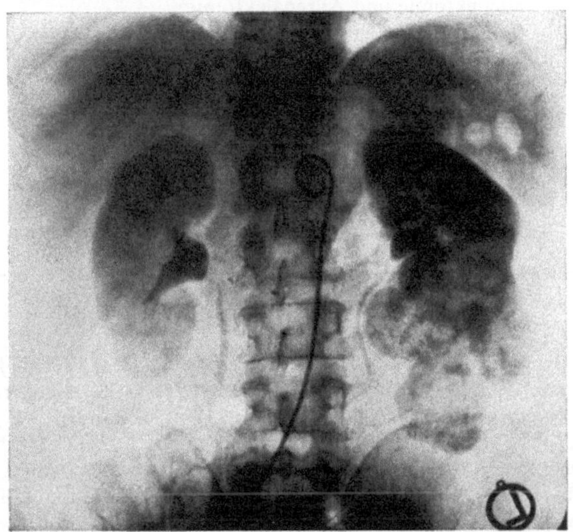

Abb. 3. Das zugehörige Etagen-Aortogramm zeigt in der Parenchymphase einen großen, vom unteren Nierenpol ausgehenden, extra-renal wachsenden Nierentumor*

An der Basis des Untersuchungsganges steht somit weiterhin neben Anamnese und klinischem Befund die Übersichtsaufnahme der Harnorgane und das Ausscheidungs-Urogramm mit den Zusatzuntersuchungen der Angiographie, der nuklearmedizinischen

Tabelle 1. Anzahl und Art der Nierentumoren vom 1. 1. 1973 bis 30. 9. 1974

Hypernephroides Carcinom	27
Papilläres Carcinom	3
Fibrosarkom	1
Solides, undifferenziertes Carcinom	1
Nierenmetastase	1
Papilläres Adenom	1
Benigner Grawitz-Tumor	1
Nierenbecken-Carcinom	4
Gesamt	**39**
Anteil der atypischen Parenchymtumoren =	29,6%

* Institut für klinische Radiologie der MHH (Prof. Stender).

Untersuchung und der Sonographie, evtl. mit zusätzlicher Punktion und Reno-Cysto-graphie [34,38,39,40,44,46].

Mein Anliegen war es, an unserem kleinen Krankengut (Tab. 1) zu zeigen, in welch hohem Prozentsatz mit atypischen Tumoren zu rechnen ist. Derzeit sind wir trotz modern-stem diagnostischem Rüstzeug leider noch gezwungen, praktisch jede Raumforderung freizulegen, denn in der Regel ist das Risiko eines übersehenen Tumors wesentlich höher anzusetzen als das Risiko eines operativen Eingriffs an der Niere. Unser Bestreben muß darüberhinaus aber dahingehen, die Treffsicherheit der präoperativen Diagnostik so zu erhöhen, daß die Zahl der nicht bewußt als palliativ geplanten lumbalen Nephrektomien beim Tumor (Tab. 2) zugunsten radikalen Vorgehens abgebaut werden kann, denn die Ergebnisse der Nierentumor-Chirurgie lassen sich, wie Robson das 1963 überzeugend zeigen konnte, hierdurch sicher entscheidend verbessern.

Tabelle 2. Art der Nierenoperation bei raumfordernden Prozessen
vom 1. 1. 1973 bis 30. 9. 1974

1. Radikale Nephrektomie mit Lymph-adenektomie und Adrenalektomie (links evtl. mit Splenektomie)	
a) Trans-Thorako-Abdominal	14
b) Trans-Abdominal	8
2. Palliative, lumbale Nephrektomie	16
3. Transabdominale Tumorausschälung	1
4. Lumbale Probefreilegung	1
5. Lumbale Cystenabtragung	12
Gesamt	52

Literatur

1. Ainsworth, W. L., Vest, S. A.: J. Urol. 66, 740 (1951). — 2. Albrecht, K. F., Kaulen, H., Davidts, H. H., Krause, U.: Helv. Chir. Acta 38, 509 (1971). — 3. Alkema, H. D., Brunette, L. A., Butler, W. J.: Michigan Med. News. 71, 529 (1973). — 4. Baudisch, E., Haack, G.: Rad. Diagn. 6, 293 (1965). — 5. Becker, J. A., Fleming, R., Kanter, I., Melicow, M.: Radiology 88, 691 (1967). — 6. Black, M. B., King, C. D., Smith, D. R.: J. Urol. 98, 728 (1967). — 7. Boijsen, E., Folin, J.: Radiologe 1, 173 (1961). — 8. Bosniak, M. A., Faegenburg, D.: Radiology 84, 692 (1965). — 9. Braedel, H. U., Schindler, E., Berberich, R.: Akt. Urol. 5, 167 (1974). — 10. Brannan, W., Miller, W., Crisler, M.: South. Med. J. 55, 749 (1962). — 11. Buttarazzi, P. J., Poutasse, E. F., Devine, C. J. jun., Fireash, J. G. jun., Devine, P. C.: J. Urol. 100, 163 (1968). — 12. Cannon, A. H., Zanon, B. jun., Karras, B. C.: Amer. J. Roentgenol. 84, 837 (1960). — 13. Creevy, C. D., Price, W. E.: Radiology 64, 831 (1955). — 14. Dean, A. L.: Transact. Amer. Ass. Genito-Urin. Surg. 32, 91 (1939). — 15. Doust, V. L., Doust, B. D., Redman, H. C.: Amer. J. Roentgenol. 117, 112 (1973). — 16. Emmett, J. L., Levine, S. R., Woolner, L. B.: Brit. J. Urol. 35, 403 (1963). — 17. Emmett, J. L., Witten, D. M.: Clinical Urography, Philadelphia–London–Toronto: Saunders, 1971. — 18. Engelking, R., Bittner, P.: Helv. Chir. Acta 40, 505 (1973). — 19. Evans, J. A., Dubilier, W. jun., Monteith, J. C.: Amer. J. Roentgenol. 71, 213 (1954). — 20. Fish, G. W.: J. Amer. Med. Ass. 112, 514 (1939). — 21. Fontaine, R., Kieny, R., Bollack, C., Japy, C., Bridier, J. J., Rieffel, R.: Bull. Soc. Internat. Chir. 27, 485 (1968). — 22. Freeman, L. M.: Progr. nucl. Med. 2, 274 (1972). — 23. Gammelgaard, P. A., Kristensen, J., Eiken, M.: Vortrag XVI. Congr. Int. Soc. Urol. Amsterdam, 1.—6. 7. 1973. — 24. Gibson, J. Y.: J. Mississippi Med. Ass. 10, 505 (1969). — 25. Gibson, T. E.: J. Urol. 71, 241 (1954). — 26. Gold-berg, B. B., Pollack, B. B.: J. Urol. 109, 5 (1973). — 27. Hallwachs, O., Beduhn, D., Harbst, H.: Urologe A 8, 138 (1969). — 28. Haubensack, K., Sütterlin, F., Kutzner, J.: Urologe A 8, 135 (1969). — 29. Hennig, K., Woller, P., Franke, W. G., Platzbecker, H., Kirsch, E.: Z. Inn. Med. (Leipzig) 28, 641 (1973). — 30. Kaiser, T. F., Hodson, J. M., Seibel, R. E., Albee, R. D., Farrow, F. C., McMahon, J. J.: J. Urol. 98, 436 (1969). — 31. Kelemen, J., Vargha, G., Vachter, J.: Rad. Diagn. 14, 537 (1973). — 32. Khorsand, D.: J. Urol. 93, 440 (1965). — 33. King, D. L.: Radiology 105, 633 (1972). — 34. Klosterhalfen, H.: Z. Urol. 56, 419 (1963). — 35. Kolle, P.:

Münch. med. Wschr. **109**, 1455 (1967). — 36. Kristenssen, J. K., Gammelgaard, P. A., Holm, H. H., Rasmussen, S. N.: Brit. J. Urol. **44**, 517 (1972). — 37. Lalli, A. F.: J. Canad. Ass. Radiol. **17**, 41 (1966). — 38. Lang, E. K.: Radiology **98**, 119 (1971). — 39. Laubenberger, T., Bressel, M.: Radiologe **9**, 337 (1969). — 40. Leopold, G. R., Talner, L. B., Asher, W. M., Gosink, B. B., Gittes, R. F.: Radiology **109**, 671 (1973). — 41. Lillard, R. L., Keyting, W. S., Daywitt, A. L.: Amer. J. Roentgenol. **99**, 593 (1967). — 42. Löhr, E., Mellin, P.: Elektromedica **4**, 121 (1971). — 43. Löhr, E., Mellin, P., Göbbeler, T.: Fortschr. Roentgenstr. **109**, 695 (1968). — 44. Malament, M.: Surg. Clin. N. Amer. **45**, 1377 (1965). — 45. Melicow, M. M., Becker, J. A.: J. Urol. **97**, 592 (1967). — 46. Möhring, K., Madsen, P. O.: Internat. Urol. Nephrol. **3**, 359 (1971). — 47. Olsson, O.: Im: Handbuch der medizinischen Radiologie, Bd. XIII, Berlin–Heidelberg–New York: Springer, 1973. — Pearlman, C. K.: J. Internat. Coll. Surg. **41**, 620 (1964). — 49. Pollack, H. M., Goldberg, B. B., Bogash, M.: J. Urol. **111**, 326 (1974). — 50. Prather, G. C.: J. Urol. **64**, 193 (1950). — 51. Rehm, R. A., Taylor, W. N., Taylor, J. N.: J. Urol. **86**, 307 (1961). — 52. Riedel, B., Baumgärtel, H., Bachmann, D., Grohme, S.: Urologe A, **11**, 60 (1972).— 53. Robson, C. J.: J. Urol. **89**, 37 (1963). — 54. Romeiser, R. S.: J. Urol. **112**, 8 (1974). — 55. Rotte, K. H., Mateev, B., Eichhorn, H. J.: Rad. Diagn. **14**, 421 (1973). — 56. Schmitz, W., Keweloh, E.: Urologe A **9**, 310 (1970). — 57. Schreck, W. R., Holmes, J. H.: J. Urol. **103**, 281 (1970). — 58. Sigel, A.: Urologe A **4**, 86 (1965). — 59. Sinclair, D. J., Ritchie, G. W.: Brit. J. Radiol. **44**, 885 (1971). — 60. Sommerkamp, H.: Urologe A **9**, 314 (1970). — 61. Szendröi, Z.: Acta Chir. Acad. Sci. Hung. **9**, 37 (1968). — 62. Thornbury, J. R.: Radiology **105**, 299 (1972). — 63. Tümmers, H., Weissbach, L.: Münch. Med. Wschr. **115**, 488 (1973). — 64. Uson, A. C., Melicow, M. M., Lattimer, J. K.: J. Urol. **89**, 554 (1963). — 65. Voegeli, E.: Fortschr. Roentgenstr. **114**, 373 (1971). — 66. Wehnert, J., Schentke, K. U.: Z. Urol. Nephrol **63**, 457 (1970). — 67. Weiss, R. M., Becker, J. A., Davidson, A. J., Lytton, B.: J. Urol. **102**, 661 (1969). — Weitzner, St.: J. Urol. **106**, 515 (1971). — 69. Weyeneth, R.: Bibl. Gastroent. **8**, 206 (1965). — 70. Wise, M. F.: J. Urol. **101**, 137 (1969). — 71. Young, J. M., Morrow, J. W.: J. Urol. **107**, 925 (1972).

Prof. Dr. P. Kolle
Urologische Klinik der Medizinischen
Hochschule Hannover
D-3000 Hannover-Kleefeld
Karl-Wiechert-Allee 9

A. GACA: **Der Nierentumor bei der xantho-granulomatösen Pyelonephritis**

Gegenüber dem klassischen malignen Nierentumor, dem hypernephroiden Nieren-Carcinom, muß, da anderer Ätiologie und Prognose, die tumorartige Form der xantho-granulomatösen Pyelonephritis abgegrenzt werden.

Das relativ seltene Krankheitsbild (ca. 150 Fälle in der Weltliteratur) wurde erstmals 1916 von Schlagenhaufer als „Staphylomykose" gedeutet und von Putschar 1934 histologisch exakt definiert. Zollinger handelt die xantho-granulomatöse Pyelonephritis unter den unspezifischen Infektionen der Nieren ab. Makroskopisch zeigt der Nierenschnitt einen meist kranzförmig um das oft erweiterte Nierenbecken angeordneten, mehrere Millimeter breiten goldgelben Saum, der nicht selten als hypernephroides Carcinom oder als Nierentuberkulose angesprochen wird.

Diese Gewebsveränderungen bestehen mikroskopisch (Abb. 1) aus dicht gelagerten fett- und lipoidhaltigen Phagocyten.

Da die fettbeladenen Schaumzellen nach Angaben von Mirouze und Pages auch im Urin nachgewiesen werden können, ist eine Abgrenzung von den hellen Hypernephromzellen harncytologisch schwierig.

Die differentialdiagnostischen Probleme liegen bei der Abgrenzung der xantho-granulomatösen Pyelonephritis gegenüber der Nieren-Tbc (mit und ohne Nierensteinen), einerseits, der Actinomykose der Niere andererseits und dem echten Nierentumor.

Der in der Regel larvierte klinische Verlauf mit seinen meist wochenlangen uncharakteristischen Symptomen weist urographisch (Abb. 2) in Richtung „raumfordernder Prozeß", Nierenabszeß oder „Kittniere".

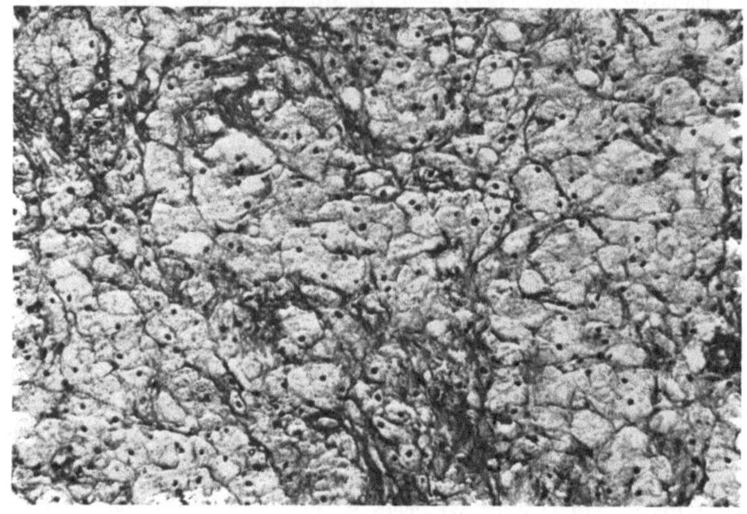

Abb. 1

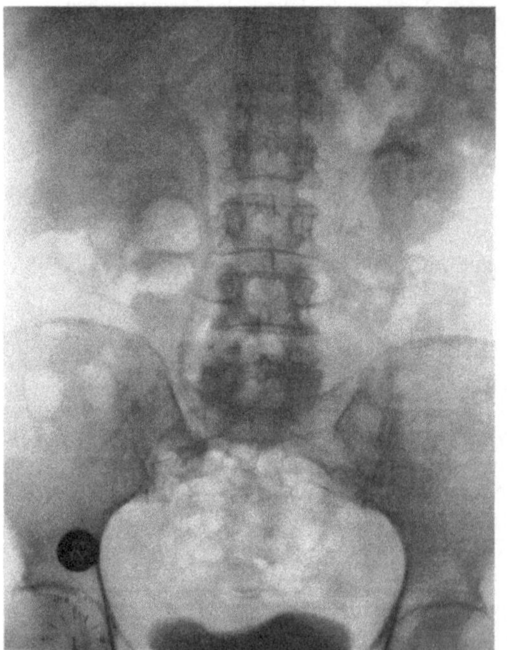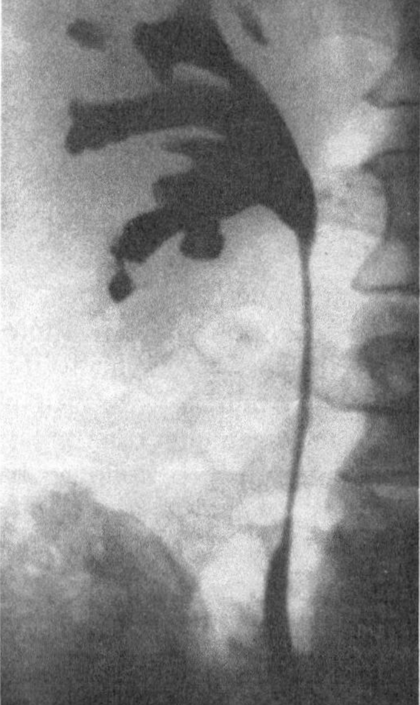

Abb. 2

Während die retrograde Pyelographie an einen diffus-destruierenden Parenchymprozeß (unspezifischer oder spezifischer Genese) denken läßt, zeigt die Aortographie (Abb. 3) einen „Nieren-Tumor".

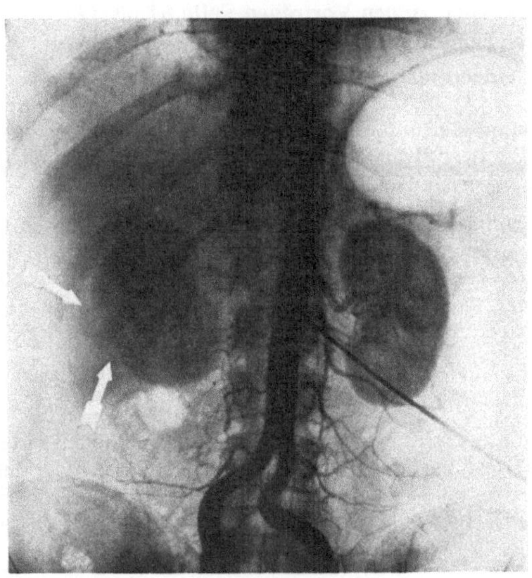

Abb. 3

Zur Therapie

Die Operation ist wegen der „Perirenitis" meist schwierig. Trotz der Benignität sollte eine radikale Nephrektomie angestrebt werden.

Schnellschnitt und endgültige Histologie klären die Diagnose und damit auch die günstige Prognose, da die xantho-granulomatöse Pyelonephritis in der Regel nur eine Niere betrifft.

Pérez Castro, der kürzlich über zwei eigene Fälle berichtete, fordert eine „sinnreiche Zusammenarbeit des Urologen mit dem Pathologen, da nur so dem Patienten eine irrtümliche, das ganze Leben dauernde Diagnose erspart bleibt, geschweige denn die Qual, unnötiger bazillostatischer oder röntgen-therapeutischer Behandlungen unterzogen zu sein."

Die Ätio-Pathogenese der xantho-granulomatösen Pyelonephritis (Staphylokokken-, Proteus-Infektion?) und ihrer verschiedenen Erscheinungsformen ist nach Zollinger bis heute ungeklärt.

Literatur

Pérez Castro, E.: „Xantho-granulomatöse Pyelonephritis". Festschrift 75. Geburtstag Ferdinand May, 1973. — Putschar, W.: Handbuch d. speziellen patholog. Anatomie u. Histologie. Henke-Lubarsch, VI/2, S. 424, 430, Berlin: Springer, 1934. — Mirouze, J., Pages, A.: J. Urol. méd. chir. **65**, 650 (1959). — Schlagenhaufer, F.: Frankfurt. Z. Path. **19**, 136 (1916). — Zollinger, H. U.: Spezielle Patholog. Anatomie Bd. III, 455—473, Berlin–Heidelberg–New York: Springer, 1966. — Zollinger, H. U.: Handbuch der Inneren Medizin. 8. Band: Nierenkrankheiten, 1. Teil, S. 254, Berlin–Heidelberg–New York: Springer, 1968.

Prof. Dr. A. Gaca
Sektion Urologie-Nephrologie
Stiftung Deutsche Klinik für Diagnostik
D-6200 Wiesbaden, Aukammallee 33

Diskussion zu den Vorträgen Seite 81 bis 114
(B. Die Tumoren der Nieren und oberen Harnwege)
Moderator: H. Klosterhalfen, Hamburg

H. Klosterhalfen, Hamburg: Da im 2. Teil des Vormittagsprogrammes noch Vorträge kommen werden, die sich mit dem operativen Zugang befassen, sollen Fragen und Bemerkungen zur Diskussion hierüber zunächst verschoben werden.

W. Lutzeyer, Aachen: Ich möchte Herrn Selberg fragen, ob es sich bei den 10% von Tumoren in der kontralateralen Niere um Metastasen handelt, u. U. auch in den Fällen, in denen wir von einem simultanen bilateralen hypernephroiden Karzinom sprechen, oder handelt es sich in diesen Fällen immer um Metastasen? Zweifellos ist für uns die Schilddrüse auch wichtig, aber die Metastasierung in die Nieren betrifft uns Urologen doch mehr.

W. Selberg, Hamburg: Es handelte sich in fast allen Fällen um Metastasen, in 2 Fällen war es beidseits eine primäre Duplizität.

R. Nagel, Berlin: Ich habe an Herrn Selberg 2 Fragen: Können Sie uns bitte sagen, in welcher Zeit etwa diese 10% an Metastasen in der Niere auftraten, d. h. wieviel Jahre nachdem der Primärtumor entfernt wurde und 2.: Können Sie zu den Ausführungen von Herrn Sebeseri bezüglich der Zytologie, die Sie ja auch erwähnt haben, noch einige nähere Ausführungen machen?

W. Selberg, Hamburg: Die Frage, wie alt eine Geschwulst ist, wird gerne an den Pathologen gestellt. Dabei wissen Sie, daß er das eigentlich gar nicht beantworten darf. Trotzdem kann ich Ihnen sagen, daß das typische maligne Hypernephrom zu den Geschwülsten gehört, die langsam wachsen. Deshalb entwickeln sie auch ihren starken Gefäßreichtum. Damit möchte ich gleich eine Bemerkung zu der Frage der gefäßarmen Geschwülste anfügen: Je schneller eine Geschwulst wächst, umso weniger Gefäße hat sie. Deshalb sind die schnell-wachsenden Tumoren ja gefäßarm, und die Bilder, die Sie gesehen hatten, waren entdifferenzierte Hypernephrome, die infolgedessen auch keine Gefäße bilden. Wir rechnen damit, daß sich die Hypernephrome im allgemeinen über Jahre entwickeln, jahrzehntelang sogar, und deshalb kann ich Ihnen natürlich prima vista keine Antwort geben. Sie müssen jedoch damit rechnen, daß diese Metastasen etwa 1 bis 3 Jahre alt sind.
Zur Zytologie möchte ich später Stellung nehmen, weil sicherlich noch Anfragen dazu kommen und ich selbst noch einige Ausführungen dazu machen wollte.

E. Schmiedt, München: Ich möchte Herrn Selberg etwas zur Terminologie der Nierentumoren fragen: Im amerikanischen Schrifttum wird ja meist dieser Tumor ganz einfach als Nierenkarzinom bezeichnet. Heute haben wir wieder gehört, daß man hauptsächlich hypernephroides Karzinom und Adenokarzinome unterscheidet. Ich frage daher, ob es für uns Kliniker eigentlich so wichtig ist, eine Unterscheidung zu treffen, oder wäre es nicht einfacher, den Sammelbegriff „Nierenkarzinom" zu gebrauchen?

W. Selberg, Hamburg: Es gibt natürlich in der Niere, wie in allen Organen, ein ganzes Spektrum maligner Geschwülste. Sarkome, verschiedene Karzinome und eben das Hypernephrom. Und es ist sicher so, daß sie sich biologisch unterscheiden, d. h. die entdifferenzierten und die reinen Karzinome haben sicherlich praktisch niemals diese hormonalen, endokrinen oder biochemischen Wirkungen, wie die Hypernephrome. Ich muß auch annehmen, daß diese hier „entdifferenziert" genannten Tumoren, darauf wies ich schon hin, eine ganz andere Geschwindigkeit bezüglich ihrer Entwicklung und Metastasierung haben, sofern man dies sorgfältig untersucht. Da sich diese Tumoren also ein wenig unterscheiden, darf sie der Pathologe nicht unter einem Sammelbegriff zusammenfassen. Für den Kliniker ist das natürlich etwas schwieriger, so daß ich deshalb sagen möchte, daß vom Standpunkt der wissenschaftlichen Forschung eine Trennung vorgenommen werden muß, in der Praxis jedoch ruhig der Sammelbegriff „Nierenkarzinom" benutzt werden kann.

H. Klosterhalfen, Hamburg: Sie haben darauf hingewiesen, Herr Selberg, daß man bei der Tumornephrektomie möglichst viel vom Ureter mitzunehmen habe und daß in 11% die Nebenniere befallen ist. Heißt das mit anderen Worten, daß Sie von pathologischer Sicht her grundsätzlich empfehlen würden, die Nebenniere mit zu entfernen? Wie ist das mit der Vena testicularis?

W. Selberg, Hamburg: Die Nebenniere ist, wie Sie gehört haben, relativ häufig befallen, und wenn Sie sich makroskopisch nicht im klaren sind und es technisch möglich ist, sollte sie entfernt werden. Bezüglich der Vena testicularis kann ich keine Antwort geben, da ich darauf nicht entsprechend vorbereitet bin.

U. Klein, München: Ich bin nicht ganz damit einverstanden, Herr Selberg, was Sie auf die Frage von Herrn Schmiedt geantwortet haben. Sie haben jetzt zwischen Hypernephrom und Nierenkarzinom unterschieden. Ich bin nur Radiologe und kann mich dazu natürlich nicht kompetent äußern, aber meine Frage geht dahin, ob nicht alle Karzinome, die von den Tubulusepithelien ausgehen, gleichgültig ob sie jetzt hypernephroide Bilder haben oder mehr papilläre Strukturen, ob dies nicht alles doch Karzinome sind, im Unterschied natürlich zu den Sarkomen und den Nierenbeckenkarzinomen, die eben vom Nierenbeckenepithel ausgehen. Können Sie hypernephroide Karzinome von anderen Karzinomen unterscheiden, und gibt es da tatsächlich Unterschiede? Sind das nicht alles tatsächlich von den Tubuluszellen ausgehende Karzinome mit unterschiedlichen Strukturen?

W. Selberg, Hamburg: Sie überfordern unsere Methoden. Wir machen in der gesamten Pathologie der Geschwülste eine deskriptive Diagnostik, und deshalb bin ich der Meinung, wenn ein Tumor rein drüsig gebaut ist, wie ein zylinderzelliges Adenokarzinom, daß ich dann auch diese Namen verwenden sollte. Selbstverständlich können Sie als Dach, wie Sie dies ja tun, Ihre Bezeichnung wählen, wir Pathologen jedoch müssen natürlich deskriptiv unterteilen; denn das sollte man auch tun, wenn man die Möglichkeit dazu hat, zumal wir ja nicht wissen, wie die Dinge sich weiter entwickeln.

A. Sigel, Erlangen: Die Forderung, Arterie vor Vene zu unterbinden, ist aus Sicherheitsgründen gut belegt, aber sie ist, soweit ich im Bilde bin, schwach oder gar nicht belegt aus kanzerologischen Gründen. Denn der bekannte Einwand, nach primärer Venenligatur könnten Krebszellen über den venösen Kollateralkreislauf entweichen, stimmt zwar, das könnten sie aber auch bereits vorher; denn die Druckverhältnisse werden dadurch nicht verändert, weil der Kapillarkreislauf dazwischen geschaltet ist. Sind arterio-venöse Anastomosen im Tumor vorhanden, dann ist der Druck zwar erhöht, ein schnelleres Entweichen ist möglich, aber wiederum auch schon vor der Operation selbst bei teilblockierter Vena cava. Deshalb möchte ich fragen, ob die Forderung, die Arterie vor der Vene zu unterbinden, aus kanzerologischen Gründen besser zu belegen ist?

H. Klosterhalfen, Hamburg: Wenn Sie eine normale Niere haben, Herr Sigel, und unterbinden die Vene, dann bekommen Sie einen hämorrhagischen Infarkt, d. h., Sie erzeugen eine massive intrakapilläre Drucksteigerung in der Niere.

A. Sigel, Erlangen: Hierzu möchte ich eben den Pathologen fragen, ob das stimmt, d. h., ob der intrakapilläre Druck tatsächlich erhöht wird.

H. Klosterhalfen, Hamburg: Ich glaube, das ist nicht strittig.

A. Sigel, Erlangen: Das genau ist die Frage.

H. Klosterhalfen, Hamburg: Meines Wissens nach ist es nicht strittig, daß der intrakapilläre Druck in der Niere ansteigt, wenn man die Vene unterbindet. Ich möchte fragen, ob hierzu jemand etwas sagen kann oder will?

K. Naber, Marburg: Hierzu sind mir gute tierexperimentelle Untersuchungen bekannt, in denen die Nierenvene unterbunden wurde und dann der intrarenale Venendruck, der interstitielle Druck und auch der Lymphdruck gemessen wurde. Alle 3 Drucke gehen parallel hoch.

P. Carl, München: Zur Frage der Einteilung aufgrund der morphologischen Ergebnisse des Pathologen beim Nierenkarzinom möchte ich bemerken, daß wir — ich werde heute mittag darüber sprechen — autoradiographische Untersuchungen an ganzen Nierentumoren gemacht haben und unterschiedlich von dem Prozentsatz an granulierten Zellen, hellen Zellen usw., d. h. den einzelnen bekannten Bestandteilen der Karzinome, überall gleichmäßig proliferierte markierte aktive Zellen fanden, die man ja als vitale Tumorzellen ansehen kann. Deshalb kann bezüglich einer Prognose aufgrund der morphologischen Zusammensetzung sicher wenig gesagt werden.

B. Rave, Recklinghausen: Die Tatsache, daß Herr Selberg empfahl, einen möglichst großen Teil des Ureters mitzuentfernen, stellt uns Urologen ja vor ganz neue Tatsachen. Bisher waren wir ja nur gewohnt, beim Nierenbeckenpapillom oder -karzinom, Ureterpapillom oder -karzinom die totale Nephroureterektomie mit Blasenmanschette durchzuführen. Sollen wir nun — und das ist eine Frage, die den Kliniker angeht — in Zukunft auch beim hypernephroiden Karzinom die totale Nephroureterektomie durchführen? Weiterhin möchte ich fragen, ob grundsätzlich eine totale Lymphadenektomie bei jedem hypernephroiden Karzinom durchgeführt werden muß; denn diese Entwicklung deutet sich doch wohl an. Wir haben in Münster vor 1½ Jahren auch schon einmal darüber diskutiert und aus den Tabellen gesehen, wie hoch der Prozentsatz der Lymphknotenmetastasen ist. Deshalb müßten wir ja dann doch auch generell die möglichst radikale Lymphadenektomie mit der Nephrektomie verbinden.

H. Klosterhalfen, Hamburg: In Beantwortung Ihrer 2. Frage, Herr Rave, möchte ich feststellen, daß Herr Selberg in 32% seiner Fälle Lymphknotenmetastasen, d. h. praktisch bei einem Drittel der Patienten, gefunden hat. Wenn das so ist, müßte man diese Forderung aufstellen und regelmäßig eine Lymphadenektomie durchführen. Damit sind wir allerdings jetzt, und das möchte ich zu diesem Zeitpunkt nicht vertiefen, bereits wieder bei der Frage der Zugangswege, die wir dann später diskutieren können, wenn die anderen Vorträge über die operativen Zugangswege gehalten worden sind. Bezüglich der Ureteronephrektomie möchte ich Herrn Selberg fragen, ob er uns etwas dazu sagen kann, in welcher Etage die Metastasen im Harnleiter gefunden wurden.

W. Selberg, Hamburg: In der oberen Hälfte.

H. Klosterhalfen, Hamburg: Damit dürfte die Frage der Nephroureterektomie beantwortet sein.

B. Rave, Recklinghausen: Es bleibt somit festzustellen, daß es reicht, wenn der Teil des Ureters mit entfernt wird, der uns durch einen transperitonealen oder lumbalen Schnitt zugängig ist, d. h. also etwa 10 bis 15 cm. Somit brauchte man also beim Hypernephrom nicht den ganzen Ureter mit Blasenmanschette mit zu entfernen.

H. Klosterhalfen, Hamburg: Ich glaube, daß wir das aufgrund der außerordentlichen Erfahrung von Herrn Selberg in dieser Form feststellen können.

W. Selberg, Hamburg: Ein abschließendes Wort zur Harnzytologie und zum Schnellschnitt: Bei den Nierengeschwülsten führen Sie bitte keine Harnzytologie durch, sondern nur bei Nierenbecken- und Harnleitertumoren. Erwarten Sie bitte auch nur positive Befunde bei den Zottengeschwülsten, während beim verhornenden Plattenepithelkarzinom und anderen massiven Geschwülsten kein positiver Befund zu erwarten ist.
Bezüglich des Schnellschnittes ist festzustellen, daß man beim Nierenbecken- und Uretertumor ein verhornendes oder nicht-verhornendes Plattenepithelkarzinom diagnostizieren kann. Handelt es sich jedoch um einen papillären Tumor und um die Entscheidung, ob es sich um einen benignen oder malignen Tumor handelt, dann läßt uns der Schnellschnitt im Stich.
Abschließend vielleicht noch ein Wort zu der neuen Nomenklatur, vor der Sie als Urologen und wir als Pathologen stehen. Wie Sie sicher wissen, hat die UICC gerade für die Harnblasen- und Urothelgeschwülste eine neue Nomenklatur entwickelt. Gegen die Stimmen der deutschen und übrigen europäischen Mitglieder dieser Kommission wurde soeben beschlossen, daß der Ausdruck „Karzinom" auf alle Papillome bezogen wird und zwar auch auf das Stadium 1, wenn sie mehr als 5 bis 6 Epithellagen haben. Das heißt also, daß der alte Ausdruck „Papillom" nur noch auf die Geschwülste sich erstrecken soll, die nicht höher als das normale Urothel sind, d. h. also auf ganz seltene Befunde. Ich beginne gerade, meinem Urologen, Herrn Brachmann, solche Befunde zu schicken, schreibe jedoch beides, d.h., ich schreibe als Diagnose Papillom (Karzinom I der neuen Nomenklatur). Vielleicht darf ich Ihnen empfehlen, sich auch mit Ihrem Pathologen zu verständigen. Für uns ist das insofern einfach, weil ich dann beim Schnellschnitt von vornherein sagen kann, wenn es sich um einen papillären Tumor handelt, daß es nach der neuen Nomenklatur ein Karzinom ist.

H. Klosterhalfen, Hamburg: Darf ich Sie, Herr Selberg, noch einmal fragen, ob Sie selbst jetzt auch zu denjenigen gehören, die das Papillom als maligne einstufen?

W. Selberg, Hamburg: Nein, ich halte diese alte Einstufung, wie wir sie bisher betrieben haben, als vollauf berechtigt. Diese Stadieneinteilung ist schwierig, weil man nämlich mehr untersuchen muß: denn ein Schnitt genügt nicht. Sie alle kennen diese Probleme. Ich bleibe bei der bisherigen Methode und werde sie auch weiter verwenden und werde die neue Nomenklatur dann in Klammern hinzufügen. Dies halte ich wegen der internationalen Statistik für wichtig, die ja einmal angebracht sein wird. Aus diesem Grunde müssen Sie auch die Nomenklatur in

Ihren Unterlagen haben, und deshalb glaube ich, daß Sie alle mit Ihren Pathologen sich in Kürze unterhalten müssen.

R. Nagel, Berlin: Zu Herrn Klein wollte ich zur TNM-Klassifikation noch eine Bemerkung machen, die bereits schon bei Herrn Selberg anklang. Im Mai 1974 war eine Sitzung der Weltgesundheitsorganisation, und die T(UMOR)-Klassifikation erfolgte nur aufgrund *klinischer* Kriterien, die vorzulesen zu weit führen würde. Ich bin der Meinung, daß die von Ihnen vorgetragene T-Klassifikation sehr individuell ist und nicht mit der internationalen übereinstimmen wird. Wahrscheinlich werden Sie dann später Ihr Material nicht mit dem anderer Zentren, auch außereuropäischer, vergleichen können.

U. Klein, München: Das stimmt z. T.; denn es gibt noch keine TNM-Klassifizierung der Nierenkarzinome vor der Operation. Auf dem letzten Chirurgenkongreß wurde festgestellt, daß entgegen den Anmerkungen der früheren TNM-Klassifikation die radiologischen, also die Angiographie bei der Diagnostik und bei der Klassifizierung nicht eingesetzt werden sollte, weil das nicht jede Klinik durchführen könnte. Dies halte ich natürlich für ganz fatal, wenn eine Klassifizierung von Nierenkarzinomen präoperativ erfolgen soll, ohne daß die angiographische Diagnostik mit herangezogen wird.

R. Nagel, Berlin: In dieser Beziehung muß ich Ihnen leider widersprechen, Herr Klein. In der neuen Klassifikation sind minimale Erfordernisse oder minimale Untersuchungsgänge gefordert, um einen Tumor präoperativ zu klassifizieren. Dazu gehört für die T-Kategorie ausschließlich die klinische Untersuchung und das Urogramm sowie die Arteriographie, und zwar ist dies der Vorschlag vom Mai 1974, wie er jetzt im Herbst in Genf gedruckt wird. Demnach gehört also die Arteriographie hinzu und die 4 Gruppen — T 1 bis T 4 — sind genau in dieser Klassifikation auf der Basis des Angiogramms definiert. Die WHO hat diese Klassifizierung zusammen mit Pathologen, Röntgenologen und Urologen vorgeschlagen.

H. Klosterhalfen, Hamburg: Ich möchte Herrn Klein und Herrn Nagel bitten, ihren Disput dann weiter fortzusetzen, wenn wir in die klinischen Diskussionsbemerkungen gekommen sind. Ich selbst möchte noch Herrn Möhring fragen, wie hoch er den Stellenwert seiner Methode einschätzt. Handelt es sich hier mehr um eine Methode, die man um ihrer selbst willen macht, oder hat sie mehr akademisches Interesse?

K. Möhring, Heidelberg: Ich würde sagen, daß diese Methode die präoperative Diagnostik beschleunigen kann und in den Zentren angezeigt ist, die über die Szintillationskamera, evtl. mit datenverarbeitenden Systemen verfügen. Man erlebt ja heute auch immer wieder, selbst in großen Kliniken, daß lange Wartezeiten bestehen, weil eben in der Vorfelddiagnostik die diagnostischen Möglichkeiten nicht ausgenutzt sind, und ich glaube, daß ein positives Verfahren, d. h., wenn eben der Tumor durch die vermehrte Durchblutung bewiesen ist, dann in kürzester Zeit die ganze klinische Diagnostik mit Angiographie und Phlebographie sehr schnell zur operativen Intervention führen sollte. Es handelt sich also um kein Ausschlußverfahren im negativen Sinne, d. h. also nicht etwa, daß in den Fällen, in denen im Szintigramm keine durchblutungsgesteigerte Region nachzuweisen ist, daß kein Nierenkarzinom vorliegt.

L. Weißbach, Bonn: Hierzu möchte ich noch bemerken, daß dann Ihr Verfahren, wie es Herr Kolle schon angedeutet hat, von vornherein mit einer Fehlerbreite von 8 bis 10% behaftet ist, weil es sich auf die Durchblutung des Tumors bezieht und es eben viele Tumoren gibt, die mindervaskularisiert sind. Würden Sie dieser Feststellung zustimmen?

K. Möhring, Heidelberg: Ja, denn ungefähr 90% der Nierenkarzinome sind gut durchblutet, d. h. also, daß diese 90% dann sehr viel schneller einer Operation zugeführt werden können.

K. Naber, Marburg: Als Ergänzung zu der Untersuchung von Herrn Möhring möchte ich noch unsere Ergebnisse anführen, über die wir in Fulda berichtet haben. Wir haben allerdings eine etwas andere Technik, jedoch mit ähnlichen Ergebnissen angewandt. Herr Möhring ist nicht auf die Differentialdiagnose von Tumor und Zyste eingegangen, und ich glaube, daß der Stellenwert dieser Untersuchung dadurch erhöht wird, daß es präoperativ durchaus klare diagnostische Kriterien für eine Zyste gibt, genauso wie es bei der Untersuchung des Echogramms möglich ist. Es erhebt sich nun die Frage, ob bei diesen präoperativ eindeutig festgestellten Zysten überhaupt der gesamte Aufwand mit der Angiographie in Gang gesetzt werden muß oder ob hier etwa sofort z. B. die Punktion angeschlossen werden könnte?

H. Klosterhalfen, Hamburg: Ich persönlich stehe da auf einem ganz anderen Standpunkt: Sie kommen doch an der Operation, zumindest ist es bei uns bei Nierenzysten so, nicht vorbei. Ich möchte Herrn Möhring fragen: Sie müssen doch sicher in jedem Fall die Angiographie machen?

K. Möhring, Heidelberg: Selbstverständlich, nur möglichst schnell. Ich weiß nicht, wie lange Ihre Wartezeiten sind.

H. Klosterhalfen, Hamburg: Wir haben praktisch keine.

K. Möhring, Heidelberg: Bis der Praktiker Ihnen den Patienten überweist, vergehen doch manchmal 2 bis 3 Wochen. Inzwischen haben wir in Heidelberg, weil wir diese Untersuchungen im Deutschen Krebsforschungszentrum durchführen, eine so gute Zusammenarbeit, daß alle niedergelassenen Urologen, bevor sie die aufwendigen stationären Untersuchungen einschlagen, uns zum Screening diese Patienten überweisen. Dadurch ist es eben sehr rasch möglich, die Patienten aufzunehmen.

H. Klosterhalfen, Hamburg: Die ist örtlich aber wohl doch sehr verschieden.

P. Mellin, Essen: Die Doppelseitigkeit von Nierentumoren ist in unserem Material nicht so häufig, deshalb möchte ich Herrn Klein fragen, wieviel doppelseitige Nierentumoren er angiographiert hat; denn das würde ja auch etwa dem Anteil doppelseitiger Tumoren im klinischen Krankengut entsprechen.

U. Klein, München: Von 204 Nierenkarzinomen fand sich ein doppelseitiger Fall.

Prüss, Biberach: Ich möchte Herrn Gaca bezüglich der xanthomatösen Pyelonephritis fragen, ob diese Erkrankung häufig mit einem Steinleiden kombiniert ist, da ich einen derartigen Fall habe. Bei diesem Patienten wurde eine Niere entfernt wegen eines riesigen Ausgußsteines, eine andere Operation war nicht möglich, und vom Pathologen bekam ich dann die Diagnose einer xanthomatösen Pyelonephritis. Ich habe es m. M. nach auch schon öfter gehört, daß gerade beim chronischen Steinleiden dies häufig vorkomme.

A. Gaca, Wiesbaden: Perez Castro, den ich gerade erwähnte, hat in seinem 145 Fälle umfassenden, ausgewählten Material aus der Weltliteratur in 63% der Fälle eine Steinerkrankung der Niere bei xanthomatöser Pyelonephritis entdeckt.

H. Klosterhalfen, Hamburg: Ich habe an Herrn Kolle noch eine Frage: Ich war ein wenig überrascht, daß Sie die gefäßarmen Tumoren punktieren und möchte Sie fragen, aus welchem Grunde?

P. Kolle, Hannover: In der Diskussion ist dies m. E. ganz gut herausgekommen: Wir machen in jedem Falle bei einem raumfordernden Prozeß nach dem Urogramm und Angiogramm ein Zonogramm und die nuklearmedizinischen Untersuchungen. Und obgleich wir eine hervorragende nuklearmedizinische Abteilung haben, gibt es doch eine Anzahl von Fällen, die auch mit diesen Methoden nicht zu klären sind. Ich glaube, daß wir in diesen Fällen in Zukunft anstreben sollten, da wir ja doch grundsätzlich alle Tumoren radikal operieren, diese Tumoren zu punktieren, weil wir sie ja mit der Sonographie sehr gut orten können. Sie selbst, Herr Klosterhalfen, haben ja auch einmal die Punktion, die Renozystographie, empfohlen. Wenn man das Schrifttum der letzten Jahre verfolgt, scheint deutlich zu werden, speziell auch durch die Ergebnisse einer dänischen Arbeitsgruppe mit der Sonographie und Punktion, daß man in Zweifelsfällen punktieren sollte; denn ich meine, daß es letztlich noch insofern weitergeht, daß wir theoretisch ja nicht zu operieren brauchten, wenn es sich tatsächlich nur um eine Zyste handelt, die klinisch keine Relevanz hat.

H. Klosterhalfen, Hamburg: Eigentlich müßten wir über die Indikationsstellung der operativen Entfernung von Solitärzysten diskutieren, was wir leider nicht können. Ich muß nur etwas richtig stellen und zwar die Tatsache, daß ich die Kontrastmittelfüllung der Nierenzysten nur bei den Fällen empfohlen habe, die ein hohes Operationsrisiko aufweisen, nicht etwa für alle Fälle.

P. Kolle, Hannover: Ich meine doch aber, daß wir die Zysten deswegen operieren, weil wir eben nicht sicher sind, ob es sich, wie ich gezeigt habe, nicht doch um sog. Zystenwandkarzinome handelt, die eben echte Karzinome sind.

H. Klosterhalfen, Hamburg: Hier stimme ich Ihnen eindeutig zu. Ich danke damit allen Rednern und Diskussionsteilnehmern und schließe hiermit die Diskussion.

P. Carl, K. Wanner und J. Hellwig: **Der thorakoabdominale Zugang bei der Tumornephrektomie**

Große Primärtumoren mit Infiltration durch die Capsula fibrosa, frühe Gefäßeinbrüche sowie eine häufige regionale Lymphknotenmetastasierung erschweren ein radikales Vorgehen beim Nierenkarzinom. Die retroperitoneale Freilegung führt zwangsweise zu intensiven Manipulationen am Tumor vor der Ligatur der Gefäße und damit zur Gefahr einer intraoperativen Metastasierung. Jonasson und Mitarb. (1961) konnten bei retroperitonealen Tumornephrektomien in 50% der Fälle Krebszellen im Blut nachweisen.

Tumorzapfen in der Vena renalis oder in der Vena cava machen einen übersichtlichen *primären* Zugang zu den großen Gefäßen unabdingbar. Schon Anfang der 20er Jahre wiesen Fedoroff (1922) und Stevens (1923) und 30 Jahre später Foley u. Mitarb. darauf hin, daß Nierengeschwülste nach primärer Gefäßligatur perifascial en bloc mit der Nebenniere möglichst so entfernt werden sollen, daß der Operateur die Niere mit Tumor gar nicht zu Gesicht bekommt.

Erst in den letzten 20 Jahren wurde diese Forderung durch die Wahl adäquater Zugangswege erfüllt: einerseits fand die *transperitoneale* Tumornephrektomie in verschiedenen Variationen (Poutasse, 1961, Sigel, 1963, Wahlqvist, 1969) mehr Anhänger, zum anderen der *thorakoabdominale* Zugang, welcher 1949 von Chute beschrieben und für Karzinome des kranialen Pols vor allem von Sigel (1963), Rognon (1963) und Klosterhalfen (1968) empfohlen wurde.

Robson zeigte 1963, daß er allein durch die thorakoabdominale Freilegung, die en-bloc-Entfernung der Tumorniere nach primärer Gefäßligatur und eine anschließende Lymphadenektomie, die 10-Jahres-Überlebensrate von 7,1% auf 66,3% erhöhen konnte.

Die von uns bevorzugte Schnittführung beginnt im 8. ICR, zieht medianwärts und führt paramedian bis ca. handbreit unterhalb des Nabels. Nach Durchtrennung des Rippenbogens, Eröffnung des Pleuraraums und Spaltung des Zwerchfells entsteht ein übersichtliches Operationsfeld. Die vom Brustkorb umschlossene Gefäßkreuzung kann nun primär aufgesucht werden. Die Arteria renalis wird vor der darüberliegenden Vene ligiert. Ist die Vene bis zur Cavaeinmündung mit Tumorgewebe erfüllt, oder ragt ein Tumorzapfen in die Hohlvene hinein, so kann dieser nach Gefäßeröffnung unter Kom-

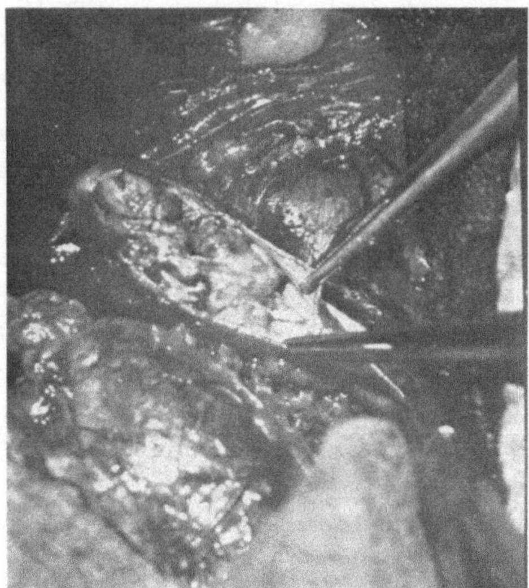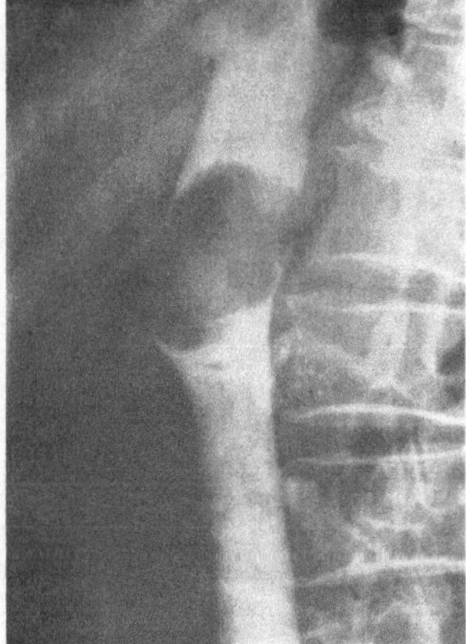

Abb. 1. Übersichtliches Operationsfeld bei Entfernung eines Tumorzapfens aus der Vena cava inf. (li.) und präoperative Cavographie des gleichen Falls (re.)

pression der subdiaphragmalen Vena cava entfernt werden (Abb. 1). Eine präoperative Cavographie* ist hierbei unentbehrlich (Nagel et al., 1969).

Mitunter ist auch eine Cavaresektion nach Abklemmen des tumorhaltigen Anteils mit einer Satinsky-Klemme erforderlich. Bei Infiltration des gesamten Gefäßstiels werden die Gefäße simultan abgeklemmt.

Nach der en-bloc-Nephrektomie einschließlich Fettkapsel und Nebenniere führen wir die Lymphadenektomie entlang und zwischen den großen Gefäßen durch. Postoperativ wird der Pleuraraum für 48 Stunden nach Bülau drainiert.

In der Zeit vom 1. 1. 1969 bis 31. 7. 1974 wurden an unserer Klinik 234 Nierentumoren operiert (Abb. 2). Unter den parenchymalen Geschwülsten fanden sich 204 Adenokarzinome und 1 Cystenwandkarzinom, welche als pathologisch einheitliche Gruppe anzusehen sind.

Jahr	lumbal	transperitoneal	thorakoabdominal	Gesamtzahl
1969	9	7	-	16
1970	8	4	29	41
1971	1	2	41	44
1972	12	3	40	55
1973	2	5	40	47
1974 (bis 31. 7.)	-	9	22	31
	32 = 13, 7%	30 = 12, 8%	172 = 73, 5%	234

Abb. 2. Zugang bei 234 vom 1. 1. 1969 bis 31. 7. 1974 operierten Nierentumoren

Die thorakoabdominale Nephrektomie wurde seit 1970 zunehmend bevorzugt. In den letzten $4\frac{1}{2}$ Jahren wurden 172 Tumoren, das entspricht 73,5 % der Tumornephrektomien, nach dieser Technik entfernt. Nur bei 13,7 % wurde der Lumbalschnitt gewählt. Hierbei handelte es sich um Nephroureterektomien bei Uroltheltumoren, Enucleation von Karzinomen aus Rest- und Einzelnieren (Eisenberger et al., 1974) sowie um einige Zufallsbefunde.

Die leichte Zunahme transperitonealer Freilegungen im Verlauf des Jahres 1974 ist auf den Einsatz des Roschard-Hakens zurückzuführen, der bei Tumoren des caudalen Pols die Thorakotomie mitunter entbehrlich macht.

Bei der Übersicht über die Ausdehnung der Karzinome und die regionale Metastasierung beziehen sich unsere eigenen Zahlenangaben auf operierte Fälle. Hervorzuheben sind paraaortale, paracavale oder bilaterale Lymphknotenmetastasen bei 53 von 205 Nierenkarzinomen, 20 Tumorzapfen in der Vena cava sowie 25 weitere Geschwulsteinbrüche in die Vena renalis. Letale Tumorembolien erlebten wir zweimal in tabula sowie in 3 Fällen postoperativ.

Die häufige Beteiligung der großen Gefäße — nicht zuletzt bei der para-, retro- und intervasalen Lymphknotenausräumung — hat die *intraoperativen* Komplikationen aber nicht wesentlich vermehrt.

36 wegen der linksseitigen Tumorausdehnung und wegen intraoperativer Läsionen erforderliche Splenektomien – davon 33 beim thorakoabdominalen Zugang — wurden folgenlos toleriert.

---

* Conray 60® oder Conray 70®, Byk-Gulden Konstanz.

Eine Fernmetastasierung war zum Zeitpunkt der Operation in 14,6% bekannt. Pulmonale Metastasen konnten infolge des thorakoabdominalen Zugangs mehrmals in gleicher Sitzung entfernt werden. Andere Solitärabsiedlungen, wie z. B. 3 vaginale Metastasen, wurden gesondert exstirpiert.

Die Zahl der Probefreilegungen wegen Inoperabilität ging gegenüber einer früheren Serie von 220 überwiegend lumbal freigelegten Karzinomen von 11,3% auf 2,1% zurück.

Die postoperative Letalität liegt bei der Zwei-Höhlenoperation mit 6,8% am höchsten. Unter den Komplikationen sind 14 Pneumonien und 7 Pleuraergüsse zu erwähnen, wobei spätere Röntgenkontrolluntersuchungen jedoch nur dreimal eine Schwartenbildung erkennen ließen.

Die Einteilung der 205 Nierenkarzinome erfolgt nach einem TNM-System, welches im wesentlichen mit der von der UICC vorgeschlagenen Klassifizierung übereinstimmt. Die aus Gründen der Übersichtlichkeit hieraus entwickelte Einordnung in vier Stadien ähnelt der Klassifizierung von Ringleb und Rommel (1963) und gestattet Vergleiche zu früheren Untersuchungen unserer Klinik (Schmiedt u. Heinze, 1971).

Von 205 Adenokarzinomen fallen hiernach nur 23 in das Stadium I, hingegen 73 Fälle in das Stadium IV. Überlebensraten aufgrund unserer Nachuntersuchungen sind zur Zeit nur bis zu 3 Jahren verwertbar, da erstmals 1970 eine größere Zahl thorakoabdominaler Eingriffe vorgenommen wurde.

Der größte Teil der Tumoren wurde sowohl vor- als auch nachbestrahlt.

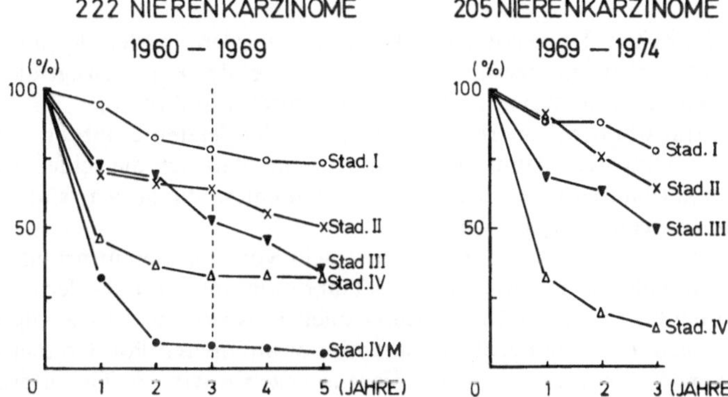

Abb. 3. Überlebensraten bei überwiegend lumbalem Zugang (bis 1969) und bei überwiegend thorakoabdominalem Zugang ab 1969

Wie die Gegenüberstellung unserer früheren Ergebnisse nach überwiegend lumbaler Tumornephrektomie (Abb. 3) und der jetzigen Resultate zeigt, konnte auch mit der von uns angestrebten Radikalität eine Verbesserung der Überlebensrate noch nicht erreicht werden. Vergleiche mit anderen Kliniken sind wegen der uneinheitlichen Stadieneinteilung kaum möglich. Spätergebnisse stehen noch aus. Diese werden in einigen Jahren zeigen, ob die konstanten Überlebensraten Robsons im zweiten Fünfjahreszeitraum durch verminderte lokale Rezidivbildung nach der thorakoabdominalen Nephrektomie auch von uns erreicht werden können.

Literatur

Cox, C. E., Lacy, S. S., Montgomery, W. G., Boyce, W. H.: J. Urol. **104**, 53 (1970). — Chute, R., Soutter, L.: J. Urol. **61**, 688 (1949). — Eisenberger, F., Schmiedt, E., Heim, G., Chaussy, Ch.: Münch. med. Wschr. **116**, 3 (1974). — Fedoroff, S. P.: Z. Urol. **16**, 393 (1922). — Foley, F. E. B., Mulvaney, W. B., Richardson, E. J., Victor, J.: J. Urol. **68**, 39 (1952). — Jonasson, O., Long, L., Roberts, S., McGrew, E., McDonald, J. H.: J. Urol. **85**, 1 (1961). — Klein, U., Heinze, H. G., Lissner, J., Eisenberger, F., Schmiedt, E.: Arteriographie, Cavographie, selektive

Nierenvenographie und Lymphographie als Kriterien zur Stadieneinteilung (TNM-System) bei Nierentumoren. 2. Intern. Kongr. d. Europ. Ges. f. Radiologie, Amsterdam 1971. — Klosterhalfen, H.: Urologe A 7, 146 (1968). — Lissner, J., Klein, U., Carl, P., Kroll, W.: Lymphographic investigations on renal carcinoma for classification and staging according to the TNM-system. Vortrag Intern. Congress of Lymphography, Tuscon, USA, Mai 1973. — Nagel, R., Baumgärtel, H., Rilling, J., Taenzer, V., Hassner, E.: Urologe A 8, 129 (1969). — Poutasse, E. F.: J. Urol. 85, 199 (1961). — Ringleb, D., Rommel, K.: Strahlentherapie 121, 323 (1963). — Robson, C. J.: J. Urol. 89, 37 (1963). — Rognon, L. M., Pillet, J.: Mém. Acad. Chir. 89, 829 (1963). — Schmiedt, E.: Chirurg 44, 485 (1973). — Schmiedt, E., Heinze, H. G.: Münch. med. Wschr. 113, 973 (1971). — Sigel, A., Held, L.: Urologe A 2, 144 (1963). — Stevens, W. E.: J. Urol. 10, 121 (1923). — Union Internationale Contre le Cancer (UICC): TNM Classification. Urological sites. Geneva 1974. — Wahlqvist, L.: Scand. J. Urol. Nephrol. Suppl. 4 (1969).

Dr. P. Carl
Urolog. Klinik u. Poliklinik
D-8000 München 2
Thalkirchner Straße 48

G. Mayor: Zur Frage der Zugangswege bei Nierentumoren

An der Urologischen Universitätsklinik Zürich wurden in den letzten 8 Jahren 136 Tumornephrektomien durchgeführt. In einem Drittel der Fälle erfolgt die Nephrektomie transthorakoretroabdominal, in zwei Drittel durch Lumbotomie.

Die Zahl der transthorakal operierten Fälle ist in den letzten 2 Jahren auf über die Hälfte angestiegen. Dies steht damit in Zusammenhang, daß sich die schlechten Fälle in unserem Krankengut häufen und wir zunehmend Patienten, die auswärts als inoperabel betrachtet wurden, zugewiesen bekommen.

Wie eingangs erwähnt, entscheiden wir uns nicht von vornherein grundsätzlich zur thorakoretroabdominalen Schnittführung. Ein Tumor am unteren Pol oder im Mittelfeld der Niere wird auch bei uns durch Lumbotomie oder transperitoneal angegangen. Anders stellt sich das Problem bei einem großen Nierentumor am oberen Pol. Ob hier der trans- oder retroperitonealen Schnittführung den Vorzug gegeben wird, spielt unserer Ansicht nach keine Rolle, da bei der radikalen Tumornephrektomie das Peritoneum im entsprechenden Bereich mitreseziert wird und mit beiden Methoden ein großer peritonealer Defekt entsteht, der verschlossen werden muß.

Der transthorakale retroabdominale Zugang ist für uns bei großen infiltrierenden Tumoren des oberen Poles oder des Mittelfeldes der Niere ohne Zweifel die Methode der Wahl. Wie bereits von meinen Mitarbeitern mitgeteilt, hilft die Cavographie die Situation bezüglich Größe und Infiltration des Tumors besser zu beurteilen. Sie hat somit ihre Bedeutung bei der Wahl des Zugangweges.

Der thorakoretroabdominale Zugang ist zuverlässig und einfach, erlaubt eine übersichtliche Darstellung des Hilus und der großen Gefäße. Arteria und Vena renalis können primär ligiert werden und allfällige Komplikationen an der Vena cava oder an der Aorta können unter Sicht rekonstruktiv behoben werden. Die suprarenale Ausräumung vor allem wird durch laterale Resektion des Zwerchfelles wesentlich erleichtert. Bei allen Fällen, die bei uns transthorakal operiert wurden — es sind dies zusammen mit den Nebennierentumoren und retroperitonealen Lymphknotenausräumungen bei Hodencarcinom mehr als 300 —, haben wir von seiten der Thorakotomie nie Komplikationen beobachtet.

Eine Kontroverse zwischen Anhängern der lumbalen, der transperitonealen oder transthorakalen Schnittführung ist meiner Ansicht nach nicht mehr am Platze. Jede der Methoden hat ihren Platz und ihre Indikation in der Urologie und muß vom chirurgisch tätigen Urologen gleich beherrscht werden. Erst aufgrund genügender eigener Erfahrung mit allen drei Methoden kann einer der Vorzug gegeben werden, es genügt nicht, eine Methode, die man nicht genügend kennt, grundsätzlich abzulehnen und zu sagen: bis jetzt ist es mit der anderen Methode immer gut gegangen.

Erlauben Sie mir zum Schluß eine grundsätzliche Bemerkung: Die urologische Chirurgie wird jetzt von vielen Chirurgen zur Diskussion gebracht. Zum Beispiel wird bei uns behauptet, und dies oft mit der Komplizität der Nephrologen, daß die Urologen nicht fähig sind, große Nierentumoren zu entfernen. Dies sei eine Operation für den Allgemeinchirurgen, den Thorax- oder Gefäßchirurgen. Die Thoraxchirurgen gefährden uns von oben und wollen die suprarenale Gegend als die ihre betrachten. Die Gefäßchirurgen operieren schon an der Arteria renalis und wollen die Nierentransplantation alleine ausführen. Die Neurochirurgen ihrerseits behaupten, daß die gelähmte Blase sowie die neurogenen retroperitonealen Tumoren von ihnen behandelt werden sollten. Die plastischen Chirurgen haben schon die großen plastischen Operationen am Scrotum übernommen und versuchen jetzt entlang der Urethra weiter nach oben zu kommen. Die gastroenterologischen Chirurgen zum Schluß, wollen uns die Darmplastiken an Blase und Ureter wegnehmen.

Ich habe mich immer bemüht, die urologische Chirurgie weiter zu entwickeln, und bin überzeugt, daß diese Anstrengungen sich lohnen werden. Wir haben jetzt die Aufgabe, die große urologische Chirurgie für die nächste Urologengeneration zu behalten und dafür zu kämpfen. Wenn dies nicht gemacht wird, bleibt uns nichts anderes übrig, als die große Chirurgie aufzugeben und uns in den verschiedenen Hohlräumen des Harntraktes zu verstecken, wo wir aber sicherlich bald ersticken werden.

Prof. Dr. G. Mayor
Direktor der Urologischen Univ.-Klinik
Kantonspital
CH-8006 Zürich
Rämistraße 100

A. SIGEL, S. CHLEPAS und W. ERNSTBERGER: **Begründung der abdominalen Tumor-Nephrektomie und Bericht über 220 Fälle seit 1960**

Gemeint ist die ventrale, erweiterte statt der einfachen lumbalen Tumor-Nephrektomie, eine alte Antithese, unterschiedlich anwesend im Bewußtsein der Urologen. Denn die lumbale Operation erfüllt nicht die Erfordernisse einer optimalen Radikalität und Gefäßsicherheit. Diese beiden Erfordernisse sind miteinander verkettet, und sie rücken *nicht* die Niere, sondern die Vena cava und die Aorta an den Beginn und in das Zentrum des Operationsfeldes. Die Prognose hängt zwar vor allem ab vom pathohistologischen Stadium der Tumorprogression, besonders von Bestehen und Ausmaß der Veneneinbrüche. Der Venenbefall, je nach Sorgfalt der Untersuchung unterschiedlich häufig bis zu 50% angetroffen, bedeutet jedoch nicht zwangsläufig immer Fernmetastasierung [1,2]. Ist der Tumor auf die Niere beschränkt und nicht in Venen oder Lymphbahnen eingebrochen, dann führt auch die lumbale Operation zum Ziele. Verhält es sich gegenseitig, dann hat nur die ventrale, radikale erweiterte Tumor-Nephrektomie eine Chance. Da vor der Operation das Stadium nicht erkennbar ist (annähernd nur aus der Angiographie), und der lumbale Zugang nur wenig Erweiterung erlaubt, birgt die lumbale Operation ein Risiko. Sie überläßt Entscheidendes dem Zufall und vermindert die Heilungsquote um 10 bis 20% [3,4]. Zudem nimmt sie infolge mangelhafter Gefäßsicherheit eine höhere Operationssterblichkeit in Kauf.

Prinzip der ventralen Tumor-Nephrektomie-Synergismus aus Gefäßsicherheit und Radikalität.

1. Primäre, direkte und unbehinderte Darstellung des renalen Gefäßkreuzes mittels Längsincision des Treitzschen Bandes (Plica duodeno-jejunalis) Abb. 1 und 2).

2. Beliebige Handhabung der Nierengefäße, zuerst der Arterie, dann der Vene, beide unmittelbar an ihrem Stamm (Abb. 3 und 4).

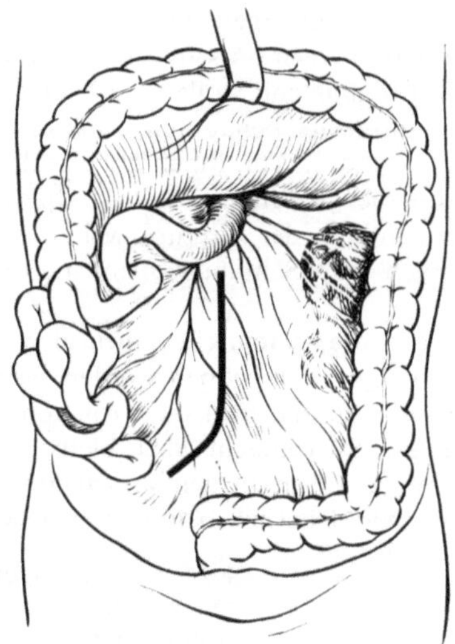

Abb. 1. Vollständige Incision des Treitzschen Bandes (Plica duodeno-jejunalis) öffnet den Weg zum renalen Gefäßkreuz und zu Cava und Aorta oberhalb und unterhalb des Gefäßkreuzes

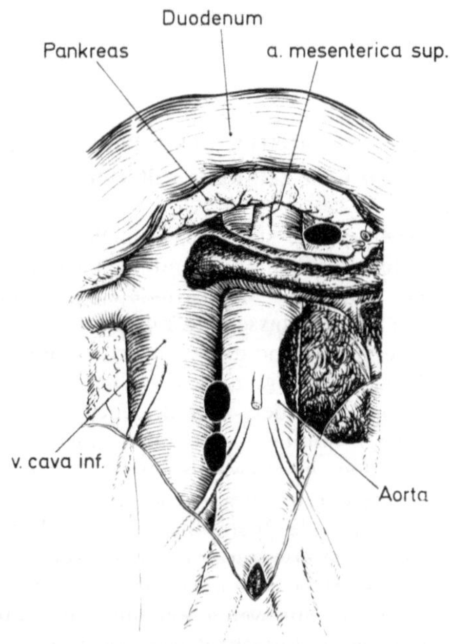

Abb. 2. Fortsetzung der Abb. 1. Die entscheidende Region des renalen Gefäßkreuzes, der Ligaturen, der cavalen Manipulation und der Lymphonodulektomie ist einfach freizulegen

3. Beliebige Manipulation der Vena cava, auch bei linksseitigen Tumoren (Abb. 5).

4. Paracolische, perifasciale Exstirpation der vasal ausgeschalteten Tumorniere.

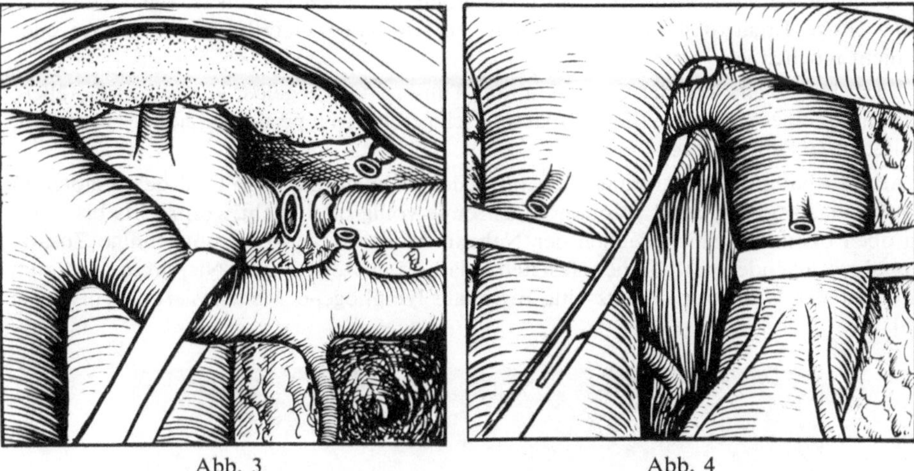

Abb. 3   Abb. 4

Abb. 3.   Primäre Ligatur der linken Nierenarterie. Das Gefäß ist gut darzustellen, wenn die Ligatur der im Wege stehenden V. suprarenalis vorausging

Abb. 4. Primäre Ligatur der rechten Nierenarterie. Das Gefäß ist direkt darzustellen, wenn man die V. cava oder die Aorta etwas zur Seite zieht. Rechts von der Aorta ist die A. renalis im allgemeinen nicht vor der Vene zu ligieren

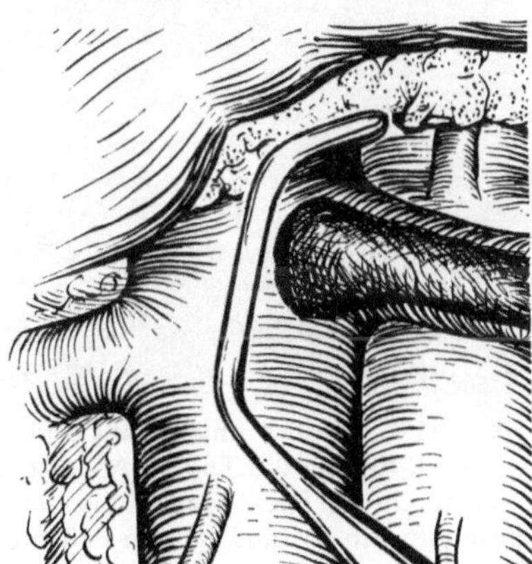

Abb. 5.   Der stärkste Vorzug des transplicalen Zuganges besteht darin, daß nur auf diese Weise Tumorthromben aus der linken V. renalis und der Cava (bei linksseitigen Tumoren) geordnet zu entfernen sind

Ad 1 und 2) Unmittelbare Handlungsfreiheit am renalen Gefäßkreuz bedeutet zuerst Gefäßsicherheit, bedeutet mit der primären Ligatur der A. renalis Aufhebung der renalen Durchblutung, kaum noch Blutungskomplikationen, viel weniger Blutkonserven als bisher. Das Bestreben Arterie vor Vene dient mehr der Gefäßsicherheit als der Prophylaxe einer fraglichen Tumorembolie. Mit der erhöhten Gefäßsicherheit ist die Radikalität indirekt verbunden, weil jede grobe Blutung mit den Zwängen ihrer Beherrschung die Radikalität an zweite Stelle setzt und damit beeinträchtigt. Ventrale und primäre Ligatur der Gefäße bedeutet drittens auch erweiterte Indikation, weil auf diese Weise weit vorangeschrittene Tumornieren noch undramatisch zu entfernen sind, die es von lumbal her schon gefährlich oder gar nicht mehr wären.

Ad 3) Der ventrale transplicale Zugang erlaubt nicht nur mit einem Zug die Durchblutung der Niere aufzuheben, sondern beliebig an der Vena cava zu manipulieren, so insbesondere Tumorthromben sicher zu entfernen, dies auch bei linksseitigen Tumoren, eine wichtige Ergänzung, die bei Verzicht auf medialen Gefäßzugang unsicher oder gar nicht möglich ist.

Ad 4) Der zweite Teil der Operation, das Tumorpaket, abgelöst von seinen Gefäßen, ohne Risiko einer größeren Blutung, paracolisch geschlossen perifascial herauszunehmen, bereitet keine Schwierigkeiten mehr.

Ad 5) Abdominaler ventraler Zugang bedeutet auch, daß das Feld der regionären Lymphmetastasierung der Lymphonodulektomie völlig offen steht, von rechts bis links, von oben bis unten, einschließlich der Nebenniere der Gegenseite, notwendige Zusatzmaßnahme, nachdem inzwischen feststeht, daß 25 bis 30% aller Nierentumoren zum Zeitpunkt der Operation bereits eine regionale lymphogene Metastasierung aufweisen [5,6].

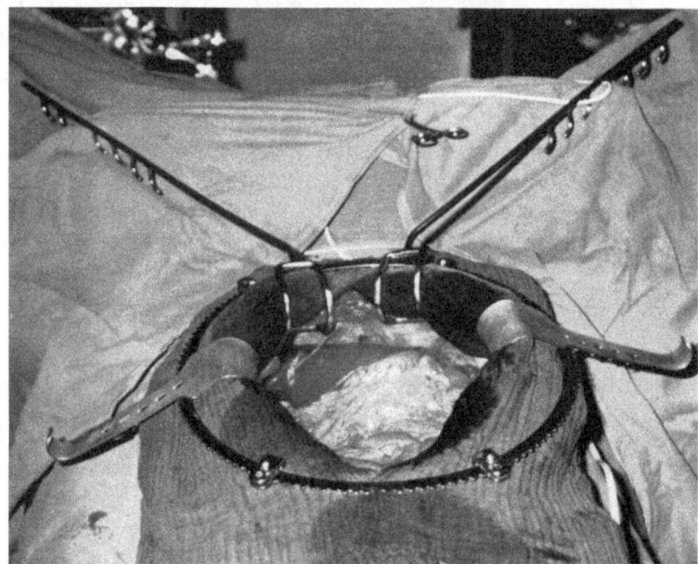

Abb. 6. Langstielige Haken, kräftig nach oben angespannt und an einem queren Bügel des Operationstisches variabel eingehängt, flachen die Thorax-Apertur ab und erweitern wesentlich den Zugang unter die Kuppe des Zwerchfells. Diese Maßnahme macht die thorakale Erweiterung der Schnittführung in den weitaus meisten Fällen entbehrlich

Tabelle 1. Gesamtzahl unserer Nephrektomien wegen Nierentumor und Wilmstumor, ausschließlich der Urotheliome

Zugangsweg bei der TU-Nephrektomie Erlangen 1960 bis 1974 (304 Patienten)	
268 abdominal und thoraco-abdominal	220 Hypernephrome (davon 7 thor.-abdom.)
	48 Wilms-Tumoren
lumbal	36 Hypernephrome

Tabelle 2

Probelaparotomien bei 268 transabdominellen Tu.-Nephrektomien in Erlangen	
1960 bis 1968	4mal lokal inoperabel
1969 bis 1974	8mal Peritoneal-carcinomatose

Die kanzerologischen und gefäßchirurgischen Erfordernisse zu verwirklichen, konkurrieren nur der aufwendige Zweihöhlenschnitt und die große mediane Laparotomie (an Stelle eines Rippenbogenrandschnittes, den wir bis 1972 benutzten). Die Laparotomie ist das einfachere Verfahren und sie ermöglicht alles, läßt keinen Wunsch offen, jedoch nur mit speziellen großen Haken, an einem zugehörigen Bügel des Operationstisches befestigt, welche die Thorax-Apertur anheben, abflachen und damit die thorakale Schnitterweiterung überflüssig oder zu einer großen Seltenheit machen (Abb. 6). Einen kürzeren, direkteren und einfacheren Weg zu Schaltstelle der Tumornephrektomie gibt es anatomisch nicht. Eine weitergehende Sicherung und Vereinfachung der Operation, eine exaktere primäre und zentrale Ligatur der Stammgefäße, ein Mehr an Sicherheit, ein Mehr an Radikalität ist mit unseren derzeitigen Mitteln nicht erreichbar.

Tabelle 3. Die Zahl der Fälle mit Lymphonodulektomie ist vergleichsweise niedrig, weil uns der transplicale Zugang erst seit 1972 geläufig ist. Aus dem gleichen Grunde ist „Gefäßummauerung links" unpräzise definiert und auch nicht causal behandelt, denn es handelt sich dabei um Tumorthromben der linken V. renalis. — Die Milz 21mal zu entfernen war notwendig wegen operativer Verletzung oder Infiltration des Gefäßstieles der Milz

Komplizierende Situationen bei 220 Hypernephromoperationen (Erlangen)	
Entfernung von retroperitonealen Lymphknoten	94 (44 positiv)
Tumorzapfen in der Vena cava v. re.	15
„Gefäßeinmauerung" v. li.	15
Path. Adhaesionen (Colon, Duodenum, Mesenterium)	27
Milzexstirpationen	21
Infiltration in Muskulatur	6
Infiltration in Pankreas	8

Tabelle 4. Neun tödliche Komplikationen unter 220 Fällen von Tumor-Nephrektomie. 3mal hämorrhagischer Schock, alle drei vor 1970 und noch mit paracolischem Zugang

Intra- und postoperative Komplikationen bei 220 transabdominellen Tu.-Nephrektomien in Erlangen (1960 bis 1974)		
1mal	Peritonitis nach Hemicolektomie	†
2mal	Platzbauch	behoben 2mal
1mal	Paralytischer Ileus nach Palliativ-Op	†
1mal	Mechanischer Ileus	behoben
1mal	Colonfistel	behoben
1mal	Stressulcus	†
2mal	Niereninsuffizienz bei vorgeschädigter Gegenniere	† †
1mal	Lungeninsuffizienz	†
3mal	Hämorrhagischer Schock bei Extremfällen	† † †
13 Patienten	9 † = 4%	behoben 4mal

Tabelle 5.

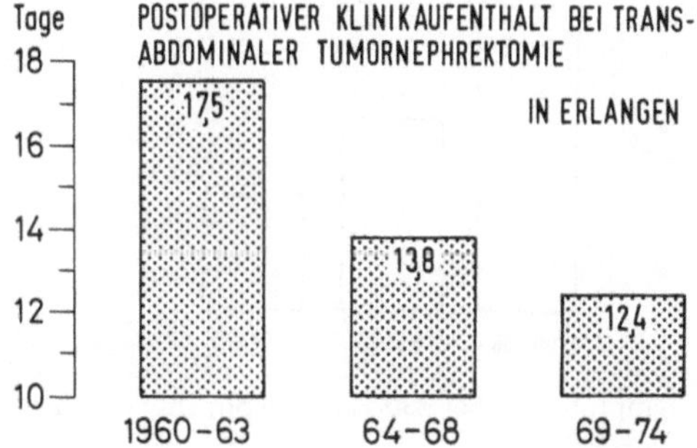

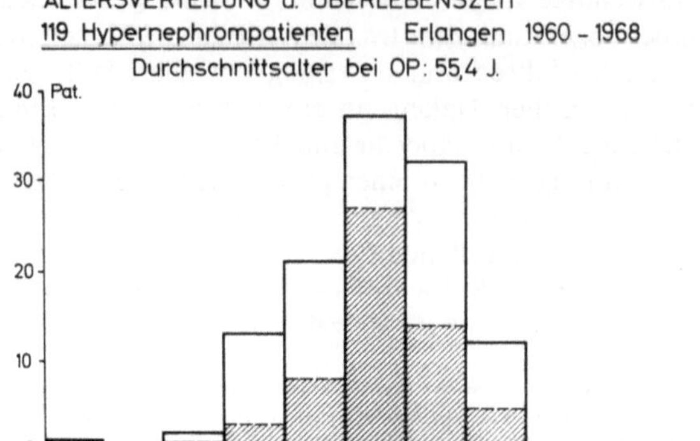

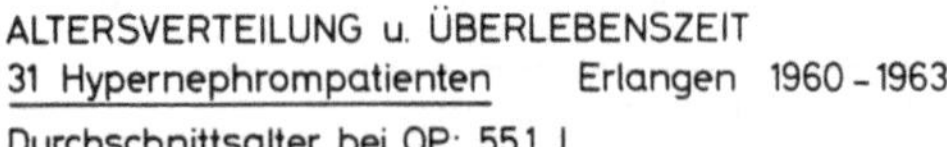

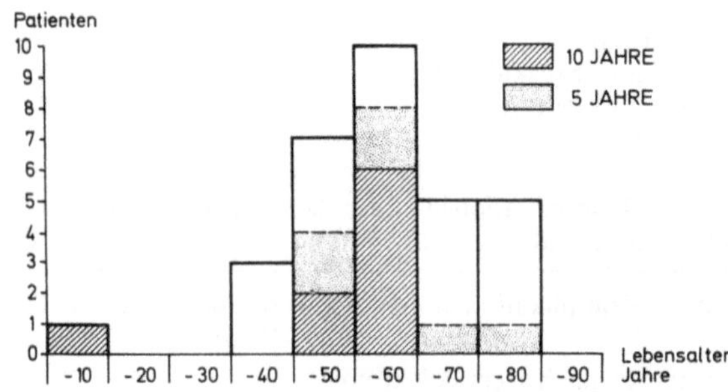

Tabelle 6 und 7. Die Kurven zeigen, daß der jüngere Tumor-Patient eine schlechtere Heilungschance besitzt als der ältere. Der alte Patient hat aus natürlichen Altersgründen eine scheinbar
geringere Heilungschance

Tabelle 8. Die verlorene Zeit zwischen Erstsymptom und Operation wurde in den vergangenen
15 Jahren um $^2/_3$ verkürzt. Künftig erhöhte Fünf-Jahres-Überlebensquoten sind mithin nicht nur
verbesserter operativer Technik zuzuschreiben

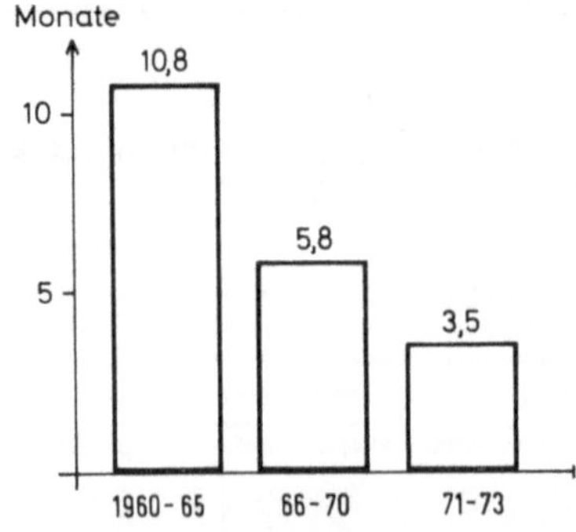

Zeitintervall: Erstsymptom/OP bei 230 Hypernephrompatienten in Erlangen

Bis vor zwei Jahren praktizierten wir die abdominale Tumornephrektomie paracolisch. Mit einiger Übung kommt man auf diese Weise gut zurecht, wie auch die Berliner- und die Göteborger-Gruppe schon früher berichteten [5,7]. Pensum und Resultate, die wir in den folgenden Tabellen vorlegen, beruhen mithin noch auf einer Technik, die wir inzwischen verbessert haben und die künftig noch bessere Ergebnisse erwarten läßt. Anlaß zu der Verbesserung waren die topographischen Erfahrungen bei der retroperitonealen Lymphchirurgie des Hodentumors. Literaturstellen über den transplicalen Zugang gibt es kaum, klar geäußert nur bei Grayhack in Campbell 1970, angedeutet bei Flocks 1969 [8,9].

Unsere 5- und 10-Jahres-Überlebensquote ist nicht gereinigt. Sie schließt alle Risikofälle ein, auch jene 4, die sich als inoperabel erwiesen (Abb. 7 u. 8).

5 JAHRES ÜBERLEBENSRATE ENTSPRECHEND DEN TUMORSTADIEN
ERLANGEN 1960 - 1968 (119 Patienten)

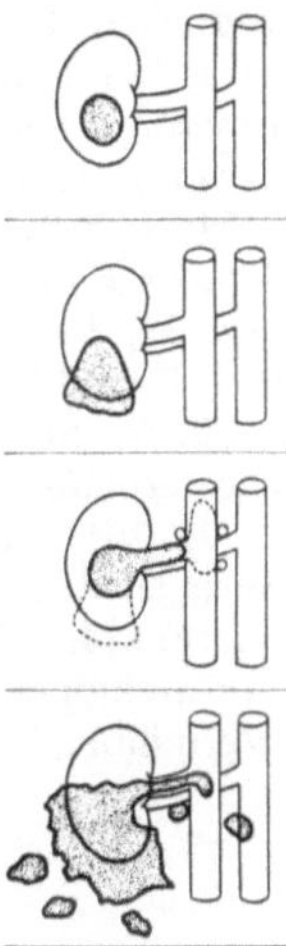

Patienten	5 Jahre lebend
37	30 (80%)
18	12 (67%)
31	11 (35%)
33	3 (9%)
119	56 (47%)

Abb. 7

10 JAHRES ÜBERLEBENSRATE ENTSPRECHEND DEN TUMORSTADIEN
Erlangen 1960 mit 1963 (31 Pat.)

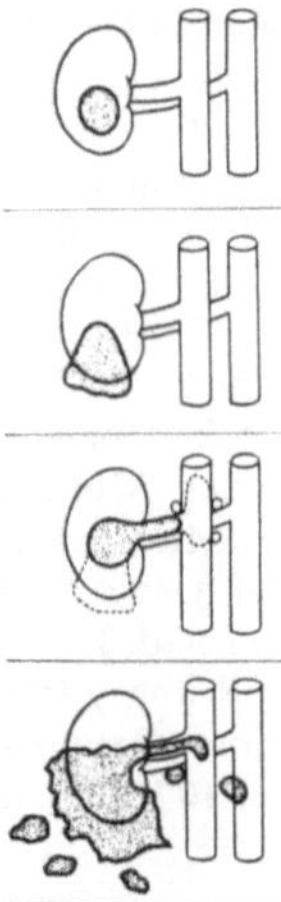

Tu-stadium	Patienten	5 J. lebend	10 J. lebend
	9	7	5
	2	1	–
	12	7	4
	8	–	–
	31	15 48%	9 29%

+ natürliche Absterbequote

Abb. 8

Abb. 7 und 8. Die Fünf- und Zehn-Jahres-Ergebnisse unserer Klinik seit 1960. Ungereinigte Statistik. Bei der Zehn-Jahres-Überlebensrate ist zu bedenken, daß eine Reihe der Patienten eines natürlichen Todes gestorben ist

Mit 47% liegt sie wesentlich über der sonstigen Durchschnittsquote von 38 bis 40% [4]. Sie deckt sich mit derjenigen der Ochsner-Clinic [13], liegt jedoch unter der 52% der Toronto-Gruppe (1969) [14] und den 55% der Boston-Gruppe [15]. Mit unserer inzwischen verbesserten und erweiterten Radikalität sind künftig höhere Quoten zu erwarten, dann auch noch unterstützt mit Nachbestrahlung, die wir bisher ebenso wie die Vorbestrahlung nicht anwandten.

Die Begründung der primären Ligatur der Arterie

Sie ist noch spekulativ. Sie argumentiert damit, daß, würde die Vena renalis zuerst unterbunden, bis zur nachfolgenden Ligatur der A. renalis Krebszellen über den venösen Kollateralkreislauf abströmen könnten [10], von dem man weiß, daß er nicht nur in die Vena renalis zurückkehrt, sondern auch Äste abgibt in die mesocolische Region, in Milz- und Leberkapsel, in Zwerchfell, Rückenmuskulatur, in die Genitalregion und den Plexus vertebralis [5], der die parapulmonale hämatogene Aussaat vermittelt [11]. Diese Argumentation kann stimmen. Wenn jedoch über den venösen Kollateralkreislauf

130

Krebszellen entweichen, so könnten sie es auch einfacher über die Vena renalis vor deren Ligatur. Eine andere Überlegung begründet die Forderung nach primärer Ligatur der Arterie etwas besser. Man weiß schon lange, daß der Nierentumor in sich arteriovenöse Anastomosen bildet [5]. Diese venösen Anastomosen verändern den Druckgradienten und sie erhalten einen direkteren venösen Abfluß, umverteilt in das Kollateralgebiet, wenn eine Ligatur die Hauptvene verschließt. Es entsteht eine andere Verteilung, aber keine cancerologisch neue Situation. Ob damit mehr Krebszellen als vorher ausströmen, wird theoretisch unterstellt [5,10]. Bewiesen ist es bis jetzt nicht. Es ist eher unwahrscheinlich, nachdem selektive Angiographien von venös teilblockierten Tumornieren den venösen Kollateralkreislauf nicht darstellen. Die Ligatur der A. renalis vor derjenigen der Vena anzustreben geschieht mithin weit mehr aus Gründen der Gefäßsicherheit, als aus solchen einer Prophylaxe carcinomatöser Ausbreitung. Darin sind wir mit anderen Autoren einig [1,8,12,13].

Literatur

1. Grabstald, H.: Surg. Clinics U.A. **49**, 337—346 (1969). — 2. Hermanek, P.: Chirurgische Klinische Pathologie. In: Chirurgie der Gegenwart (Zenker-Deucher-Schink). München: Urban-Schwarzenberg, 1972. — 3. Robson, Ch. J., Churchill, B. M., Anderson, W.: J. Urol. (Baltimore) **101**, 297—301 (1969). — 4. Riches, E.: Adjunctive preoperative Radiotherapy followed by nephrectomy for Renal cell carcinoma. In: Scott et al., Controversies in Urology, Saunders 1972. — 5. Wahlquist, L.: Scand. J. Urol. Nephrol. Suppl. **4**, (1969). — 6. Mostofi, F. K.: Pathology and Spread of Renal Cell Carcinoma. In: King, J. S. (ed): Renal Neoplasia. Boston: Little, Brown and Co. (1967). — 7. Brosig, W., Buchberger, H. G.: Chirurg **33**, 181—184 (1962). — 8. Grayhack, J. T., Graham, J. B.: Surgery of the Kidney. In: Glenn, J. F. and W. H. Boyce: Urologic Surgery, New York: Hoeber, 1970. — 9. Flocks, R. H., Culp, D. A.: Surgical Urology. Übersetzt von K. M. Bauer, München: Schattenauer, 1971. — 10. Klosterhalfen, H.: Urologe **7**, 146—148 (1968). — 11. Messmer, B., Sinner, L.: Dtsch. med. Wschr. **91**, 2061—2066 (1966). — 12. Badenoch: Manual Urology. Berlin-Heidelberg-New York: Springer 1974. — 13. Ochsner, M. G., Brannan, W., Pond, H. S., Goodier, G. H.: J. Urol. (Baltimore) **110**, 643 bis 646 (1973). — 14. Robson, C. J.: Primary Radical nephrectomy for Renal Cell Carcinoma. In: Scott et al., Controversies in Urology, Saunders, 1972. — 15. Skinner, D. G., Vermillon, C. D., Colvin, R. B.: J. Urol. (Baltimore) **107**, 705—710 (1972).

Prof. Dr. A. Sigel
Urolog. Univ.-Klinik
D-8520 Erlangen
Maximiliansplatz

H. Haschek, H. Pum und W. Schmidt: **Einfache lumbale Nephrektomie, 200 Nierenkarzinome — 5 Jahre später**

Als Vergleichsgrundlage gegenüber erweiterten operativen Eingriffen und kombinierten Behandlungsmethoden — wie Vor- und Nachbestrahlung, hormonelle sowie zytostatische Therapie — wollen wir die Ergebnisse der einfachen Tumornephrektomie bei insgesamt 228 Patienten mit Nierenkarzinomen vorlegen. Mit einer Ausnahme wurde als Zugangsweg der lumbale gewählt, die Entfernung des gesamten perirenalen Fettgewebes oder Adrenalektomie wurden routinemäßig nicht durchgeführt. Lediglich in 22 Fällen erfolgte eine symptomatische Nachbestrahlung ohne erkennbaren klinischen Effekt.

Abb. 1 zeigt den ausgewerteten Patientenkreis vom Jänner 1945 bis 30. Juni 1969. Von 228 Patienten mit Nierenkarzinom erwiesen sich 23 als inoperabel: neben schlech-

---

Mit Unterstützung des Felix-Mandl-Fonds zur Förderung wissenschaftlicher Arbeiten an den städtischen Krankenanstalten der Gemeinde Wien.

tem internen Allgemeinzustand waren lokale Ausdehnung mit Übergreifen des Tumors auf die Nachbarorgane oder multiple Fernmetastasierung Gründe für die Inoperabilität. Bei 4 Patienten mit Solitärnieren wurde lediglich eine Teilresektion durchgeführt. Im Rahmen dieser Auswertung bleiben sie daher ebenso wie ein transperitoneal nephrektomierter Patient unberücksichtigt. Die primäre *postoperative Mortalität* lag bei 7%. Dieser Prozentsatz erscheint hoch (z. B. hat Robson bei radikalem Vorgehen nur eine Mortalität von 3,3%), ist aber durch relativ zahlreiche Todesfälle in den ersten Nachkriegsjahren zu erklären. In den letzten 10 Jahren betrug die Mortalität nur mehr 4%. Die Zahl der „verlorenen" Patienten, das heißt, deren Schicksal wir nicht weiter verfolgen konnten, betrug 4 (2%).

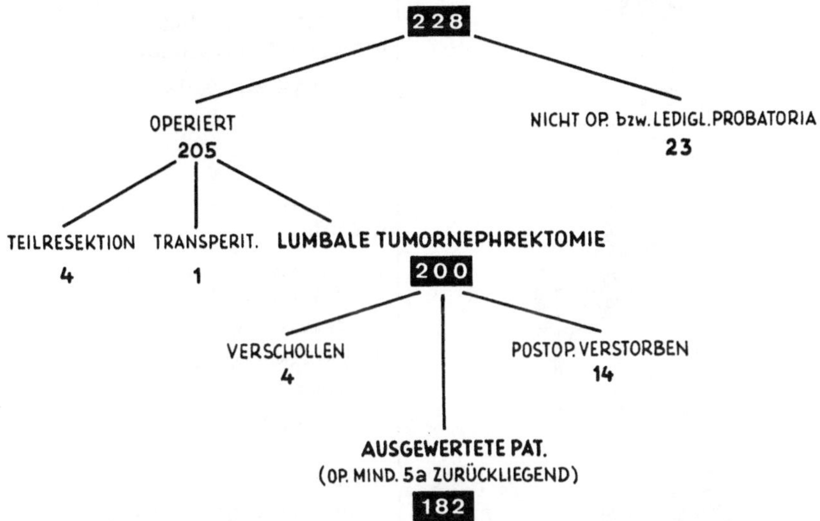

Abb. 1. Übersicht über den eigenen Patientenkreis mit Nierencarcinom
(1945 bis 30. 6. 1969)

Zur statistischen Auswertung in der 3-, 5- und 10-Jahre-Überlebensrate verbleiben demnach 182 Patienten.

Ein Vergleich von Spätergebnissen ist nur möglich, wenn die Untersucher von annähernd gleichen Voraussetzungen ausgehen. Eine urologische Abteilung, die mit einer Diagnostikklinik zusammenarbeitet, wird wesentlich häufiger Frühstadien zur Operation bekommen als etwa Kliniken, die mit geriatrischen Abteilungen oder Altersheimen kooperieren. Diese Überlegungen machen eine Stadieneinteilung notwendig. Das Studium der Literatur ergibt eine verwirrende Zahl von Einteilungsschemata [2,3,4,5], wodurch ein Vergleich der erreichten Therapieergebnisse wesentlich erschwert wird. Dazu kommt, daß bei retrospektiven Arbeiten sehr oft Detailangaben fehlen. Die Zuordnung in differenzierte Stadieneinteilungen ist dadurch erschwert, oft unmöglich.

Wir haben das Einteilungsschema nach Robson [3] gewählt, das weitgehend der Empfehlung der UICC und den klinischen Erfordernissen entspricht.

Abb. 2 zeigt die Tumorausbreitung und Infiltration in den verschiedenen Stadien mit der entsprechenden zahlenmäßigen und prozentuellen Zuordnung unserer Patienten. Bemerkenswert, daß fast die Hälfte (44,5%) in fortgeschrittenem Tumorstadium zur Operation kamen.

In Tab. 1 sind unsere Operationsergebnisse zusammengestellt.

In der weiteren Folge werden die Resultate unserer 182 lumbal operierten Patienten im Vergleich zu den entsprechenden Zahlen von Robson dargestellt, der radikal thorakoabdominal operiert (mit Exstirpation der Nebenniere und Lymphadenektomie) und größere Fallzahlen publiziert hat [3].

132

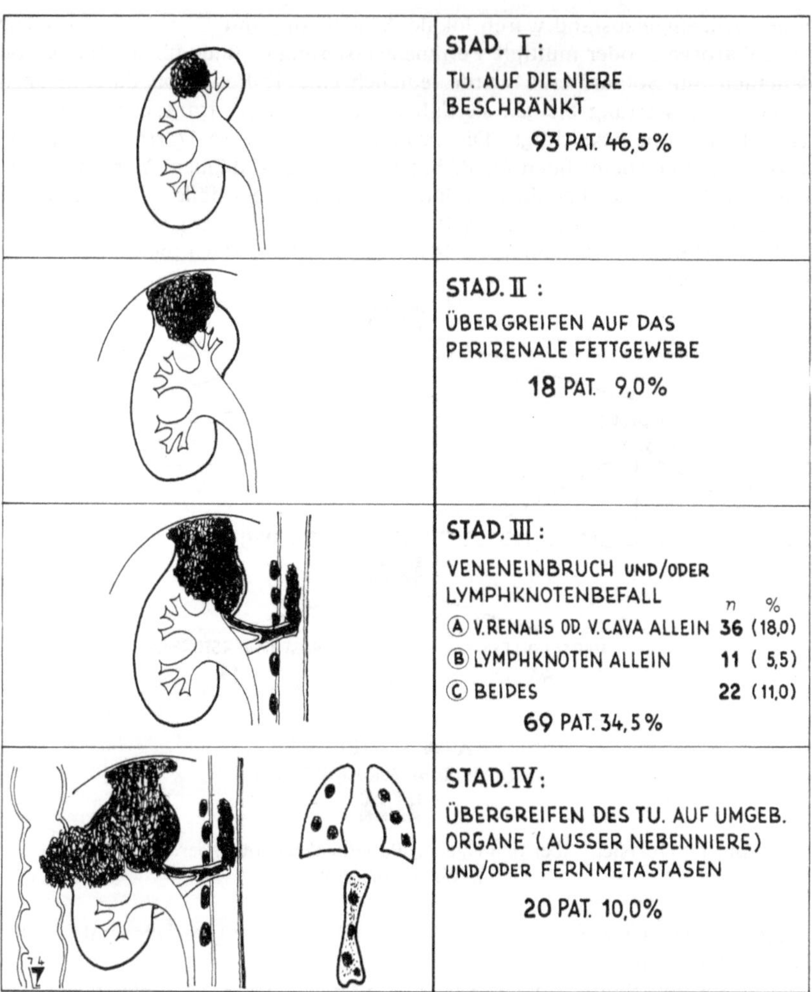

Abb. 2. Stadieneinteilung der Nierencarcinome nach Robson und entsprechende Zuordnung der eigenen Patienten

Tabelle 1. 3, 5 und 10a. Überlebensraten der eigenen Patienten in den einzelnen Stadien

Stadium		3 a		%	5 a		%	10 a		%
I		67	(88)	76	57	(88)	65	39	(60)	64
II		5	(16)	31	2	(16)	12	1	(5)	20
III	Gesamt	26	(64)	41	17	(64)	26,5	8	(46)	17
	A	17	(33)	51	14	(33)	42	7	(28)	25
	B	3	(10)	30	2	(10)	20	1	(4)	25
	C	6	(21)	29	1	(21)	5	0	(14)	0
IV	Gesamt	3	(14)	21,5	0	(14)	0	0	(11)	0
	A	2	(6)	33,3	0	(6)	0	0	(4)	0
	B	1	(8)	12,5	0	(8)	0	0	(7)	0
	Total	101	(182)	55	76	(182)	42	48	(122)	38

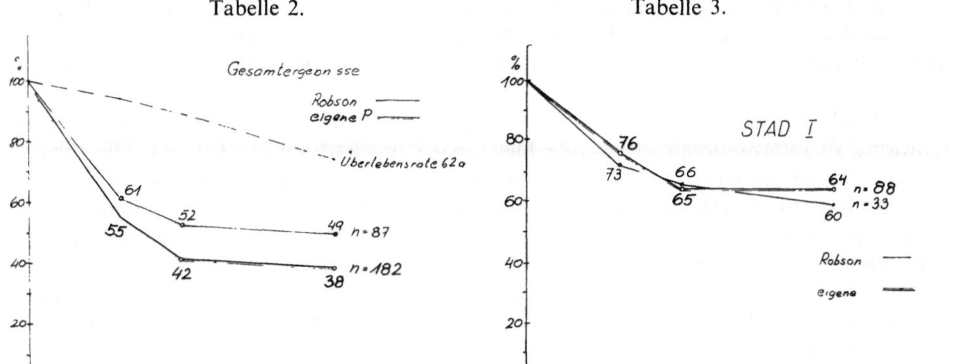

Tabelle 2.

Tabelle 3.

Tabelle 2. Vergleich der Gesamtergebnisse nach 3, 5, 10 a
Robson — radikale Tumornephrektomie
eigene — lumbale Tumornephrektomie
Tabelle 3. Vergleich der Ergebnisse, Stadium I

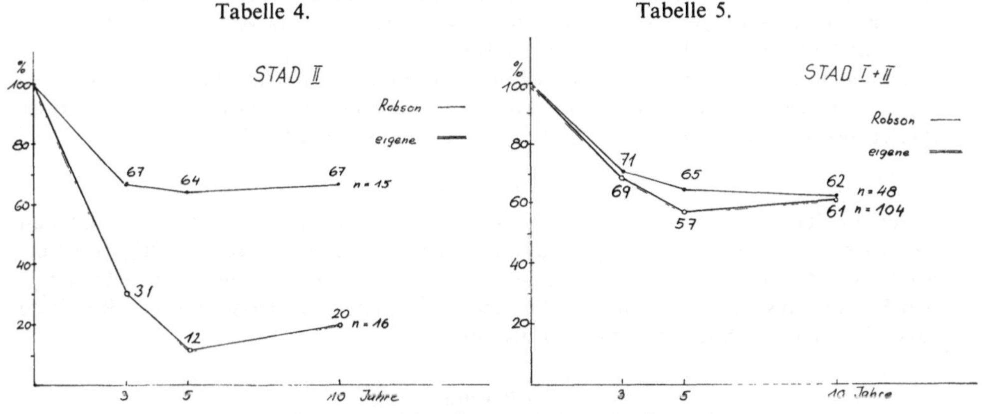

Tabelle 4.

Tabelle 5.

Tabelle 4. Vergleich der Ergebnisse, Stadium II
Tabelle 5. Vergleich d. Ergebnisse, Stadium I und II

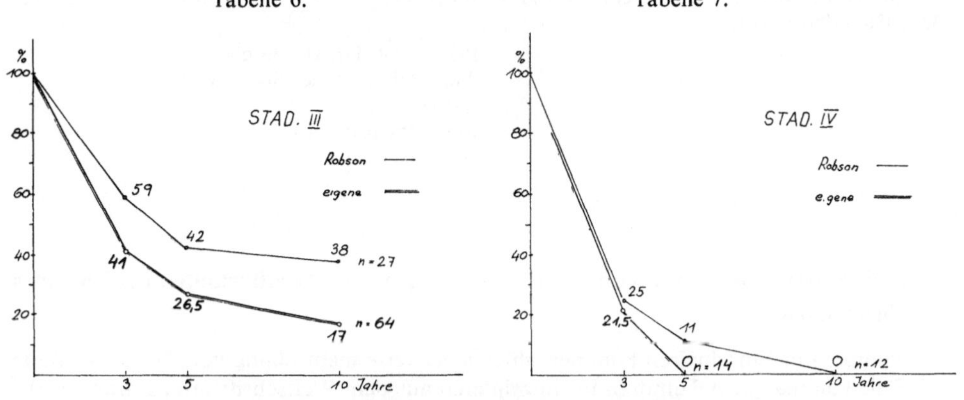

Tabelle 6.

Tabelle 7.

Tabelle 6. Vergleich der Ergebnisse, Stadium III
Tabelle 7. Vergleich der Ergebnisse, Stadium IV

Tab. 2 zeigt die Gegenüberstellung der Gesamtergebnisse nach 3, 5 und 10 Jahren. Das Durchschnittsalter unserer Patienten betrug 62 Jahre. Die mittlere Lebenserwartung dieser Altersgruppe ist ebenfalls graphisch festgehalten. Die Überlebensraten von Robson liegen etwa 10% über den eigenen.

Im Stadium I ergeben sich praktisch keine Unterschiede (Tab. 3). Überraschend und schwierig zu interpretieren, die große Diskrepanz im Stadium II (Tab. 4). Die relativ kleinen Operationszahlen und die Problematik der retrospektiven Stadienzuordnung könnten hier zur Erklärung angeführt werden. Um dieser Fehlerquelle auszuweichen, haben wir daher Stadium I und II gemeinsam ausgewertet und dabei weitgehende Über-einstimmung der Ergebnisse mit den Zahlen von Robson gefunden (Tab. 5).

Wir glauben, daß aus diesen Zusammenstellungen der Schluß abgeleitet werden kann, daß in den ersten beiden Stadien der Nierenkarzinome der radikale Eingriff nur geringe Vorteile bringt.

Deutlich wird die Überlegenheit der radikalen Tumornephrektomie im Stadium III, wie aus Tab. 6 hervorgeht. Die Unterschiede betragen nach 3 Jahren 18%, nach 5 Jahren 15,5% und nach 10 Jahren 21%. Weniger eindrucksvoll, aber doch noch deutlich sind die entsprechenden Zahlen für das Stadium IV (Tab. 7).

Wenn wir die Ergebnisse zusammenfassend beurteilen, lassen sich folgende Schluß-folgerungen ableiten: Während in den frühen Tumorstadien die erweiterten Formen der Nephrektomie mit der primären Stielligatur keine größere Bedeutung haben, ist die Überlegenheit dieser Operationstechnik im Stadium III und IV unverkennbar. Die Über-lebensrate läßt sich um etwa 15 bis 20% verbessern.

Schmiedt und Heintze [4] konnten schon 1971 durch Nachbestrahlung die Ergebnisse weiter verbessern. Bei einer etwas anderen Stadieneinteilung erreichten diese Autoren Überlebensraten total von 52,7% und in den ersten Stadien bis 73,7%.

Zusammenfassung

Bericht über die 3-, 5- und 10-Jahre-Überlebensraten bei 182 einfachen lumbalen Tumornephrektomien. Sie betrug im gesamten Patientenkreis 54, 42 und 38%. Im Ver-gleich zu radikalem thorakoabdominalem Vorgehen liegen die eigenen Ergebnisse je nach Stadium bis zu 20% niedriger. Die mögliche weitere Verbesserung der Resultate durch Vor- und Nachbestrahlung wird diskutiert.

Literatur

1. Bolterauer, Ch., Haschek, H., Kofler, K., Schimatzek, A., Thurnher, B., Zischka-Konorsa, W.: Acta Chir. Austriaca **3**, 44—51 (1971). — 2. Lang, E. K.: Cancer **32**, 1043—1052 (1973). — 3. Robson, C. J., Churchill, B., Anderson, W.: J. Urol. **101**, 297—301 (1969). — 4. Schmiedt, E., Heinze, H. E.: Münch. med. Wschr. **113**, 973—979 (1971). — 5. v. d. Werff-Messing, B.: Cancer **32**, 1056—1061 (1973).

Prim. Prof. Dr. H. Haschek
Allg. Poliklinik der Stadt Wien
A-1090 Wien
Mariannengasse 10

C. F. Rothauge, R. Voss und R. Braun: **Operative Möglichkeiten bei Tumoren in Einzelnieren**

Tumoren in Einzelnieren kommen glücklicherweise nicht häufig vor. Stackpole faßte 22 Fälle von malignen Tumoren in Einzelnieren aus dem Weltschrifttum zusammen. Bei dem heutigen Stand der operativen Technik halten wir in jedem Falle eine operative Behandlung für absolut indiziert, wenn keine Metastasen vorliegen.

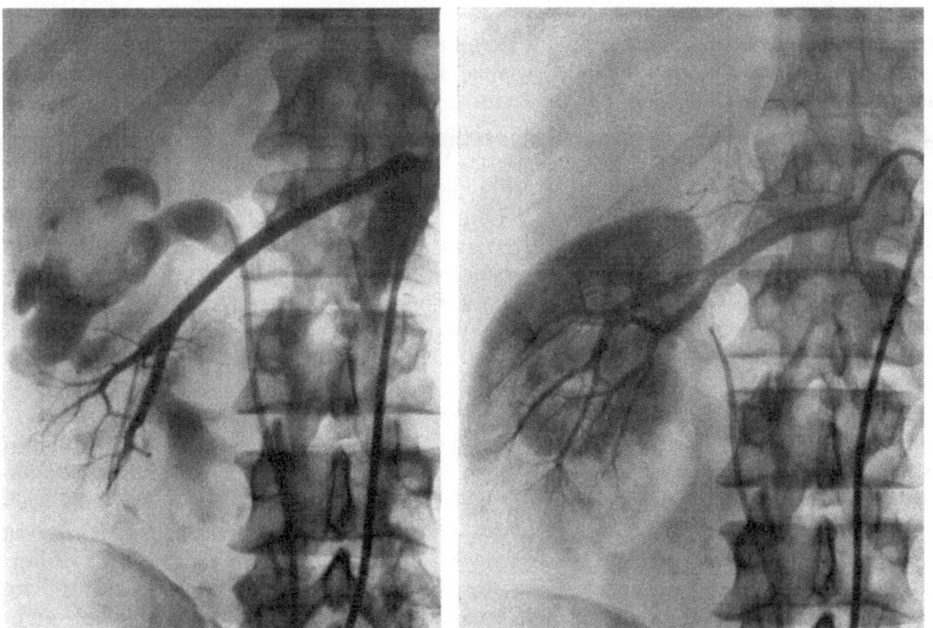

Abb. 1. Retrogrades Pyelogramm und Renovasogramm eines Tumors im oberen Teil einer Einzelniere mit gedoppelten Nierenbeckenkelchsystem und getrennter Gefäßversorgung

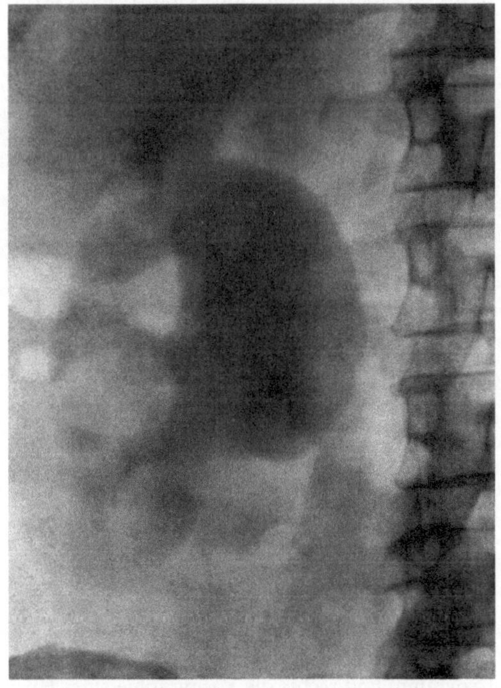

Abb. 2. Intravenöses Urogramm eines Nierentumors im unteren Pol einer hydronephrotisch geschädigten Restniere

Ideale Voraussetzungen für eine radikale operative Entfernung eines Tumors in einer Einzelniere liegen dann vor, wenn sich der Tumor in einem Teil einer Doppelniere mit getrennter Gefäßversorgung befindet, wie Sie aus der ersten Abbildung ersehen können. Hier erfolgte nach Unterbindung der versorgenden Gefäße die Guillotine-Resektion des oberen tumortragenden Anteils an der Demarkationslinie des ischaemischen oberen Nierenteils zum noch durchbluteten unteren. Wegen der Breite des Parenchyms war die Stillung der Sickerblutung im Bereich der Resektionsfläche in typischer Weise durch Matratzennähte nicht möglich. Nach Kompression des Parenchyms erfolgte die Blutstillung durch Aufkleben der Gerotaschen Faszie auf die Resektionsfläche mit Hilfe des Gewebeklebers Histakryl blau, der in minimal dünner Schicht aufgetragen wurde.

Relativ problemlos ist auch die operative Entfernung kleinerer polständig gelegener Tumoren in Einzelnieren durch Polresektion. Die folgende Abbildung (Abb. 2) zeigt links einen solchen Tumor im unteren Pol einer allerdings hydronephrotischen Restniere.

In diesem Falle wäre unter rein funktionellen Gesichtspunkten eine Nierenparenchymresektion kontraindiziert gewesen, denn die Nierenfunktion war bei einem Serum Kreatininwert von 1,5 mg% und einer Phenolrotausscheidung von 5,2% der injizierten Menge in 15 Minuten nicht kompensiert. Trotzdem entschlossen wir uns dazu, den malignen Nierentumor durch untere Polresektion radikal zu entfernen und gleichzeitig eine Pyeloplastik durchzuführen — konnten wir doch bei einem befriedigenden Ergebnis der Pyeloplastik mit einer guten Erholung der geschädigten Funktion der Restniere rechnen. Die untere Polresektion wurde unter manueller Kompression des Nierenparenchyms durchgeführt. Unsere Hoffnungen wurden nicht enttäuscht. Trotz Resektion des unteren Nierenpols kam es postoperativ zu einer guten Erholung der geschädigten Funktion.

Problematischer wird das operative Vorgehen, wenn der Tumor zwar polständig gelegen ist, in Folge seiner Größe jedoch eine Heminephrektomie mit Absetzung der befallenen Nierenhälfte unmittelbar in Höhe des Gefäßstieles erforderlich ist.

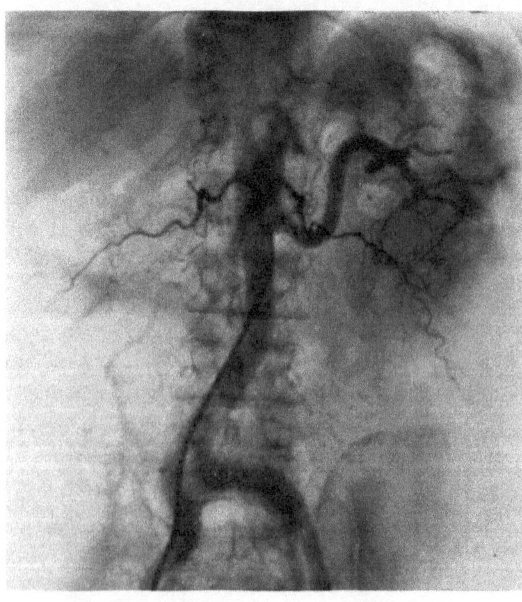

Abb. 3. Links das i.v.-Urogramm und rechts die Vasographie eines Hypernephroms im unteren Pol einer funktionellen linksseitigen Solitärniere. Rechts thrombotischer Totalverschluß der Nierenarterie

Die Abbildung 3 zeigt einen solchen Fall: Die Vasographie eines Hypernephroms im unteren Pol einer funktionellen linksseitigen Solitärniere, rechts thrombotischer Totalverschluß der Nierenarterie. Hier war die Absetzung der unteren Nierenhälfte selbstverständlich nur bei temporärer Abklemmung des Gefäßstieles möglich. Die Abklemmzeit betrug 6 Minuten.

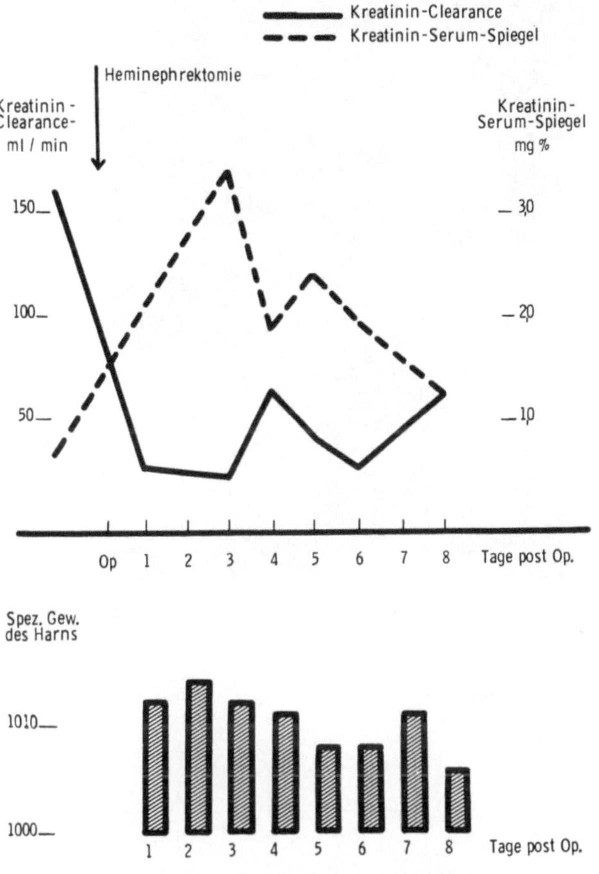

Abb. 4. Postoperatives Verhalten der endogenen Kreatininclearance und der Kreatinin-Serum-Spiegel nach Heminephrektomie wegen Hypernephrom im unteren Pol einer funktionellen Solitärniere bei 6 minütiger Abklemmung des Nierenstieles. Unten im Bild die spezifischen Gewichte der 24-Stunden-Harne postoperativ

Auf der folgenden Abbildung (Abb. 4) ist der postoperative Verlauf dargestellt. Sie sehen einen rapiden Abfall der Kreatininclearance bis zum 3. postoperativen Tag bei gleichzeitigem steilen Anstieg des Serum Kreatininwertes. Erst am 4. postoperativen Tag erfolgt eine Erholung der Nierenfunktion, die sich erst 8 Tage nach dem Eingriff auf normale Serum Kreatininwerte und deutlich eingeschränkte Kreatinin-Clearancewerte einpendelt. Wenn von den 1,2 Millionen Nephronen einer Rest- oder Einzelniere über 500 000 in Wegfall kommen, so wird die glomerulotubuläre Balance gestört. Es tritt mehr Filtrat als üblich in das Haarnadelgegenstromsystem ein. Ein hoher Flow in diesem System steht aber bekanntlich einer Konzentrierung des Harns entgegen. Das Haarnadelgegenstromsystem wird gleichsam überfahren. Daraus folgt, daß der Nierenrest die Fähigkeit verliert, konzentrierten Harn zu produzieren, wie unten im Bild (Abb. 4) ersichtlich wird.

Am problematischsten sind die Fälle, in denen uns die Aufgabe gestellt wird, einen großen Tumor aus dem Mittelgeschoß einer Einzelniere zu entfernen. Das folgende Bild (Abb. 5) zeigt das Renovasogramm eines solchen Falles. Wir hatten die Absicht, das befallene Organ herauszunehmen, mit Hilfe der Gambropumpe maschinell zu perfundieren und den Tumor aus dem perfundierten Organ herauszupräparieren, um nach

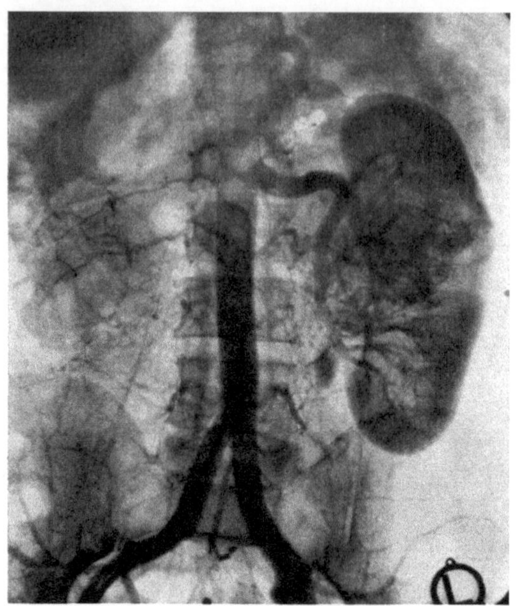

Abb. 5. Renovasogramm eines großen Hypernephroms im Mittelgeschoß einer Restniere

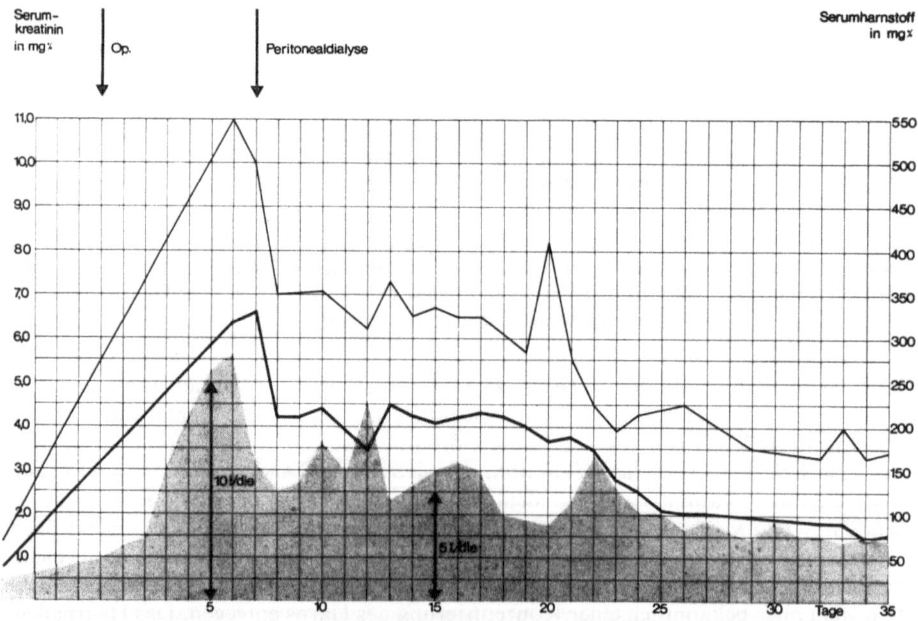

Abb. 6. Verhalten der Harnausscheidung der Serum-Kreatinin- und Serum-Harnstoffwerte nach Exstirpation eines Hypernephroms aus dem Mittelgeschoß einer Restniere in lokaler Hypothermie bei Abklemmung des Nierengefäßstieles für die Dauer von 35 Minuten

Rekonstruktion des Nierenbeckenkelchsystems eine Retransplantation in die fossa iliaca vorzunehmen.

Nach Freilegung der Niere stellte sich jedoch heraus, daß der Tumor so günstig gelegen war, daß eine Entfernung des Tumors in situ möglich erschien. Es wurde deshalb eine lokale Hypothermie der Niere vorgenommen, der Nierenstiel abgeklemmt, der Tumor ausgeschält und im Bereich des Tumorbettes das Nierenparenchym in einer dünnen Schicht abgetragen. Die Schnellschnittuntersuchung des abgetragenen Nierenparenchyms an vier verschiedenen Stellen ergab keinen Anhalt für Tumor mehr. Danach erfolgte die Rekonstruktion des Nierenbeckenkelchsystems. Die Abklemmzeit betrug 35 Minuten. Die folgende Abbildung (Abb. 6) zeigt den postoperativen Verlauf. Sie sehen, daß das charakteristische Bild eines polyurischen Nierenversagens auftrat, das dazu führte, daß 6 Tage nach dem Eingriff bei einer Urinausscheidung von über 11 l pro die — unten im Bild durch die getönte Fläche dargestellt — der Serum Kreatininwert auf 11 und der Serum Harnstoffwert auf 320 mg% anstiegen. Es wurde am 7. postoperativen Tag eine Peritonealdialyse erforderlich, die zu einer sofortigen Absenkung der harnpflichtigen Substanzen i. S. führte. Erst 3 Wochen nach dem Eingriff pendeln sich die Kreatininwerte i. S. zwischen 3 und 4 mg% und die Serum Harnstoffwerte zwischen 70 und 90 mg% bei einer täglichen Harnausscheidung um 3 l ein.

Und nun zu den Ergebnissen:

Von 4 operierten Patienten verstarb einer knapp ein Jahr nach dem Eingriff an seinem Grundleiden. 3 Patienten leben, eine Patientin 9 Jahre und 7 Monate, ein Patient 1 Jahr und 7 Monate und einer 6 Monate nach dem Eingriff. Alle drei lebenden Patienten gehen ihrer Arbeit nach. Kürzlich durchgeführte Kontrolluntersuchungen ergaben klinisch und röntgenologisch keinen Anhalt für Lokalrezidive oder Fernmetastasen.

Literatur

Stackpole, R.: J. Urol. (Baltimore) **93**, 353 (1965).

Prof. Dr. C. F. Rothauge
Abt. f. Urologie der Universität
D-6300 Gießen
Klinikstraße 37

R. MERIDIES: **Operative Behandlung von Hypernephromen in Einzelnieren**

Hypernephroide Karzinome treten in erworbenen oder angeborenen Einzelnieren nicht häufiger auf als in paarig vorhandenen Organen. Auch die Lokalisation maligner Parenchymtumoren in Einzelnieren deckt sich zum Zeitpunkt der Diagnostik weitgehend mit der bei beidseitig vorhandenen Nieren: zu je etwa einem Drittel werden isoliert oberer bzw. unterer Nierenpol befallen; in etwa einem Viertel der Fälle ist die gesamte Niere bereits tumorös durchsetzt; nur in 5 bis 10% ist das Malignom auf das mittlere Nierensegment beschränkt. Diese umschriebene Lokalisation ermöglicht in entsprechenden Fällen die heute bevorzugte chirurgische Behandlung von Tumoren in Einzelnieren durch partielle Nephrektomie, die noch dadurch erleichtert wird, daß die Nierengeschwulst gegen das Parenchym oft auffallend gut abgekapselt ist.

Als Grund für die Einnierigkeit wird in den diesbezüglichen Statistiken angegeben, daß in etwa 30% das kontralaterale Organ Monate bis Jahre vorher wegen ebenfalls maligner Entartung ektomiert worden war. Prognostisch ist ein bilateraler Hypernephrombefall deutlich ungünstiger.

Den Schwerpunkt der präoperativen Diagnostik bildet die selektive Nierenangiographie, doch sollte die Indikation zum Eingriff an der Einzelniere nicht zu eng gestellt werden. Andere präoperative Untersuchungen dienen der Suche nach Metastasen; ein solitäre Lungenmetastase ist keine Kontraindikation für die Partialresektion. Die Möglichkeit, postoperativ eine Peritoneal- bzw. Hämodialyse vornehmen zu können, sollte unbedingt vorhanden sein.

Die Tabelle zeigt eine Übersicht über die vier von uns resezierten Hypernephrome in Einzelnieren:

Patient	Nephrektomie wegen	Operation an der Einzelniere	überleben seit
1. N. K.	Hydronephrose li.	Keilresektion	9 Jahren
2. W. O.	Benignes Adenom re.	Polresektion	3
3. H. K.	Steinpyonephrose re.	Keilresektion	1
4. G. B.	Hypernephroides Nieren-Ca. li.	Keilresektion	$\frac{1}{2}$

Für eine wesentliche präoperative Maßnahme halten wir eine gute Hydrierung des Patienten, intraoperativ wird die Diurese gezielt angeregt. Bei zwei Eingriffen konnten wir auf eine Stielabklemmung verzichten. In allen vier Fällen beobachteten wir in unterschiedlichem Ausmaß ein postoperatives Ansteigen der harnpflichtigen Substanzen für 3 bis 4 Wochen. Eine Dialyse war jedoch in keinem Fall notwendig.

Bei allen von uns resezierten Tumoren handelte es sich histologisch um gut ausdifferenzierte hypernephroide Nierenkarzinome, einschließlich des bilateral aufgetretenen Hypernephroms.

Priv.-Doz. Dr. Reinhard Meridies
Oberarzt der Urologischen Universitätsklinik
Düsseldorf
D-4000 Düsseldorf
Moorenstraße

F. Orestano, M. Marberger, M. Georgi, R. Günther und H. Blessing:
Operative Behandlung maligner Tumoren in der Einzelniere

Die Unterbrechung der Nierendurchblutung durch Gefäßstielabklemmung gestattet eine genaue Übersicht im Operationsfeld bei der Tumorteilresektion in der Einzelniere. Die anschließende initiale Perfusion und sofortige Kühlung des Organes erlauben eine längere Ischämiezeit. Irreversible Schäden werden verhindert. Dadurch kann ohne Zeitdruck eine exakte Entfernung des Tumors, eine Schnellschnittkontrolle des Resektionsrandes mit eventueller Nachresektion im Gesunden, die gezielte Umstechung der Gefäße und der Verschluß des eventuell geöffneten Nierenbeckenkelchsystems durchgeführt werden.

Drei gängige Methoden stehen heute zur Verfügung:
1. Äußere Kühlung des Organes nach Arterienabklemmung,
2. Organentnahme mit Tumor, extrakorporale Tumorentfernung, Autotransplantation,
3. in situ-Perfusion und Kühlung mit Ducor-Katheter nach der Seldinger-Technik von Eisenberger [1].

Wir haben das Perfusionsmodell von Eisenberger weiterentwickelt und durch Anwendung eines Swan-Ganz-Katheters [2] mit der Seldinger-Technik vereinfacht.

Dieser Katheter hat einen äußeren Durchmesser von 5 Charr. Zwei Kanäle verlaufen bis zur Spitze. Der eine dient zur Füllung des Ballons. Der Ballon okkludiert im aufgefüllten Zustand das Lumen des Gefäßes. Durch den zweiten Kanal wird entweder Kontrastmittel oder eine andere Flüssigkeit in das kanulierte und mit dem Ballon verschlossene Gefäß injiziert (Abb. 1).

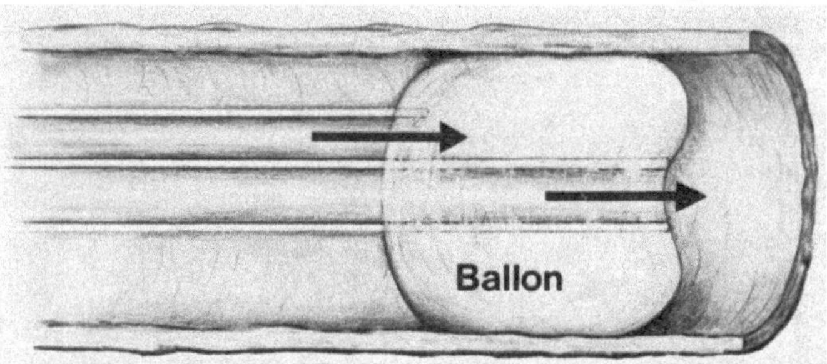

Abb. 1. Schematische Darstellung der Spitze des Swan-Ganz-Katheters, der in der Nierenarterie aufgeblockt ist. Ein Kanal führt zum Ballon, der dadurch auf- und abgeblockt werden kann. Der zweite Kanal führt bis zur Spitze und dient zum Durchtritt der perfundierten Flüssigkeit in das distale Gefäßlumen

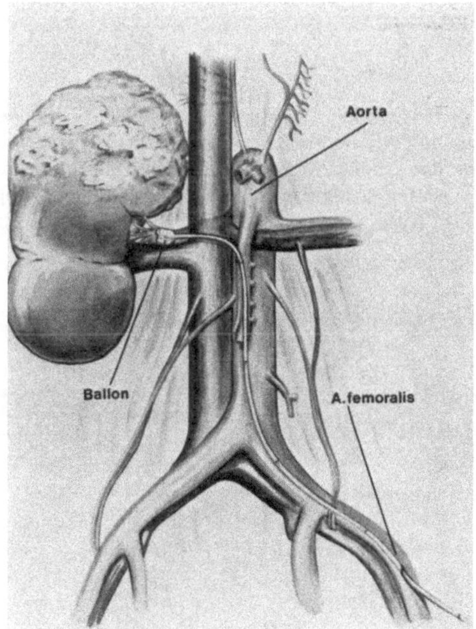

Abb. 2. Schematische Darstellung des durch die A. femoralis hineingeführte und jetzt im aufgeblockten Zustand in der Nierenarterie sich befindliche Swan-Ganz-Katheters

Dieser Katheter wird perkutan in die A. femoralis und dann transaortal bis in Höhe der Nierenarterie eingeführt. Unter Ausnutzung des Einschwemmeffektes wird die A. renalis selektiv kanuliert. Nach Freilegung der Niere und Unterbindung der Kollateralvenen wird der Ballon in der Nierenarterie aufgeblockt (Abb. 2).

Zur initialen Kühlung des Organs verwenden wir eine auf 4° gekühlte Ringer-Lactat-Lösung, welche durch Zusatz von Mannit eine Osmolarität von 430 mosm/l erhält. Es handelt sich somit um eine hyperosmolare Lösung. Durch frühere Experimente an Hunden mit diesem Katheter konnten wir nachweisen, daß nach Abblockung der Nierenarterie und Kühlung mit der erwähnten Lösung einzelnierige Hunde eine Ischämiezeit von 2 Stunden tolerierten. Nach 2 Tagen hatte sich der anfänglich geringfügig angestiegene Kreatininwert vollkommen normalisiert und blieb danach normal. Bei den Kontrollhunden, deren Nieren einer 2stündigen Ischämie ohne Perfusion, d. h. ohne Kühlung ausgesetzt wurden, stieg der Kreatininwert kontinuierlich an. Alle diese Hunde verstarben 3 bis 5 Tage nach dem Eingriff (Abb. 3).

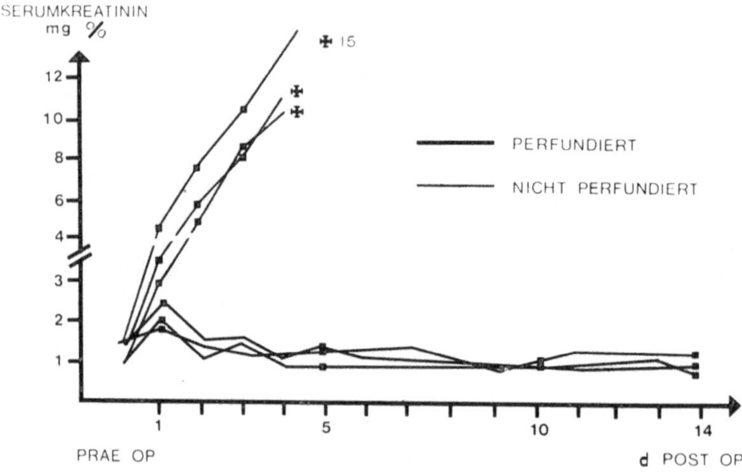

Abb. 3. Verlaufskontrolle gemessen am täglich kontrollierten Kreatininwert bei 2 Gruppen von Hunden. Die untere, fast gerade verlaufende Kurve entspricht den einzelnierigen Hunden, deren Nieren sofort nach Aufblockung des Swan-Ganz-Katheters in der Nierenarterie perfundiert und gekühlt wurden. Die 3 ansteigenden Kurven entsprechen der Kontrollgruppe, deren Nieren einer warmen Ischämie ohne Perfusion ausgesetzt wurden. Die Ischämiezeit betrug bei beiden Gruppen 2 Stunden

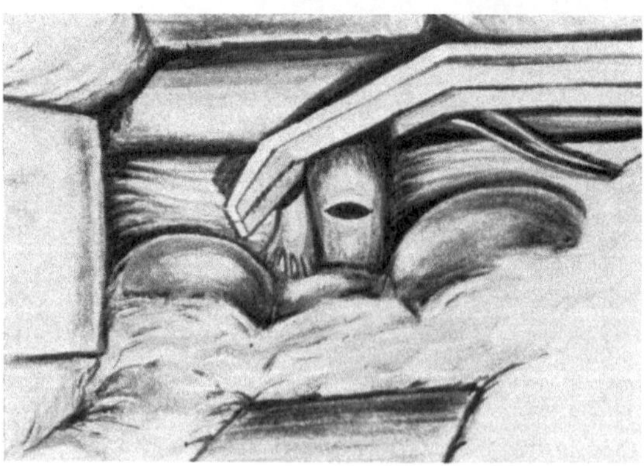

Abb. 4. Schematische Darstellung des Nierenstiels nach aufgeblocktem Swan-Ganz-Katheter in der Nierenarterie. Die Nierenvene ist abgeklemmt. Distal von der Klemme ist eine kleine Venotomie angelegt worden

Zur Vermeidung bei der Perfusion von Ausschwemmung von Tumorembolien in die Blutbahnen mit folgender rascher Metastasierung wird die Nierenvene abgeklemmt. Durch eine Venotomie kann man die Perfusionsflüssigkeit herausleiten (Abb. 4).

Vorteile dieser Organperfusionsmethode sind:

1. Ein dünner, in der Angiologie gebräuchlicher Katheter kann selektiv in die Nierenarterie eingeführt werden.

2. Zum gewollten Zeitpunkt wird der Ballon in der Nierenarterie aufgeblockt. Dadurch werden stop-flow-Bedingungen herbeigeführt.

3. Durch initiale Perfusion einer hyperosmolaren kalten Lösung wird die Temperatur des Organes herabgesetzt. Somit ist eine längere Ischämiezeit ohne bleibende Organschädigung möglich.

4. Selbstverständlich ist diese Organkonservierungsmethode in situ für alle anderen Operationen an den Nieren anwendbar, bei denen mit einer längeren Ischämiezeit gerechnet werden muß.

Ungeeignet ist die Perfusionsmethode bei unglücklichen anatomischen Verhältnissen, bei denen die Niere mit zwei oder mehreren Arterien versorgt ist.

Wir haben eine selektive Angiographie mit dem Swan-Ganz-Katheter bei 40 Patienten durchgeführt. In keinem einzigen Fall konnten Gefäßkomplikationen nachgewiesen werden.

Bei 6 Patienten erfolgten die Organperfusion und Kühlung in der beschriebenen Methode. Eine Parenchymschädigung durch die Ischämie konnte nicht beobachtet werden.

Literatur

Eisenberger, F., Chaussy, Ch., Klein, U., Pfeiffer, K. J., Pielsticker, K., Rothe, R., Hammer, C., Heinze, H. G.: Urologe 12, 268—273 (1973). — Swan, H. J. C., Ganz, W., Forrester, J., Marcus, H., Diamond, G., Chonette, D.: New Engl. J. Med. 283, 447—451 (1970).

Professor Dr. F. Orestano
Urologische Univ.-Klinik
D-6500 Mainz 1
Langenbeckstraße 1

Diskussion zu den Vorträgen Seite 120 bis 144
(Die Tumoren der Nieren und oberen Harnwege; Operativer Zugang)
Moderator: H. Haschek, Wien

Angemeldete Diskussion

F. Eisenberger, München: Herr Vorsitzender, meine Damen und Herren! An unserer Klinik hat sich bei der operativen Entfernung von malignen Tumoren aus Einzelnieren oder funktionellen Restnieren die bei komplizierter Nephrolithiasis seit Jahren geübte Methode der in-situ-Perfusion mittels der Seldinge-Technik bewährt, die ich auf dem letzten Kongreß in Aachen eingehend beschrieben habe. Voraussetzung hierfür ist natürlich die angiographisch ungestörte, vom Tumor nicht beeinträchtigte Gefäßversorgung des restlichen Nierenparenchyms und das Fehlen von Fernmetastasen. Erfahrungsgemäß lassen sich die Tumoren in hypothermer Ischämie ohne größere Schwierigkeiten ausschälen, und die klare Perfusionslösung entleerenden Gefäße können gezielt umstochen werden, wie Sie es auf der Abbildung sehen können. Diese Methode ist einfacher als die von anderen Autoren praktizierte extrakorporale Perfusion und Sanierung der Niere mit anschließender Autotransplantation, wo zu der erheblich längeren Ischämiezeit zusätzliche Komplikationsmöglichkeiten durch Gefäßanastomose und die Ureterreimplantation möglich sind.

Zur Diskussion stellen möchte ich die Art der Unterbrechung der Blutzirkulation. Das Stoppen des arteriellen Zustroms durch einen intraarteriell aufblasbaren Ballon, wie es gerade Herr Orestano gezeigt hat, erscheint zunächst einfach und elegant, weist jedoch, wie unsere eigenen tierexperimentellen Erfahrungen zeigen, einige Nachteile auf. Zum einen läßt sich der nicht präformierte Katheter nur mit Führungsdraht in die Arteria renalis einbringen, zum anderen können bei über 2stündiger Liegedauer, und das ist der im Tierexperiment bisher bekannte Unterschied, durch die Lage des Ballons Thrombosen hervorgerufen werden, möglicherweise durch Intimaläsionen, wie Sie auf dieser Abbildung sehen können. Zum weiteren erscheint es mir problematisch, daß durch das erheblich dünnere Lumen des Katheters das erforderliche Perfusionsvolumen eingebracht werden kann. Zum anderen dürfte es schwierig sein, die Lage des Ballons intraoperativ auf dem Operationstisch genau zu kontrollieren. Aber vielleicht kann hierzu Herr Orestano noch etwas Stellung nehmen.

Tierexperimentell konnten wir mit einem Katheter, dessen beide Ballons mit Kontrastmittel aufgeblasen waren, nach Entfernung des Katheters aus der Nierenarterie eine Thrombose beobachten. Zur Zeit bevorzugen wir noch, bevor uns die Industrie vielleicht doch bessere, großlumigere Katheter liefern kann, die in der Gefäßchirurgie allgemein praktizierte und nicht traumatisierende Methode der Gefäßabklemmung mittels Tourniquet. Die in hypothermer Ischämie operierten Kranken — es sind hier natürlich die Kranken mit Ausgußsteinen — zeigen nach unseren nuklearmedizinischen Langzeit-Funktionsuntersuchungen 6 bis 14 Monate nach dem operativen Eingriff eine ausgezeichnete Funktion der Organe.

L. Röhl, Heidelberg: Zuerst möchte ich die Frage der lumbalen Nephrektomie beim Hypernephrom ansprechen. Meiner Ansicht nach sollte man unsere Möglichkeiten zur präoperativen Diagnostik auch in diesen Fällen ausnützen, d. h., wenn wir einen nicht sehr großen Tumor haben, den man recht gut auf lumbalem Wege entfernen kann. Zum anderen möchte ich darauf hinweisen, daß sich in den kollateralen Venen des Tumorgebietes immer Zellen fanden, wie wir es früher in Lund bei einigen Patienten nachweisen konnten, und zwar in diesen Kollateralvenen, nicht jedoch in der Vena renalis. Bei nicht sehr ausgedehntem begrenztem Tumor im mittleren und auch unteren Pol, etwa bis Tennisballgröße auch im oberen Pol, führen wir gewöhnlich einen Lumbalschnitt mit hoher dorsaler Rippenresektion durch und führen den Schnitt weiter bis zum Rektus. Dann wird der Patient auf dem Tisch so gekippt, daß er praktisch auf dem Bauch liegt und dann senkt sich der ganze Bauchinhalt nach unten, so daß man praktisch nur die Niere zurückhalten muß, ohne am Haken zu ziehen. Man kommt dann sofort an die Lumbalvenen, die kollateral vom Tumor ausgehen und kann diese sofort ligieren. Ich halte es für wichtig, zuerst die Kollateralvenen zu ligieren und dann kommt man sehr gut an die Nierenarterie und auch an die Nierenvene heran. Bei diesem Vorgehen kann man selbstverständlich nachher auch recht leicht eine Lymphknotenausräumung durchführen. Ich möchte mich deshalb der Ansicht von Herrn Mayor anschließen, daß man die lumbale Nephrektomie nicht ganz verwerfen soll, besonders, wenn wir die Möglichkeit zu einer präoperativen exakten Diagnose haben.

Zur extrakorporalen Nierenchirurgie möchte ich noch hinzufügen, daß sich diese Methode sehr bei Tumoren in Einzelnieren eignet, jedenfalls bei gewissen technischen Situationen, in denen diese Methode Vorteile hat. Bei der Demonstration dieses Falles konnte man keine Teilresektion machen, da die selektive Clearance feststellte, daß der zentral in der Solitärniere gelegene Nierentumor noch eine erhebliche Nierenfunktion hatte, zumal die Arterie sich in 3 Äste aufteilte. Es ging also darum, diese Hauptarterie für die Parenchymbrücke funktionell zu erhalten. Ich habe dann die Niere extrakorporal entfernt, mit entsprechender Lösung unterkühlt und dann den Tumor unter Berücksichtigung der Nierenarterie entfernt. Wie ich Ihnen an den folgenden Abbildungen weiter demonstrieren kann, sehen Sie, daß nach Reanastomosierung der Niere die dorsale Brücke gut durchblutet ist und der Patient 4 Monate nach der Operation praktisch normale Serum-Kreatininwerte aufweist. In einem anderen Falle handelte es sich um ein Nierenbeckenkarzinom im unteren Nierenanteil, das wir resezieren konnten, da das Nierenbecken zweigeteilt war. Es konnte dann das Nierenbecken wieder so rekonstruiert werden, daß es mit dem oberen Teil des Nierenbeckens anastomosierte.

Insgesamt glaube ich Ihnen mit den gezeigten Abbildungen habe demonstrieren können, daß bei bestimmten Situationen die extrakorporale Operation ihre Vorteile hat.

F. Feizelmeier, Ulm: Meine Diskussionsbemerkung hätte zwar zum vorigen Teil der Vormittagssitzung gehört, paßt aber auch in das Kapitel der Zugangswege, weil in diesem speziellen Fall der Zugangsweg wahrscheinlich ein anderer gewesen wäre, wenn vorher die Situation klar gewesen wäre. Bei einer 28jährigen Patientin fand sich seit einigen Wochen eine Anschwellung der rechten Nierengegend mit einem Gewichtsverlust, einer erhöhten BSG und einem Absinken des Hb. Es wurde deshalb eine Tumorkachexie angenommen und die Röntgenbilder zeigten eine massive Deformierung und Verdrängung des Hohlsystems. In gleicher Weise wurde das Angiogramm interpretiert. Deshalb habe ich den transperitonealen Zugang gewählt. Dabei zeigte sich, daß es sich offenbar um einen alten paranephritischen Abszeß handelte, der histologisch bestätigt wurde. Bei unklaren Fällen, und darauf weist dieser Fall wieder hin, sollte man alle zur Verfügung stehenden Untersuchungsverfahren anwenden, um die Diagnose präoperativ zu klären.

H. Dettmar, Düsseldorf: Fortschritt muß zwar sein, wie wir heute an einigen schönen Beispielen gesehen haben, ich glaube aber davor warnen zu müssen, daß diese neuen Methoden etwas apodiktisch propagiert werden und dadurch alles andere bisher Bewährte unter den Tisch gefegt wird. Wir werden in einigen Jahren wahrscheinlich erst entscheiden können, ob die neuen Verfahren den Erfolg haben, den wir hier z. T. sahen. Ich glaube, daß im Augenblick keine bindende Aussage darüber gemacht werden kann, welche Methode besser ist. Ich selber überblicke 400 Nierentumoren, von denen 9 nicht operiert werden konnten. Das ist ein geringer Prozentsatz. Wir haben alle Tumoren extraperitoneal operiert und zwar von einem modifizierten Lumbalschnitt aus, der unterhalb des Nabels beginnt, als Pararektalschnitt hochgezogen und in den 10. oder 9. Interkostalraum, u. U. unter Durchtrennung des Rippenknorpels weitergeführt wird. Selbstverständlich wird dabei manchmal die Pleura eröffnet, ohne daß wir deshalb diesen Eingriff als transthorakale Operation bezeichnen.

Die Ergebnisse aus der Klinik in Toronto stützen sich auf ein relatives Material, es sind wohl nur etwas über 60 Fälle. Gerade bei so einem kleinen Material kann es wie beim Roulette sein, daß nacheinander ein paar Komplikationen kommen, die die ganze Statistik dann durcheinander bringen. Ich habe mein Material 1967 von Herrn Schmitz nachuntersuchen lassen. Wir haben 3-Jahresüberlebensquoten von 57% und 5-Jahresüberlebensquoten in dem Gesamtmaterial von 42%. Das scheint mir kein großer Unterschied zu sein gegenüber den ultraradikalen Operationen; denn ich habe jetzt kürzlich eine Arbeit von Herrn Brühl gelesen, der eine ultraradikale Nephretomie mit Nachbestrahlung durchführte und damit eine 5-Jahresüberlebensquote von 43% bekommt. Man wird also etwas abwarten müssen.

Ich stimme mit Herrn Haschek überein, der ja gerade betonte, daß die Chirurgie schon manchmal radikale Wege gegangen ist und hinterher wieder in die Bahn der Vernunft zurückgekehrt ist. Ich glaube auch, daß wir selber in Düsseldorf in geeigneten Fällen die transthorakale oder transabdominale Operationsmethode anwenden müssen. Vorläufig kann ich Ihnen nur das sagen, was wir getan haben. Fast fühle ich mich etwas angeklagt, wenn ich bekenne, daß wir nur retroperitoneal operiert haben. Wenn wir das aber schon postulieren, dann sollte man möglichst früh an die Arteria renalis herangehen, und ich möchte auf eine Methode aufmerksam machen, die von Navratil beschrieben und in 40 Fällen angewendet wurde. Er hat präoperativ die Arteria renalis durch einen Katheter thrombosiert und konnte von den 40 Patienten 37 nephrektomieren, während 3 inoperabel waren. Ich glaube, daß diese Methode, wenn man möglichst früh an die Gefäße heranzugehen postuliert, auch als Konsequenz anzuwenden wäre.

H. Haschek, Wien: Mit dieser Diskussionsbemerkung von Herrn Dettmar sind die Dinge, glaube ich, wieder etwas in das rechte Lot gebracht worden. Zweifellos kann man in einer so kurzen Diskussion nicht alle Probleme bis zum Letzten ausdiskutieren. Es ist z. B. der Vergleich des gesamten Patientenkreises ohne Stadieneinteilung auch nicht festzustellen. Die Mayo-Klinik z. B. bekommt durch die großzügigen Voruntersuchungen, die gemacht werden, über 60% der Patienten im Stadium I. Wenn aus dieser Klinik also eine globale Statistik vorgelegt wird, dann sind die Ergebnisse hervorragend, und Sie haben gesehen, wie unterschiedlich doch unsere eigenen Vergleichszahlen nach Stadien gegliedert waren. Deshalb ist es wichtig, wenn Herr Dettmar noch die neu hinzugekommenen Fälle auswertet und versucht, retrospektiv sie nach Stadien einzuteilen, damit die anderen Herren, die radikaler vorgehen, die Möglichkeit zur Überprüfung ihrer eigenen Zahlen haben.

D. Zoedler, Düsseldorf: Ich wollte das gleiche sagen und mich gegen die apodiktische Empfehlung nur eines Zuganges wenden. Bei den Statistiken, die hier gezeigt wurden, lag die 5-Jahresüberlebenszeit bei den Sammelstatistiken, die alle Tumorstadien umfassen, bei etwa 45%. Wenn man differenziert, dann sind in den fortgeschrittenen Stadien die Ergebnisse bei den transthorakalen und transabdominalen Zugängen besser. Die niedrigeren Stadien eines polständigen kleinen Tumors werden bei dieser Statistik nicht miterfaßt, und ich sehe also im Augenblick gar keinen Grund, vom lumbalen Zugang bei kleinen oder polständigen Tumoren abzugehen.

H. Marberger, Innsbruck: Bei der Tumorchirurgie an der Niere hat man zwischen 2 Dingen zu unterscheiden, und zwar zwischen der Prognose hinsichtlich der Tumorerkrankung und den

Ergebnissen durch akute Komplikationen und Operationsmortalität. Herr Dettmar und Herr Zoedler werden mir sicher zugeben, daß man Komplikationen an den großen Gefäßen durch einen abdominellen Zugang weitaus besser beherrschen und in Ordnung bringen kann, als wenn man die Gefäße oben und unten anschlingt und dann einen Einriß nähen muß. Der transperitoneale Zugang und auch der thorako-abdominelle Zugang bieten zweifellos bei fortgeschrittenen Tumoren zur Beherrschung akuter Komplikationen Vorteile, die ausgezeichnete Chirurgen wie Dettmar und Zoedler, vielleicht gar nicht benötigen. Für einen anderen, weniger Geübten jedoch können sie beim Auftreten von Komplikationen von wesentlichem Vorteil sein.

R. Hohenfellner, Mainz: Ich glaube, wir kommen einfach nicht weiter, wenn wir unterschiedliche Stadien mit einer unterschiedlichen Technik und dann noch mit einer unterschiedlich assoziierten Therapie vergleichen. Wenn wir in dieser Weise weiter vorgehen, sitzen wir wahrscheinlich in 10 Jahren wieder hier und werden uns darüber unterhalten, welcher Schnitt von wo aus der beste ist. Ich glaube, wir müssen erstens einmal eine internationale Klassifizierung, die ja bereits existiert, als Leitlinie für unsere Statistik anwenden und uns zum anderen zu einer kooperativen Studie zusammentun. Dazu gibt es einige Bögen, die wir vorbereitet und ausgearbeitet und hier ausgelegt haben. Um die Ergebnisse auszuwerten, benötigt man ein statistisches Institut, das diesen Tumorbogen, den ich mit Herrn Schmiedt ausgearbeitet habe, auswertet. Vielleicht können wir aufgrund dessen in 10 Jahren besser sagen, bzw. vielleicht können es unsere Nachfolger dann feststellen, was richtig und was falsch war.

W. Vahlensieck, Bonn: Sie haben durch die zahlreichen Zugangswege gesehen, daß viele Wege nach Rom führen. Was wir bei der Tumornephrektomie erreichen wollen, ist eben die Ultraradikalität. Wie Sie bei Herrn Sigel gesehen haben, hat er offensichtlich einen medianen Ober- und Unterbauchschnitt durchgeführt. Auch dieser Zugang ist möglich; er entspricht dem, den wir bei der Lymphadenektomie bei Hodentumoren anwenden. Wir haben diesen Schnitt auch bei Nierentumoren angewandt, sind aber, wie Sie vielleicht im Film gesehen haben, inzwischen auf einen queren Oberbauchschnitt übergegangen, den man auch beliebig weit bis in die Flanke hinein führen kann. Dadurch erscheint uns dann die Tumorexstirpation gelegentlich übersichtlicher zu werden. Ich glaube auch, daß man abwarten muß, um endgültig zu beurteilen, welche Zugangswege am besten geeignet sind. Den Kollegen, die nicht an den großen Kliniken sind, sollte man jedoch ganz klar sagen, daß solche riesengroßen Eingriffe mit Lymphadenektomie nicht absolute Voraussetzung bei der Tumornephrektomie sind. Ich möchte noch einmal ganz klar sagen, daß wir bis heute noch nicht wissen, ob uns eine Lymphadenektomie weiterbringt. Wir können dieses operative Vorgehen erst dann verlangen, wenn absolut eindeutig feststeht, daß damit die Prognose wesentlich zu bessern ist. Sicher kann man dies schon in einigen Jahren beurteilen, wie wir das ja auch jetzt schon bei den Hodentumoren beurteilen können, bei denen die Prognose durch die Lymphadenektomie ganz erheblich gebessert wurde. Bei den teratomatösen Mischtumoren war früher die 5-Jahresüberlebensquote 20 %, heute liegt sie bei 70 bis 80 %. Wir können nur hoffen und wünschen, daß uns dies bei den Nierentumoren auch gelingt, wenn es im Augenblick auch noch nicht so aussieht.

H. Klosterhalfen, Hamburg: Zweifellos muß man manches etwas überspitzt formulieren, wenn man Fortschritte erzielen will. Auf der anderen Seite glaube ich aber, daß wir die ungewöhnlichen Zugangswege, um die wir ja in bestimmten Fällen sicher nicht umhin können, zwar beherrschen müssen, aber ich möchte doch darauf hinweisen, was Herr Mayor so eindrücklich vorgetragen hat.

H. Haschek, Wien: Ich danke allen Vortragenden und Diskussionsteilnehmern und beende damit die Diskussion.

O. Hug: **Die strahlenbiologische Basis einer präoperativen Tumorbestrahlung** *

Bei dem schon zehn Jahre zurückliegenden Vorschlag einer präoperativen Kurzzeitbestrahlung mit mäßigen Dosen [1], ging ich primär von einem strahlenzytologischen
Aspekt aus, der sich heute durch neuere Erkenntnisse über die Proliferationskinetik und
Strahlenempfindlichkeit von Tumoren erweitern läßt. Da die entsprechenden experimentellen Grundlagen vor kurzem erst im Hinblick auf ihre klinische Bedeutung dargelegt
wurden [2], beschränke ich mich einleitend auf eine zusammenfassende Wiedergabe.

Normale und maligne Zellen der verschiedenen Säugetierspezies, einschließlich des
Menschen, verhalten sich in Zellkultur gegenüber der Einwirkung ionisierender Strahlen
erstaunlich einheitlich. Die Zellinaktivierung durch Röntgen- und Gammastrahlen oder
energiereiche Elektronen erfolgt, wenn man die Fähigkeit zur Bildung von Kolonien als
Maß nimmt, nach sigmoidförmigen Dosiswirkungskurven, die sich in halblogarithmischer
Auftragung als sogenannte Schulterkurve darstellen. Aus ihnen läßt sich ablesen, daß eine
Einzeldosis von 1000 rad die Zahl der überlebenden Zellen auf weniger als $1^0/_{00}$ reduziert.
Mit der gleichen Methode der Kolonienauszählung läßt sich die Abhängigkeit des
Effektes von der Strahlenart, der zeitlichen Dosisverteilung, dem Reproduktionsstatus
der Zellen oder von der Anwesenheit strahlensensibilisierender oder -schützender Substanzen mit außerordentlicher Genauigkeit prüfen. Für unsere heutige Betrachtung ist
unter solchen Faktoren vor allem die Abhängigkeit der Strahlenwirkung vom Sauerstoff-
gehalt des Gewebes von Interesse. Hypoxische Zellen sind etwa um das 2,5fache strahlen-
resistenter als euoxische Zellen. Man kann annehmen, daß gefäßnahe Tumorzellen und
lockere Zellinfiltrate in der Tumorperipherie und in den abführenden Lymphwegen wegen
ihrer guten Sauerstoffversorgung strahlenempfindlicher sind als der oft erhebliche Anteil
hypoxischer Zellen des soliden Tumors.

Zahlreiche, z. T. mit hoher Akribie durchgeführte Experimente beweisen, daß sich
proliferierende Zellen in vivo gegenüber dem Strahleninsult weitgehend gleichartig verhalten wie in Zellkulturen. So ist es zumindest für bestimmte Tiertumoren bereits möglich, die kurative Strahlendosis quantitativ gemäß den erwähnten Gesetzmäßigkeiten zu
interpretieren und sogar vorauszusagen. Wir bleiben uns, wenn wir zu menschlichen
Tumoren übergehen, bewußt, daß ein Tumor nicht einfach als Konglomerat von Zellen
betrachtet werden kann, und wegen der Beteiligung des Tumorbettes und des Stromas
mit den Blutgefäßen an der Strahlenreaktion die kurative Tumorwirkung nicht einseitig
zytologisch interpretierbar ist. Berechtigt ist dies jedoch bei dem hier zu diskutierenden
Thema einer präoperativen Bestrahlung. Wenn immer die Gefahr besteht, daß durch eine
operative Maßnahme — sei es eine diagnostische Biopsie, oder sei es die Entfernung des
Haupttumors und seiner regionalen Absiedelungen — eine Streuung von malignen Zellen
erfolgt, und wenn diese ins Gewicht fällt gegenüber der spontanen Streuung, dann sollten
schon Dosen von über 1000 rad diese Gefahr ganz erheblich verringern. Andererseits ist
nicht zu erwarten, daß durch eine innerhalb weniger Tage verabreichte Dosis von 2000 rad
der unmittelbar anschließende operative Eingriff oder die Wundheilung ungünstig beeinflußt werden. Somit ist ein relativ weiter Spielraum für die Höhe der präoperativen Dosis
gegeben.

In den letzten Jahren wurden wesentliche Einblicke in das Verhalten maligner
Geschwülste gegenüber der Einwirkung ionisierender Strahlen und chemischer Zytostatika durch proliferationskinetische Studien, vor allem mittels ^{3}H-Thymidinmarkierung
und Autoradiographie, gewonnen (siehe den Beitrag von L. v. Szczepanski et al. in 3).
Diese Ergebnisse stützen den Vorschlag, Vorbestrahlung und Operation in möglichst
kurzem Intervall aufeinanderfolgen zu lassen.

In den meisten Tumoren, so an einem Adeno-Carcinom der Maus, lassen sich Zonen
hoher proliferativer Aktivität erkennen, die vor allem am Rande solider Tumorläppchen
bzw. in Gefäßnähe liegen. Nach Einzeldosen — wir haben im Tierversuch Dosen von

---

* Dem Freund und Kollegen, Herrn Prof. Dr. Schraub, zum 65. Geburtstag gewidmet

300, 600 und 1200 rad getestet — ist unmittelbar danach ein massiver Zelluntergang gerade in diesen Zonen zu erkennen. Durch Variation der Intervalle zwischen Bestrahlung und Markierung läßt sich der zeitliche Ablauf der Proliferation verfolgen. Innerhalb weniger Tage setzt die Zellvermehrung, und zwar sowohl von überlebenden, proliferierenden als auch von bis dahin ruhenden Zellen wieder ein und gleicht den Zellverlust relativ rasch wieder aus. Daraus ergibt sich die Folgerung, daß nach Dosen dieser Höhe die Zahl der vitalen streuungsfähigen Zellen für kurze Zeit erheblich reduziert ist, und zwar bevorzugt gerade der gut mit Sauerstoff versorgten und deshalb stark proliferierenden und strahlenempfindlichen Zellen in Gefäßnähe und in lockeren Infiltraten des tumorumgebenden Gewebes. Die Operation sollte erfolgen, bevor die Zellproliferation wieder eingesetzt hat.

Die alte Methode einer Vorbestrahlung mit subkurativen Dosen Wochen vor der Operation mag in Einzelfällen, z. B. dann, wenn es erforderlich ist, große Tumoren durch eine Vorbestrahlung operabel zu machen, gewisse Vorteile haben, sicherlich aber nicht im Hinblick auf die Metastasierungsgefahr. Bei der Behandlung dieses Themas auf dem Münchener Röntgenkongreß von 1970 [3] wurde die alte Methode mit großer Skepsis betrachtet, während die Vorteile der Kurzzeitvorbestrahlung von verschiedenen Seiten betont wurden. Seitdem liegt eine Reihe weiterer zwar vorläufiger aber doch recht vielversprechender klinischer Berichte über die Kurzzeitbestrahlung bei Tumoren der Mamma (siehe den Beitrag von A. Breit und F. Schedel in 3), des Ösophagus (siehe die Beiträge von A. Zängl et al. und J. Obiditsch-Mayer et al. in 3), des Kolons [4], des Skelettsystems (siehe den Beitrag von J. R. von Ronnen in 3) und auch der Niere [5,6,7] vor.

Herr Lissner wird anschließend einen Bericht über ihre Anwendung in der urologischen Onkologie geben.

Lassen Sie mich abschließend darauf hinweisen, daß das, was ich eingangs am Modell von Tiertumoren demonstriert habe, auch an einem für Sie interessanten menschlichen Tumortyp nachweisbar ist. Die histologischen Bilder eines Wilmstumors, der innerhalb von 2 Tagen in 4 Sitzungen eine Herddosis von 1500 rad erhielt und unmittelbar danach entfernt wurde, zeigen zwischen faserbildenden Zellzügen sarkomoiden Charakters Nester undifferenzierter Zellen, die die gleichen Formen des Zellzerfalls nach Bestrahlung aufweisen wie die Tiertumoren. Auch an einem Gefäßeinbruch dieser proliferierenden Zellen ist der Strahleninsult deutlich zu erkennen und ebenso am Tumorrande, wo die Zellstränge gegen das Bindegewebe vordringen. Es ist anzunehmen, daß die Nester undifferenzierter Zellen auch die Zonen der stärksten Zellproliferation darstellen. Weitere proliferationskinetische Studien mit neuen autoradiographischen Techniken, wie solchen, über die uns Herr Carl und Mitarbeiter berichten werden, und anderen, wie wir selbst sie anwenden, lassen wertvolle Aufschlüsse über die Strahlenreaktionen menschlicher Tumoren erwarten.

Auch wer von den theoretisch experimentellen Gründen für eine Kurzzeitvorbestrahlung und von den bisherigen klinischen Erfolgen noch nicht voll überzeugt ist, wird, wenn er überhaupt eine kombinierte chirurgische und radiologische Behandlung für zweckmäßig hält, doch *einen* Vorteil dieser Methode erkennen:

Während sowohl bei der alten präoperativen Methode bis zur Operation als auch ohne Vorbestrahlung bis zur Nachbestrahlung Zeit verlorengeht, kann mit der neuen Methode die kombinierte chirurgisch-radiologische Behandlung ohne Zeitverlust praktisch simultan einsetzen.

Wenn man eine Nachbestrahlung beabsichtigt, so sollten drei Punkte bei der Festsetzung der Dosis berücksichtigt werden:

1. Nach Entfernung der Masse des Tumors kann die gesamte kurative Dosis niedriger gehalten werden als bei ausschließlicher radiologischer Behandlung. Wird z. B. vermutet, daß latente Infiltrationen der Peripherie und der Lymphbahnen nur 1% der ursprünglichen Tumormasse ausmachen, so würde sich die kurative Dosis um etwa 1000 rad erniedrigen.

2. Ein weiterer dosissparender Faktor mag darin liegen, daß die Therapie mit einer relativ hohen, in kurzer Zeit verabreichten Dosis begonnen wird, wobei die initiale zytostatische Wirkung hoch ist.

3. Andererseits reduziert ein 14tägiges Intervall zwischen der Vor- und der Nachbestrahlung die effektive Residualdosis der Erstbestrahlung um etwa 40%. Das bedeutet, daß die Gesamtdosis um einen entsprechenden Betrag aufzustocken ist. Berechnungsschemen zum Dosisausgleich bei längeren Unterbrechungen einer therapeutischen Bestrahlungsperiode wurden von uns vorgelegt [8].

Literatur

1. Hug, O.: Radiologia Austriaca **XV/2**, 147—159 (1964). — 2. Hug, O.: Arch. klin. exp. Ohr.-, Nas.- u. Kehlk.-Heilk. **205**, 37—48 (1973). — 3. Hug, O. (Hrsg.): Präoperative Tumorbestrahlung, Vorträge vom Deutschen Röntgenkongreß 1970, München–Berlin-Wien: Urban & Schwarzenberg, 1971. — 4. Brady, L. W., Antoniades, J., Prasasvinichai, S., Torpie, R. J., Asbell, S. O., Glassburn, J. R.: Cancer **34**, 960—964 (1974). — 5. Hünig, R., Laug, W., Wagner, H. P., Walther, E.: Strahlentherapie **147**, 2, 117—128 (1974). — 6. Jentzsch, K., Dimopoulos, J., Weissenbacher, G., Wiltschke, H., Höltl, G.: Strahlentherapie **147**, 4, 344—349 (1974). — 7. Brühl, P., Scheef, W., Albert, H., Bücheler, E.: Dtsch. Ärzteblatt **41**, 2919—2927 (1974). — 8. Hug, O., Kellerer, A. M.: Progress in radiology, Vol. I, XIth Internat. Congress of Radiology, Rome 1965, ed. by L. Turano et al., p. 744—758, Amsterdam: Excerpta Medica Foundation, 1967.

Prof. Dr. O. Hug
Strahlenbiologisches Inst. d. Univ.
D-8000 München 2
Bavariaring 19

J. Lissner: **Strahlentherapie bei Nierentumoren**

Den wirklichen Vorteil einer Methode bei der Behandlung von Tumoren zu erkennen ist ganz allgemein schwierig, aber kaum irgendwo so unsicher wie bei den Nierentumoren.

Hierfür gibt es mehrere Gründe: erstens wachsen die Nierentumoren unterschiedlich schnell, teilweise sehr langsam. Wir selbst beobachteten Patienten mit unbehandelten metastasierenden Nierencarcinomen über mehrere Jahre, ohne daß Symptome eines Krankheitsfortschrittes zu erkennen waren und auch in der Literatur sind 8jährige Überlebenszeiten von Patienten mit Lungenmetastasen bekannt.

Auf der anderen Seite gibt es Patienten, auch in unserem Krankengut, deren Tumoren nachweislich mehrere Jahre wuchsen, ehe Operation und Strahlentherapie eingesetzt wurden, und die nach der Behandlung nur noch eine solch kurze Zeitspanne lebten, daß man annehmen kann, eine solche wäre ihnen wahrscheinlich auch noch ohne Behandlung zugemessen gewesen.

Ein weiterer Grund schwieriger Beurteilbarkeit des Behandlungserfolges liegt in der sehr unterschiedlichen Differenzierung der Nierencarcinome, ein Problem, mit dem Sie als Urologen auch noch bei anderen Organen Ihres Fachgebietes konfrontiert werden.

Eine unterschiedliche Histologie bedeutet auch ein unterschiedliches Ansprechen auf die ionisierenden Strahlen.

Die Strahlenbehandlung von Nierentumoren ist seit dem Beginn der Megavoltära wieder stärker in die Diskussion gekommen, sie darf heute als anerkanntes Vorgehen zumindest im postoperativen Stadium angesehen werden.

150

Die bisherigen Publikationen auf dem strahlentherapeutischen Sektor, vor allem von Riches (Middlesex Hospital, London), Ringleb und Mitarbeiter (Gießen), Kuttig und Mitarbeiter (Heidelberg), Gerhard (Tübingen) sowie aus unserer Klinik von Heinze und Schwärtzler, ergeben, daß die 5jährige Überlebensrate zwischen 30 und 50% schwankt.

Die 5-Jahres-Überlebensraten mit alleiniger Nephrektomie bewegen sich grundsätzlich um 10 bis 15% niedriger.

Trotzdem darf man davon ausgehen, daß die zahlenmäßig verwertbaren Patientenkollektive beim Urologen insgesamt genommen einem früheren Stadium zugehörten als beim Radiotherapeuten, so daß der Unterschied in der Überlebensrate bei einem gleichartigen Patientengut zugunsten der kombinierten operativen strahlentherapeutischen Behandlung noch etwas günstiger ausfallen würde, aber das ist unbewiesen, daher nur Vermutung, somit hier nicht heranzuziehen.

Hingegen sind andere Gesichtspunkte meines Erachtens maßgebender.

Die Bestrahlung heute ist nicht vergleichbar mit der von vor 15 Jahren, als die konventionelle Strahlentherapie, welche der an einem Nierentumor operierte Patient noch zusätzlich auf sich nehmen mußte, die Abwehrkraft des Bestrahlten so wesentlich herabsetzte, daß diese Art von Bestrahlung wohl mit Recht weitgehend aufgegeben wurde und meines Erachtens heute auch nicht mehr angewendet werden sollte.

Die Volumendosis ist bei gleicher Tumordosis heute nur ca. ⅓ der seinerzeitigen. Umgebende Organe wie Rückenmark und verbliebene Niere können weitgehend geschont werden.

Unter diesem Gesichtspunkt ist die Strahlentherapie als postoperative Maßnahme bei der Behandlung von Nierentumoren durchaus zu empfehlen, denn sie bewirkt ja offensichtlich eine deutliche Erhöhung der Überlebensrate.

Wir haben nun seit ca. 3½ Jahren nach intensiven Diskussionen mit den Urologen und vor allem den Strahlenbiologen unserer Münchner Fakultät beschlossen, nicht nur eine postoperative Bestrahlung durchzuführen, sondern auch eine Vorbestrahlung, jedoch nicht in der Form einer Langzeitvorbestrahlung, sondern in der einer kurzzeitigen schlagartigen präoperativen Bestrahlung, die unmittelbar von der Operation gefolgt ist.

Diese Art von Bestrahlung führen wir seit 1970 durch.

Über den Sinn und Zweck von Vorbestrahlung überhaupt liegen mehrere Arbeiten vor und hat Ihnen Herr Kollege Hug ja auch soeben berichtet.

Es ist in diesem Zusammenhang erwähnenswert, daß vielleicht die größte Zusammenstellung über Langzeitvorbestrahlungen von Riches stammt. Er bestrahlte mit 3000 rd 3 Wochen lang vor der Operation und wartete dann mit der Operation noch weitere 3 Wochen, damit Hyperämie und erweiterte Interstitialgefäße sich weitgehend zurückgebildet hatten und ihm die Operation nicht erschwerten. Er warnte sogar davor, eher zu operieren, und begründete das Zuwarten mit dem ohnehin langsamen Tumorwachstum. Diesem Vorgehen haben sich eine ganze Reihe von Kollegen angeschlossen.

Bei einer zeitlich so ausgedehnten Vorbestrahlung ist unseres Erachtens das nochmalige Zuwarten bis zur Operation auch sicher nötig.

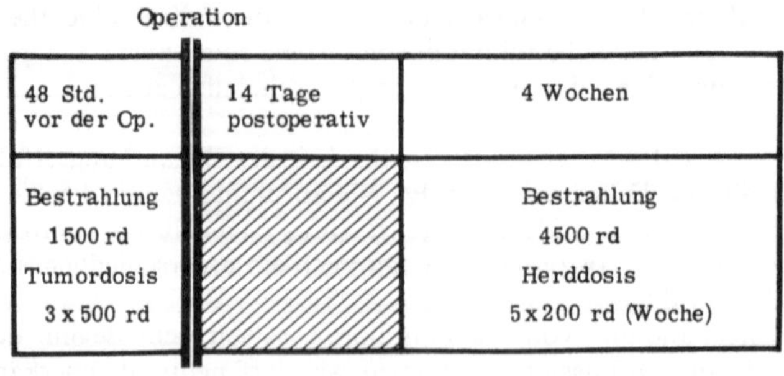

Abb. 1

Wir sind aber, wie gesagt, einen ganz anderen Weg gegangen, nämlich den der schlagartigen Vorbestrahlung, indem wir höchstens 48 Stunden vor der Operation in 3 Sitzungen 1500 bis 2000 rd HD applizierten. Die Operation erfolgt meist bereits wenige
Stunden nach der dritten Bestrahlung (Abb. 1).

Erstaunlicherweise tolerieren die Patienten diese Bestrahlungsweise genügend gut.
Müdigkeit, vor allem nach der ersten Radiatio, wird allerdings in manchen Fällen
berichtet. Vereinzelt, vor allem bei Patienten mit schlechtem präoperativem Allgemeinzustand, konnten wir nicht alle 3 präoperativen Bestrahlungen applizieren.

14 Tage nach der Operation wird mit der Bestrahlung wieder begonnen und fort-
gefahren in einem üblichen Schema mit 200 bis 250 rd 5mal wöchentlich bis zu einer
Gesamtherddosis von 6000 rd. Eine solch hohe Dosis scheint uns inzwischen eine conditio
sine qua non für Nierentumoren geworden. Es hat keinen Sinn, das Tumorgewebe nur
anzubestrahlen.

In dem Zeitraum von 1970 bis heute wurden 56 Patienten prä- und postoperativ
bestrahlt, daneben 38 Patienten operiert und nur nachbestrahlt.

Die entsprechende Tabelle sagt aus, daß bei der prä- und postoperativen Behandlung
59% den beobachteten Zeitraum von 3 Jahren überlebten (Abb. 2).

Bei den nur nachbestrahlten jedoch lediglich 39% (Abb. 3). Damit ergibt sich ein
Unterschied von 20 Absolutprozent, relativ jedoch von ca. 40%.

Stadium	1/2		1		2		3	
	N	%	N	%	N	%	N	%
I - II	24 (24)	100	19 (21)	91	13 (18)	72	11 (17)	65
IIIa - IIIb	26 (27)	97	23 (26)	89	17 (23)	73	13 (21)	62
IV	3 (5)	60	2 (5)	40	1 (4)	25	0 (3)	0
gesamt	53 (56)	95	44 (52)	85	31 (45)	69	24 (41)	59

Abb. 2. Überlebensraten in Abhängigkeit vom Stadium bei prä- und postoperativer Bestrahlung (N = 56)

Stadium	1/2		1		2		3	
	N	%	N	%	N	%	N	%
I - II	17 (18)	95	16 (17)	94	14 (17)	82	7 (13)	54
IIIa - IIIb	10 (14)	71	6 (14)	43	5 (14)	36	3 (12)	25
IV	5 (6)	83	3 (6)	50	2 (6)	33	2 (6)	34
gesamt	32 (38)	84	25 (37)	68	21 (37)	57	12 (31)	39

Abb. 3. Überlebensraten in Abhängigkeit vom Stadium bei postoperativer Bestrahlung
(N = 38)

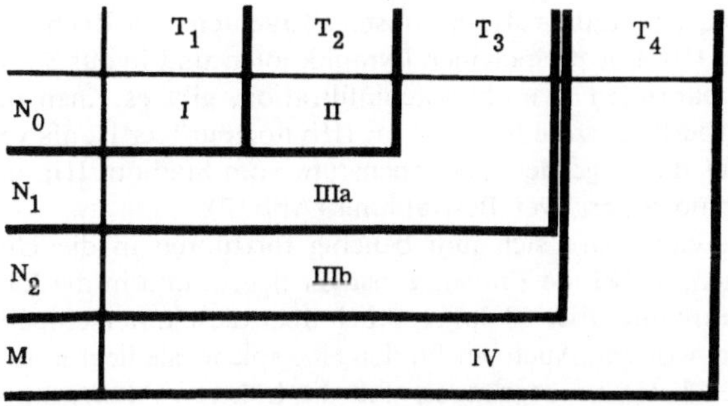

	T_1	T_2	T_3	T_4
N_0	I	II		
N_1		IIIa		
N_2		IIIb		
M				IV

Abb. 4 Stadieneinteilung der Nierentumoren

Unterteilt man diese Ergebnisse in die verschiedenen Stadien, so darf ich zuerst an einer Graphik die Stadienunterteilung demonstrieren (Abb. 4).

Die Aufschlüsselung nach Stadien erfolgt nach dem bekannten Schema:
T_1 und N_0 bilden das Stadium I,
T_2 und N_0 das Stadium II.

Wir haben jedoch bezüglich des Stadiums III eine Unterteilung vorgenommen, da die Überlebensrate in dieser Gruppe sehr unterschiedlich war.

Stadium IIIa bildeten die Patienten mit peripelvinen Lymphknoten,
Stadium IIIb jene mit paraaortalen Lymphknoten.
Stadium IV wurde in der üblichen Weise eingeordnet.

Die Patientenverteilung in die verschiedenen Stadien zeigt die Abb. 5, und zwar von 4 verschiedenen Autorengruppen. Stadium I und II bewegen sich zwischen 34 und 41% ziemlich gleichförmig, dagegen sind Unterschiede im Stadium III und IV sofort erkennbar.

Stadium	BERCKER 1968	RINGLEB u. ROMMEL 1963	RIEDERINSTITUT 1969	eigene Ergebnisse 1974
I - II	34,2	39,7	39,4	41,2
III	23,7	26,4	31,3	42,0
IV	42,1	33,9	29,3	16,8

Abb. 5   Prozentuale Verteilung der Patienten in Abhängigkeit vom Stadium

Noch 1969 hatten wir z. B. an unserer Klinik 30% der Patienten in das Stadium IV einzuordnen, jetzt sind es nur noch 17%. Die Ursache hierfür ist sicher die frühere und bessere Diagnostik.

Insgesamt lebten also 3 Jahre nach alleiniger Operation und postoperativer Bestrahlung noch 39% der Patienten, dagegen nach prä- und postoperativer Bestrahlung noch 59%. Diese Tatsache ist bereits an sich schon bemerkenswert. Noch augenscheinlicher aber wird der bessere Erfolg mit der prä- und postoperativen Bestrahlung beim Vergleich des Ergebnisses im Stadium III. Bei alleiniger postoperativer Bestrahlung überlebten 3 Jahre nur 25%, bei kombinierter prä- und postoperativer Bestrahlung aber 62%.
Diese Zahlen sprechen, obwohl noch kleine Kollektive, in jedem Fall für sich.

Die Graphik in der Abb. 6 zeigt die Tendenz eher noch deutlicher, vor allem bezüglich des Stadiums III. Dagegen liegen die Linien für Stadium I und II für beide Bestrahlungsarten ziemlich nahe beieinander.
Sogar innerhalb des Stadiums III, das unseres Erachtens mit Recht noch untergliedert wird in das Stadium IIIa mit peripelvinen Lymphknoten und in das Stadium IIIb mit der weitergehenden paraaortalen Lymphknoteninfiltration, gibt es einen deutlichen Unterschied, indem die Überlebensrate im Stadium IIIb noch größer ist als vergleichsweise im vorhergehenden Bild diejenige der Überlebensrate vom Stadium IIIa und b zusammengenommen mit nur postoperativer Bestrahlung (Abb. 7).
Diese Aufschlüsselung läßt sich nun beliebig fortführen in die Überlebensrate bei Männern und Frauen, wobei die Frauen günstiger liegen, und in die Überlebensrate der Gruppe unter 50 Jahre und über 50 Jahre. Auch über diese unterschiedliche Überlebensrate ist philosophiert worden. Auch wir fanden eine solche, sie liegt in unserem Krankengut eindeutig in der Tatsache begründet, daß die höheren Altersgruppen einen relativ höheren Anteil des Stadiums III und IV aufweisen.

Dementsprechend erbrachte aber die prä- und postoperative Bestrahlungsmethode auch bei diesen höheren Altersgruppen die besseren Überlebensraten.

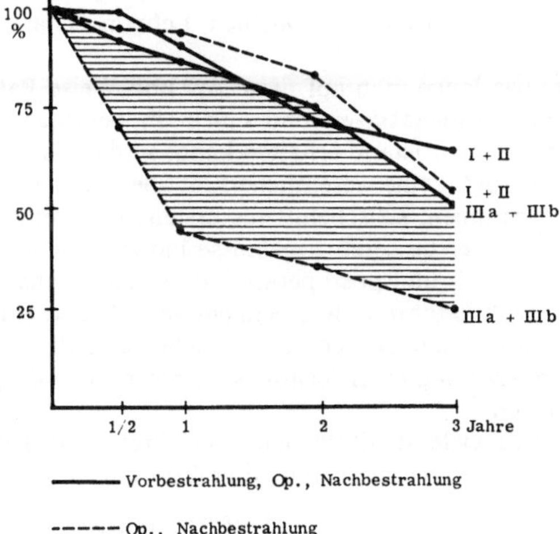

Abb. 6. Überlebensraten in Abhängigkeit vom Stadium und unterschiedlicher Strahlenbehandlung

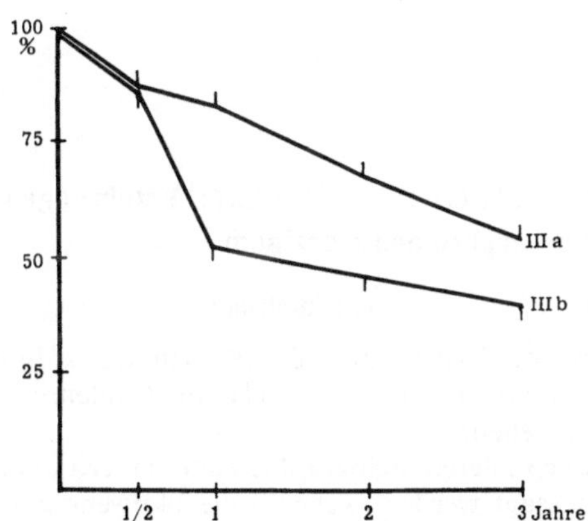

Abb. 7. Überlebensraten bei unterschiedlichem Lymphknotenbefall

Vergleiche unserer Zahlen mit denen anderer Publikationen sind in diesem Zusammenhang nicht besonders informativ, da es uns auf den Unterschied der Ergebnisse ankam, die mit alleiniger postoperativer Bestrahlung gewonnen wurden und jener mit prä- und postoperativer Bestrahlung, wie wir sie jetzt vorzugsweise durchführen.

Resultate mit der schlagartigen kurzzeitigen Vorbestrahlung aus anderen Kliniken liegen noch nicht vor. In der Oktober-Nummer des Deutschen Ärzteblattes wurde allerdings auf die vorteilhafte Möglichkeit einer solchen Bestrahlungsart hingewiesen.

Die Bestrahlung von metastasierenden Nierentumoren ist immer nur eine palliative Maßnahme. Sie gliedert sich in die Bestrahlung der Metastase selbst und die Möglichkeit, den nicht mehr operablen Primärtumor trotz der bereits nachgewiesenen Fernmetastasen zu bestrahlen.

Eine solche Bestrahlung des Primärtumors erscheint uns in den Fällen sinnvoll, in denen die Fernmetastasen nicht zu ausgedehnt sind und in denen der Zustand des Patienten eine Palliativbestrahlung des Primärtumors in genügend hoher Dosis zuläßt.

154

Fernmetastasen bestrahlen wir dann, wenn sie für 1 Bestrahlungsfeld, höchstens 2 Bestrahlungsfelder erreichbar sind, aber auch nur in den Fällen, in denen funktionelle Ausfälle bereits vorhanden sind, (z. B. mediastinale Lymphknoten mit Trachealeinengung, Kompressionen von größeren Bronchien, Lebermetastasen mit Stauungsikterus, etc.).

Es ist erstaunlich, wie lange man auf diese Art und Weise Patienten mit mehr oder weniger ausgedehnten Fernmetastasen und einem inoperablen Primärtumor noch in einem relativ guten Allgemeinzustand erhalten kann, so daß das Leben für sie, die meist in einem höheren Alter sind, keine wesentliche Einbuße seines Wertes erleiden muß.

Fassen wir also zusammen, so scheint uns erstens präoperative kurzzeitige schlagartige Bestrahlung wegen der besseren Ergebnisse indiziert zu sein.

Zweitens, eine solche prä- und postoperative Bestrahlung unserer Art ist heute unter Anwendung von Hochvoltverfahren ohne nennenswerte Patientenbelastung möglich.

Drittens, die Diagnose kann präoperativ so sicher gestellt werden, daß Fehlindikationen unter der Voraussetzung einer leistungsfähigen röntgendiagnostischen Abteilung extrem selten sein dürften.

Viertens, sollten sich viele Institute dem Verfahren anschließen, denn nur große Zahlen können den Wert der Methode endgültig festlegen.

Prof. Dr. J. Lissner
Klinik für Radiologie der Universität
D-8000 München 2
Ziemssenstraße 1

A. Rost, W. Brosig, B. Riedel und R. Pust: **Erfahrungen mit der präoperativen Radiotherapie beim hypernephroiden Karzinom**

A. Einleitung

Die radikale Therapie des hypernephroiden Karzinoms ist in erster Linie ein chirurgisches Problem. Dafür verantwortlich ist die relative Strahlenresistenz, insbesondere der gut differenzierten Tumorzellen.

Aufgrund der selektiven Nierenangiographie kann nahezu immer die Malignität einer Nierenneoplasie vorausgesagt werden, weshalb die Notwendigkeit chirurgisch explorativer Eingriffe zurückgegangen ist. Es besteht die Möglichkeit, die radikale Nephrektomie mit zusätzlichen therapeutischen Maßnahmen zu kombinieren.

Der Wert der prä- und postoperativen Radiotherapie wird im Schrifttum der letzten Zeit unterschiedlich eingeschätzt [2,3,4,7,9,10,13,14,24].

Durch die strahlentherapeutische Zusatzbehandlung werden von verschiedenen Autoren deutliche Verbesserungen der Überlebenszeit angegeben [10,23].

Seit 1963 propagiert Riches die routinemäßige Vorbestrahlung, nachdem er in einigen Einzelfällen, die — primär inoperabel nur palliativ bestrahlt wurden — Operabilität erzielen konnte [24].

Früher führten Waters 1934 [27] und Wharton 1935 [39] die präoperative Strahlentherapie durch, neuerdings wurde dieser Behandlungsplan von Wells 1954 [28], Flocks und Kadesky 1958 [10] und von Reboul 1962 [20] übernommen.

Auf der Suche nach Resultatsverbesserungen schlossen wir uns 1967 dem Behandlungsvorschlag von Riches an. Erste Ergebnisse dieser Kombinationsbehandlung teilten Brosig et al. beim Deutschen Röntgenkongreß 1970 mit [6].

In Anlehnung an Flocks [10], Riches [22] und Gauwerky [11] nahmen wir eine klinische Klassifikation der Tumoren in 4 Stadien vor.

Stadium I

Tumor gut abgegrenzt, in eine Pseudokapsel eingebettet, nicht ausgebrochen, keine Gefäßeinbrüche.

Stadium II

Intrarenales Wachstum ohne Tumorkapsel, Zeichen des Einbruchs in die Nierenkapsel, Vena renalis oder das Nierenbecken.

Stadium III

Organgrenzen überschritten, d. h. Ausbreitung außerhalb der Niere (Fettkapsel), Invasion des Nierenstiels, regionale und paraaortale Lymphknotenmetastasen.

Stadium IV

Verwachsung mit Nachbarorganen, Fernmetastasen.

B. Behandlungsmethoden

In unserer Klinik wird die Kombinationsbehandlung des hypernephroiden Karzinoms wie folgt vorgenommen: Über ein nach Lokalisationsaufnahme festgelegtes und Isodosenplan berechnetes Feld wird als Betatron-Röntgen-Pendelbestrahlung (42 MeV) eine Herddosis von 3000 R, in Fraktionen von 250 R 4mal wöchentlich appliziert. Vereinzelt erfolgt die Strahlenapplikation auch mittels Kobalt-60-Teletherapie.

Nach einem behandlungsfreien Intervall von 3 Wochen führen wir die radikale Nephrektomie durch.

Beim Tumorstadium III wird nach Abschluß der Wundheilung eine postoperative Bestrahlung des Tumorbetts angeschlossen, um eventuell zurückgelassene Tumorzellen zu devitalisieren. Dabei findet die fraktionierte Aufsättigung bis zur vollen Tumordosis von 6000 R statt.

Mit der Vorbestrahlung werden mehrere Ziele verfolgt:
1. Die Verbesserung der Überlebenszeit
2. Die Tumorschrumpfung
3. Die Blockierung der Lymphgefäße, zur Verhinderung von Lymphknotenmetastasen
4. Die Devitalisierung proliferationsfähiger Zellen in der Tumorperipherie.

C. Krankengut und Ergebnisse

In den Jahren 1967 bis 1973 wurden an unserer Klinik 79 Patienten (44 Männer und 35 Frauen) mit postoperativ histologisch gesichertem hypernephroidem Karzinom nach diesem Therapieplan behandelt. Das Schicksal von 2 Patienten konnte nicht nachverfolgt werden. Die Tumorträger waren zwischen 35 und 82 Jahren alt, der Durchschnitt lag bei 62 Jahren.

Zum Zeitpunkt der Diagnosestellung befanden sich 29 Patienten klinisch im Stadium I, 22 im Stadium II, 21 im Stadium III und 5 im Stadium IV.

Die Vorbestrahlung mit halber Tumordosis wurde immer gut toleriert.

Da in der Literatur Spontanremissionen von Metastasen nach Entfernung des Primärtumors beschrieben sind [1,8,12,15,18,19,21,25,26], unterzogen wir 5 Patienten mit präexistenten Metastasen unserem Therapieschema. Lediglich ein Mann überlebte das erste postoperative Jahr. Bei ihm kann nach 20 Monaten eine pulmonale Metastasierung nicht mehr nachgewiesen werden. Die Behandlung liegt bei nur 14 Patienten länger als 5 Jahre zurück. Die Hälfte der Patienten hat eine Überlebenszeit von mehr als 5 Jahren. Dabei handelt es sich nur um Patienten aus dem günstigen Stadien I und II.

Bei 38 Patienten besteht seit der Behandlung ein Intervall von mehr als 3 Jahren.

Die 3-Jahres-Überlebensrate beträgt 53%. Lediglich 3 Patienten im klinischen Stadium III überlebten 3 Jahre (Abb. 1).

Von 73 Tumorträgern überlebten 60 (82%) das erste postoperative Jahr.

Bei insgesamt 79 Hypernephromen lag nur in 10 Fällen histologisch eine Entdifferenzierung vor. Diese Patienten hatten eine signifikant verminderte Überlebenszeit gegenüber den differenzierten Karzinomen.

Klinisches Stadium	I	II	III	Total	%
Patientenzahl	15	12	11	38	
Überlebende	10	7	3	20	53

Abb. 1. 3-Jahres-Überlebenszeit in Abhängigkeit vom klinischen Stadium

D. Auswirkungen der Vorbestrahlung

Beim Vergleich unserer Ergebnisse mit denen anderer Kliniken, die entweder lediglich nephrektomierten oder nur eine postoperative Bestrahlung vornahmen, kann eine geringgradige Verbesserung der Behandlungsergebnisse festgestellt werden (Abb. 2).

Am Ende des behandlungsfreien Intervalls ist oft eine Volumenverminderung des Tumors vorhanden. Die dünnwandigen, blutreichen Kapselvenen, die intraoperativ zu massiven Blutverlusten führen können, unterliegen der Obliteration. Das normalerweise stark kongestionierte Hypernephrom erfährt eine Lockerung im Tumorbett, wodurch eine Abgrenzung gegenüber der umliegenden Strukturen erfolgt. Damit verbunden ist ein erleichterter Zugang zum Nierenstiel.

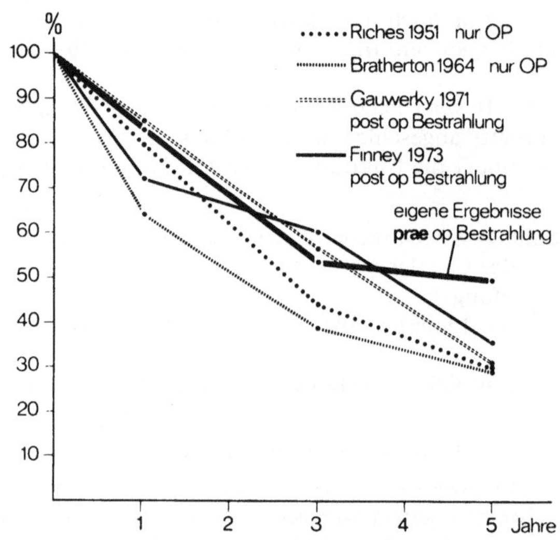

Abb. 2. Gegenüberstellung der Resultate bei verschiedenen Behandlungsmethoden

Jonasson et al. wiesen in 50% der Fälle vitale Karzinomzellen während der Nephrektomie im zirkulierenden Blut nach [16]. Zur Prävention dieser intraoperativen Tumorzelldissemination wird eine frühzeitige Ligatur der Nierenstielgefäße gefordert [5].

Durch die radiogene Tumorverkleinerung waren wir in der Lage, den Zugang zur Niere in 63 Fällen paraperitoneal, durch einen in den 11. Intercostalraum verlängerten Rippenbogenrandschnitt zu wählen; nur 10mal gingen wir transperitoneal und 6mal transthorakal vor [17].

Zur Objektivierung der Nierentumorverkleinerung fertigten wir in 27 Fällen nach der Bestrahlung ein Kontroll-Angiogramm der tumortragenden Niere an, wobei sich röntgenologisch 9mal eine Verminderung der Tumorausdehnung bis zu 15% der Ausgangsgröße ergab* (Abb. 3).

---

* Herrn Prof. Dr. H. Oeser, Radiol. Klinik im Klinikum Steglitz, gilt unser Dank für die Bestrahlung unserer Patienten, außerdem für die Befundung und Überlassung der Nierenangiogramme.

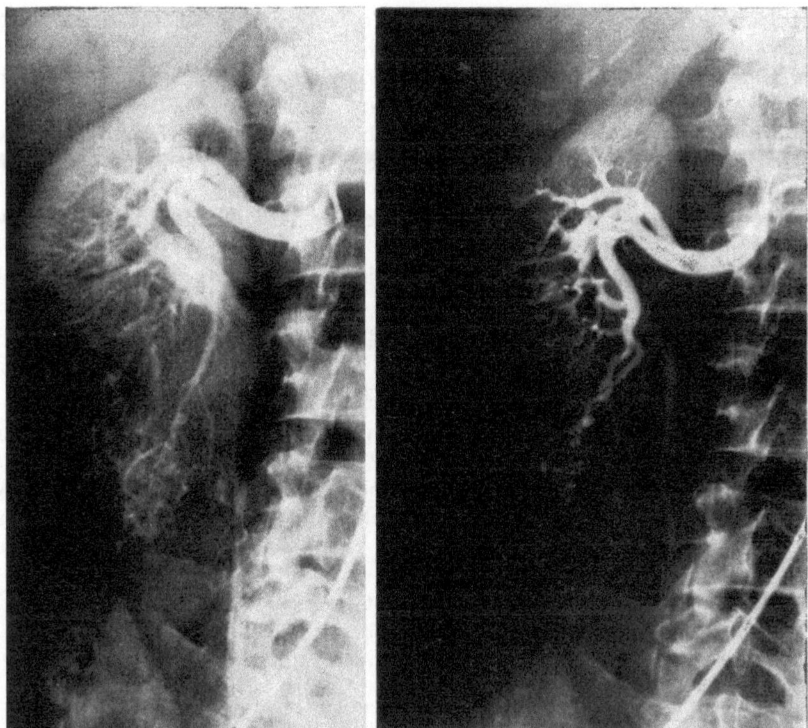

Abb. 3. Selektive Nierenarteriogramme: Linke Bildhälfte vor und rechte nach der Vorbestrahlung. Der über mannsfaustgroße Tumor im rechten unteren Nierenpol des 44jährigen Patienten zeigt nach Applikation von 3000 R eine Verkleinerung um ca. 10%

Die Strahlendosis muß so gewählt werden, daß die in der Tumorperipherie gelegenen proliferationsfähigen, oxygenierten Zellen, devitalisiert werden. Dadurch sollen bei Verschleppung ein Anwachsen verhindert und postoperative lokale Rezidive vermieden werden. Eine histologische Objektivierung des Strahleneffektes erwies sich uns als schwierig; im hypernephroiden Karzinom liegen per se schon regressive Veränderungen vor.

Beim Vergleich histologischer Präparate mit und ohne Vorbestrahlung sind an den Tumorzellen selbst keine sicher auf die Bestrahlung zu beziehenden dystrophischen Veränderungen nachzuweisen. Der Unterschied besteht lediglich in einer Auflockerung der faserigen und ungeformten Grundsubstanz der peritumorösen Bindegewebskapsel und einer gelegentlich stärkeren rundzelligen Infiltration in diesem Bereich beim vorbestrahlten Tumor*.

E. Diskussion

Die zusammenfassende Bewertung der vorliegenden Ergebnisse unseres Krankenguts zeigt eine geringe Verbesserung des Therapieerfolges. Unsere vorläufigen Resultate ermutigen, den begonnenen Weg systematisch weiterzuführen. Für den Nutzen einer präoperativen Strahlentherapie sprechen folgende Argumente: An erster Stelle steht die Frage der positiven oder negativen Beeinflussung der Prognose dieses Tumorleidens. Zum jetzigen Zeitpunkt kann noch keine endgültige Aussage gemacht werden. Erst wenn man auf größere Fallzahlen und längere Beobachtungszeiträume zurückblicken kann, ist es möglich, die beste der rivalisierenden Behandlungsmethoden zu etablieren.

---

* Wir danken Herrn Prof. Dr. U. Gross, Pathol. Institut der FU Berlin für die Befundung der Präparate.

Unsere Erfahrung zeigt, daß durch die Vorbestrahlung das operative Vorgehen wesentlich erleichtert wird; man gelangt — welcher Zugang auch immer gewählt wird — schneller zum Nierenstiel. Durch die Verkleinerung ist es oftmals möglich, die chirurgische Radikalität zu verbessern. Außerdem wird die Tumorzellaussaat reduziert. Die sich von der Peripherie der Primärgeschwulst ablösenden Zellen erfahren eine Devitalisierung, so daß die durch die Operation hervorgerufene Metastaseninduktion verringert werden kann.

Man verkleinert das operative Trauma; da durch die Obliteration der Kapselvenen sich die Blutung in Grenzen hält.

Durch den Aufschub des operativen Eingreifens um 6 Wochen sind bis jetzt keine nachteiligen Auswirkungen bekanntgeworden. Die Wundheilung wird nicht gestört, auch war ein vermehrtes Auftreten von Metastasen nicht nachzuweisen.

F. Zusammenfassung

Es wird über das Schicksal von 79 Patienten mit postoperativ histologisch gesichertem, hypernephroidem Karzinom berichtet. Bei den Patienten wurde nach renovasographischem Nachweis der Malignität der Nierenneoplasie eine präoperative Bestrahlung mit halber Tumordosis (3000 R) vorgenommen. Nach einem 3wöchigen Intervall erfolgte die radikale Nephrektomie. Falls es sich klinisch um Stadium III handelte, wurde die Strahlendosis auf 6000 R aufgesättigt.

Von 14 Patienten überlebten 7 die 5-Jahres-Grenze.

Bei 53 % von 38 Patienten betrug die Überlebenszeit mehr als 3 Jahre.

Die Überlebensrate ein Jahr nach der Operation lag bei 82 %.

Mit der Vorbestrahlung werden folgende Ziele verfolgt:

1. Verbesserung der Prognose.

2. Verkleinerung der Geschwulst, bessere Abgrenzung und damit leichtere Operationsmöglichkeit.

3. Blockierung der Lymphbahnen zur Verhinderung oder Vernichtung von Lymphknotenmetastasen.

4. Devitalisierung der Karzinomzellen, um ein Anwachsen verschleppter Tumorzellen und postoperative lokale Rezidive zu verhindern.

Durch die Verzögerung des Operationstermins konnten bisher keine negativen Effekte nachgewiesen werden.

Literatur

1. Beer, E.: Surg. Gynec. Obstet. **65**, 433 (1937). — 2. Bibus, B., Karrer, K., Rummelhardt, S.: Verh. dtsch. Ges. Urol. **22**, 170 (1969). — 3. Bratherton, D. G., Chir, B.: Brit. J. Radiol. **37**, 141 (1964). — 4. Brinkmann, W., Flick, H.: Langenbecks Arch. Klin.-Chir. **285**, 285 (1957). — 5. Brosig, W., Buchberger, H. G.: Chirurg **33**, 181 (1962). — 6. Brosig, W., Baumgärtel, H., Oeser, H.: Die präoperative Bestrahlung der Nierentumoren aus chirurgisch-urologischer Sicht. Aus: Vorträge vom Dtsch. Röntgen-Kongreß 1970, S. 84, München–Berlin–Wien: Urban & Schwarzenberg, 1971. — 7. Brühl, P., Vahlensieck, W.: Therapiewoche **34**, 2772 (1973). — 8. Bumpus, H. C. J.: J. Urol. (Baltimore) **20**, 185 (1928). — 9. Finney, R.: Brit. J. Urol. **45**, 258 (1973). — 10. Flocks, R. H., Kadesky, M. C.: J. Urol. (Baltimore) **79**, 196 (1958). — 11. Gauwerky, F., Adam, K.: Strahlentherapie **142**, 629 (1971). — 12. Hallahan, J. D.: J. Urol. (Baltimore) **81**, 522 (1959). — 13. Hienzsch, E.: Urologe **2**, 89 (1962). — 14. Humphreys, G. A., Foot, N. C.: J. Urol. (Baltimore) **83**, 815 (1960). — 15. Jenkins, G. D.: J. Urol. (Baltimore) **82**, 37 (1959). — 16. Jonasson, O., Long, R., Roberts, S., Mc Grew, E., McDonald, J. H.: J. Urol. (Baltimore) **85**, 1 (1961). — 17. Kollwitz, A. A., Löhe, E., Kracht, H.: Urologe **9**, 331 (1970). — 18. Ljunggren, E., Holm, S., Karth, B., Pompeius, R.: J. Urol. (Baltimore) **82**, 553 (1959). — 19. Mann, L. T.: J. Urol. (Baltimore) **59**, 564 (1948). — 20. Reboul, J., Ballanger, G., Delorme, J., Tavernier, J., Geindre, M.: Amer. Radiol. **5**, 283 (1962). — 21. Reignier, J. C.: J. Urol. méd. chir. **62**, 618 (1956). — 22. Riches, E. W., Griffiths, J. H., Thackray, A. C.: Brit. J. Urol. **23**, 297 (1951). — 23. Riches, E.: Jama 204/3, 12 (1968). — 24. Riches, E.: Adjunctive preoperative

radiotherapy followed by nephrectomy for renal cell carcinoma. Aus: Current controversies in urologic management. London: W. B. Saunders, 1972. — 25. Rothauge, C. F.: Urologe 1, 117 (1962). — 26. Samellas, W., Marks, A. R.: J. Urol. (Baltimore) **85**, 494 (1961). — 27. Waters, C. A., Lewis, L. G., Frontz, W. A.: Sth. med. J. (Bgham., Ala.) 27, 290 (1934). — 28. Wells, C. A.: Brit. J. Urol. 26, 324 (1954). — 29. Wharton, L. R.: Arch. Surg. 30, 351 (1925).

Dr. A. Rost
Klinikum Steglitz der FU
Urolog. Klinik
D-1000 Berlin 45
Hindenburgdamm 30

H. EHRHART: Onkologische Behandlungsmöglichkeiten von Nieren- und Nierenbeckentumoren

Die klinischen Onkologen haben in den letzten Jahren die Erfahrungen gemacht, daß die cytostatische Chemotherapie bei leukämischen Erkrankungen, bei den malignen Lymphomen, bei hormonabhängigen Tumoren und malignen Geschwülsten des Kindesalters zu besonders eindrucksvollen Behandlungsergebnissen führt. Hohe Remissionsraten, langdauernde Remissionszeiten und bei einigen Krankheitsgruppen erkennbare therapeutische Ansätze zu Heilungen, z. B. bei kindlichen Leukämien, beim weiblichen Chorionepitheliom und bei der Lymphogranulomatose sind zum Teil auf die Einführung neuer cytostatisch wirksamer Verbindungen mit besserem therapeutischen Index zurückzuführen. Neue Ergebnisse der Grundlagenforschung z. B. die Entdeckung, daß Cytostatika mit unterschiedlicher chemischer Konstitution differenzierte Angriffspunkte in verschiedene Phasen des Generationszyklus von Tumorzellen aufweisen, haben ebenfalls zu erheblicher Wirkungsverbesserung der Therapie geführt. Jedoch sind wir der Verwirklichung eines überzeugenden chemotherapeutischen Konzeptes nur bei bestimmten Tumorformen nähergekommen. Bei dem weitaus größeren Teil maligner Tumoren wird die wirksamste Behandlungsmöglichkeit noch immer aus der Empirie klinischer Erfahrungen hergeleitet. Die dabei auftretenden Schwierigkeiten in der klinischen Anwendung von Cytostatika werden einem besonders bewußt, wenn die Frage nach Behandlungsmöglichkeiten von Nieren- und Nierenbeckentumoren gestellt wird.

Bösartige Geschwülste der Niere machen weniger als 1 % aller Neoplasien aus. Der hohe Anteil des Hypernephroms mit 83 % an den malignen Nierentumoren, davon etwa zwei Drittel Männer, einige ätiologische Besonderheiten und die hohe primäre Metastasierungsrate rücken verständlicherweise das Carcinom des Nierenparenchyms in den Vordergrund des chemotherapeutischen Interesses.

W. Lopez lieferte 1944 die erste Veröffentlichung über östrogeninduzierte Nierencarcinome bei syrischen Goldhamstern. Zunächst glaubte man, daß es sich um eine metastatische Erkrankung ausgehend von einem Hypophysen-Ca handelt, bis Kirkman 1948 überzeugend darstellen konnte, daß sich tatsächlich primäre Nierencarcinome entwickeln. Obwohl es nicht gelungen ist, die Östrogene zur Erzeugung renaler Adenocarcinome bei anderen Tiergattungen erfolgreich einzusetzen und es auch nicht sicher ist, ob endokrine Faktoren die Manifestation des menschlichen Adenocarcinoms der Niere beeinflussen, haben zahlreiche Kliniker unter dem Eindruck einer wahrscheinlichen temporären Hormonempfindlichkeit von Hypernephromen, der allerdings nicht häufigen hormonellen Aktivität von Nierentumoren im Sinne der paraneoplastischen Endokrinopathie, und der manchmal extrem langen Überlebenszeit von Hypernephrompatienten eine endokrine Therapie mit Gestagenen und Androgenen propagiert.

Bei kritischer Durchsicht der Weltliteratur von mehr als 1000 Fällen angeblicher Spontanrückbildungen von malignen Tumoren halten jedoch nur 130 einer wissenschaftlichen Prüfung stand und verteilen sich nach Everson in erster Linie auf Neuroblastome, weniger auf Hypernephrome, Choriocarcinome und maligne Melanome.

Tabelle 1. Adenocarcinom der Niere spontane Rückbildung abhängig vom Geschlecht

Autor	Fallzahl	Männer	Frauen
Everson, Garfield	24	19	5
Andere (Zusammengefaßt)	14	11	3
Insgesamt	38	30 = 79%	8 = 21%

Tabelle 2. Adenocarcinom der Niere spontane Rückbildungsrate (nach Bloom)

Autor	Fallzahl	Spontane Rückbildungen
Riches	130	0
Mims et al.	97	1
von Schreeb	232	0
Middleton	100	0
Rafla	244	0
Bloom	195	2
Markewitz et al.	141	0
Ingesamt	1 139	3 = 0,3%

Spontane Rückbildungen von metastasierenden Hypernephromen treten nur bei Patienten auf, deren Primärtumor entfernt wurde, betreffen in erster Linie die Lungenmetastasierung und sparen in allen Fällen Hirn- und Weichteilmetastasierung aus. In der Tab. 1 sind die von Everson, Cole, Bloom und anderen gut dokumentierten Krankheitsverläufe von Patienten der Zeit von 1900 bis 1973 nach Geschlechtern berücksichtigt, wobei das zahlenmäßig hohe Auftreten von Spontanremissionen (79%) bei Männern auffällt. Insgesamt gesehen (Tab. 2) scheint jedoch entgegen der häufig geäußerten Meinung das Auftreten eindeutiger spontaner Rückbildungen von Hypernephromen ein ausgesprochen seltenes Ereignis zu sein. Einige Autoren konnten überhaupt keine spontanen Rückbildungen beobachten, insgesamt wurden nur 3 Fälle bei über 1000 Patienten beschrieben, das bedeutet eine spontane Remissionsquote von 0,3%.

Hormonabhängigkeit

Die nächste Tab. 3 zeigt in einer Übersicht die bisherigen therapeutischen Resultate der Hormontherapie des Hypernephroms mit Progesteron, mit Androgenen, und Androgenen nach eingetretener Progesteronresistenz.

Die therapeutischen Resultate sind auf die Zahl der Remissionen bezogen insgesamt gesehen enttäuschend. Im einzelnen erschweren die autorenspezifischen Definitionen des Begriffs „Remission", uneinheitliche Therapievorstellungen über geeignete Präparate, Dosierungen und Applikationsformen den Vergleich therapeutischer Ergebnisse: Jenkin behandelte nur männliche Patienten mit Androgenen. Werf-Messing und Gilse gebrauchten 3 verschiedene Progesteronderivate sowie niedrigere Dosen von Medroxyprogesteronacetat (Clinovir) mit 50 mg täglich gegenüber Bloom mit 300 mg täglich, der mit dieser Dosierung eine höhere Remissionsrate bei Männern von 27% (11 von 41)

Tabelle 3. Hormonbehandlung beim Fortgeschrittenen Adenocarcinom der Niere

Autoren	Jahr	Hormone	Pat.-Zahl	Rückbildungen Zahl	%
Jenkin	1967	A	15	1	7
Samuels et al.	1968	P/A	23	4	17
Paine et al.	1970	P	15	3	20
Wagle et al.	1971	P/A	43	8	19
Werf-Messing et al.	1971	P	31	2	6
Bloom	1973	P/A	80	13	16
Obrecht et al.	1973	A	23	0	0
Obrecht et al.	1973	P	17	0	0
Shigehiro	1973	P	29	5	17
Talley	1973	P	61	7	11
Talley	1973	A	37	0	0
Insgesamt			374	43	11

P = Progesteron, A = Androgen, P/A = Androgen bei Progesteron-Versagen

gegenüber 10% (2 von 19) bei Frauen erreichte. Alberto, Senn und Obrecht gaben Medroxyprogesteronacetat in einer Dosierung von 500 mg/die 7 Tage lang, dann 500 mg 3mal/Woche und eine Erhaltungstherapie mit 500 bis 1000 mg 1mal/Monat. Schließlich waren auch die Meinungen derAutoren zum günstigstenTherapiebeginn unterschiedlich: Bloom begann die Therapie erst dann, wenn sich die Patienten eindeutig krank fühlten, in fortgeschrittenen Krankheitsstadien, die durch multiple Metastasenbildung und Befall verschiedener Organe charakterisiert waren. Aus diesen Gründen darf der Zusammenfassung aller behandelten Patienten und die Errechnung der durchschnittlichen Remissionsrate (Tab. 3) nur einen sehr beschränkten Aussagewert zugemessen werden.

Vollremissionen hielten bis zu 3 Jahren an, bei teilremittierten Patienten blieb der Tumor bis zu 20 Monaten lang unverändert bestehen. Ähnlich den therapeutischen Erfahrungen bei der Chemotherapie anderer Tumoren besteht eine ziemlich eindeutige Beziehung zwischen dem Ausmaß des Therapieeffektes und der Remissionsdauer. Übereinstimmend weisen die Autoren darauf hin, daß in wenigstens der Hälfte aller behandelten Patienten eine erhebliche Besserung des Allgemeinzustandes erreicht wurde, beschreiben ferner in einer statistisch nicht sicher zu erfassenden Zahl von Patienten den vorhandenen Tumor als „stationärbleibend". Ein Stationärbleiben der Metastasen ist auch nach monatelanger Behandlung kein Grund zum Abbruch der Hormontherapie. Nach den vorliegenden klinischen Erfahrungen sollte sie so lange fortgeführt werden, bis objektive Tumorprogression oder neue Metastasen auftreten.

Fassen wir zusammen: Das häufig beobachtete lange freie Intervall zwischen Operation des Primärtumors und dem Auftreten von Metastasen beim Hypernephrom kann neben anderen hier nicht zu diskutierenden Möglichkeiten auch als Hinweis auf eine temporäre Hormonabhängigkeit in Analogie zu dem Verhalten der klassischen potentiell hormonabhängigen Carcinome von Mamma, Prostata, Corpus uteri verstanden werden. Bis zu 20% — meist ist der Prozentsatz geringer — der gut differenzierten Adenocarcinome der Niere, häufiger bei Männern als bei Frauen, sprechen auch nach eingetretener Metastasierung auf Hormontherapie an, wahrscheinlich nimmt die Hormonempfindlichkeit mit fortschreitender Entdifferenzierung des Tumors bei schnellerem Krankheitsablauf ab. Lungenmetastasen bilden sich zurück, jedoch gelang es nur in Einzelfällen, die Rückbildung von Knochenmetastasen zu induzieren. Lokale Rezidive scheinen hormonresistent zu sein. Undifferenzierte Carcinome des Nierenbeckens und das Nierensarkom sind der hormonellen Therapie nicht zugänglich.

Aus diesen klinischen Beobachtungen lassen sich folgende Therapiekonsequenzen ableiten:

1. Das Hypernephrom kann wenigstens zeitweise hormonabhängig sein. Der Versuch einer antiöstrogenen Progesterontherapie als primäre chemotherapeutische Maßnahme ist damit genügend begründet. Die hormonempfindliche Krankheitsphase liegt wahrscheinlich in einem frühen Krankheitsstadium.

2. Bei der Verwendung antiöstrogener Substanzen zur Behandlung des Hypernephroms werden als primäre Hormontherapie anstelle der früher vielfach verordneten Androgene fast ausschließlich Gestagene verordnet, weil sie bei wahrscheinlich gleicher Wirkung praktisch keine Nebenerscheinungen verursachen.

3. Der Wirkungsmechanismus der Gestagene ist nicht genau bekannt. Jedoch muß der raschen Inaktivierung von Progesteronpräparaten durch die Leber bei der nur wenige Minuten betragenden biologischen Halbwertszeit durch eine entsprechende Applikationsform Rechnung getragen werden: Bei oraler Therapie empfiehlt sich die Verteilung der Einzeldosen über den ganzen Tag z. B. Medroxyprogesteronacetat (Clinovir®) 5mal 100 mg tgl. (= 5 Tabl. tgl.) oder bei der Injektionsbehandlung 1mal 500 mg/tgl. i.m.

4. Die geringere Remissionsrate nach Gestagen- bzw. Androgentherapie bei Frauen könnte als Hinweis dafür verstanden werden, daß die Möglichkeiten der ablativen Therapie durch Hormonentzug, die bei hormonabhängigen Geschwülsten im allgemeinen wirksamer ist als die additive durch Hormonzufuhr, klinisch noch nicht genügend genützt worden sind. Mit dem Beginn der hormonellen Therapie bei weiblichen Hypernephrompatienten schlagen wir deshalb die Ausschaltung der Ovarien vor, um die Möglichkeit einer Wachstumsstimulierung des Tumors durch endogene Östrogene auszuschließen.

5. Unter Berücksichtigung der bekannten 5-Jahresüberlebenszeit nach der klassischen Behandlungsmethode von Operation und Bestrahlung von höchstens 40% (nach Alken) und der hohen Metastasierungsrate (90%) auch nach vermeintlich radikaler Operation werden die Behandlungsmöglichkeiten der endokrinen Therapie möglicherweise besser ausgeschöpft, wenn sie sofort im Anschluß an die Operation begonnen und konsequent bis zum Eintreten eindeutiger Zeichen der hormonellen Resistenz des Tumors fortgesetzt wird.

Die Effektivität dieser therapeutischen Überlegungen wird sich am besten im Rahmen einer prospektiven kontrollierten Studie in Zusammenarbeit mehrerer Kliniken prüfen lassen.

Cytostatische Therapie

Nieren- und Nierenbeckentumoren gehören zu der Gruppe maligner Erkrankungen, die sich gegenüber cytostatischer Therapie als kaum empfindlich gezeigt haben.

Tab. 4 gibt die Behandlungserfolge mit alkylierenden Verbindungen, Tab. 5 mit Antimetaboliten, Tab. 6 mit Antibiotika und Tab. 7 mit Alkaloiden beim Hypernephrom wieder. Simultane Kombinationstherapie mit Cyclophosphamid, Methotrexat plus Vinblastin oder 5-Fluoruracil plus Vinblastin als Kombinationstherapie ergab gegenüber Monotherapie keinen therapeutischen Fortschritt.

Die hier demonstrierten Abbildungen über den praktischen Nutzen der cytostatischen Therapie beim Hypernephrom erinnern an die in ähnlicher Weise durchgeführten und wenig erfolgreichen monotherapeutischen Behandlungsversuche mit Methotrexat oder 6-Mercaptopurin bei akuter myeloischer Leukämie des Erwachsenen, mit denen nie mehr als 10 bis 20% hämatologische und klinische Remissionen bei nur kurzdauernden Rück-

Tabelle 4. Cytostatische Behandlung beim fortgeschrittenen Adenocarcinom der Niere I

Autoren	Jahr	Cytostatikum Alkylantien	Pat. Zahl	Rückbdilungen Zahl	%
Talley, Atkins, Moore, Woodruff u. a.	1960 bis 1973	Cyclophosphamid	41	1	2
		Chlorambucil N-Lost	65	12	18
		Busulfan u. a.	79	7	9
Alken et al.		Triazichon	18	1	6
Insgesamt			203	21	11

Tabelle 5. Cytostatische Behandlung beim fortgeschrittenen Adenocarcinom der Niere III

Autoren	Jahr	Cytostatikum Antimetabolite	Pat.-Zahl	Rückbildungen Zahl	%
Clin. Drug Eval. Prog., Ferguson, Myhre, Chan	1964 bis 1973	5-Fluor-Uracil	106	5	5
Howe, Samuels Falkson, Nevinny	1967, 1968	Hydroxyurea	30	6	20
Andrews, Condit	1962, 1967	Methotrexat	21	1	5
Clin. Drug Eval. Prog., Lemon, Miller, Regelson	1964 bis 1967	Mercaptopurin	26	4	15
Gailani, Wyatt, Herter	1962	6-Aminonikotin-amid	7	1	14
Frei, Talley	1969	Ara-C	5	0	0
Insgesamt			194	17	9

Tabelle 6. Cytostatische Behandlung beim fortgeschrittenen Adenocarcinom der Niere II

Autoren	Jahr	Cytostatikum Antibiotika	Pat.-Zahl	Rückbildungen Zahl	%
Moore, Clin. Drug Eval. Prog., Talley, Jones, Toussaint, Warne	1960 bis 1973	Actinomycin D	30	3	10
O'Bryan	1973	Adriblastin	15	0	0
Insgesamt			45	3	7

Tabelle 7. Cytostatische Behandlung beim fortgeschrittenen Adenocarcinom der Niere IV

Autoren	Jahr	Cytostatikum Alkaloide	Pat.-Zahl	Rückbildungen Zahl	%
Frei, Hill, Smart, Vaitkevicius, Talley, Wright u. a.	1961 bis 1969	Vinblastin	28	3	11
Costa, Shaw	1962/1964	Vincristin	4	0	0
Insgesamt			32	3	9

bildungen der typischen Krankheitssymptome erreichbar waren. Vergleicht man die Stoffwechseleigenheiten und proliferationskinetischen Daten beider Tumorarten, beim Hypernephrom sind bisher nur wenige Untersuchungen bekanntgeworden, unter dem Gesichtspunkt des sogenannten Malignitätsgrades, so fällt auf, daß es sich bei beiden Tumoren zellkinetisch gesprochen um eher langsam proliferierende Malignome mit erheblich verlängerten zellulären Überlebenszeiten im Vergleich zu Normalzellen bei gleichzeitig verlängerter Generationszeit handelt. Entgegen einer weitverbreiteten Meinung ist Malignität nicht immer identisch mit gesteigerter Proliferation, sondern häufig vergesellschaftet mit Differenzierungsverlust (Gross) und, wie bei akuten Leukämien und Hypernephrom, mit verlängerter Überlebenszeit der Tumorzellen. Typischerweise gehen diese Eigenschaften bösartiger Zellen mit relativer Strahlenresistenz einher, sie reagieren eher auf DNA-blockierende cytostatisch wirksame Substanzen vom Typ der Antimetabolite, z. B. auf 6-Mercaptopurin, Cytosinarabinosid oder Methotrexat. Die gemeinsamen zellkinetischen Eigenheiten von akuten Leukämien und Hypernephromen und ihre bemerkenswerte übereinstimmende Empfindlichkeit gegenüber Cytostatika bestimmten

Wirkungstyps veranlassen den Onkologen zu therapeutischen Überlegungen, inzwischen erreichte Fortschritte der Chemotherapie bei akuten Leukämien versuchsweise bei Hypernephromen einzuführen.

Tabelle 8. Akute Myeloische Leukämie des Erwachsenen

Methotrexat	12%
Purinethol	23%
Methotrexat + Purinethol	30%
Alexan + Vincristin + Adriblastin + Endoxan	60%

Tab. 8 zeigte die ansteigenden Remissionsraten bei akuten Leukämien unter Monotherapie und konsekutiver Kombinationstherapie mit DNA-blockierenden Substanzen Antibiotika, alkylierenden Verbindungen und Mitoseblockern (Alexan, Vincristin, Adriblastin, Endoxan) mit einer Remissionsrate von 60% (Wolf, Ehrhart).

Über die genannten Substanzen hinaus könnte auch Hydroxyurea wegen seiner ausgeprägten DNA-blockierenden Wertung, im Rahmen der Hypernephrom-Therapie eingesetzt werden.

Cytostatische Therapie des Wilms-Tumors

Bei keinem anderen malignen Tumor hat sich die Zusammenarbeit zwischen Chirurgen, Strahlenmediziner und Chemotherapeuten fruchtbarer ausgewirkt als bei der Behandlung des Wilms-Tumors. Durch die Kombination von chirurgischen Eingriffen, strahlentherapeutischen Maßnahmen in Form der Lungenganzbestrahlung mit 1400 rad, und die Anwendung von Cytostatika, letztere in Form postoperativer Kuren mit Actinomycin D (AMD) über längere Zeit, besser noch in Kombination mit dem nicht knochenmarktoxischen Vincristin (VCR) sind selbst nach eingetretener Fernmetastasierung Heilungen möglich geworden (Tab. 9).

Tabelle 9. Cytostatische Behandlung beim Wilms-Tumor (nach F. Lampert, Universitäts-Kinderklinik München)

Zeit	Pat.	Stadium	Cytostatikum	Lu-Res	Lu-Rad	Tu-Frei
1959—69	32	Inop. = 4	O = 12			4
		V = 2		2	1	
		IV = 18	AMD = 20			IV = 2 (11%)
1969—73	13	IV = 23	VCR = 1			15 (65%)
			VCR +	7	5	
			AMD = 22			IV = 5 (38%)

Die seit 1969 durch Lampert in der Universitäts-Kinderklinik München behandelten 23 Patienten hatten in mehr als der Hälfte ein Stadium IV, d. h. einen metastasierenden Tumor. Therapeutisch wurde zunächst die Nephrektomie wenn möglich durchgeführt. Strahlenfelder und Dosen je nach Fall und gleichzeitige Chemotherapie mit AMD und VCR 6 Wochen lang, dann VCR alle 2 Wochen wiederum 6 Wochen lang, insgesamt je 4 Kuren in 12 Monaten. Dosierung von AMD 0,4 mg/m² 1mal wöchentlich i.v., höchste Einzeldosis 0,5 mg, VCR 1,5 mg/m² 1mal wöchentlich i. v., Einzeldosis 2,0 mg. 5 der 13 Kinder in Stadium IV sind 1 Jahr und länger tumorfrei, einschließlich der ähnlich behandelten Kinder anderer Stadien (I bis III) beträgt die Remissionsrate 65%.

Mit Dauerheilungen kann nach Lampert beim Wilms-Tumor schon nach 2jähriger postoperativer Tumorfreiheit gerechnet werden, weil über 90% der Rezidive und Metastasen innerhalb von 24 Monaten nach der Nephrektomie auftreten. Die Resultate entsprechen den Statistiken anderer größerer onkologischer Zentren.

Therapie paraneoplastischer Syndrome

Endokrinologische Begleiterkrankungen maligner Geschwülste basieren auf einer Produktion und Sekretion von normalen Hormonen oder biologisch aktiven, hormonartigen Stoffen durch das Tumorgewebe. Die endokrinen Störungen bei ektopischer Hormonbildung gehören zusammen mit verschiedenen neurologischen Störungen, die bei Tumorpatienten auftreten können, zu der Gruppe der paraneoplastischen Syndrome. Ektopische Hormonproduktion kann bei Hypernephromen auftreten, sie enthalten und produzieren z. B. Erythropoetin, das bei 30 bis 40% der Patienten zur Polyglobulie, d. h. zur isolierten Erythrocytose führt, jedoch nur in ganz seltenen Fällen so hohe Werte erreicht, daß ein therapeutischer Eingriff z. B. durch kleine Aderlässe notwendig wird. Die Hypercalcämie beim Hypernephrom ist nicht immer ein Zeichen osteolytischer Metastasen, auch Kranke ohne nachweisbare Knochenveränderungen weisen zum Teil die klassische humorale Konstellation des primären Hyperparathyreoidismus mit Hypercalcämie und Hypophosphatämie auf. Seine Therapie besteht in der Bekämpfung der Hypercalcämie. Als wirksamste Maßnahme beim akuten Hypercalcämie-Syndrom haben sich die Phosphat-Infusionen bei forcierter Diurese und der Gabe von Furosemid auch in Form der Dauertherapie erwiesen. Zusätzlich ist ein Versuch mit hochdosierter Prednisonbehandlung gerechtfertigt. Die cytostatische Therapie mit Mithramycin war durch erhebliche Nebenwirkungen belastet und nur kurz wirksam. Sie wird nicht mehr durchgeführt.

Ergebnis

Chemotherapeutische Behandlungsmöglichkeiten maligner Nierentumoren sind charakterisiert durch mögliche indirekte und wahrscheinliche direkte hormonelle inhibitorische Effekte. Die Annahme direkter Einwirkungen wird gestützt durch die selektive Hemm-Wirkung solcher Substanzen auf renale Tumorzellen in vitro im Vergleich mit normalen Nierengewebskontrollen. Neben den indirekten Wirkungsmöglichkeiten hormoneller Substanzen ist bei der spontanen Rückbildung von Nierentumoren auch die Beteiligung immunologischer Phänomene denkbar, es fehlt jedoch bisher jeder Hinweis, daß solche Reaktionen die Basis für die Rückbildung von hormonbehandelten Tumoren darstellen könnte.

Auf der anderen Seite weisen uns die geringen Erfolge der cytostatischen Therapie auf einen Tumor hin, dessen spontane Resistenz zu neuen therapeutischen Überlegungen Veranlassung gibt. Ansätze dazu sind im Bereich proliferationskinetischer Studien sichtbar, z. B. durch Bestimmung von Generationszeit und Dauer der einzelnen Proliferationsphasen der zellkinetischen Eigenart angepaßte Chemotherapie-Schemata aufzubauen. Schließlich wird jeder chemotherapieerfahrene Arzt die Erfahrung machen, daß auch der Behandlungsversuch, der mit einem Mißerfolg endet, für Patient und Arzt nicht wertlos sein muß. Die medizinischen Probleme des behandelten Patienten werden durch sorgfältigere Überwachung und Betreuung besser und früher erkannt als beim unbehandelten aufgegebenen Patienten (Brunner). Einleitung entsprechender Maßnahmen verschafft willkommene Erleichterung und das Gefühl, daß alles getan wird um ihm zu helfen.

Prof. Dr. H. Ehrhart
I. Medizinische Klinik der Universität
D-8000 München 2
Ziemssenstraße 1

F. Körner und M. Hartmann: **Die zytostatische Behandlung maligner Tumoren unter besonderer Berücksichtigung der sogenannten Teilsynchronisation**

Zytostatische Therapien maligner Tumoren unterlagen in den letzten Jahren vielen Wandlungen, wobei man sich einerseits die empirisch gewonnenen Erfahrungen der Mehrfachkombinationen wie z. B. der Triple-Drug-Therapie und zum anderen die auf den Erkenntnissen der Zellkinetik beruhende gezielte Kombinationsbehandlung mit vorheriger Synchronisation zu Nutzen machte. Folglich bestehen eine Reihe von Kombinationsschemen, die auch bei den malignen urologischen Tumoren mit wechselndem Erfolg eingesetzt werden. Bei den malignen Hodentumoren wird heute eine Triple-Drug-Therapie empfohlen, nachdem die Möglichkeiten der Operation und Bestrahlung ausgeschöpft sind. Wir selbst sind von der Monotherapie mit Stickstofflostpräparaten, die wir vor allem als Langzeitprophylaxe nach Operation und Strahlentherapie einsetzten, vor Jahren zur Synchronisationsbehandlung gelangt, bei der die verabreichten Zytostatika in ihrer Wirkung nicht nur kombiniert, sondern auch potenziert werden. Die theoretische Grundlage dieser Behandlung ist folgende: Teilungswillige Zellen durchlaufen einen Generationszyklus (Abb. 1), der sich in die Phasen G_1, S, G_2 und M unterteilt, wobei G/ der präsynthetischen Phase entspricht, deren Zeitdauer sehr unterschiedlich ist. Für schnell wachsende Tumoren benötigt die S- oder Synthesephase 6 bis 12 Stunden, die G_2- oder postsynthetische (= prämitotische) Phase bis zu 2 und die M-Phase oder Mitose ca. 1 Stunde. Schließlich ist noch die G_0-Phase bekannt, in der sich die Zellen in Ruhe befinden.

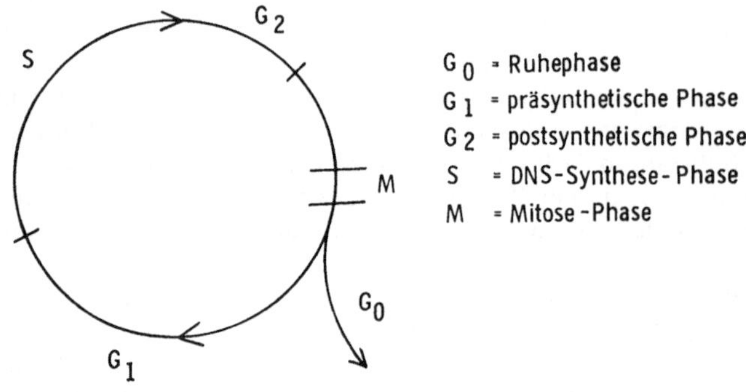

Abb. 1. Die Phasen des Generationszyklus

Durch die Gabe eines zellkinetischen Agens, wie etwa dem 5-Fluoruracil, dem Vincristin, dem Bleomycin oder dem Adriamycin wird der Generationszyklus in einer bestimmten Phase gestoppt. So arretiert 5-Fluoruracil die Zellen in der frühen S-Phase, Vincristin während der Mitose, Bleomycin in der G_2- und M-Phase und Adriamycin in der G_2-Phase. Mit abklingender Wirkung treten die blockierten Zellen synchron in die folgenden Phasen ein. Dadurch wird eine vermehrte Zellpopulation für ein 2. Zytostatikum, wie z. B. für das Stickstofflostderivat Ifosfamid, das in der Synthesephase wirkt, angreifbar. Für diese Arretierung benötigt man nicht die volle therapeutische Dosis, die für die übliche zytostatische Therapie angegeben wird.

Wichtig jedoch ist neben der Kenntnis der in bestimmten Grenzen schwankenden Zeiten, die die Zellen eines zu behandelnden Tumors für die einzelnen Phasen benötigen, eine schnelle Nachweismethode, mit der sich die individuellen Unterschiede in der Zellkinetik der Tumoren individuell kontrollieren lassen, besonders weil sich diese auch während der Therapie ändern kann. Dies gelingt mit Hilfe der Impulszytophotometrie, die bereits 1 Stunde nach einer Biopsie die relative Zusammensetzung der Probe aus Zellen der verschiedenen Zyklusphasen liefert. So lassen sich Ausmaß und Dauer der zellkinetischen Beeinflussung durch die verabreichten Agentien darstellen und die günstigste Zeit für die Gabe des Ifosfamid festlegen. Diese hochspezialisierten Untersuchungen werden für uns in der Tumorabteilung der Fachklinik Hornheide in Münster durchgeführt.

Eine weitere Schwierigkeit der zytostatischen Behandlung solider Tumoren ergibt sich aus der Schichtung in die außen liegende „growth fraction", in der sich die proliferierenden Zellen befinden, dem „Q-Pool" mit seinen teilungsfähigen G_0-Phase-Zellen

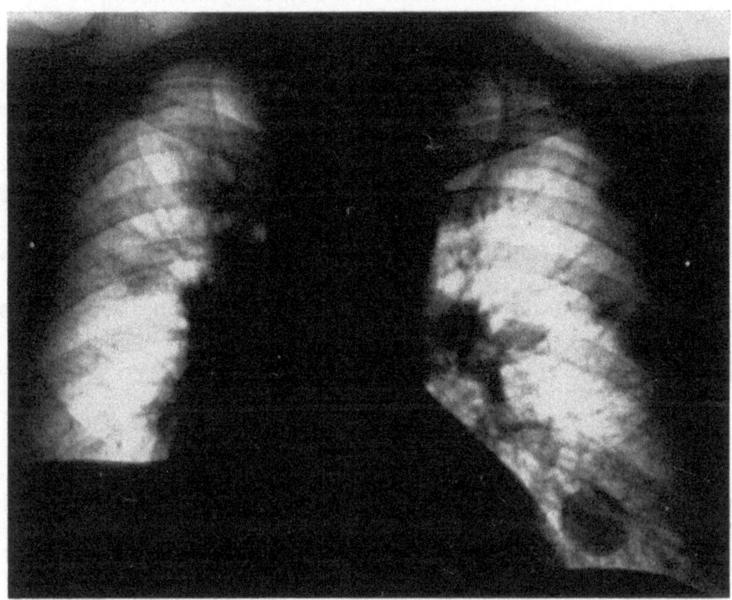

Abb. 2a. Thorax eines 56jährigen Patienten nach Ablatio eines Hodenteratoms links. Reichlich Metastasierungen in die Pulmo. Zwerchfellhochstand und Pleuraschwarte rechts

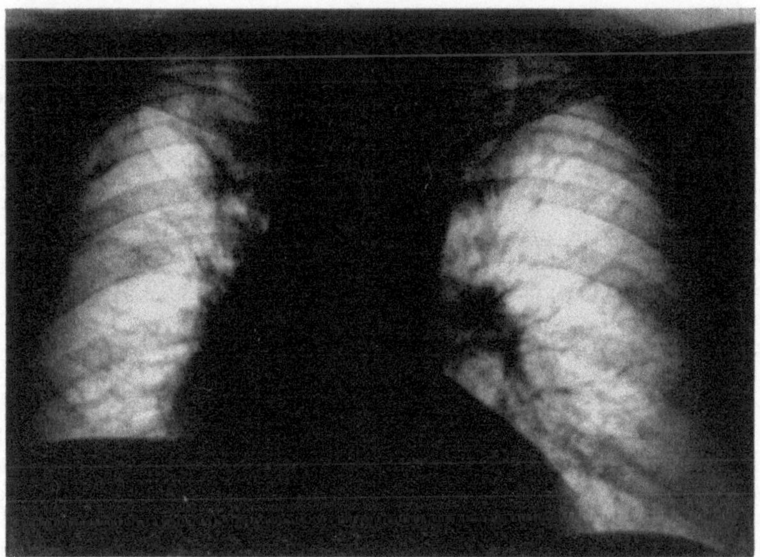

Abb. 2b. Selber Patient. Thoraxkontrollaufnahme nach Synchronisation mit Vincristin und Bleomycin und Ifosfamidstößen. 8 Wochen nach Therapiebeginn haben sich die Metastasen zurückgebildet

168

und dem Zentrum mit teilungsunfähigen Zellen und Nekrosen. Angreifbar ist nur die Außenschicht, die aber durch Zellen des Q-Pool ergänzt werden kann.

Wir haben im letzten Jahr ausschließlich mit Vincristin, Bleomycin und zuletzt auch mit Adriamycin synchronisiert, wobei laut Kontrolle durch die Impulszytophotometrie 50% mehr Tumorzellen als vorher synchron durch den Generationszyklus liefen.

Entsprechend unserem berechneten „Timing" für Hodentumoren, d. h. dem zeitlichen Abstand zwischen dem synchronisierenden und dem 2. Zytostatikum, verabreichten wir eine hohe Dosis Ifosfamid. Insgesamt wurden so 12 Patienten mit metastasierenden Hodentumoren therapiert. 10mal erzielten wir Voll- oder Teilremissionen, die zur Zeit noch andauern. Erfolgreich war auch die Synchronisationsbehandlung ausgedehnter Metastasen im Retroperitoneum, so daß eine „second look"-Operation möglich wurde. Ein günstiger Verlauf sei als Beispiel angeführt:

Bei Abb. 2a handelt es sich um einen 56jährigen Patienten mit einem linksseitigen Hodenteratom. Die Ablatio und Radiatio wurde 1972 auswärts durchgeführt. 2 Jahre später erfolgte die stationäre Aufnahme mit Lungenmetastasen.

Nach fünfmaliger Synchronisation sowohl mit Vincristin als auch mit Bleomycin und anschließenden Ifosfamidstößen wurde die Vollremission erreicht (Abb. 2b).

Langzeitergebnisse der ermutigenden Synchronisationstherapie bei metastasierenden Hodentumoren liegen uns derzeit noch nicht vor. Die Patienten werden in den nächsten 3 Jahren eine Reinduktionstherapie zugeführt, die zunächst viertel-, später halbjährlich wiederholt wird.

Priv.-Doz. Dr. F. Körner und
Dr. M. Hartmann
Urologische Abteilung des Bundeswehr-
krankenhauses
D-2000 Hamburg 70
Lesserstraße 180

K. KÖNIG, F. H. SCHRÖDER und S. SCHWENN: **Symptomatik und Überlebens-daten bei 219 Patienten mit Hypernephrom**

Wie vielen von Ihnen bekannt ist, bin ich seit etwa ¾ Jahr Chefarzt der Urologischen Klinik der Städtischen Krankenanstalten Idar-Oberstein, und es ist verständlich, daß ich von dieser kurzen Zeitspanne noch über keine ausreichenden Daten verfüge. So möchte ich hier über ein Material von insgesamt 219 Patienten berichten, die an der Urologischen Universitätsklinik Homburg in den Jahren 1945 bis 1970 behandelt wurden. Es handelt sich um 130 Männer und 89 Frauen, und bei allen wurde auf Grund einer Nephrektomie oder operativer Probefreilegung die histologische Diagnose eindeutig gesichert. Das Durchschnittsalter und zwar das arithmetische Mittel zur Zeit der Operation oder der stationären Aufnahme betrug bei den Männern und bei den Frauen 59 Jahre.

Das jetzt folgende Diapositiv gibt Ihnen einen genauen Überblick über die Altersverteilung und Sie sehen, daß wir sogar Patienten von 20 und 25 Jahren dabei hatten. Eine deutliche Häufung zeigt sich vom 45. bis 65. Lebensjahr, und in diese Zeit entfallen allein 70% des gesamten Patientengutes.

Entsprechend des sehr langen Beobachtungszeitraumes und der zum Teil sich wandelnden Therapiemöglichkeiten kann für das gesamte Patientengut ein einheitliches Therapieverfahren nicht angegeben werden. Es wurde sowohl ausschließlich operativ als auch konservativ zytostatisch behandelt. Lediglich 9,6% der Patienten wurden ausschließlich operativ therapiert, 32% lediglich konservativ behandelt, da Inoperabilität vorlag. Bei 58% wurde eine operative Entfernung des Primärtumors durchgeführt und eine zusätzliche Bestrahlung bzw. auch zusätzliche zytostatische Therapie vorgenommen. Auch die Operationsverfahren sind über den langen Zeitraum nicht einheitlich gewesen.

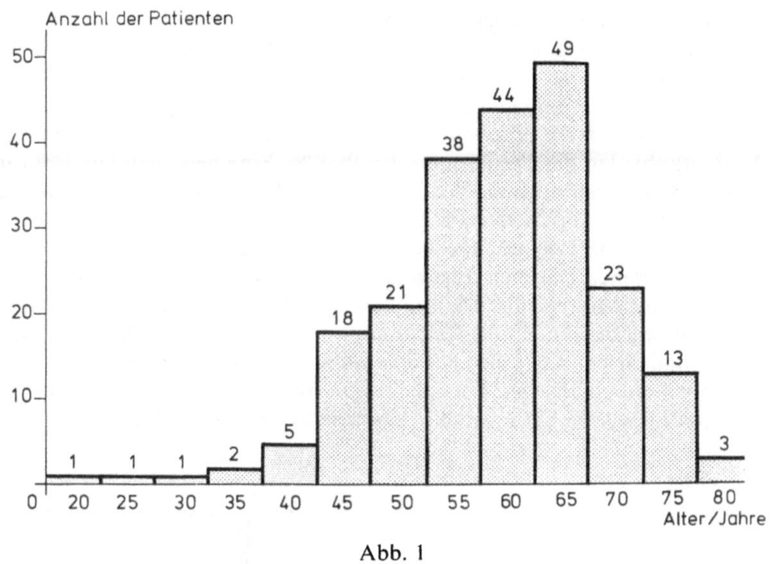

Abb. 1

Früher einfache Nephrektomie z. B. mit Schnittführung nach Bergmann-Israel, insbesondere in den letzten 5 Jahren der Beobachtungszeit sehr häufig transabdominale Freilegung mit radikaler retroperitonealer Ausräumung einschließlich Lymphadenektomie. Vom gesamten Patientengut wurden 66% einer operativen Tumorentfernung unterzogen und bei 34% kam es lediglich zu einer Probefreilegung infolge Inoperabilität, wobei allerdings Gewebe zur histologischen Sicherung des Befundes entnommen wurde.

Die Stadienbeurteilung der Tumoren erfolgte ausschließlich nach dem Palpationsbefund und in verschiedenen röntgenologischen Untersuchungsmethoden an erster Stelle die Nephroangiographie. Wir selbst haben nachträglich eine Einteilung nach dem TNM-System durchzuführen versucht.

Bei unseren Erhebungen wurde die Sterbetafeltechnik nach Axtell benutzt. Die Auswertung der statistischen Daten erfolgt nach einem von W. J. Dixon erstellten Computerprogramm, das im Rechenzentrum der Medizinischen Fakultät der Universität des Saarlandes in Homburg unseren spezifischen Fragestellungen angepaßt wurde. Die Life-Table-Technik nach Axtell macht es möglich, die beobachtete Überlebensrate von Patienten mit über längere Zeit sich erstreckenden Erkrankungen im Vergleich zur theoretischen Lebenserwartung zu errechnen.

Nun nach dieser fast schon zu ausführlichen Einleitung zur klinischen Symptomatik. An erster Stelle steht nach unseren Erhebungen die Makrohämaturie, meist auch Anlaß zum Aufsuchen eines Arztes. Meist jedoch wurde eine Vielfalt von Symptomen angegeben, so häufig ganz uncharakteristische Beschwerden wie ziehende Schmerzen in der Hüfte, Fremdkörpergefühl im Abdomen, Leistungsknick, unbestimmtes Druckgefühl in der Flanke oder allgemeines Unwohlsein. Diese Angaben wurden immerhin von 46% des gesamten Krankengutes gemacht. Bei nur 3,2% lag keinerlei Symptomatik vor und die Diagnose wurde im Rahmen einer Routineuntersuchung gestellt. Die klassische Trias mit Hämaturie, Schmerzen in der betroffenen Flanke und palpablen Tumor fand sich in 13,7% der Fälle. Ansonsten Müdigkeit, Inappetenz jeweils 12%, sonstige Beschwerden wie Schmerzen und Ziehen in der Lendengegend, Druckgefühl in der Flanke in 46%. Auf die koexistenten Erkrankungen möchte ich nicht im Detail eingehen, interessant ist vielleicht noch, daß bei 43,4% der Fälle eine deutliche Hypertonie vorlag.

Nun eines der wichtigsten Symptome die Palpation des Tumors. Bei Männern in 53 und bei Frauen in 63% der Fälle, in den anderen Fällen nicht tastbar. Die Altersverteilung zeigt keine statistisch signifikante Differenz, so daß ein Rückschluß auf das zeitliche

170

Wirksamwerden prädisponierender, z. B. hormoneller Faktoren, die das häufigere Auftreten der Hypernephrome beim Manne erklären könnten, sich aus diesen Daten nicht gewinnen lassen.

Und nun zu den Röntgenbefunden. Allein durch das Urogramm konnte in 97 % der Fälle ein Tumorverdacht erhoben werden, der sich später bestätigte. Bei Durchführung der Angiographie lag die Trefferquote bei 98,8 %. Eine beschleunigte BSG in 80,4 % der Fälle, bei den anderen normal. Von besonderem Interesse war auch die Frage des Hbs. Dabei fand sich in 39,7 % der Fälle eine Anämie, in der Regel bei fortgeschrittenem Tumorstadium. Eine Polyglobulie von vielen Autoren als typischer Befund bei hypernephroiden Nierencarcinomen angegeben, fanden wir nur in 10 % und zwar Hb-Werte über 17 g %. Eine Mikrohämaturie bei insgesamt 53 %. Zur Frage der paraneoplastischen Symptomatik war auch noch die Calciumbestimmung im Serum interessant. Ein erhöhter Wert lag lediglich bei 4,6 % der Patienten vor. Von den sonstigen Laborbefunden sind lediglich noch die alkalischen Phosphatasen erwähnenswert, die in 11,5 % erhöht waren, und eine pathologische Serum-Elektrophorese in 13 % der Fälle.

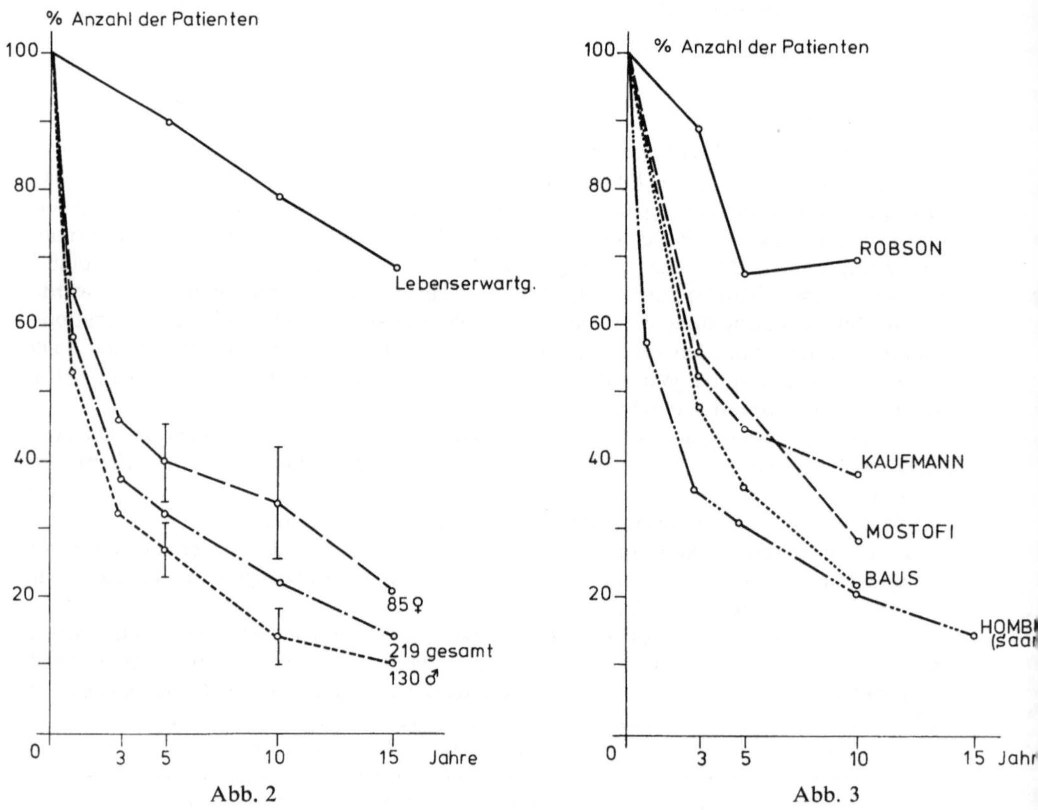

Abb. 2 Abb. 3

Wie Ihnen Abb. 2 zeigt, sehen Sie an der durchgezogenen Linie die Lebenserwartung, die für jeden Patienten nach Alter, Geschlecht und Beobachtungszeit errechnet wurde. In der Mitte die beobachtete, nicht tatsächliche, Überlebenszeit des Gesamtpatientenkollektivs, und dabei ist auffällig die hohe Absterberate im ersten Jahr, die für die Männer 47,9 % und für die Frauen 35,3 % betrug. Dieser relativ steile Abfall hält bis zum 3. Beobachtungsjahr an. Danach nimmt der Steilheitsgrad zunehmend ab, um nach dem 10. Jahr zumindest für die Männer unter dem der zu erwartenden Überlebensrate zu verlaufen. Beim Gesamttumorkollektiv entspricht die beobachtete Überlebensrate nach dem 5. Lebensjahr der gleichen Lebenserwartung wie bei einem Nichttumorträger. Im Mittel liegt die beobachtete Überlebensrate der Frauen um 15% günstiger als die der Männer.

Sie sehen in Abb. 3 die Überlebenszeiten entsprechend des klinischen und zwar des Palpationsbefundes, so daß es vertretbar erscheint anhand dieser Tatsache eine Prognose zu stellen. Eine statistisch signifikante Differenz ist eindeutig vorhanden, auch wenn die Kurven zwischen dem 5. und 10. Überlebensjahr parallel verlaufen.

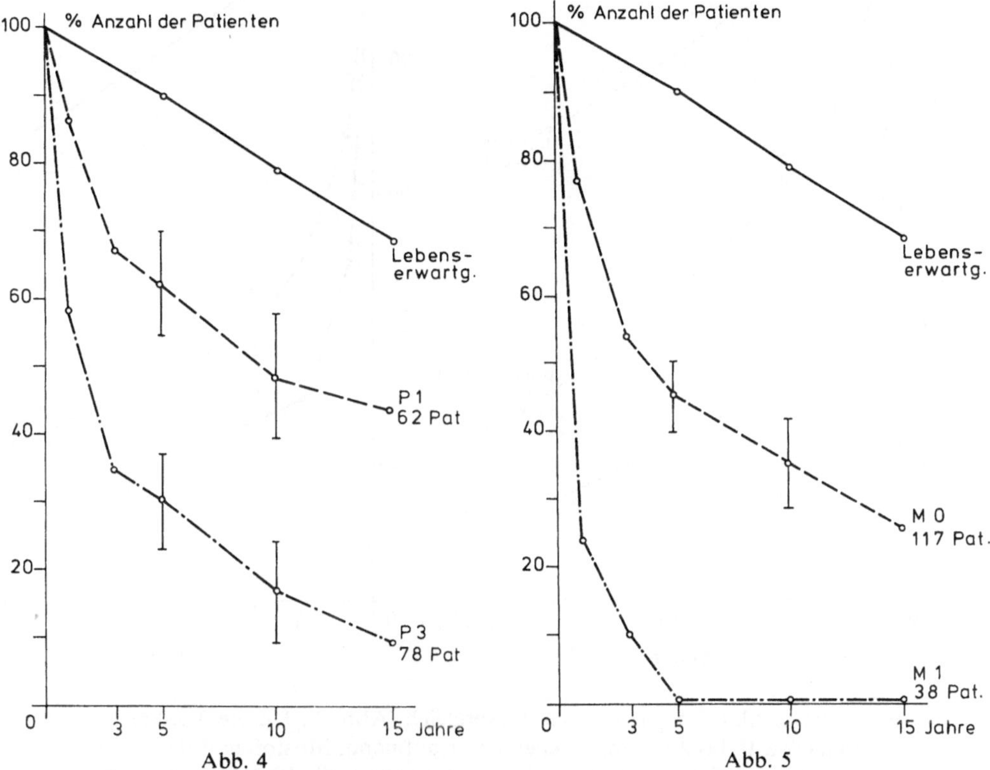

Eine signifikante Differenz liegt bei den Patientenkollektiven vor (Abb. 4), die aufgegliedert sind nach P1 und P3. Bei P1, das bedeutet Tumor auf das Nierenparenchym beschränkt, eine Absterbequote im ersten Jahr von 15% im Gegensatz zum Gesamtkollektiv 42%. P3, d. h. Infiltration von Venen und Lymphgefäßen, 42% dem Gesamtkollektiv entsprechend. Bis zum 3. Jahr hält dieser Trend an. P1 32%, P3 66%. Danach verlaufen die Kurven etwa parallel. Die Prognose für Patienten im Stadium P1 ist wesentlich günstiger als das Gesamtkollektiv zu beurteilen mit 62% Absterbequote. Auch nach 5 Jahren liegen die Patienten mit Stadium P1 wesentlich günstiger und zwar mit 38% gegenüber dem Gesamtkollektiv von 68% Absterbequote. P3 ist etwa dem Gesamtkollektiv entsprechend. Nach 10 Jahren ist für P1 die Relation noch günstiger. Eindeutig ist zu folgern, daß die Prognose abhängig ist von der histologischen nachweisbaren Ausdehnung. Ist der Tumor auf das Parenchym beschränkt und keine Gefäßinvasion vorhanden, liegt die beobachtete Überlebenszeit nach 5 Jahren bei 62%, bei P3 bei 30% und beim Gesamtkollektiv bei 33%.

Bei Vorliegen von Fernmetastasen waren nach 5jähriger Beobachtungszeit alle Patienten verstorben (Abb. 5). Bei nichtnachweisbaren Metastasen eine 45%ige 5-Jahresüberlebenszeit. Eine signifikante Differenz zum Negativen, bei Vergleich mit P1 aber eine deutlich bessere Quote als beim Gesamtkollektiv.

Bei vollständiger Entfernung des Primärtumors liegt eine deutlich höhere Lebenserwartung vor als beim Gesamtkollektiv (Abb. 6). Die Differenz ist, wie Sie sehen können, statistisch signifikant.

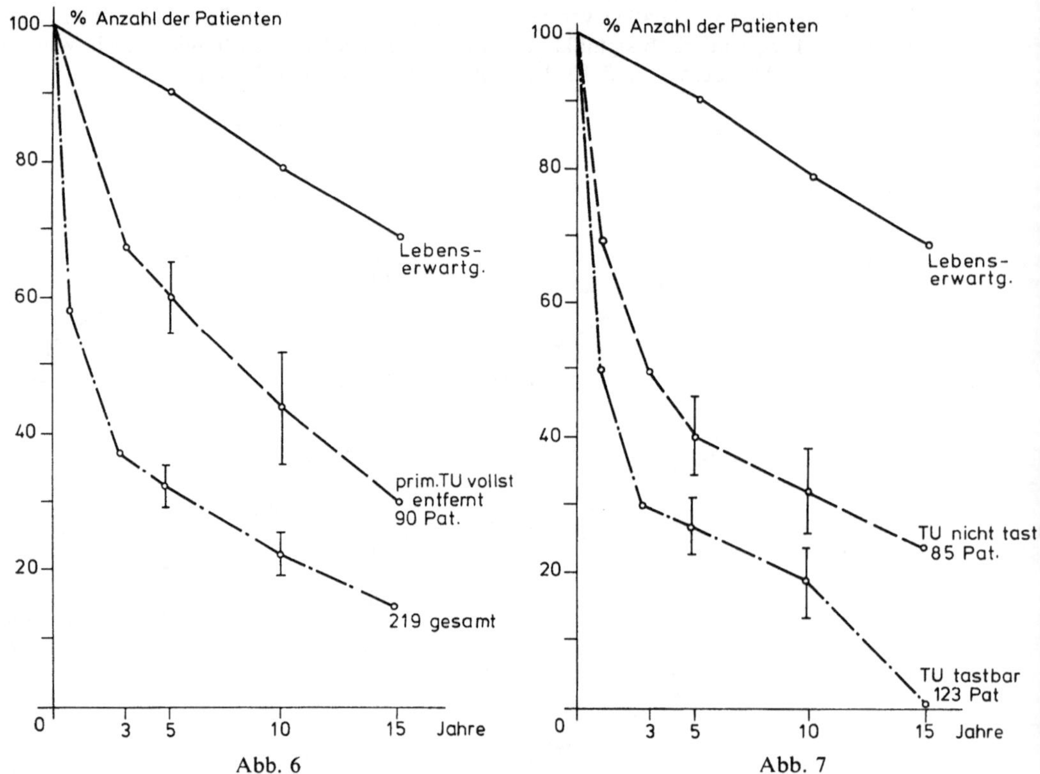

Abb. 6   Abb. 7

Zum Schluß ein kurzer Literaturvergleich (Abb. 7). Unsere 3-Jahresüberlebenszeiten liegen etwa 10 bis 20% unter denen von Kaufmann, Mostofi und Baus, die 5-Jahresüberlebenszeiten differieren um maximal 0% ebenso wie die 10-Jahresüberlebenszeiten, wobei wir allerdings mit Baus gleichliegen. Eine erhebliche Differenz weisen die Untersuchungen von Robson auf. 3-Jahresüberlebenszeit 90%, 5 Jahre und 10 Jahre 68% und im Gegensatz dazu unsere 3 Jahre 37%, 5 Jahre 33% und 10 Jahre 24%.

Prof. Dr. K. König
D-6580 Idar-Oberstein
Göttschied
Krankenhausstraße 3

S. RUMMELHARDT: **Die Behandlung inoperabler Nierentumoren durch Gefäßobliteration**

1959 wurde in der Urologischen Station der I. Chirurgischen Universitäts-Klinik in Wien bei einer 59jährigen Patientin ein Tumor in einer rechtsseitigen Doppelniere bei Nierenaplasie der kontralateralen Seite festgestellt und die Resektion des unteren tumortragenden Nierenanteiles geplant. Das Übergreifen des Hypernephroms auf den oberen Teil der Doppelniere machte diesen Eingriff unmöglich. Um die Patientin wenigstens von den bedrohlichen Hämaturien zu befreien, habe ich die zum Nierentumor führende Arterie unterbunden und durchtrennt. Mehr als vier Jahre blieb die Kranke beschwerdefrei. Dann wurden Absiedelungen in den regionären Lymphknoten und im 3. Lendenwirbelkörper festgestellt. Vier Monate später erlag die Patientin einer generalisierten Metastasierung. Bei der Autopsie war die bei der Operation unterbundene Arteria renalis erwartungsgemäß verschlossen und der Tumor zum Teil nekrotisch.

Mitte 1973 wurde ich durch die Arbeit von Lars Erik Almgard et al. [1] über die Behandlung des Nierenkarzinoms durch embolischen Verschluß der Nierendurchblutung an diese Arterienunterbindung erinnert. Bei der von Almgard entwickelten Methode wird die den Tumor versorgende Nierenarterie durch eine „Muskelembolie" verschlossen: Unmittelbar an eine selektive Nierenangiographie anschließend werden durch den Katheter zerkleinerte und in physiologischer Kochsalzlösung aufgeschwemmte Muskelstücke, die aus dem Musculus quadriceps des Patienten entnommen wurden, in die Nierenarterie injiziert.

Mit diesem unter Kontrolle im Fernsehschirm erfolgenden Verfahren wurden im Krankenhaus der Stadt Wien-Lainz von Dezember 1973 bis Juli 1974 6 Patienten wegen eines inoperablen Nierentumors behandelt (Abb. 1).

OBLITERATION DER ART. RENALIS BEI
INOPERABLEN NIERENTUMOREN
(DEZ. 1973 - JULI 1974)

6 PAT.: 46 a - 81 a

INDIKATION:	*VERLAUF:*
META: 6	✝: 3
AZ: 1	AM LEBEN: 3
HU: 4	FEMUR-PROTHESE, NEPHREKTOMIE: 1

Abb. 1

Die Indikation zur Verstopfung der Nierenarterie waren neben Hämaturien Metastasen; der jüngste Patient — 46 Jahre alt — und eine 61jährige Frau erlagen diesen etwa ein halbes Jahr nach dem Eingriff. Bei einer 81jährigen Patientin entschloß man sich wegen ihres schlechten Allgemeinzustandes zur Verstopfung der Arterie der tumortragenden Niere, um wenigstens die Hämaturien zu beseitigen. Sie starb 3 Tage nach dem Eingriff an einer kardiovaskulären und renalen Insuffizienz.

Von den 3 Patienten, die nach dem Eingriff noch am Leben sind, wurde bei einem Patienten ein Monat nach der Obliteration der Nierenarterie (Abb. 2), eine schon vorher bekannte solitäre Metastase des linken Schenkelhalses entfernt und eine Totalprothese des Schenkelkopfes eingesetzt. (Orthopädische Universitäts-Klinik, Prof. Dr. K. Chiari.) Die Isotopenkontrolluntersuchung (Abb. 3) der tumortragenden Niere ergab eine hochgradige Durchblutungseinschränkung im Tumorgebiet bei fehlender Nierenfunktion. Da weitere Metastasen nicht nachgewiesen werden konnten, erfolgte drei Wochen nach dem orthopädischen Eingriff die Nephrektomie, die transperitoneal rasch und fast ohne Blutverlust durchgeführt wurde. Das Operationspräparat wog 2 kg und zeigte am Schnitt eine apfelgroße Nekrosehöhle und einen Totalinfarkt des Nierengewebes. Bei der histologischen Untersuchung fand man eine schmale subkapsuläre, vital erscheinende Rinden-

Für die gute Zusammenarbeit mit der Angiologischen Station der I. Chir. Abteilung des Krankenhauses der Stadt Wien-Lainz, Herrn OA. Dr. F. Olbert und dem Leiter des Isotopenlabors des Krankenhauses der Stadt Wien-Lainz, Herrn Prim. Dr. E. Ogris danke ich.

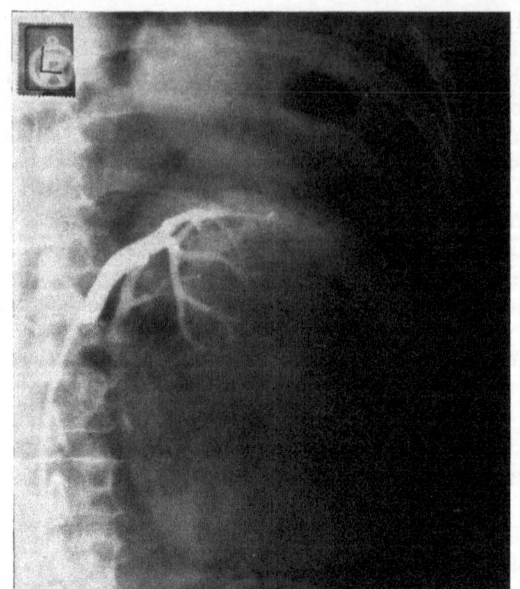

Abb. 2

ISOTOPENUNTERSUCHUNG
OBLITERATION DER ART. RENALIS

VOR   NACH

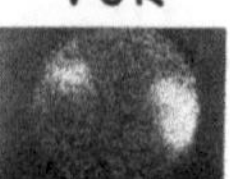
KAMERASEQUENZSZINTIGRAPHIE
(HIPPURAN)
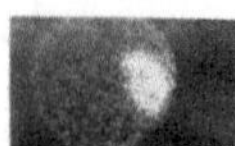

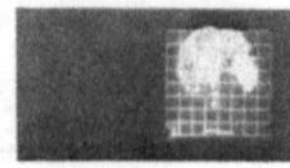
NIERENSZINTIGRAPHIE
(CHLORMERODRIN)
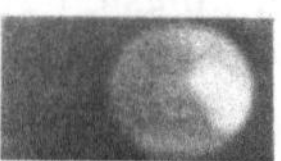

KAMERASEQUENZSZINTIGRAPHIE
(99 m - TECHNETIUM)
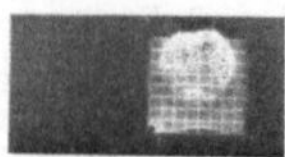

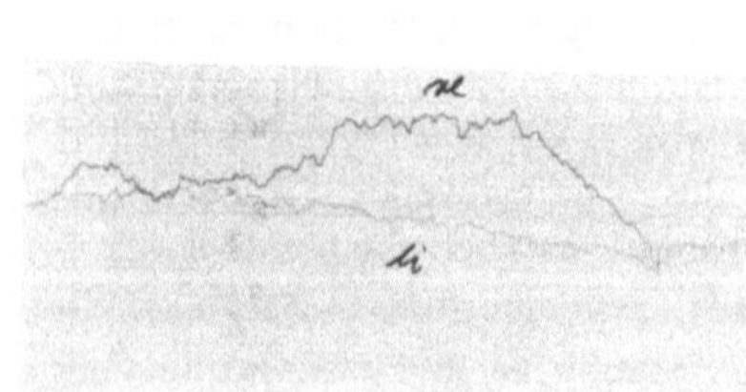

NEPHROGRAMM

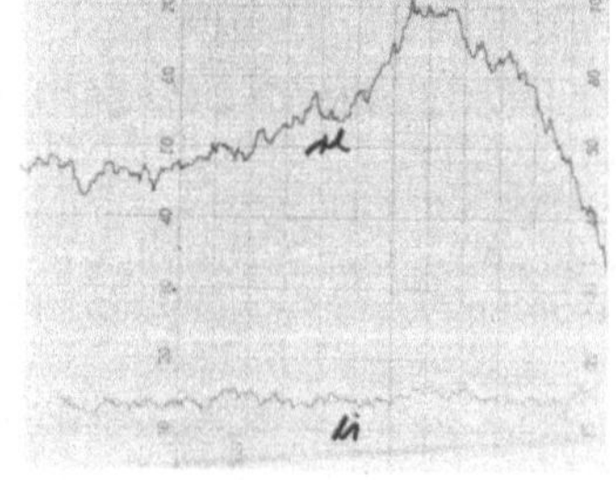

Abb. 3

175

zone. Es bleibt noch zu klären, ob diese durch eine nicht vollständige Embolisierung der Arkadengefäße erhalten blieb oder ob die Ernährung durch die Verstopfung nicht erfaßbarer Gefäße der Nierenkapsel, der Nebenniere, des Nierenbeckens und Ureters aufrechterhalten bleibt.

Almgard hat den embolischen Verschluß bei einer Tumorniere auch wegen einer später leichter durchzuführenden Nephrektomie ausgeführt, wie auch der eben geschilderte Fall erweist. Aus gleicher Erwägung haben Porstmann und Krebs [2] die Nierenarterie im Anschluß an die selektive Angiographie mit Kunststoffschwämmchen verschlossen.

Kurz nach der Nierenarterienverstopfung klagen die Patienten über Spannungsgefühl und leichte Schmerzen in der Nierengegend. Subfebrile Temperaturen sind durch ein bis zwei Tage möglich. Hämaturien, die z. T. lebensbedrohlich sind — ein Patient, der aus religiösen Gründen Bluttransfusionen ablehnte, hatte eine schwerste Anämie — kommen nach der Embolisierung der Nierenarterie innerhalb von 24 Stunden zum Stillstand.

Es kann diese Methode aufgrund eigener Erfahrungen mit der Gefäßligatur bzw. mit dem embolischen Verschluß des zum Nierentumor führenden Hauptgefäßes in Erwägung gezogen werden, wenn eine Radikaloperation nicht mehr möglich ist. Die Frage, ob durch den Eingriff die Metastasierung zum Stillstand oder zur Regression durch die entstehende Nekrose des Primärtumors gebracht werden kann, ist noch offen. Auch immunologische Probleme sind abzuklären.

Literatur

Almgard, L. E.: Brit. J. Urol. 474—479 (1973). — 2. Krebs, W., Porstmann, W.: Charité Berlin, Persönliche Mitteilung Juli 1974.

Prof. Dr. S. Rummelhardt
Urologische Universitätsklinik
A-1090 Wien IX., Alserstraße 4

P. Carl, H. Rabes, F. Eisenberger und P. Schmidt: **Autoradiographische Untersuchungen zur DNS-Synthese bestrahlter und nichtbestrahlter Nierenkarzinome bei normothermer Perfusion**

Ziel jeder präoperativen Bestrahlung ist die Devitalisierung von Tumorzellen, um eine intraoperative Metastasierung und eine lokale Rezidivbildung zu verhindern. Die Inaktivierung von Tumorzellen durch ionisierende Strahlen ist tierexperimentell bewiesen (Inch, 1963, Suit, 1966, Nias, 1967), die Hemmung der Proliferation scheint partiell reversibel zu sein (Hoye, 1961, v. Sczepanski u. Hug, 1971).

Für eine optimale Dosierung und Fraktionierung bei der Vorbestrahlung menschlicher Tumoren fehlen noch die Kenntnisse über Zellzyklus, Größe der Wachstumsfraktion (Oehlert u. Lesch, 1966, Helpap u. Maurer, 1969) und die Lokalisation proliferierender Zellen innerhalb großer Geschwülste.

Unser Ziel war es, die DNS-Synthese in bestrahlten und nichtbestrahlten Nierenkarzinomen autoradiographisch zu untersuchen. Hierfür eignet sich das tritiummarkierte Thymidin, ein spezifischer Baustein der DNS. Eine Applikation dieser Substanz beim Menschen ist jedoch wegen der langen biologischen Halbwertszeit kontraindiziert.

Wir haben daher unsere Untersuchungen während einer postoperativen Perfusion durchgeführt. Dabei werden die Tumornieren im Anschluß an die Nephrektomie für 2 Stunden Dauer unter Zusatz von 2mCi ^{3}H-Thymidin normotherm perfundiert. Frisches

Die Untersuchungen wurden aus Mitteln des Bundesministeriums für Jugend, Familie und Gesundheit gefördert.

176

Konservenblut wird von einer nichtpulsierenden Rollerpumpe[1] (Dia) (Grundmann, 1972) gefördert und durch einen Membranoxygenator[2] mit 6 l Sauerstoff pro Minute oxygeniert. Die perfundierte Niere (Dia) liegt auf einem Teflonrost in einem Behälter, der das venöse Blut wieder aufnimmt.

Das von der okklusiven Rollerpumpe geförderte Volumen ist der Umdrehungszahl linear proportional (Dia).

Die Druckwerte liegen teilweise über dem präoperativen arteriellen Mitteldruck (Dia), da ein möglichst großes Perfusatvolumen erreicht werden sollte. Infolge ausgedehnter tumorbedingter Gefäßarrosionen waren in 2 Fällen auch bei einer Durchflußrate von 425 ml pro Minute keine physiologischen Drucke zu erzielen. Blutdruckanstiege gegen-Versuchsende können durch eine trotz Heparinisierung erfolgte intravasale Plättchen-aggregation in der Endstrombahn verursacht sein.

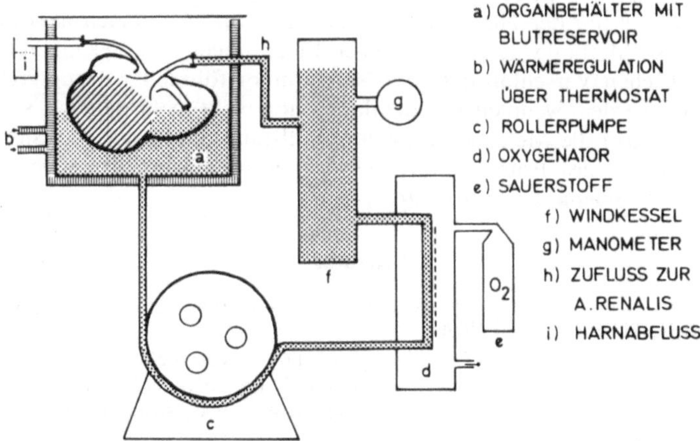

Abb. 1. Normotherme Perfusion der Tumorniere mit Rollerpumpe

Während des Versuches wurden Sauerstoff- und CO_2-Partialdrucke (Dia), Standard-Bicarbonat und Blut-pH überprüft. Eine Urinfiltration der perfundierten Niere (Dia) ist nach bisherigen Erfahrungen nur bei einer Ischämiezeit unter 15 Minuten zu erwarten jedoch auch von der Menge des noch gesunden Nierenparenchyms abhängig.

2 Stunden nach Zugabe des ^{3}H-TdR wird das Blut entfernt und die Niere mit Tyrode-Lösung möglichst blutfrei gespült. Die Gefäßversorgung kontrollieren wir angiographisch[3] (Dia) bei Vergleich mit der präoperativen Renovasographie. Anschließend werden Autoradiogramme von Tumorganzschnitten und bis zu 40 Einzelschnitten aus dem gesamten Tumor mit verdünnter K2-Emulsion von Ilford angefertigt, für 22 Tage exponiert und danach mit Hämalaun-Eosin gefärbt.

Bisher können wir die DNS-Synthese-Aktivität aufgrund der Zellmarkierungen bei 12 Karzinomen beurteilen (Dia). Die genaue quantitative Auswertung ist noch nicht abgeschlossen. Wir haben die einzelnen Tumoren entsprechend der Zahl markierter Zellen innerhalb vitaler Geschwulstbezirke zunächst grobschematisch mit „Plus-" Zeichen versehen.

Infolge der unterschiedlichen Gefäßversorgung und ausgedehnter Nekrosen finden sich in der Regel nur einzelne — meist gefäßnahe — Bezirke mit proliferierenden Zellen, wie dies auch von experimentellen Tumoren bekannt ist (Tannock, 1968). Gegenüber experimentellen Tumoren ist der Markierungsindex sehr gering, was auf eine relativ kleine Wachstumsfraktion schließen läßt (Clarkson, 1965, Choné, 1972). In nichtbestrahlten

---

[1] Hersteller Stöckert, München.
[2] Travenol Laboratories, Inc.
[3] Conray 60®, BYK-Gulden.

                                                   177

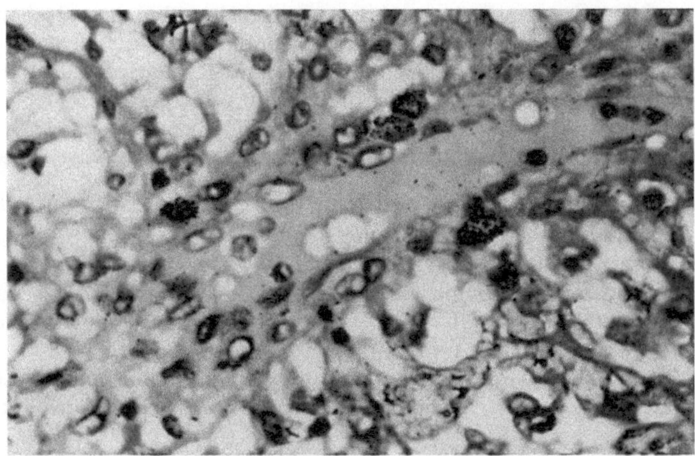

Abb. 2. Gefäßnaher Bezirk eines Nierenkarzinoms mit markierten Zellen. (HE, 250fach)

| | Präoperative Bestrahlung (HD) | | | postop. | ³H-TdR markierte |
	2Tage v. Op.	1Tag v. Op.	Op.-Tag	Ischämie (Min.)	Tumorzellen
G. B. Nierenkarzinom li.	800 R	800 R	-	7,3	+
A. Sch. Nierenkarzinom li.	400 R	800 R	400 R	10,5	∅
G. Z. Nierenkarzinom re.	800 R	800 R	-	11,8	+
P. W. Nierenkarzinom re.	800 R	800 R	-	13,2	∅
A. K. Nierenkarzinom re.	800 R	800 R	-	9,1	∅
R. S. Nierenkarzinom li.	800 R	800 R	-	18,3	+ +
K. T. Nierenkarzinom re.	-	-	-	20,3	+ + +
W. B. Nierenkarzinom re.	-	-	-	13,8	+ + +
L. D. Nierenkarzinom re.	-	-	-	8,5	+ + +
A. F. Nierenkarzinom re.	-	-	-	11,1	+ + +
A. L. Nierenkarzinom re.	-	-	-	52,2	∅
S. S. Nierenbeckenkarzinom li.	-	-	-	18,0	+ + +

Abb. 3. Nachweis DNS-synthetisierender Tumorzellen in Gesamtschnitt-Autoradiogrammen bestrahlter und nicht bestrahlter Nierentumoren nach postoperativer 3H-Thymidin-Perfusion

Karzinomen konnten wir mit einer Ausnahme — wobei eine 52minütige Ischämie vorangegangen war — eine intensive DNS-Synthese nachweisen (Dia). Die DNS-Synthese-Aktivität der einheitlich mit einer Herddosis von 1600 R innerhalb 48 Stunden vorbestrahlten Karzinome ist demgegenüber deutlich herabgesetzt. Auch nach der Bestrahlung finden sich aber noch vitale Zellen, die weiterhin DNS synthetisieren (Dia), wie die Markierungen im Randsaum einer Nekrose zeigen.

Zusammenfassend läßt sich aus unseren bisherigen Untersuchungen feststellen (Dia):

1. Eine autoradiographische Bestimmung der DNS-Synthese während einer postoperativen normothermen Blutperfusion ist möglich.

2. Die DNS-Synthese als Parameter der Vitalität der Tumorzellen wird durch eine präoperative Kurzzeitbestrahlung deutlich herabgesetzt, aber nicht vollständig unterdrückt.

3. Eine Proliferation beschränkt sich nicht auf bestimmte Zelltypen, sie ist vielmehr in morphologisch sehr unterschiedlichen Strukturen der Nierenkarzinome erkennbar.

Literatur

Carl, P., Rabes, H., Faul, P., Donhausser, H.: Verh. dtsch. Ges. Urol. **25** (1973). — Choné, B.: Tumorzellkinetische Untersuchungsergebnisse im Rahmen der Punktionszytologie. Deutscher Röntgenkongreß 1970, Hrsg.: O. Hug, Stuttgart: Thieme, 1972. — Choné, B.: Mitt.dienst Ges. Bek. d. Krebskrh. **4**, 189 (1966). — Clarkson, B., Ota, K., Ohkita, T., O'Connor, A.: Cancer **18**, 1189 (1965). — Feinendegen, L. E.: Autoradiographische und biochemische Untersuchungen der Zellproliferation in vivo. In: Präoperative Tumorbestrahlung, Vorträge vom Deutschen Röntgenkongreß 1970, München–Berlin–Wien: Urban & Schwarzenberg, 1971. — Grundmann, R., Berr, F., Pitschi, H., Kirchhoff, R., Pichlmaier, H.: Dtsch. med. Wschr. **98**, 2095 (1973). — Helpap, B., Maurer, W.: Virchows Arch. path. Anat. Abt. B **4**, 102 (1969). — Hoye, R. C., Smith, R. R.: Cancer **14**, 284 (1961). — Hug, O.: Strahlenbiologische Begründung, Methoden und Aussichten einer präoperativen Tumorbestrahlung. In: Präoperative Tumorbestrahlung. Vorträge vom Deutschen Röntgenkongreß 1970, München–Berlin–Wien: Urban & Schwarzenberg, 1971. — Inch, W. R., McCredie, J. A.: Cancer **16**, 595 (1963). — Kissel, P., Duprez, A., Bessot, M., Schmitt, J., Dollander, A.: Nature (Lond.) **210**, 274 (1966). — Krokowski, E. H.: Drei grundsätzlich verschiedene Vorbestrahlungsmodi und ihre Erfolgsbewertung. In: Präoperative Tumorbestrahlung. Vorträge vom Deutschen Röntgenkongreß 1970, München–Berlin–Wien: Urban & Schwarzenberg, 1971. — Nias, A. H. W.: Brit. J. Radiol. **40**, 166 (1967). — Oehlert, W., Lesch, R.: Dtsch. med. Wschr. **91**, 1940 (1966). — Suit, H. D.: Radiation Biology: basis for radiotherapy. In: Fletcher, G. H., Textbook of Radiotherapy, Philadelphia: Lea & Febiger, 1966. — von Sczepanski, L., Hug, O., Spangenberg, G.: Fraktionierungsstudien an transplantablen Tiertumoren unter zellkinetischen Aspekten. In: Präoperative Tumorbestrahlung. Vorträge vom Deutschen Röntgenkongreß 1970, München–Berlin–Wien: Urban & Schwarzenberg, 1971. — Tannock, J. F.: Brit. J. Cancer **22**, 258 (1968). — Trott, K.-R.: Proliferationsverhalten bestrahlter Säugetierzellen in vitro. In: Deutscher Röntgenkongreß 1970, Stuttgart: Thieme, 1972. — Zuppinger, A.: Die Vorbestrahlung. Einleitende Übersicht. In: Präoperative Tumorbestrahlung. Vorträge vom Deutschen Röntgenkongreß 1970, München–Berlin–Wien: Urban & Schwarzenberg, 1971.

Dr. P. Carl
Urol. Klinik der Universität
D-8000 München 2
Thalkirchner Straße 48

Diskussion zu den Vorträgen Seite 148 bis 179
(Die Tumoren der Nieren und oberen Harnwege)
Moderator: E. Schmiedt, München

Angemeldete Diskussion

K. Naber, E. Vielhauer und K. H. Bichler: **Nierenarterienobliteration bei metastasierenden Nierentumoren**

Almgård et al. haben tierexperimentell eine Methode entwickelt, die auch bereits klinisch angewendet wurde, bei der über einen selektiven Angiographie-Katheter 3 bis 5 ml eines Muskelhomogenisates in die entsprechende Nierenarterie injiziert wird, was zu Gefäßobliteration und Tumornekrose führt. Dieses Verfahren kann zur präoperativen Verkleinerung von Tumormassen oder Blutungsbehandlung bei inoperablen Nierentumoren herangezogen werden.

Patientengut und Methodik: Wir haben mit dieser Methode im letzten halben Jahr drei Patienten mit metastasierenden Nierentumoren behandelt. Bei zwei Patienten war die Indikation eine rezidivierende Makrohämaturie. Bei einem Patienten mußte wegen einer Hautmetastase im linken Oberbauch die transperitoneale Nephrektomie verschoben werden. Bei allen Patienten wurde sowohl vor als auch unmittelbar nach der Obliterationsbehandlung eine selektive Angiographie durchgeführt. Zwei Patienten wurden vier Monate danach kontrollangiographiert.

Ergebnisse: An Nebenwirkungen klagten die Patienten über unterschiedlich starke Flankenschmerzen während der Injektionsdauer. Außerdem kam es zu einem passageren Temperaturanstieg am folgenden Tag. Bei den beiden Patienten mit rezidivierenden Makrohämaturien sistierte die Blutung. Bei einem Patienten kam es jedoch nach drei Monaten erneut zu einer Makrohämaturie. Der andere Patient verstarb nach sechs Wochen an Tumoranämie und -kachexie bei fortschreitender Metastasierung. Die Angiographie unmittelbar nach arterieller Embolisierung zeigte in allen Fällen eine deutliche Rarefizierung und Obliteration der Gefäße. Bei den beiden Patienten, die nach vier Monaten nachuntersucht wurden, war zwar eine gewisse Tumorverkleinerung festzustellen, es lag jedoch wieder eine deutliche Vaskularisation der Tumoren vor.

Diskussion: Im Tierversuch war die Injektion homologen (Muskelhomogenisat) dem alloplastischen Material (Polystren, Natrium-Secobarbital, Sephadex G-50) überlegen. Die Kombination von Embolisierung mit Strahlentherapie ist unter Verwendung von Radon- bzw. Goldpartikeln möglich. Nachuntersuchungen innerhalb 2 bis 4 Wochen zeigten eine fast vollständige arterielle Thrombose und bei klinischen Fällen auch eine Tumorverkleinerung. Dies könnte zu der Annahme führen, daß die arterielle Embolisierung nicht nur zur präoperativen Therapie bei ausgedehnten Tumoren und zur Behandlung von Nierenblutungen inoperabler Tumoren herangezogen werden kann, sondern daß diese Methode auch in der Lage sein könnte, Tumormassen zu verkleinern und das Tumorwachstum zu bremsen. Unsere Nachuntersuchungen nach vier Monaten zeigen jedoch, daß es sich dabei nur um einen passageren Erfolg handelt und es trotz angiographisch nachgewiesener Gefäßobliteration zur Revaskularisation der Tumoren kommt. Dies liegt entweder daran, daß die angegebene Technik nicht zur vollständigen Thrombosierung der Gefäße geführt hat und ein Teil der angiographisch nachgewiesenen Gefäßobliterationen durch Gefäßspasmen zu erklären ist, oder daß es nach längerer Zeit zur Auflösung der Thromben und Rekanalisation bzw. echten Revaskularisation der Tumoren kommt.

Angemeldete Diskussion

O. Hallwachs, Darmstadt:

Trotz der ausgezeichneten Ausführungen von Herrn Ehrhart über die onkologischen Behandlungsmöglichkeiten von Nieren- und Nierenbeckentumoren möchte ich doch noch einige Worte zu der sozusagen immer noch im Raum stehenden postoperativen Applikation von Depostat, einem Steroid mit bekanntlich sehr starker progestionaler Depot-Wirkung sagen.

Nach den Publikationen der letzten 10 Jahre, vor allem von Bloom aus London, erscheint es wahrscheinlich, daß der Krankheitsverlauf bei einer geringen Zahl von Hypernephrom-Patienten durch eine allerdings hochdosierte Hormontherapie günstig beeinflußt werden kann.

Jeder, der sich mit dieser Materie beschäftigt, kann bestätigen, daß sich Patienten mit inoperablem Hypernephrom oder nach einer Tumor-Nephrektomie unter der Behandlung mit Steroid-Hormonen, egal ob Androgene oder Östrogene, fast immer besser fühlen und an Gewicht zunehmen.

180

Genau wie die Urologische Klinik Mainz führen wir, allerdings erst seit 2½ Jahren, eine prospektive Studie mit der postoperativen Applikation von Depostat durch, d. h., die meisten der 30 Patienten, die während dieser Zeit an meiner Klinik wegen eines Hypernephroms transperitoneal nephrektomiert werden mußten, erhalten wöchentlich 200 mg Depostat i. m. —

Aus einer Zusammenstellung der Mittelwerte der konstant kontrollierten Körpergewichte von 15 hypernephromnephrektomierten Patienten, bei denen der Eingriff länger als 1 Jahr zurückliegt, geht eindeutig hervor, daß bei den 9 mit Depostat behandelten Patienten das Körpergewicht postoperativ wieder anstieg oder zumindest konstant blieb. Alle 9 Patienten befinden sich zur Zeit in gutem Allgemeinzustand; lediglich bei einem ergab die letzte Lungenübersicht den Verdacht auf eine Metastase.

Bei den 6 Patienten, bei denen die postoperative Applikation von Depostat aus verschiedenen Gründen (Alter, andere Medikation etc.) nicht durchgeführt wurde, fand sich eindeutig eine Gewichtsabnahme und Verschlechterung des Allgemeinbefindens.

Sicher ist eine spezifische Wirkung der Steroide auf das Tumorwachstum noch nie nachgewiesen worden, und die Mainzer Gruppe um Altwein und Orestano fand auch mit dem Gestanoroncapronat Depostat, das in den üblichen Tests im Gegensatz zu Cyproteronacetat keine antiandrogene Wirkung hat, keine Beeinflussung des Testosteronstoffwechsels in der Hypernephromzelle.

Trotzdem werden wir diese prospektive Studie weiterführen, da nach den vorliegenden Befunden bei hypernephromnephrektomierten Patienten der postoperative Verlauf durch eine Depostat-Behandlung günstig beeinflußt zu werden scheint. Eine endgültige Aussage über den Wert einer solchen Gestagen-Behandlung ist allerdings bei der kleinen Zahl und der noch zu kurzen Beobachtungszeit von nur 26 Monaten nicht möglich.

E. Schmiedt, München: Ich danke Herrn Naber für diese sehr interessanten kasuistischen Mitteilungen. [Aus thematischen Gründen wurde jetzt der Vortrag Nr. 55 vom folgenden Tag (Carl, Raves, Eisenberger u. Schmidt, München) vom Präsidenten vorgezogen.]

K. H. Bichler, Marburg: Ich möchte Herrn Hug folgendes fragen: Haben Sie Untersuchungen gemacht zur zellulären Immunität unter der Bestrahlungsbehandlung oder sind Ihnen solche Untersuchungen bekannt? Es wäre ja immerhin denkbar, daß durch die erhebliche Immunosuppression bei Tumoren im Stadium I oder II der Vorteil der Bestrahlung erheblich aufgewogen wird durch diese starke Strahlenwirkung.

E. Schmiedt, München: Ich glaube, daß Herr Hug als Strahlenbiologe hier überfragt ist, aber vielleicht kann Herr Lissner dazu etwas sagen.

J. Lissner, München: Zu dieser Frage sollte man Untersuchungen machen. Das haben auch schon eine Reihe von Leuten angeregt, aber ich gestehe, daß wir das noch nicht gemacht haben. Der Einwand, der immer dazu kommt, ist der, daß bei der Kürze der Bestrahlung, die häufig ja nicht 48 Stunden sondern kürzer ist, 36 Stunden, wahrscheinlich das System noch nicht angelaufen ist. Ob diese Auffassung stimmt oder nicht, kann ich Ihnen nicht beantworten. Sie sehen ja, daß eine Reihe von Untersuchungen diesbezüglich angelaufen sind, aber gerade diese Frage, die man untersuchen sollte, ist eben noch nicht untersucht worden, jedenfalls noch nicht von uns.

H. Ehrhart, München: Die Bestimmung der zellulären Immunität ist eine außerordentlich komplizierte Maßnahme und Sie müssen bedenken, daß man dazu mehrfach Zellmaterial des Tumors braucht, d. h., die Frage der zellulären Immunität unter Strahlentherapie und auch unter Chemotherapie mit Zytostatika kann am allerbesten bei Leukämien, und da wieder bei akuten Leukämien, studiert werden, d. h., diese Grundsatzfrage, die Sie hier stellen, sollte zunächst einmal den Hämatologen zur Beantwortung überlassen werden. Aber im Prinzip haben Sie natürlich selbstverständlich Recht, daß dies eine sehr wichtige und bis jetzt nicht beantwortete Fragestellung ist.

K. H. Bichler, Marburg: Vielleicht kann ich dazu etwas sagen. Wir sind auf diese Frage deshalb gekommen, weil wir bei 2 Fällen dies gesehen haben. Tumoren des Stadium I mit einem sehr guten Zytotox-Test sind bestrahlt worden, wie wir das immer tun und die Zytotoxität war völlig im negativen Bereich, und deshalb wollte ich hören, ob Sie Erfahrungen darüber haben, weil wir uns zunächst die Befunde in ihrem ganzen Ausmaß nicht deuten können.

H. Ehrhart, München: Das ist mit Sicherheit dosisabhängig, von den Zytostatika wissen wir z. B., daß eine einmalige Chemotherapie, um das Schlagwort zu gebrauchen: Stoßtherapie, die

zelluläre Immunität für wenige Tage stört, sie sich dann aber sogar überschießend wieder erholt.
D. h., es wird bei der Fragestellung, wie es unter der Strahlentherapie ist, entscheidend darauf
ankommen, welche Dosierung Sie hier gebraucht haben.

S. Orestano, Mainz: Ich möchte Herrn Lissner fragen, da vor vielen Jahren für das Blasen-
karzinom bzw. für alle Tumoren die Theorie die Zellsynchronisation primär mit Zytostatika
und danach die Bestrahlung propagiert wurde, um die Zellpopulation in einem gemeinsamen
Schritt des Zellzyklus zu erfassen, ob Sie darin einen Ausblick für eine bessere Wirksamkeit der
Strahlenbehandlung sehen?

J. Lissner, München: Dies ist ein abendfüllendes Programm! Ich kann das vielleicht etwas
auflockernd so sagen: Wenn Sie meine Oberärzte zu dieser Frage gefragt hätten, hätten sie wahrscheinlich unisono gesagt, das ist wahrscheinlich die Behandlung der Zukunft. Denn wenn ich
jeweils zur Visite komme, dann muß ich mich immer der Situation erwehren, daß doch Versuche
gemacht werden, diese Synchronisation am Patienten, die doch immer gefolgt ist, mit
hohen Einzeldosen und auch mit einer relativ hohen vorhergehenden Synchronisationsgabe
eines Zytostatikums, etwas abzuwehren. Herr Ehrhart wird sicherlich gerne zu dieser Frage auch
noch etwas sagen. Bekannt ist ja folgendes: Wir haben in Frankfurt damit angefangen, mit den
Ohrenklinikern im Reagenzglas. Das Ergebnis war wunderbar; denn ungefähr 80% der Zellen
ließen sich synchronisieren. Dann ging man in die Praxis und stellte fest, daß es am Menschen
nicht so gut funktioniert, so daß heute die Synchronisationsrate zwischen 20 und 30% der Zellen
liegt. Damit können Sie nicht richtig arbeiten. Alle Ergebnisse sind bisher noch nicht zufriedenstellend, womit ich nicht sagen will, daß das nicht doch noch einmal kommen mag. Aber im
Augenblick muß ich einfach mit der mir nun einmal obliegenden Nüchternheit sagen, daß sich
noch nicht ein sehr breiter Silberstreifen am Horizont für den Patienten abzeichnet. Die Forschung dagegen ist hochinteressant.

M. Schmidt-Mende, München: Ich möchte Herrn Lissner fragen, ob sich evtl. die präoperative Strahlendosis erhöhen ließe? Nach den Untersuchungen von Carl wäre doch zu überlegen,
ob man zur Devitalisierung nicht bei der Schlagbestrahlung mit einer höheren Dosis herangehen
kann. Weiterhin möchte ich fragen, ob es vom strahlentherapeutischen Standpunkt evtl. vertretbar ist, postoperativ bei Patienten, bei denen man paraaortal Lymphknoten ausgeräumt hat,
evtl. nach einem gewissen Zeitraum noch eine 2. Strahlentherapie anzuschließen?

J. Lissner, München: Zum ersten Punkt muß man sagen, daß wir selber überrascht waren, in
so kurzer Zeit eine so hohe Dosis dem Patienten applizieren zu können, ohne daß der Patient
schwer beeinträchtigt wurde. Denn der Patient soll ja schließlich noch operiert werden. Außerdem
muß man sagen, daß 2000 rad, das ist das Maximum, das wir anstreben, mit 3 bis 4 Bestrahlungen
innerhalb von 1½ oder 2 Tagen sicherlich einer viel höheren Dosis entspricht, als 3000 rad in
3 Wochen. Denn es gibt ja eine Dosiszeitkurve und die zeigt eindeutig, daß 3000 rad in 3 Wochen
viel weniger ist als 2000 rad in 1½ oder 2 Tagen. Ich glaube nicht, daß man wesentlich höher
gehen kann, und mich haben die Ergebnisse von Herrn Carl natürlich auch auf der einen Seite
etwas beruhigt, und zwar deshalb, daß nämlich die kurzzeitige Vorbestrahlung sicherlich einen
erheblichen Effekt hat, aber daß sie keinen 100%igen Effekt hat. Man muß jetzt einmal diskutieren, muß man unbedingt diesen 100%igen Effekt erreichen? Natürlich wäre es schön, aber ist
es nicht auch schon ein Erfolg, daß man tatsächlich die Devitalisierung der Zellen so weit treiben
kann, wie es gezeigt wurde? Außerdem besagt ja nicht, daß das, was Herr Carl an noch reagie-
renden Zellen demonstriert hat, daß das nun Zellen sein müssen, die tatsächlich auch noch in
einem vernünftigen Maße teilungsfähig sind. Ich glaube aber, in der Richtung wird sicherlich
jetzt die Diskussion weitergehen müssen.

W. Diener, Siegen: Vor 2 Jahren haben wir in Münster dieses Problem angesprochen und
damals waren wir uns einig, daß wir vorbestrahlen wollen, kurz und hoch, 2000 rad innerhalb
von 3 bis 4 Tagen, anschließend operieren und keine Nachbestrahlung. Wir wissen ja alle, daß die
Nachbestrahlung, ich jedenfalls habe es immer erlebt, die Leute sehr mitnimmt, während, wie Sie
eben schon sagten, die Vorbestrahlung eigentlich gar nicht so belastend ist. Die Abwehrlage des
Körpers gegenüber dem Krebs wird doch sicherlich wohl durch die Nachbestrahlung gehemmt,
weil der Patient allgemein geschwächt wird. Wir haben eigentlich mit der Vorbestrahlung und
Operation gute Erfolge gehabt. Was ich sagen möchte ist, daß ich die Arbeit im Ärzteblatt gelesen habe, in der ja fast obligatorisch die Nachbestrahlung gefordert wird, und wir sind alle, ich
habe es mit mehreren Kollegen besprochen, sehr verunsichert darüber, ob dies wirklich obligatorisch ist, und ich möchte das Wort einmal in den Mund nehmen, ob es als „Kunstfehler" zu

gelten hat, wenn wir die Nachbestrahlung nicht ausführen; denn so stand es im Ärzteblatt in dem Artikel aus der Bonner Klinik. Und ich möchte sagen, daß es von uns aus wünschenswert wäre, wenn von dem Präsidium aus vielleicht eine Stellungnahme gebracht würde, daß das Problem noch gar nicht richtig ausdiskutiert ist und wir keinen Fehler begehen, wenn wir vorerst die Nachbestrahlung nicht obligatorisch durchführen.

E. Schmiedt, München: Ich glaube, das kann Herr Lissner hier gleich bestätigen. Wir bestätigen jedenfalls, daß das sicherlich nicht immer erforderlich ist, zumindest die Nachbestrahlung nicht obligatorisch ausgeführt werden muß. Aber wir wollen diese eine Frage noch beantworten, dann sehe ich mich allerdings zu meinem Leidwesen gezwungen, die Diskussion zu beenden.

J. Kaufmann, Hamburg: Dies kann gar nicht als Kunstfehler ausgelegt werden, denn es ist im British Journal of Urology vom vorigen Jahr ja eine von radiologischer Seite ausgehende randomisierte Studie über Nierentumoren veröffentlicht worden. Durch die in England erfolgte Studie wurde nachgewiesen, daß die nicht-nachbestrahlten Ergebnisse besser waren als die nach einer regelmäßig durchgeführten postoperativen Bestrahlung. Wir bestrahlen auch postoperativ, aber ich bin jetzt im Umgekehrten wieder verunsichert, soll man weiter bestrahlen, denn das haben die Radiologen gemacht, und sie haben gesagt, daß ihre Therapie nicht beim Nierenkarzinom helfe.

W. Diener, Siegen: Aber im Ärzteblatt steht ausdrücklich, und Praktiker haben mich schon angerufen, daß man nachbestrahlen soll und warum nicht nachbestrahlt wird. Bei mir z. B. ist gerade in der letzten Zeit, in der ich die Sprechstundenhilfe eines Praktikers operierte, das alles zur Sprache gekommen. Wir sind hier wirklich in Schwierigkeiten.

E. Schmiedt, München: Ich schlage vor, daß vorher Herr Brühl dazu Stellung nimmt und dann als Fachmann Herr Lissner sozusagen zusammenfassend seine Stellung abgibt.

P. Brühl, Bonn: Herrn Diener möchte ich bezüglich unserer Arbeit im Deutschen Ärzteblatt dahingehend antworten, daß wir das Wort „Kunstfehler" nicht genannt haben. Ich bin überzeugt, daß Sie dies auch nicht geglaubt haben. Wir haben lediglich gesagt, daß aufgrund der Literaturhinweise die Erfahrungen dafür sprechen, daß eben mit Operation und nachfolgender Nachbestrahlung die Ergebnisse besser sind. Allerdings ist die entsprechende Tabelle aus Versehen der Druckerei nicht gesetzt worden, sie erscheint also erst im nächsten Deutschen Ärzteblatt. Sie können dann aber eindeutig sehen, daß die Ergebnisse mit der Nachbestrahlung tatsächlich besser sind. Bezüglich der Ergebnisse mit der Kurzzeitvorbestrahlung muß man sagen, daß darüber 5-Jahresüberlebensraten natürlich noch nicht vorliegen, weil diese Behandlungsmethode erst 1970 auf dem Deutschen Röntgenkongreß postuliert und kreiert worden ist, und wir werden wahrscheinlich darüber im nächsten Jahr berichten. Bezüglich der Verträglichkeit haben wir die Erfahrung gemacht, daß die präoperative Vorbestrahlung immer dann schlecht vertragen wird, wenn die Felddosis 200 rad übersteigt. Sonst wird sie im allgemeinen gut vertragen.

E. Schmiedt, München: Darf ich Sie, Herr Lissner, als Röntgenologen bitten, dazu noch einmal zusammenfassend Stellung zu nehmen.

J. Lissner, München: Ich glaube, hier liegt, wie immer, die Wahrheit genau in der Mitte. Im Stadium I nämlich und fraglich auch im Stadium II ist die Diskussion über den Sinn und Zweck der Bestrahlung noch im Gange. Und diese Diskussion würde ich auch als offen ansehen. Bezüglich des Stadiums III A und III B gibt es m. E. überhaupt keine Diskussion, daß durch die Bestrahlung eine weit bessere Überlebensrate erreicht wird. Bezüglich des Stadium I und II können Sie sich daran beteiligen, nur zu operieren und nicht nachbestrahlen zu lassen, eine andere Gruppe wird sich sicher daran beteiligen, operieren und nachbestrahlen zu lassen. Sie haben ja auch aus meiner Tabelle gesehen, daß im Stadium I in allen Verfahren die Linien ziemlich eng beieinander liegen, und ich glaube, das ist ein wirklich akzeptabler Vorgang. Genau dieselbe Diskussion ist bei den Mammakarzinomen heute in Gang gekommen und auch noch bei anderen Tumoren. Aber bezüglich des Stadium III sind wir wirklich so überzeugt, daß ich glaube, diese Diskussion sollte man nicht noch einmal grundsätzlich entfachen; denn dann würden ja Jahre vergehen und in diesen Jahren würde den Patienten sicherlich Schaden zugefügt werden.

E. Schmiedt, München: Ich danke Herrn Lissner und bedaure, wegen der fortgeschrittenen Zeit die Diskussion beenden zu müssen. Ich darf die weitere Moderation jetzt Herrn Nagel übergeben.

P. SCHABERT und R. NAGEL: **Therapie und Prognose primärer Nierenbecken- und Harnleitertumoren**

Nierenbecken- und Harnleitertumoren sind selten. Obwohl vor allem in den letzten beiden Jahrzehnten eine Zunahme der Veröffentlichungen zu verzeichnen ist, ist die Zahl der Patienten darin meist klein, die histologische Klassifizierung der Tumoren nicht einheitlich und die Therapie unterschiedlich. Anhand des eigenen Patientengutes möchten wir daher zu einigen Fragen Stellung nehmen.

Seit 1948 wurden in unserer Klinik 107 Patienten mit primären Nierenbecken- bzw. Harnleitertumoren behandelt. 67 Patienten hatten einen Nierenbecken-, 40 Patienten einen Harnleitertumor.

Tabelle 1. Histologie, Lokalisation und Stadium der von uns behandelten Nierenbecken- und Harnleitertumoren

Histologie	Tumorsitz		Stadium					
	Nieren-becken	Harnleiter	0	A	B	C	D	unbek.
Papillom	22	18	**40**					
Karzinom								
differenziert	24	15		**13**	16	7	3	
entdifferenziert	12	7			3	**11**	**5**	
verhornend Plattenepithel	3					2	1	
Kombinationstumor	2					2		
Sarkom	3						2	1
keine Histologie	1						1	
Insgesamt	67	40	40	13	19	22	12	1

Das große morphologische Spektrum der Urotheltumoren haben wir in 4 Hauptgruppen zusammengefaßt (Tab. 1):

1. in Papillome,
2. in differenzierte Karzinome — meist typische Urothelkarzinome oder Urothelkarzinome mit Plattenepithelmetaplasien hoher Differenzierung —
3. in entdifferenzierte Karzinome und
4. in Plattenepithelkarzinome. Hierfür dienten als Kriterium Zeichen von Verhornung sowie Fehlen von Anteilen eines Urothelkarzinoms.

Neben 3 Patienten mit Nierenbeckensarkomen hatten 2 Patienten Kombinationskarzinome des Nierenbeckens: Bei einem waren Teile eines gut differenzierten Urothelkarzinoms neben Anteilen eines verhornenden Plattenepithelkarzinoms zu erkennen, bei dem anderen ein schleimbildendes Adenokarzinom neben einem gut differenzierten Plattenepithelkarzinom.

Bei einem Patienten lag kein histologischer Befund vor.

Wie bereits andere Autoren [3,6] feststellten, bestand bei unseren Patienten ebenfalls eine Beziehung zwischen Grad der Entdifferenzierung des Tumors und Zunahme der Infiltration.

Wir haben uns wie viele andere Autoren an die Stadieneinteilung der Blasentumoren nach Jewett [8] gehalten und Papillome als Stadium 0 klassifiziert. Karzinome, die die Nierenbecken- bzw. Harnleitermuskulatur noch nicht infiltriert hatten, galten als Stadium A, Infiltration der Muskulatur ohne sie zu durchbrechen als Stadium B. Ein Tumornachweis im periureteralen bzw. peripelvinen Gewebe wurde als Stadium C und Fernmetastasen als Stadium D klassifiziert. 2 Nierenbeckentumoren, die invasiv tief in das Nierenparenchym eingebrochen waren, wurden als Stadium C gewertet.

Als *Therapie* strebten wir bei unseren Patienten prinzipiell die Nephroureterektomie unter Mitnahme einer Blasenmanschette um das Ostium an, ohne dieses Verfahren zum therapeutischen Dogma zu machen. Bei bilateralen Tumoren, globaler Niereninsuffizienz, schlechtem Allgemeinzustand, fortgeschrittener Erkrankung oder hohem Alter konnten wir allerdings nur weniger radikal vorgehen. Deshalb wurde bei 39 Patienten (33 Patienten mit Nierenbecken- und 6 Patienten mit Harnleitertumoren) nur die Nephrektomie unter Mitnahme des tumortragenden Segmentes und in 10 Fällen (4 Patienten mit Nierenbecken- und 6 Patienten mit Harnleitertumor) eine Resektion des tumortragenden Nierenbeckens bzw. Harnleiterabschnittes durchgeführt. Tiefsitzende Harnleitertumoren, sofern es sich um sicher nachweisbare Solitärtumoren handelte und die betroffene Niere nicht vorgeschädigt war, haben auch wir durch Segmentresektion entfernt und den Defekt mit einem Boarilappen überbrückt. Bei der Hälfte unserer Patienten (27 Patienten mit Nierenbecken- und 27 Patienten mit Harnleitertumoren) konnten wir die radikale Nephroureterektomie vornehmen. 4 Patienten mit Nierenbecken- und 1 Patient mit Harnleitertumoren waren primär inoperabel, bzw. wir konnten lediglich als Palliativeingriff eine Nephrostomie anlegen.

Bei 1 Patienten mit bilateralen Harnleitertumoren wurde links eine Nephroureterektomie durchgeführt, da die Niere funktionslos war, auf der rechten Seite nahmen wir zunächst eine Segmentresektion des Harnleiters mit End-zu-End-Anastomose vor. Wegen eines „Rezidivs" mußte jedoch der gesamte Harnleiter 6 Jahre später entfernt werden und der Urin über eine permanente Nephrostomie abgeleitet werden.

In der Literatur stehen zwei therapeutische Prinzipien einander gegenüber:
Auf der einen Seite, mit ihrem prominentesten Vertreter Petković in Belgrad [11,12], wird eine Organerhaltung angestrebt unter Hinweis
1. auf den häufig primär bilateralen Befall der oberen Harnwege und
2. auf häufige Rezidive auf der kontralateralen Seite nach Nephroureterektomie.

Dieser Argumentation liegen jedoch die besonderen Erfahrungen aus einigen Regionen Jugoslawiens zugrunde, in denen sich auch die endemische Balkannephritis findet. Diese Erkrankung tritt bekanntlich gehäuft in Kombination mit Uroheltumoren der oberen Harnwege auf. Obwohl auch Petković die Nephroureterektomie als sicherstes Verfahren bei den Uroheltumoren ansieht, war bei seinem Patientengut ein organerhaltendes Operieren erforderlich.

1. da 44 % der Patienten eine Niereninsuffizienz hatten und
2. 11 % der Patienten bilateralen Tumorbefall aufwiesen, eine Quote, die sonst in keiner größeren Publikation angegeben wird.

Im eigenen Krankengut von 107 Patienten hatte nur 1 Patient einen *primär* bilateralen Befall der Harnleiter, eine Häufigkeit, die den Literaturangaben entspricht [13]. In nur 13 % fanden wir eine globale Niereninsuffizienz.
Von den meisten Autoren [1,2,3,5,7,10,13] wird dagegen die radikale Nephroureterektomie unter Mitnahme einer Blasenmanschette um das Ostium empfohlen wegen des häufig multipel einseitigen Vorkommens von Uroheltumoren — in unserem Krankengut betrug es 12 % — sowie der Neigung zu sogenannten Rezidiven auf der befallenen Seite nach organerhaltenden Eingriffen.
Bei Harnleitertumoren kommt hinzu, daß die betroffene Niere häufig durch tumorbedingte Obstruktion erheblich vorgeschädigt ist. In unserem Patientengut waren etwa die Hälfte aller Nieren mit Uretertumoren stark hydronephrotisch verändert und in ca. 20 % röntgenologisch funktionslos. Bei Nierenbeckentumoren lagen in etwa $\frac{1}{4}$ der Fälle eine schwere Hydronephrose und in 15 % eine funktionslose Niere vor.
Darüber hinaus kann es oft schwierig sein, intraoperativ selbst durch Schnellschnittuntersuchungen die Dignität und Tumorausdehnung abzuschätzen. Dazu ein Beispiel:
Bei einem 59jährigen Patienten wurde wegen eines Nierenbeckenkarzinoms eine Teilresektion des Nierenbeckens histologisch im Gesunden vorgenommen. 2 Monate später wurde der Patient

bei uns stationär aufgenommen. Trotz eines unauffälligen Urogrammes nahmen wir die Nephrektomie vor. Obwohl das Präparat makroskopisch unauffällig erschien, war histologisch die Nierenbeckenwand flächenhaft tumorinfiltriert.

Tabelle 2. Zahl der sog. Rezidive im verbliebenen Urothelbereich nach Tumorresektion, Nephrektomie bzw. Nephroureterektomie wegen Harnleiter- und Nierenbeckentumoren

Tumorsitz	Organerhaltende Operationen		Nephrektomie		Nephroureterektomie	
	Rezidiv	kein Rezidiv	Rezidiv	kein Rezidiv	Rezidiv	kein Rezidiv
Nierenbecken	1	2	11	9	3	20
Harnleiter	1	2	2	2	5	10
Insgesamt	2	4	13	11	8	30

Nicht auswertbar: 39

Die Häufigkeit von Tumorneubildungen im verbliebenen harnableitenden System ist nach Nephroureterektomie deutlich geringer als nach Nephrektomie unter Mitnahme des tumortragenden Segmentes (Tab. 2). Nach diesem Eingriff fanden wir bei über der Hälfte unserer Patienten „Rezidive" im verbliebenen Urothelbereich und in 20% Harnleiterstumpftumoren. Entgegen dem oben erwähnten Patienten mit primär bilateralen Harnleitertumoren traten bei 2 Patienten 5 Jahre nach Exzision eines Nierenbeckentumors bzw. 14 Jahre nach Nephroureterektomie wegen eines Harnleiterpapilloms *sekundär* Urotheltumoren auf der kontralateralen Seite auf.

39 Patienten wurden in diesem Zusammenhang nicht berücksichtigt, weil vor oder gleichzeitig mit dem Auftreten von Nierenbecken- bzw. Harnleitertumoren bereits Blasentumoren bestanden oder die Patienten innerhalb von 3 Monaten nach der Operation bzw. Diagnosestellung verstorben waren.

Unter Berücksichtigung dieser Argumente sollte eine organerhaltende Operation nur für eine ausgewählte Zahl von Urotheltumoren des Nierenbeckens und Harnleiters vorbehalten bleiben. Abgesehen von den Fällen, bei denen infolge Einzelniere, dem seltenen bilateralen Befall oder globaler Niereninsuffizienz die Erhaltung der Niere Selbstverständlichkeit ist, sollten folgende Voraussetzungen erfüllt sein:

1. Die Nierenfunktion der erkrankten Seite muß gut sein.
2. Es muß sich ganz sicher um einen Solitärtumor handeln.

Die seltenen gutartigen mesenchymalen Tumoren, wie z. B. Polypen, sollten, sofern technisch möglich, organerhaltend operiert werden, da sie nicht die „Rezidivneigung" der Urotheltumoren zeigen und nicht die Tendenz zur malignen Entartung haben.

Tabelle 3. 3- und 5-Jahresüberlebenszeiten der Patienten mit Harnleiter- und Nierenbeckentumoren in Abhängigkeit von der histologischen Differenzierung

Histologie	Überlebenszeit			
	3 Jahre		5 Jahre	
Papillom	85%	(29/34)	83%	(20/24)
Karzinom differenziert	65%	(20/31)	55%	(15/27)
Karzinom entdifferenziert	25%	(4/16)	15%	(2/13)
Plattenepithelkarzinom verhornend	1/3	7 Jahre		
Sarkom	1/3	15 Jahre		

Die *Prognose* der primären Nierenbecken- und Harnleitertumoren wird von der Dignität und dem Grad der Tumorinfiltration bestimmt. In Tab. 3 sind die 3- und 5-Jahresüberlebenszeiten unserer Patienten zusammengefaßt.

Bei den Papillomen betrug die 3-Jahresüberlebenszeit 85%, die 5-Jahresüberlebenszeit 83%. Bei den differenzierten Karzinomen 65% bzw. 55%. Die entdifferenzierten Karzinome hatten die schlechteste Prognose, hier betrug die 3-Jahresüberlebenszeit 25%, die 5-Jahresüberlebenszeit 15%. Jeweils 2 der 3 Patienten mit Plattenepithelkarzinomen bzw. Sarkomen des Nierenbeckens verstarben innerhalb von 6 Monaten nach der Operation, während 1 Patient mit einem Plattenepithelkarzinom bereits über 7 Jahre und eine Patientin mit einem Sarkom des Nierenbeckens bereits über 15 Jahre klinisch rezidivfrei leben.

Bei der Angabe der 3- und 5-Jahresüberlebenszeiten ist jedoch zu bedenken, daß einerseits die mittlere Lebenserwartung unserer Patienten durch das hohe Durchschnittsalter von 63,5 Jahren mitbestimmt wird, andererseits sich anhand katamnestischer Untersuchungen nur in wenigen Fällen mit Sicherheit sagen läßt, ob der Patient an einem Karzinom oder einem anderen Leiden verstorben ist.

Bloom [3] stellt aufgrund einer Sammelstatistik von 102 Patienten mit Harnleitertumoren fest, daß die Art der Operation keinen Einfluß auf die Überlebenszeit hat. Auffallend jedoch ist an seiner Statistik die hohe Operationsmortalität von 8,9% nach Nephroureterektomie, die die größere postoperative Sterbequote nach weniger radikalen Eingriffen ausgleicht. Durch zweizeitige Nephroureterektomie bei Patienten mit schlechtem Allgemeinzustand kann jedoch die Operationsmortalität gesenkt werden. In unserem Patientengut verstarben 4 in unmittelbarem Zusammenhang mit der Operation, davon 2 Patienten nach Nephroureterektomie.

Die postoperative Bestrahlung erfolgte nur dann, wenn der Tumor alle Wandschichten infiltriert hatte, der Verdacht einer lokalen Tumoraussaat bestand oder das Karzinom nicht radikal entfernt werden konnte. Eine präoperative Röntgenbestrahlung führten wir nicht durch. Inwieweit eine Verbesserung der Prognose durch eine postoperative Bestrahlung zu erzielen ist, läßt sich zumindest aufgrund unseres Patientengutes nicht beurteilen. Die guten Ergebnisse von Brady [4] und auch Kuttig [9] bei einer allerdings geringen Patientenzahl scheinen jedoch ermutigend zu sein und lassen eine Nachbestrahlung bei Nierenbecken- und Harnleiterkarzinomen geboten erscheinen.

Aufgrund unserer Untersuchungen sehen wir unser bisheriges therapeutisches Konzept bestätigt:

Generell sollte die Nephroureterektomie bei Nierenbecken- und Harnleitertumoren angestrebt werden. Das Operationsverfahren muß jedoch auf den Patienten abgestimmt sein. Bei fortgeschrittenem Alter und schlechtem Allgemeinzustand kann — allerdings zuungunsten einer Radikalität — das am wenigsten belastende Verfahren gewählt werden, während bei globaler Niereninsuffizienz und Einzelniere ein organerhaltendes Verfahren angewendet werden muß.

Literatur

1. Abeshouse, B. S.: Amer. J. Surg. **91**, 237 (1956). — 2. Beck, A. D., Heslin, J. E., Milner, W. A., Garlick, W. B.: J. Urol. (Baltimore) **102**, 683 (1969). — 3. Bloom, N. A., Vidone, R, A., Lytton, B.: J. Urol. (Baltimore) **103**, 590 (1970). — 4. Brady, L. W., Gislason, G. J., Faust, D. S., Kazem, S., Antoniades, J., Davis, J. A.: J.A.M.A. **206**, 2871 (1968). — 5. Deming, C. L., Harvard, B. M.: In: Campbell and Harrison (Hrsg.), Urology, S. 885, Philadelphia: Saunders, 1970. — 6. Grabstald, H., Whitmore, W. F., Melamed, M. R.: J.A.M.A. **218**, 845 (1971). — 7. Hawtrey, Ch. E.: J. Urol. (Baltimore) **105**, 188 (1971). — 8. Jewett, H. J.: In: Campbell and Harrison (Hrsg.), Urology, S. 1003, Philadelphia: Saunders, 1970. — 9. Kuttig, H., Zunter, F.: Strahlentherapie **136**, 138 (1968). — 10. Nagel, R., Stieber, K. H., Schabert, P.: Med. Mschr. **25**, 159 (1971). — 11. Petković, S.: Akt. Urol. **1**, 265 (1970). — 12. Petković, S.: J. Urol. (Baltimore) **107**, 220 (1972). — 13. Scott, W. W., McDonald, D. F.: In: Campbell and Harrison (Hrsg.), Urology, S. 977, Philadelphia: Saunders, 1970.

Dr. Peter Schabert, Oberarzt der
Urolog. Klinik u. Poliklinik der FU, Klinikum Westend
D-1000 Berlin 19, Spandauer Damm 130

B. Matthiesen und J. Sökeland: **Organerhaltende Therapie bei Harnleiter-tumoren**

Nach der herrschenden Lehrmeinung soll bei allen papillären Harnleitertumoren die Ureteronephrektomie unter Mitnahme einer Blasenmanschette durchgeführt werden. Aufgrund neuerer Erfahrungen kann unseres Erachtens diese Auffassung jedoch nicht uneinschränkt aufrechterhalten werden.

Für die Ureteronephrektomie wird u. a. angeführt, daß Harnleitertumoren zwar multipel vorkommen, jedoch selten doppelseitig. Dem ist entgegenzuhalten, daß das Vorkommen von doppelseitigen Ureter- bzw. Nierenbeckentumoren inzwischen keineswegs selten angegeben wird. So wurde von Petković über 311 Nierenbeckenharnleitertumoren berichtet, von denen 35 beidseitig auftraten, das sind über 10%.

Angeblich wird die Entscheidung zur Nephroureterektomie dadurch erleichtert, daß die Mehrzahl der Patienten erst dann zur Behandlung kommt, wenn die gleichseitige Niere aufgrund von Stauungserscheinungen nicht mehr zu erhalten ist. Eine große Anzahl von veröffentlichten Fällen, in denen eine organerhaltende Operation durchgeführt werden konnte, spricht jedoch dafür, daß eine wesentliche Anzahl der befallenen Nieren erhaltungswürdig ist.

Des weiteren wird für die Nephroureterektomie unter Mitnahme einer Blasenmanschette angeführt, daß die Entfernung des tumortragenden Harnleitersegmentes mit Entfernung der regionalen Lymphknoten angeblich den heutigen Prinzipien der Carcinomchirurgie widerspricht. Vom cancerologischen Standpunkt aus gesehen ist jedoch die Resektion eines tumortragenden Harnleitersegmentes eine ebenso erweiterte, daß heißt radikale Operation, wie eine totale Nephroureterektomie.

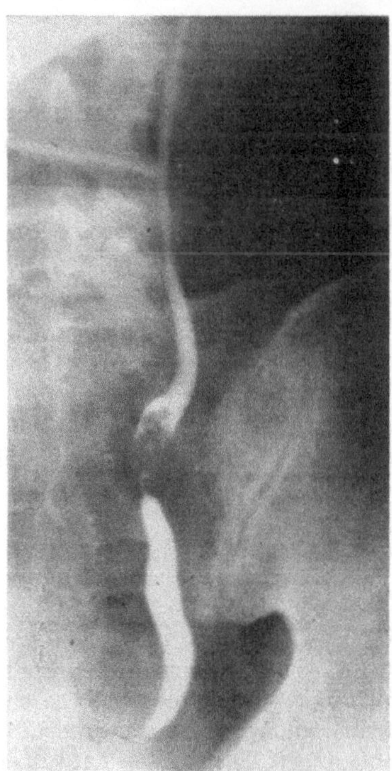 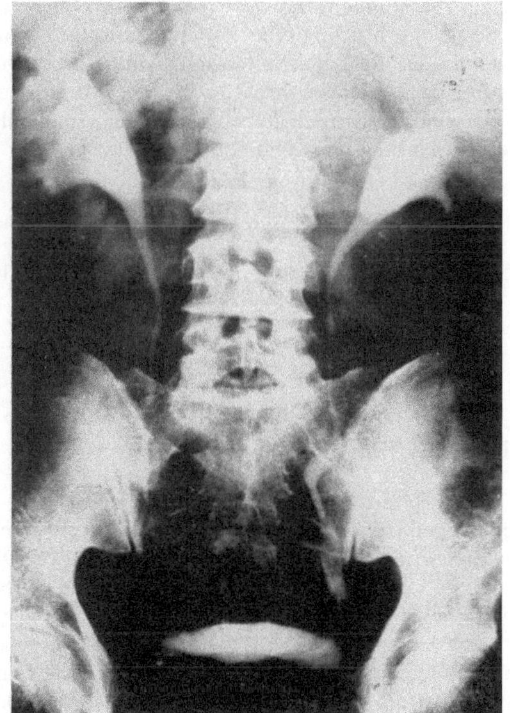

Abb. 1   Abb. 2

Abb. 1. 50jähr. Patient, Harnleitertumor li.

Abb. 2. Derselbe Patient nach 2 Jahren. Glatte Abflußverhältnisse li. Kein Hinweis für Rezidiv

Des weiteren wurde lange Zeit die Meinung vertreten, daß jede Form der End-zu-End-Vereinigung des Ureters als zwecklos anzusehen sei, da es wegen der Peristaltikunterbrechung im Laufe der Zeit zum hydronephrotischen Untergang der Niere kommen müsse.

Inzwischen sind jedoch die technischen Probleme einer Harnleitersegmentresektion, einer Boari-Plastik, einer Nierenbeckenteilresektion usw. nicht mehr besonders hoch einzuschätzen, was aus zahlreichen Operationsergebnissen hervorgeht.

Für gutartige Papillome soll man generell die Nephroureterektomie empfehlen, da eine präoperative Diagnose betreffs Malignität und Benignität im Schnellschnitt nicht sicher genug ist, bzw. gutartige Papillome grundsätzlich als Malignomvorstufen anzusehen sind, oder eine Aussaat von malignen Fällen während einer Probeexcision vorkommen kann.

Wenn auch nicht zu bestreiten ist, daß die endgültige histologische Diagnose anhand von Serienschnitten einmal ein Malignom ergeben kann, obwohl der Schnellschnitt ein benignes Papillom auswies, so ist dieses unseres Erachtens kein zwingender Grund für ein radikales Vorgehen. In diesem Fall schließen wir uns den Autoren an, die nach Eingehen einer abweichenden histologischen Serienschnittdiagnose in einer zweiten Sitzung die Nephroureterektomie durchführen. Dieses Vorgehen erscheint uns eher gerechtfertigt, als wegen eines an sich gutartigen Geschehens ein gesundes Organ zu opfern.

Zusammenfassend ist zu sagen, daß die generelle Auffassung, bei papillären Nierenbecken-Uretertumoren prinzipiell nur eine Nephroureterektomie unter Mitnahme einer Blasenmanschette durchzuführen, bei der Häufigkeit eines doppelseitigen Vorkommens, bei der Zunahme der Gefährdung Einnieriger und aufgrund der Verbesserung der Operationstechnik zugunsten eines individuell auf den Einzelfall abgestimmten operativen Vorgehens verlassen werden sollte. Bei gutartigen Tumoren von Harnleiter und Nierenbecken (Papillomen und Polypen) ist ein konservativer Therapieversuch anzustreben.

Sollte die histologische Untersuchung aufgrund von Serienschnitten entgegen dem Ergebnis des Schnellschnittes ein Malignom ergeben, läßt sich ggf. in einer zweiten Sitzung die Ureteronephrektomie unter Mitnahme einer Blasenmanschette anschließen. — Bei eindeutigem Einzelbefall läßt sich im Frühstadium ein konservatives Vorgehen auch bei Harnleitercarcinomen vertreten.

Dr. B. Matthiesen
Robert-Koch-Krankenhaus
Urolog. Abteilung
D-3011 Gehrden/b. Hannover

H. Reichelt und G. Studler: **Zur Frage der organerhaltenden Therapie bei epithelialen Tumoren der oberen Harnwege***

„Das Herausreißen einer unschuldigen Niere zur Behandlung eines einzigen, womöglich gutartigen Papilloms ist wahrhaftig eine recht grausame Behandlungsmethode ..." Mit diesem Satz entfachte Vest [20] im Jahre 1945 eine noch nicht zu Ende geführte Diskussion um die organerhaltende Chirurgie bei Nierenbecken- und Harnleitertumoren. Bei epithelialen Geschwülsten der oberen Harnwege bietet nach der herrschenden Lehrmeinung jedoch nur die radikale Nephro-Ureterektomie unter Mitnahme einer Blasenmanschette dem Patienten die größtmögliche Chance auf Heilung. Diese generelle Auffassung wurde jedoch seit 1945 durch mehrere Berichte [2,4,6,7,9,12,15,16,17,18] über großartige Erfolge konservativer Maßnahmen in Frage gestellt.

---

* Mit Unterstützung aus dem Felix-Mandel-Fonds der Gemeinde Wien zur Förderung wissenschaftlicher Arbeiten.

Im vollen Bewußtsein, gegen die Lehrmeinung des American Board of Urology zu sein, verteidigte vor allem Gibson [7] energisch die organerhaltende Therapie insbesondere bei hoch differenzierten Urotheltumoren und gab außerdem zu bedenken, daß seiner Erfahrung nach selbst heroische Eingriffe bei infiltrativen Tumoren kaum bessere Spätresultate brächten als eine lokale Tumorentfernung.

Die in den letzten 2 Jahrzehnten weltweit zu beobachtende deutliche Zunahme der Urotheltumoren [18,19] und das emphatische Plädoyer Petkovic [15,16,17,18] für konservative, organerhaltende Chirurgie bei Nierenbecken- und Harnleitergeschwülsten veranlaßten uns, unsere eigenen Fälle nachzuuntersuchen und unseren Standpunkt in dieser Frage zu überdenken.

In dem Zeitraum von 1953 bis 1973 übersehen wir an der Urologischen Abteilung der Allgemeinen Poliklinik der Stadt Wien 86 Fälle von Urotheltumoren der oberen Harnwege, und zwar 52 Nierenbecken- und 34 Harnleitertumoren.

Wie auch in der Literatur [5,8,13,14,19] hinreichend dokumentiert, sind die Ergebnisse auch nach radikalen Operationen bei dieser Tumorgattung nicht sehr ermutigend, da infolge der Symptomarmut die Patienten meist erst im fortgeschrittenen Stadium zur Behandlung kommen. Unsere Nachuntersuchungen bei 49 radikal operierten Patienten haben ergeben, daß fast 50% das 3. Jahr nach der Operation nicht überleben (Abb. 1), wobei keine direkte Beziehung zum histologischen Differenzierungsgrad und der Überlebenszeit zu bestehen scheint, wie dies auch von Barrie Williams und Mitchell [21] beschrieben wurde.

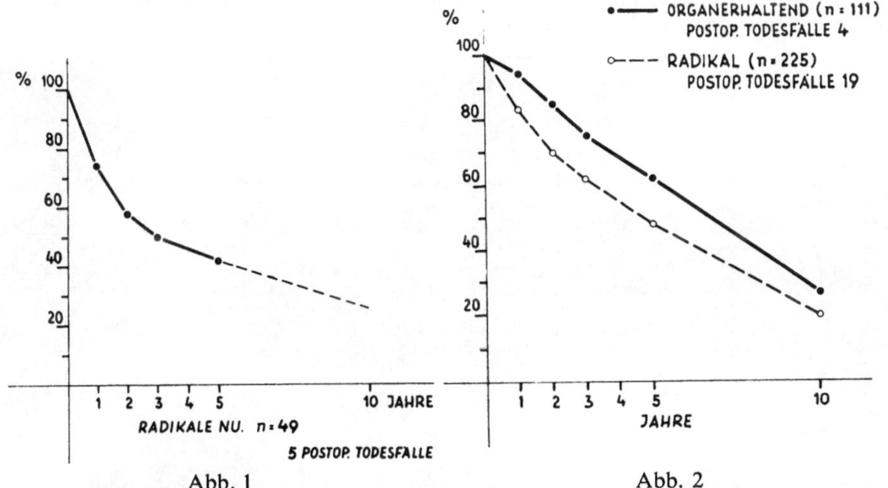

Abb. 1   Abb. 2

Abb. 1. Überlebenszeit nach totaler Nephroureterektomie (1953—1969) (Urolog. Abt. Poliklinik der Stadt Wien)

Abb. 2. Überlebenszeit in Abhängigkeit vom operativen Eingriff (nach E. Mazeman, 1972)

Bei einem Vergleich der Überlebenszeiten nach totaler Nephro-Ureterektomie und konservativ-organerhaltenden Maßnahmen aus der französischen Sammelstatistik (Mazeman [13]) entsteht der Eindruck, daß die Resultate nach konservativen Operationen besser wären (Abb. 2). Wir möchten zu bedenken geben, daß dieser Vergleich hinkt, da bei dieser Statistik die histologische Beurteilung nicht berücksichtigt wurde. Es dürfte sich bei den konservativen Eingriffen doch wohl vornehmlich um nicht infiltrative Tumoren gehandelt haben.

Bei 6 Patienten wurde die Indikation zur organerhaltenden Operation gestellt:

1. 1016: Ein 74jähriger Patient in schlechtem cardialen Zustand wird wegen eines distalen papillären Harnleitertumors aufgenommen. Wegen des schlechten Zustandes wird lediglich der

tumortragende Ureterteil abgesetzt und der Harnleiter in die Blase implantiert. Die histologische Untersuchung ergibt: malignes Papillom. Der Patient verstirbt 3 Jahre 2 Monate nach der Operation recidivfrei an cardialer Insuffizienz.

2. 789/57: Bei einem 59jährigen wird ein distaler papillärer Harnleitertumor (histologisch ebenfalls „malignes Papillom") durch Ureterteilresektion entfernt, der Harnleiterstumpf in die Blase implantiert. Bald nach der Operation tritt ein Recidiv in der Blase auf. Der Patient verstirbt 2½ Jahre nach der Operation infolge generalisierter Metastasierung.

3. 682/57: Bei einem 61jährigen Mann wird wegen eines histologisch benignen Ureterpapilloms im unteren Drittel des Harnleiters lediglich eine segmentale Ureterresektion mit End-zu-End Anastomose durchgeführt. Der Patient erliegt 12 Jahre später recidivfrei einem Herzschlag.

4. 562/65: Bei einem 73jährigen wird wegen eines Ureterpapilloms des prävesicalen Harnleiters eine ausgiebige Ureterresektion ausgeführt und der Harnleiterstumpf durch eine Blasenlappenplastik nach Boari mit der Blase vereint. Den Patienten, der recidivfrei blieb, konnten wir 5 Jahre lang verfolgen, dann haben wir ihn leider aus den Augen verloren.

5. 910/67: Bei einem 1967 65jährigen Mann wurde wegen eines Nierenbeckenpapilloms eine subtotale Nephroureterektomie durchgeführt. 5 Jahre später trat ein großes Recidiv in der Nähe des linken Ureterostiums auf, das transurethral reseziert wird. Ein im rechten Nierenbecken aufgetretener papillärer Tumor wird durch eine Nierenbeckenteilresektion entfernt. Seither ist der Patient recidivfrei (Abb. 3).

6. 638/72: Bei einem 76jährigen Patienten in schlechtem Allgemeinzustand wird ein papillärer Uretertumor bei einer Hufeisenniere reseziert, die Ureterstümpfe End-zu-End anastomosiert. Histologisch handelte es sich un ein papilläres Carcinom; der Patient ist jetzt fast zwei Jahre recidiv- und beschwerdefrei (Abb. 4).

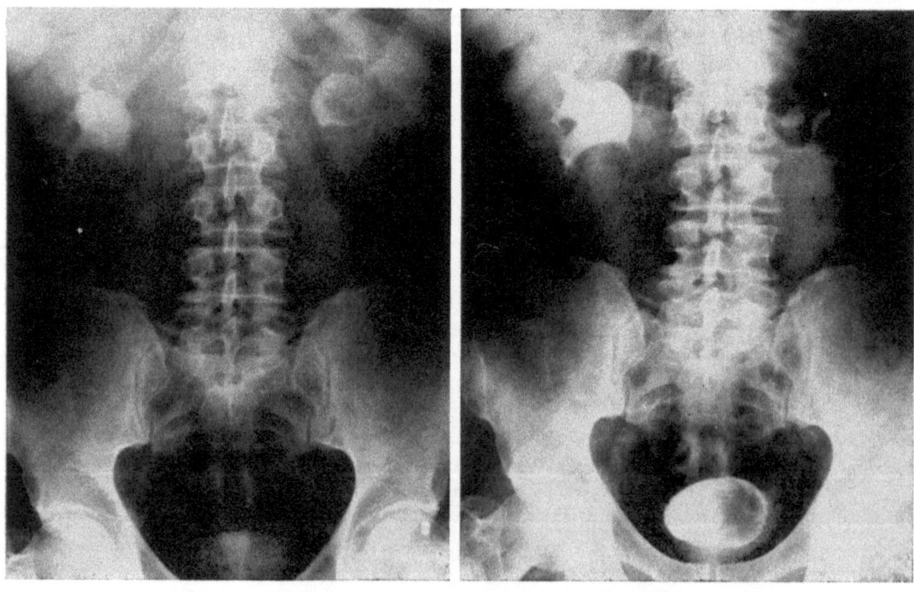

Abb. 3

Unsere Nachuntersuchungen haben auch eine hohe Recidivneigung ergeben: Bei unseren 86 Patienten mußten wir 14mal (= 17%) ein Recidiv feststellen. Die Recidivhäufigkeit wird in der Literatur bis zu 30% angegeben [14,22].

Somit können wir an Hand unserer Untersuchungen folgendes feststellen:

1. Die epithelialen Tumoren der oberen Harnwege haben insgesamt eine schlechte Prognose sowohl quoad vitam als auch quoad sanationem.

2. Wegen der hohen Recidivquote bietet die radikale Nephro-Ureterektomie unter Mitnahme einer Blasenmanschette dem Patienten doch die größte Chance auf Heilung.

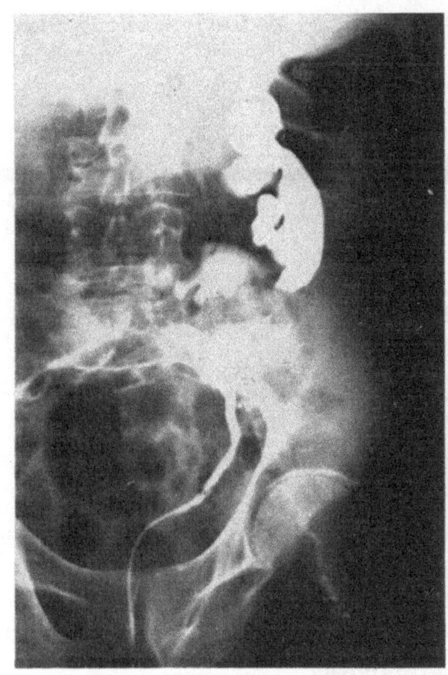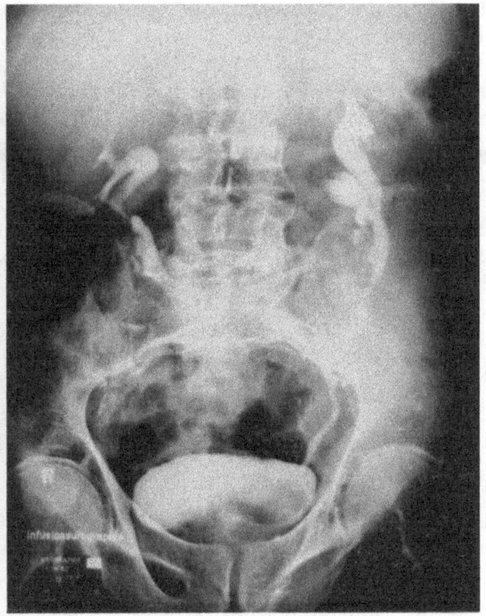

Abb. 4

3. Es gibt Indikationen, die eine organerhaltende Behandlungsmethode erfordern und zwar

absolut: bei der anatomischen oder funktionellen Einzelniere
bei Niereninsuffizienz
bei beidseitigem Tumorbefall

relativ: bei hohem Operationsrisiko
bei histologisch nachgewiesenen benignen Papillomen.

Wir halten drei Faktoren für das therapeutische Vorgehen, bzw. für die Wahl der chirurgischen Intervention für maßgebend:

1. Charakter des Tumors (Lokalisation, Infiltration, Ausdehnung)
2. Nierenfunktion
3. Allgemeinzustand des Patienten.

Wir lehnen somit eine prinzipiell radikale oder konservative Operationseinstellung ab. Der von Gibson [7] wiederholt geäußerten Meinung, die Opferung einer gesunden Niere wegen eines Uretertumors durch totale Nephro-Ureterektomie empfände er als ebenso unlogisch, als wollte man sein Haus niederbrennen, um die Termiten los zu werden, möchten wir entgegnen, daß unseres Erachtens die Brandschatzung ein durchaus probates Mittel wäre, soferne ein termitenfreies Zweithaus zur Verfügung steht.

Literatur

1. Abeshouse, B. S.: Amer. J. Surg. **91**, 237—271 (1956). — 2. Auvert, J.: J. Urol. Nephrol. **71**, 210—213 (1965). — 3. Biedermann, G.: Z. Urol. **44**, 680 (1954). — 4. Boeminghaus, H.: Urologie Bd. I, Verlag Dr. Banaschewski 1971, S. 230 und 443. — 5. Colston, J. A., Arcardi, J. A.: J. Urol. (Baltimore) **73**, 460—467 (1955). — 6. Gibson, T. E.: J. Urol. (Baltimore) **97**, 619—622 (1967). — 7. Gibson, T. E.: Treatment of transitional cell tumors of the upper urinary tract by local resection. In: Current controversies in urologic management, p. 73, ed. by R. Scott, Philadelphia–London–Toronto: Saunders, 1972. — 8. Deming, C., Havard, M.: Tumors of the kidney in Urology 2, ed. by Campell and Harrison. Philadelphia–London–Toronto: Saunders, 1970. — 9. Grasset, D., Navratil, H., Raux, A., Kotaiche, M.: J. Urol. Nephrol. **1—2**, 17—24 (1973). — 10. Hertel, E., Maue, M.: Med. Klin. **68**, 1448 (1973). — 11. Hewitt, C. B.: Nephrou-reterectomy with bladder cuff in the treatment of transitional cell carcinoma of the upper urinary

tract. In: Current controversies in urologic manegement ed. by R. Scott, Philadelphia–London–Toronto: Saunders, 1972. — 12. Küss, R., Quenu, L., Kieny, C.: J. Urol. Nephrol. **65**, 1 (1959). — 13. Mazeman, E.: Les tumeurs de la voie excrètrice urinaire supérieure Calices, bassinet, uretére. Rapport de la 66e Session Association Française d'Urologie Sept. 1972. — 14. O'Conor, V. J.: J. Urol. (Baltimore) **75**, 416—418 (1956). — 15. Petkovic, S., Mutavdzic, M.: J. Urol. Nephrol. **72**, 373—377 (1966). — 16. Petkovic, S., Mutavdzic, M.: J. Urol. (Baltimore) **40**, 412—414 (1968). — 17. Petkovic, S.: Akt. Urol. **4**, 265 (1970). — 18. Petkovic, S.: J. Urol. (Baltimore) **107**, 220—233 (1972). — 19. Scott, W., McDonald, D.: Tumors of the ureter in Urology 2 ed. by Campell and Harrison, Philadelphia–London–Toronto: Saunders, 1970. — 20. Vest, S. A.: J. Urol. (Baltimore) **53**, 97 (1945). — 21. Williams, B. C., Mitchell, J. P.: Brit. J. Urol. **45**, 370—376 (1973). — 22. Williams, C. B., Mitchell, J. P.: Brit. J. Urol. **45**, 377—387 (1973).

Dr. H. Reichelt, Dr. G. Studler
Urolog. Abt. der Allgem. Poliklinik
A-1090 Wien
Mariannengasse 10

W. Leistenschneider, R. Nagel und P. Schabert: **Zur Frage der regionalen Häufung von Nierenbeckentumoren bei Phenacetinabusus**

In Schweden und der Schweiz wurde ein gehäuftes Auftreten von Nierenbeckentumoren nach Phenacetinabusus beobachtet, während aus einigen anderen Ländern nur Einzelbeobachtungen vorliegen (Tab. 1). Insgesamt wird heute kaum noch an einem direkten Zusammenhang zwischen Phenacetinabusus und Nierenbeckentumoren gezweifelt.

Tabelle 1. Bisherige Mitteilungen über Nierenbeckenkarzinome nach Phenacetinabusus

Autor		Land	Beobachtungs-Zeitraum	Fall-zahl	Durch-schnitts-alter	Geschlecht	
						weib-lich	männ-lich
Hultengren et al.,	1965	Schweden	1960—1965	5	57	5	—
Bengtsson et al.,	1968/1973	Schweden	1960—1972	62	58	33	29
Johansson et al.,	1974						
Angervall et al.,	1969	Schweden	1960—1973	26	63	—	26
Zetterlund et al.,	1973						
Nordenfelt,	1973	Schweden	1957—1972	1			
Hoybye u. Nielsen,	1970	Dänemark	1964—1969	2	65/67	1	1
Grob,	1971	Schweiz		2	52/55	2	—
Güller u. Dubach,	1972	Schweiz		1	67	1	—
Leistenschneider/ Ehmann	1973	Schweiz	1960—1969	8	56	7	1
Adam et al.,	1970	Australien		1	37	1	—
Lui et al.,	1972	Kanada		1	69	1	—
Rathert et al.,	1973	Bundes-republik Deutschland		2	67/60	1	1
Bock	1971/1973	Bundes-republik Deutschland	1960—1973	5	52	2	3

Aus Deutschland liegen neben der Mitteilung von 2 Fällen durch Rathert et al. [7] retrospektive Untersuchungen von Bock [1,4] vor. Nachdem dieser Autor 1973 bei der Untersuchung von insgesamt 115 Fällen mit phenacetinbedingter Nephropathie 5 Patienten mit einem Nierenbeckenkarzinom fand, rechnet er auch für Deutschland in Zukunft mit einer Zunahme von Nierenbeckentumoren bei entsprechendem Phenacetinabusus.

Unter dieser Fragestellung haben wir seit 1957 62 Patienten mit primären Nierenbecken- bzw. Harnleitertumoren — von insgesamt 107 Patienten unserer Klinik — gezielt nach Phenacetinabusus befragen und untersuchen können.

Wie international üblich, haben auch wir als Kriterium für echten Phenacetinabusus die Einnahme von mindestens 1 kg Phenacetin insgesamt bzw. 1 g/Tag über die Dauer eines Jahres angesehen.

Ergebnisse

Bei 40 Patienten mit *Nierenbeckentumoren* lag in 4 Fällen ein Phenacetinabusus zwischen 1,1 und 9,9 kg bei einer Expositionszeit von 14 bis 22 Jahren vor. Es handelte sich um 2 Frauen und 2 Männer mit einem Durchschnittsalter von 66,5 Jahren (Tab. 2).

Tabelle 2. Phenacetinabusus und Nierenbeckentumoren: Ergebnisse bei 40 Patienten

Tumorsitz	N	Phenacetin-Abusus	Dauer D. Abusus	Durch-schnitts-alter	Geschlecht männ-lich	weib-lich	Histologie
Nierenbecken	40	4 (10%)	14—22 J.	66,5 J.	2	2	Papillom 2mal Pap. Ca 2mal

Trotz der zum Teil erheblichen Phenacetinmengen war weder röntgenologisch noch histologisch in der entfernten Niere ein Anhaltspunkt für eine analgetikainduzierte Nephropathie nachzuweisen.

Bei 22 Patienten mit *primären Harnleitertumoren* gab nur ein Patient einen Phenacetinabusus an. Auch bei ihm fehlte die typische Nephropathie.

Diskussion

Der bei 4 von 41 Patienten mit Nierenbeckentumoren erwiesene Phenacetinabusus könnte zunächst den von Bock vermuteten Trend zur Häufigkeitszunahme von Nierenbeckentumoren bei Phenacetinabusus auch für den Berliner Raum bestätigen.

Bei unserem eigenen Krankengut möchten wir jedoch einen derartigen Kausalzusammenhang in Frage stellen, weil bei unseren 4 Patienten zwei wesentliche Besonderheiten auffielen:

1. Das Durchschnittsalter lag deutlich über dem anderer Beobachtungen.

Tabelle 3. Häufigkeit von Papillennekrosen bei Nierenbeckenkarzinomen und Phenacetinabusus in größeren Untersuchungsreihen

Autor		Fälle (gesamt)	Pap.-Nekrosen
Hultengren et al.,	1965	5	5
Bengtsson et al.,	1968/1973	62	57
Angervall et al.,	1968	10 (12?)	10
Leistenschneider/Ehmann,	1973	8	6
Bock	1971/1973	5	5
Eigene Beobachtungen	1974	4	—

2. Eine analgetikainduzierte Nephropathie, insbesondere Papillennekrosen, waren nicht, wie sonst bei Nierenbeckentumoren infolge Phenacetinabusus üblich, nachzuweisen (Tab. 3).

Neben einigen Phenacetinmetaboliten, von denen eine karzinoge Wirkung von verschiedener Seite [4] vermutet, bisher jedoch nicht bewiesen wurde, ist diese spezielle Entzündungsform wahrscheinlich mitentscheidend bei der Karzinogenese, ähnlich der endemischen Balkannephritis bei den dabei gehäuft vorkommenden Nierenbeckentumoren. Für die Bedeutung der Entzündung spricht unseres Erachtens weiterhin, daß bisher nur selten Tumoren im Harnleiter bzw. in der Blase bei schwerem Phenacetinabusus beobachtet werden.

Für einige Distrikte Schwedens und der Schweiz ist als wesentliche regionale Besonderheit die verbreitete Einnahme großer Phenacetinmengen — oft bis zu 20 Tabletten in einer Dosis — bekannt, wodurch es zu einer unproportional starken Ausscheidung der möglicherweise karzinogenen Phenacetinmetaboliten kommen kann [3]. Der exzessive Abusus in diesen Ländern drückt sich in den wesentlich höheren Tagesdosen bei den Fällen von Nierenbeckentumoren im Vergleich zu unseren und denen von Bock aus (Tab. 4).

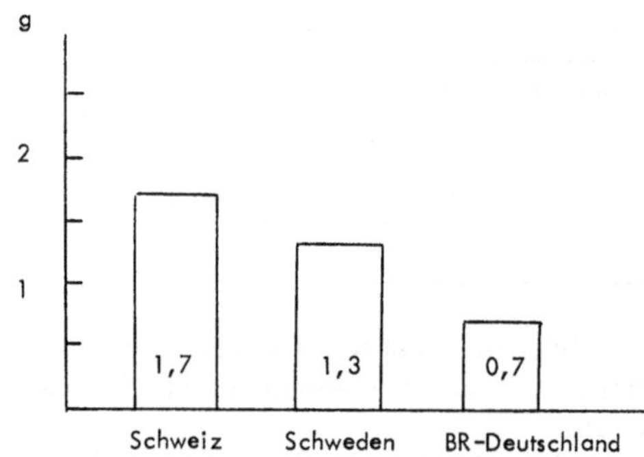

Tabelle 4. Tagesmenge von Phenacetin (g) bei Nierenbeckentumoren in verschiedenen Ländern

Da Burry [2] eine Beziehung zwischen Phenacetinabusus und analgetikainduzierter Nephropathie für wahrscheinlich hält, besteht durchaus die Möglichkeit, daß auch eine Beziehung zwischen der Gesamtmenge an eingenommenem Phenacetin — die im eigenen Material durchschnittlich niedrig war — und dem Auftreten von Nierenbeckentumoren besteht.

Obwohl auch in der Bundesrepublik der Phenacetinabusus in den letzten Jahren zugenommen hat [4], erreicht er offenbar bei weitem nicht das Ausmaß wie in der Zeit des schwersten Abusus in Schweden und der Schweiz vor 15 bis 20 Jahren.

Aus der Literatur liegen zwar über den Verbrauch phenacetinhaltiger Analgetika in Deutschland keine genauen Zahlen vor, es muß aber aufgrund einzelner Angaben [4] angenommen werden, daß auch heute in Deutschland in vergleichbaren Zeiträumen durchschnittlich erheblich weniger Phenacetin eingenommen wird und analgetikainduzierte Nephropathien viel seltener vorkommen als z. B. in Schweden und der Schweiz. Dies gilt besonders für den Zeitraum vor 1967 [8]. Aus diesem Grunde nehmen wir im Gegensatz zu Bock an, daß bei uns auch in Zukunft keine wesentliche Zunahme solcher Tumoren zu erwarten sein dürfte.

Ähnliches kann für England wegen des bekannt niedrigen Vorkommens analgetikainduzierter Nephropathien und des Rückgangs des Phenacetinabusus seit 1966 [5] gelten.

Andere Perspektiven ergeben sich hingegen für Kanada mit großer Zahl derartiger Nephropathien [9], Australien infolge Verdoppelung des Abusus seit 1960 [7] und auch für Österreich, wo der Verkaufsanstieg phenacetinhaltiger Analgetika auf 141 Mill. Tabletten im Jahre 1973 [4] ähnliche Ausmaße anzunehmen scheint wie vor 15 bis

20 Jahren in der Schweiz mit einem jährlichen Verkauf von etwa 180 Millionen phenacetinhaltiger Tabletten [6]. Deshalb wird eher in diesen Ländern als bei uns mit einem
weiteren Anstieg der Erkrankungshäufigkeit an Nierenbeckentumoren in Kombination
mit phenacetinbedingter Nephropathie zu rechnen sein.

Literatur

1. Bock, K. D., Hogrefe, J.: Münch. med. Wschr. **114**, 645 (1972). — 2. Burry, A. F., Jersey,
P. de, Weedon, D.: Med. J. Austr. **1**, 873 (1966). — 3. Dubach, U. C., Raaflaub, J.: Experientia
25, 956 (1969). — 4. Probleme des Phenacetin-Abusus, Hrsg. H. Haschek, Wien: Verlag H. Eger-
mann, 1973. — 5. Murray, R. M.: Brit. med. J. **5833**, 131 (1972). — 6. Pletscher, A.: Bull.
schweiz. Akad. med. Wiss. **14**, 100 (1958). — 7. Rathert, P., Melchior, H., Lutzeyer, W.: Verh.
dtsch. Ges. Urol. (1973). — 8. Ross, P.: J. Coll. Radiol. Aust. **7**, 28 (1963). — 9. Shelley, J. H.:
Clin. Pharmacol. Ther. **8**, 427 (1967). — 10. Wilson, D. R.: Canad. med. Ass. J. **107**, 752 (1972).

Dr. W. Leistenschneider
Urolog. Klinik und Poliklinik der FU
Klinikum Westend
D-1000 Berlin 19
Spandauer Damm 130

E. Hertel und U. Gullotta: **Die transurethrale Bürstenbiopsie zur zytologischen Diagnostik von Tumoren des Nierenbeckens und des Harnleiters**

Einleitung

Die Erfolge der urologischen Krebstherapie werden von der Früherkennung der
Karzinome bestimmt.

Bekanntlich ist die Diagnostik der Nierenbecken-Kelchtumoren auch heute noch
problematisch und unzuverlässig. Den röntgenologischen und endoskopischen Untersuchungen haben der Amerikaner Brown und Mitarbeiter im Jahre 1973 die Bürstenbiopsie zur Gewinnung von zytologischem Material hinzugesellt.

Zur Sondierung des Harnleiters wurde der steuerbare Katheter der Firma Medi-tech.
benutzt. Dieser für angiographische Untersuchungen entwickelte Katheter wird auch bei
der transbronchialen Bürstenbiopsie und gelegentlich bei Bürstungen des Magen-
Darmtraktes verwendet. Für enge Harnleiter war diese Sonde jedoch zu großkalibrig und
unhandlich, weshalb wir einen neuen Katheter Charrière 5 entwickelt haben.

Technik des Verfahrens

Die Technik der transurethralen Bürstenbiopsie nach unserer Modifikation ist
folgende:

Der Spezialkatheter wird leer oder mit inliegender Nylonbürste endoskopisch zum
Nierenbecken hinaufgeführt; unter Durchleuchtungskontrolle wird die gebogene Spitze
des Katheters in Richtung des vermuteten Tumors plaziert. Durch mehrmaliges kräftiges
Hin- und Herfahren der Bürste kann nun Zellmaterial für eine zytologische Unter-
suchung gewonnen werden. Sobald die Gewebeprobe entnommen ist, wird die Bürste in
die Katheterspitze zurückgezogen und der Katheter aus dem Harntrakt entfernt. Die
Bürste wird nun wieder vorgeschoben und das gewonnene Material sofort auf einen
Objektträger ausgestrichen und unverzüglich fixiert. Das gleiche Verfahren dient auch zur
Diagnostik von Harnleitertumoren.

Wie bereits von der Bürstenbiopsie der Lunge bekannt, sind die meisten negativen
zytologischen Befunde bei gesichertem Bronchialkarzinom dadurch bedingt, daß die

Bürste den Tumor nicht erreicht hat. Es ist deshalb unbedingt notwendig, vor Durchführung der Biopsie, durch den liegenden Katheter Kontrastmittel in das Hohlsystem einzuspritzen, um die genaue Lage des Katheters und der Bürste zu erkennen und eine gezielte Entnahme von Zellmaterial aus dem Tumor zu erreichen.

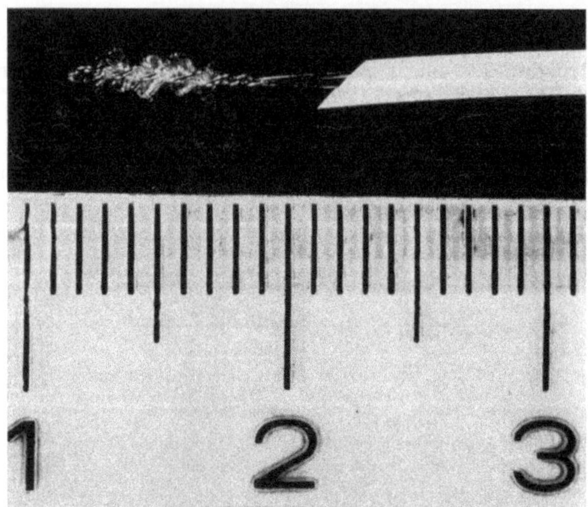

Abb. 1. Die Bürste hat einen Durchmesser von 1,7 mm. Sie besteht aus kleinen Nylonborsten, die auf einem feinen Stahldraht montiert sind. Die Spitze der Bürste ist stumpf, so daß Traumatisierung oder Perforation der Schleimhaut, selbst bei starkem Druck auf das Gewebe, nicht zu befürchten sind. Dies wurde wiederholt an Leichennieren erprobt

Im Anschluß an die Biopsie kann durch den Katheter eine Ausspülung des Nierenbeckens zur weiteren Zellgewinnung vorgenommen werden. Nach Beendigung der Bürstenbiopsie ist eine reichliche Flüssigkeitszufuhr und das Sammeln des Urins für 12 bis 18 Stunden zu empfehlen. Kleine Gewebspartikel, die gelöst, jedoch nicht durch die Bürste entfernt worden sind, werden mit dem Urin auf physiologischem Wege ausgeschieden und können zusätzlich zytologisch untersucht werden.

Diskussion

Wir haben die Bürstenbiopsie bisher in 3 Fällen vorgenommen, in einem Fall konnte der Verdacht auf Nierenbeckenkarzinom operativ bestätigt werden. Im Ausstrich fanden sich jeweils massenhaft bis reichlich Übergangsepithelien in großen Verbänden und isoliert. Manche Zellen wiesen degenerative Veränderungen auf. Im Falle des Nierenbeckenkarzinoms waren metaplastische Zellen zu erkennen. Ob das Material allerdings direkt vom Tumor entnommen wurde, läßt sich nicht mit Sicherheit sagen.

Obwohl wir noch kein sicher positives Resultat aufweisen können, glaubten wir dennoch dieses Verfahren als neuen Weg hier vorstellen zu dürfen. Bei der schwierigen Diagnose des Urothel-Karzinoms sollte nach unserer Meinung jede Möglichkeit zur Verbesserung der Früherkennung wahrgenommen werden. Bei Vervollkommnung dieses Verfahrens evtl. mit dünnkalibrigen steuerbaren Sonden und bei zunehmender Erfahrung in der manuellen Durchführung der Untersuchung sind eindeutigere Resultate zu erwarten.

Zusammenfassung

Zusammenfassend wurde die Bürstenbiopsie, die in Oesophagus und Bronchien bereits als Routinemethode angewandt wird, zur zytologischen Diagnose von Nierenbecken-Kelchtumoren erprobt. Ausreichende Zellpräparate, die eine exakte zytologische Interpretation erlauben, können retrograd durch eine Nylonbürste entnommen werden, die Untersuchung läßt sich beliebig oft wiederholen. Eine Schädigung des Urothels wurde nicht gefunden. Der technische Aufwand ist unkompliziert, das Verfahren nicht belastend.

Literatur

Brown, R. C., Hawtrey, Ch. E., Pixley, E. E.: Amer. J. radiol. **119**, 779 (1973). — Fennessy, J. J.: Radiology **88**, 878 (1967). — Hertel, E., Maue, M.: Med. Klin. **68**, 1448 (1973). — Schnell, J. D., Meinrenken, H.: Zytologie und Mikrobiologie der Vagina. Köln: Wissenschaftsverlag. 1973. — Wagenknecht, L. V., Wehling, H.: Z. Urol. **67**, 423 (1974).

Dr. E. Hertel
Urolog. Klinik und Poliklinik
D-8000 München 80
Ismaninger Straße 22

**Diskussion zu den Vorträgen Seite 184 bis 198
(Die Tumoren der Nieren und oberen Harnwege;
Tumoren des Nierenbeckens und Harnleiters)
Moderator: R. Nagel, Berlin**

H.-J. Melchior, Aachen: Zur Frage des Phenacetinabusus und Karzinombildung im Bereich des Urothels möchte ich eine kurze Diskussionsbemerkung machen und darauf hinweisen, daß nicht geklärt ist, auf welcher Basis heute die Karzinome entstehen. Es sind nicht die gleichen Voraussetzungen wie bei der Entstehung der Nephropathie. Es handelt sich dabei um die Ausscheidung eines Orthoaminophenols, welches instabil ist und eine direkte kanzerogene Wirkung hat. Die Kanzerogenität liegt in einer Verschiebung der Elektronen zwischen der Hydroxylgruppe im Bereich des Benzolringes und der Aminogruppe. Dabei kommt es zu dem sog. NH-Shift, wie es in der Chemie genannt wird, und diese Substanzen sind kanzerogen. Wir haben darüber auf dem vorigen Urologenkongreß mit Rathert berichtet und auch in Paris. Bezüglich der Frage der radikalen Operation bei den Uroheltumoren im Bereich der oberen Harnwege glaube ich, daß man hier nicht apodiktisch dahingehend entscheiden kann, daß die Nephroureterektomie die Therapie der Wahl ist. Sicher hat Herr Schabert ja schön gezeigt, daß die besten Langzeitergebnisse auf diese Weise erzielt werden, aber unsere Flüsse werden zunehmend mit organischen Substanzen verseucht, die sich nicht mehr bei den einfachen Filtrationsverfahren eliminieren lassen. Wir werden in 10 bis 15 Jahren überhäuft werden von einem Anstieg der Uroheltumoren, bedingt durch die Ausscheidung dieser kanzerogenen Substanzen, die, wie Sie aus der chemischen Industrie wissen, eben eine solche lange Latenz haben, weil wahrscheinlich die Inkubationsdauer so lang ist. Es handelt sich hier um einen Prozeß, der über die Entgiftung der Substanzen in der Leber bis zur Freisetzung in den Harntrakt durch die β-Glucuronidase entscheidend beeinflußt wird.

F. Wahlquist, Umea, Schweden: Herr Vorsitzender, meine Damen und Herren! Aus einer eigenen Serie von 50 supraradikal operierten Nierenkarzinom-Patienten, die mehr als 5 Jahre noch am Leben sind, geht hervor, daß der Grad der Infiltration in Parenchym und Fettkapsel von keiner prognostischen Bedeutung ist. Der histologische Malignitätsgrad der Tumorzellen dagegen spielt eine große Rolle. Nach 5 Jahren überlebten 80% nach Supraradikal-Operation, d. h. nach Entfernung von Niere, Nebenniere, Fettkapsel und regionalen Lymphknoten, trotz vorhandener lokaler Infiltration. Bei 90 Nierenbeckenkarzinomen, die nicht supraradikal operiert waren, lag die 5-Jahresüberlebenszeit nur bei 45%. In dieser Serie dagegen scheint der histologische Infiltrationsgrad die Prognose eindeutig zu beeinflussen. Bei einer Gruppe von 6 Patienten mit lokal infiltrierenden Nierenbeckenkarzinomen wurde aufgrund unzureichender Funktion der kontralateralen Seite eine exzessive Teilresektion unter Mitnahme der angrenzenden Fettkapsel durchgeführt. 5 dieser 6 Patienten leben mehr als 5 Jahre. Somit ist meiner Ansicht nach das perifasziale Vorgehen zu empfehlen, sowohl bei der radikalen Operation von Nierenkarzi-

nomen, Nierenbeckenkarzinomen als auch bei der in spezieller Situation unvermeidlichen Teilresektion bei Nierenkarzinomen oder Nierenbeckenkarzinomen.

Der Serum-Kreatininspiegel kann auf Phenacetinschäden des Parenchyms deuten, wie ich
Ihnen an dieser Abbildung mit einem Patienten mit Nierenbeckenkarzinom ohne Phenacetinabusus zeigen kann. Auf einem anderen Bild sieht man einen Patienten mit Phenacetinabusus und
das Kreatinin i. S. liegt bei 3 %. 21 von den Patienten hatten eine Teilresektion.

R. Nagel, Berlin: Vielen Dank, Herr Wahlquist. Wegen der fortgeschrittenen Zeit möchte ich
vorschlagen, daß wir uns vor allen Dingen, weil gerade hierüber eine kontroverse Meinung besteht, doch noch etwas über das z. Z. als optimal anzusehende oder bevorzugte Operationsverfahren bei Nierenbecken- und Harnleitertumoren unterhalten sollten.

P. Schabert, Berlin: Nur ein kurzes Wort zur Häufigkeit der bilateralen Tumoren, wobei ich
noch einmal auf mein entsprechendes Diapositiv hinweisen möchte. Herr Matthiesen hat festgestellt, daß eine Häufigkeit von 10 % bilateraler Tumoren besteht. Dies ist zwar zutreffend nur
für die Region, in der die endemische Nephritis vorkommt. Ich habe die bilateralen Tumoren
noch einmal zusammengestellt und zwar aus dem neuen Buch von Campbell und Harrison: Scott
fand 8 bilaterale Harnleitertumoren bei 775 Patienten aus dem Schrifttum, d. h. also 1 %. In der
Literatur danach — die für die Jahre 1969 bis 1972 allerdings keinen Anspruch auf Vollständig-
keit erhebt — habe ich vier bilaterale Tumoren auf 306 Fälle gefunden, das sind also auch
wiederum 1 %. Bei Nierenbeckentumoren gibt Deming 1 % ohne die Zahl der Patienten an. In
der Literatur habe ich danach von 1969 bis 1972 6 auf 203, also 3 %, gefunden. Ich glaube aufgrund meines ausgedehnten Literaturstudiums nicht, daß man auch sonst in der übrigen Literatur
eine Häufigkeit von 10 %, wie sie allein von Petkovic angegeben wird, finden kann.

R. Nagel, Berlin: Wenn ich dazu auch noch etwas sagen darf, Herr Matthiesen, dann ist es
dies: Herr Petkovic muß organerhaltend operieren, da immerhin 44 % seiner Patienten eine
Niereninsuffizienz aufgrund der endemischen Nephritis haben. Und wenn Sie seine Arbeit aus
dem Jahre 1972 im J. Urol. lesen, so schreibt er ausdrücklich, daß er als bestes Operationsverfahren immer noch die Ureteronephrektomie ansieht, sie jedoch nicht durchführen kann aus den
o. a. Gründen, zumal er außerdem der einzige ist, der bilaterale Tumoren in 10 % der Fälle hat.
Wenn Sie auch noch die Ausführungen von Herrn Reichelt aus der Wiener Klinik gehört haben,
verfügen jetzt die Wiener und meine Klinik über ein Material von zusammen 193 Fällen, und
man kann sagen, daß die Rezidivquote bei radikalen Eingriffen eindeutig niedriger ist, als
wenn man den Harnleiterstumpf stehen läßt und nicht die Blasenmanschette mitnimmt.

B. Matthiesen, Dortmund: Das kann ich durchaus bestätigen. Wir meinen auch nicht, daß das
ganze Problem sozusagen auf einem Bein steht und zwar auf dem Bein der 10 %. Wir meinen, und
was wir an und für sich sagen wollten, war dies, daß das Verfahren nicht standardisiert werden
kann, sondern individuell abgestimmt werden sollte. Man sollte z. B. berücksichtigen, und das
konnte ich wegen der Kürze der Zeit nicht sagen, daß bei prävesikalen Uretertumoren, wobei man
eine Boariplastik machen kann, immerhin bei Petkovic von 14 Patienten 10 Patienten eine Überlebenszeit von 5 Jahren hatten. Wir wollen uns nicht auf die 10 % versteifen, sondern darauf hinweisen, daß man durchaus das Verfahren individuell, z. B. auch auf die Lage des Tumors bezogen, und die durchführbare Operationstechnik abstimmen soll.

R. Nagel, Berlin: Vielen Dank, Herr Matthiesen. Genau dies, glaube ich, haben die Wiener
Klinik und auch wir klargemacht. Lutzeyer hat 1960 bereits darüber geschrieben, und ich habe
auch 1962 bereits die Meinung vertreten, daß zwar das optimale Verfahren die Nephroureterektomie sei, man aber in individuellen Fällen durchaus eine Teilresektion machen muß, und Sie
haben ja von Herrn Schabert den einen Patienten gesehen, dessen Tumor im Nierenbecken auswärts angeblich im Gesunden operiert worden war, bei dem 6 oder 8 Wochen später dann die
Nephrektomie ein ausgedehntes submuköses Karzinom fast des ganzen Nierenbeckens ergab,
ohne daß im Urogramm etwas zu sehen war.

H. J. Melchior, Aachen: Ich halte es für ganz wichtig, daß man die Patienten nach dem Verdacht einer Systemerkrankung, wenn wir es so einmal nennen wollen, ob das nun eine regionale
Nephritis im Balkan ist oder ein Phenacetinabusus dahintersteht, speziell danach exploriert. Wir
haben in den letzten 2 Jahren immerhin 2 Patienten beobachtet, die einen bilateralen multilokulären Befall mit papillären, später infiltrativ wachsenden Uroltheltumoren hatten, die zunächst
nephrektomiert worden sind, dann Blasenrezidiv, dann ein Rezidiv auf der anderen Seite bekamen, eine Nierenteilresektion, ein Rezidiv im Harnleiter mit Neuimplantation. Einen Patienten

haben wir inzwischen verloren, der 2. Patient ist ante finem. Ich meine, daß man diesen Patienten u. U. einen größeren Gefallen tut, wenn man nicht beim ersten kleinen Harnleiterkarzinom radikal nephroureterektomiert.

W. Lutzeyer, Aachen: Herr Schabert, Sie haben die Statistik mit den Tumoren gezeigt, d. h. doch bilaterale synchrone Harnleitertumoren. Und das Entscheidende für die Therapie oder die Wahl der Therapie ist m.A. nach nicht das Wort „synchron", sondern der zeitlich aufeinander folgende Tumor. Ich glaube nicht, daß in der Statistik wichtig ist, daß bilaterale synchrone Tumoren vorliegen, sondern das, was sich im Laufe der Zeit im Urothelsystem noch an Tumoren bildet und was wir nicht vorher sagen können. Ich glaube, von diesem Aspekt her ist m. A. nach auch eine organerhaltende Therapie, auf den Einzelfall bezogen sicher, angezeigt.

P. Schabert, Berlin: Ich habe einmal daraufhin etwas die Literatur durchgesehen, wobei es natürlich schwierig ist, einen Gesamtüberblick zu bekommen. Aber auf 188 Fälle mit Urotheltumoren der oberen Harnwege wurden nach Nephroureterektomie bei 5 Patienten sog. „Rezidive" auf der kontralateralen Seite gefunden, das entspricht etwa 2,5 %!

H. Marberger, Innsbruck: Vor 3 Jahren hat man in Paris auf dem Urologenkongreß darüber berichtet, und die Statistik, die Herr Reichelt gezeigt hat, ist die größte, die ich kenne. Damals war klar, daß die radikale Operation, die Nephroureterektomie weitaus die besten Ergebnisse zeigt. Und man hat darauf hingewiesen, daß man gezwungen ist, entsprechend der Situation konservativ zu operieren, d. h. Segmente des Nierenbeckens oder Harnleiters zu entfernen. Sie waren auch dort, Herr Melchior, und der Tenor war praktisch der, daß nach Radikaloperationen die Spätergebnisse weitaus am besten waren. Es müßte sich jetzt epidemiologisch Entscheidendes ändern, wir müßten quasi mit Anilinen verseucht sein, das wäre ja denkbar. Oder wir müßten Medikamente in Mengen zu uns nehmen, was wir ja auch tun, dann würde sich vielleicht in den nächsten Jahren Entscheidendes ändern, aber erst dann müssen wir wahrscheinlich unsere Therapie revidieren.

R. Nagel, Berlin: Vielen Dank für die Diskussion, wir müssen leider mit den Vorträgen weitergehen. Wenn ich die Diskussion zusammenfassen darf, glaube ich, daß die Nephroureterektomie als das sicherste und beste Verfahren anzusehen ist, daß man aber entsprechend dem Allgemeinzustand des Patienten, bezüglich einer Einzelniere oder bei einer globalen Niereninsuffizienz sich zu organerhaltendem Operieren entscheiden muß. Man kann es vielleicht auch tun, wenn man intraoperativ die Schnellschnittdiagnose eines gestielten eindeutigen Papilloms bekommt und dieser Tumor ein Einzeltumor ist. Sie haben aber gesehen, daß in einem nicht unerheblichen Prozentsatz der Fälle die Niere funktionslos ist, bzw. mehrere Tumoren in verschiedenen Harnleiterabschnitten vorliegen können, worauf ich noch einmal hinweisen möchte. Darf ich jetzt Herrn Moormann zu seinem Referat bitten.

J. G. Moormann und D. Krämer: **Wilms-Tumoren**

1. Einleitung

Der Wilms-Tumor ist der häufigste Nierentumor im Kindesalter und besonders im Kleinkindesalter. Die ersten Berichte über diese maligne Nierengeschwulst bei Kindern sind über 150 Jahre alt. Es sind zu nennen Rance (1814), Gairdner (1828), Eberth (1875), der einen umfassenden Bericht gab, Cohnheim (1875). 1877 führte Jessop die erste Tumorexstirpation bei einem 2jährigen Mädchen durch; die 2. Operation wurde im Jahre 1888 von Israel vorgenommen. Birch-Hirschfeld und Wilms haben 1898 und 1899 die als klassisch bekannten Arbeiten veröffentlicht. Seitdem spricht man zumindest im deutschsprachigen Raum vom Wilms-Tumor.

Aus der Tatsache, daß es in der Literatur mindestens 48, nach Sigel sogar 53 verschiedene Namen gibt, läßt sich schließen, daß die morphologische und histologische Struktur dieses Tumors sehr vielgestaltig sind. Es liegt auch die Folgerung nahe, daß die Ontogenese aus eben diesen Gründen nicht eindeutig geklärt ist. Einen Überblick darüber bringt Sigel im Lehrbuch der Kinderurologie. Man kann sagen, daß der Wilms-Tumor zu den embryonalen Geschwülsten gehört, die als ein Teil der Organanlage maligne entarten. Dabei ist der Zeitpunkt der Entstehung nicht genau definiert. Der Wilms-Tumor dürfte aber parallel der Nachnierenentwicklung in der Embryonalzeit entstehen. Dafür spricht, daß in einer Reihe von Beobachtungen der Tumor bereits in der Neugeborenen-Periode gefunden wird. Als Ursache der Tumorentstehung werden vorwiegend exogene Noxen diskutiert, wie ionisierende Strahlen und Chemikalien, die transplazentär übertreten oder nach der Geburt verabreicht werden.

2. Disposition, Häufigkeit, Seitenverteilung, Alters- und Geschlechtsverteilung, familiäres Vorkommen

Eine konstitutionelle Disposition wird vereinzelt angenommen. Eine familiäre Belastung ist nicht signifikant, auch wenn in Einzelfällen eine familiäre Häufung gefunden wird. Strom (1957) berichtete über eine Familie, in der in 3 Generationen 5 Nierengeschwülste bei Kindern im Alter von 11 Monaten bis zu 3 Jahren auftraten. Gesichert scheint zu sein, daß Kinder mit Wilms-Tumoren häufiger Mißbildungen aufweisen. Diese betreffen vorwiegend das Urogenitalsystem (Miller, 1964). Hervorzuheben sind Augenanomalien, wie Anridie und Katarakte sowie Hypertrophie einer Körperseite. Vereinzelt sollen solche Befunde zur Diagnose eines Wilms-Tumors geführt haben.

Nach Glenn und Rhame (1961) treten jährlich 2 Wilms-Tumoren unter 1 Million Einwohner auf. Eine andere Statistik findet einen Wilms-Tumor unter 10 000 Geburten. Riches (1967) fand unter allen Nierengeschwülsten 7 % Wilms-Tumoren. Pollock u. Mitarb. (1960) fanden unter 190 retroperitonealen Tumoren im Kindesalter 40 % Wilms-Tumoren, 35,8 % Neuroblastome, 5,8 % undifferenzierte Sarkome, 4,2 % Teratome und andere Tumoren.

Nach einer Auswertung von 3027 Fällen werden in den ersten Jahren über 50 % aller Wilms-Tumoren gefunden (Sachse, 1972), dabei ist die Jahresverteilung gleich. Wir fanden bei 38 Kindern mit retroperitonealem Tumor 24 Wilms-Tumoren, 3 Neuroblastome, 2 Lymphosarkome, 6 unilaterale, multicystische Nierendysplasien, bei einem Kind ein hypernephroides Nierencarcinom und bei 2 Kindern eine geburtstraumatisch bedingte Nebennierenblutung. Das jüngste Kind war 2 Tage und das älteste 12 Jahre alt. Bei zwei Kindern war der Wilms-Tumor doppelseitig.

Nach der Literatur ist der Wilms-Tumor im Durchschnitt in 3 % doppelseitig (Small u. Mitarb.), (Rehbein 1 bis 2 %). In einer Dissertation aus der Sigelschen Klinik werden 90 doppelseitige Wilms-Tumoren aus der Weltliteratur zusammengestellt (Abb. 1).

Eine Signifikanz hinsichtlich der Geschlechtsverteilung und der Seitenlokalisation besteht nicht.

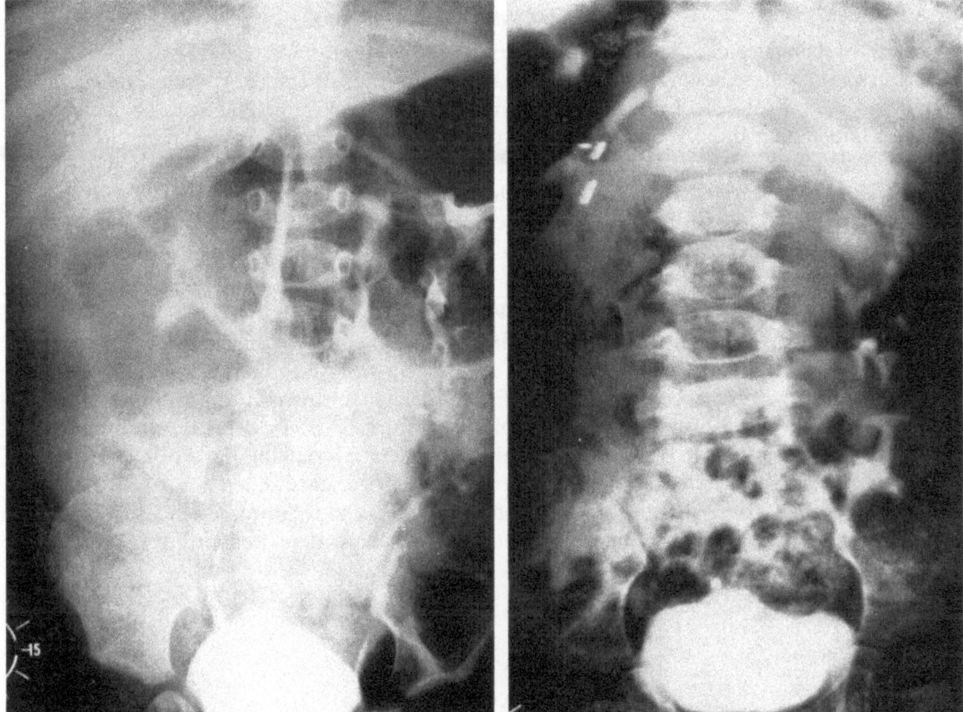

Abb. 1 a   Abb. 1 b

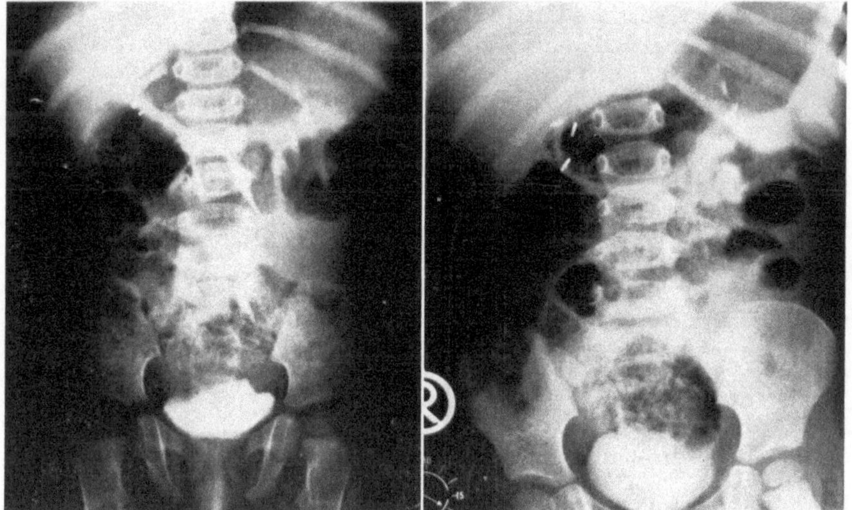

Abb. 1 c

Abb. 1 a–c. E. Chr. geb. 6. 6. 1971; doppelseitiger Wilms-Tumor; Verlaufsbeobachtung
a) Urogramm vom 15. 2. 1972; typische Auseinanderdrängung des Nierenbeckenkelchsystems
re. mit großem Weichteilschatten (klinisch palpabler Tumor); diskrete Ektasie der li. oberen
Kelchgruppe. Therapie: Tumor-Nephrektomie re.
b) Ausscheidungsurogramm vom 16. 5. 1972: Zunahme der Ektasie der oberen Kelchgruppe li.;
klinisch: palpabler Tumor li.; Therapie: Freilegung der li. Niere: großer Tumor im oberen Pol-
bereich; Nierenteilresektion li.
c) Postoperatives Ausscheidungsurogramm vom 16. 8. 1972 (li.) und vom 17. 10. 1973 (re.) urographisch und klinisch ohne Anhalt für Tumor-Recidiv. Serum-Kreatinin 0,8 mg%

3. Morphologie, Metastasierung

Die Metastasierung des Wilms-Tumors ist vorwiegend hämatogen. Die gut differenzierten Geschwülste bevorzugen jedoch den lymphogenen Weg der Ausbreitung. Befallen sind in erster Linie die Lungen, Leber und das Skelettsystem. Nach Jereb u. Mitarb. (1969) finden sich in 55% Metastasen in den Lungen, in 30% im Abdomen; in 10% in Lungen und Abdomen, in 4% Lungen und Skelettsystem und nur in 1% im Skelett allein. Nach Zollinger (1969) haben bis 30% aller Kinder bei Diagnosestellung bereits Metastasen. Geschwulstabsiedlungen in den regionären Lymphknoten fand Jereb (1969) in 12%. Diese werden erst bei der operativen Freilegung der Tumorniere entdeckt.

4. Symptomatologie

Charakteristische Frühsymptome für das Vorliegen eines Wilms-Tumors gibt es nicht. Wird der Tumor durch asymmetrische Vorwölbung des Abdomens erkennbar, dann ist der Palpationsbefund ebenfalls typisch. Es handelt sich dabei in der Regel um ausgedehnte und fortgeschrittene Tumoren. Die Hämaturie wird in der Literatur mit 20% angegeben (Sigel, 1971). Bei unserem kleinen Zahlenmaterial lag der Anteil der Hämaturie bei fast 50%. Erhöhte Temperaturen und Hypertonus sollen bis zu 30 bzw. bis zu 73% (Coerdt, 1969) beobachtet werden können. Diese Symptome sind jedoch keine frühzeitigen Krankheitszeichen, so daß ihnen keine besondere Bedeutung in der Früherkennung zukommt (Abb. 2).

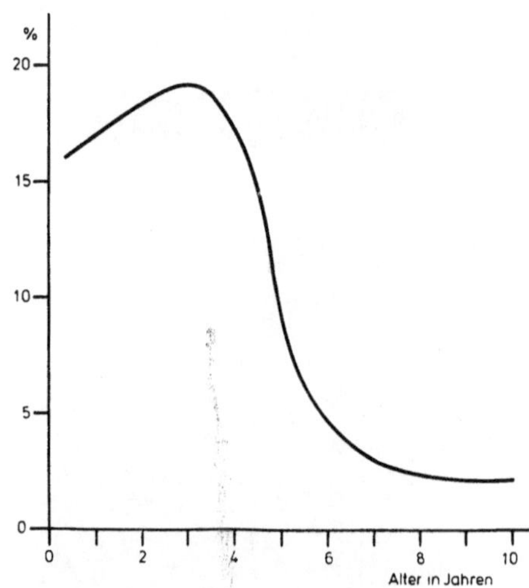

Abb. 2. Graphische Darstellung des Erkrankungsalters der Kinder mit Wilms-Tumoren; Übersicht über 3027 Fälle (Sachse, 1972)

0—1 J. = 17%, 1—2 J. = 18%, 2—3 J. = 19%, 3—4 J. = 18%, 4—5 J. = 10%, 5—6 J. = 6%, 6—7 J. = 4%, 7—8 J. = 2%, 8—9 J. = 2%, 9—10 J. = 2%, 10—11 J. = 1%, älter = 1%.

5. Diagnostik

Ein Eckpfeiler der Diagnostik ist die Palpation der Niere. Mit dem Anlaufen der Vorsorgeuntersuchung ist dieses Diagnostikum von ausschlaggebener Bedeutung. Unsere eigenen Erfahrungen zeigen, daß mit zunehmender Verbreitung der Neonatologie und der Vorsorgeuntersuchung des Säuglings und Kleinkindes verdächtige Palpationsbefunde immer häufiger im Säuglings- und Kleinkindesalter gefunden werden.

Der andere Eckpfeiler der Diagnostik ist das Ausscheidungsurogramm. Der verdächtige Palpationsbefund und das pathologische Urogramm, auch mit dem Befund einer stummen Niere stellen die Indikation zu einer Freilegung der Niere. Je pathologischer das Urogramm ist, um so sicherer ist die Diagnose eines Wilms-Tumors. Man kann Sigel zustimmen, wenn er sagt, daß die häufige Angiographie für eine Vernachlässigung der herkömmlichen Untersuchung spricht. Hat man auf Grund des Palpationsbefundes und des Urogramms einen Hinweis auf einen Nierentumor, ist die Freilegung zwingend.

6. Differentialdiagnose

Differentialdiagnostisch müssen alle gut- und bösartigen Tumoren der kindlichen Niere und des Retroperitoneums ausgeschlossen werden. Der Häufigkeit nach stehen an erster Stelle Hydronephrosen. Sie sind in der Regel durch das Ausscheidungsurogramm und durch den Palpationsbefund leicht zu erkennen. Spätestens erkennt man sie bei der Freilegung, die bei diesem Befund ohnehin indiziert ist.

Das Neuroblastom des Nebennierenmarkes und der pararenalen Ganglien tritt am häufigsten im 1. und 2. Lebensjahr in Erscheinung. Oft ist es schon im Urogramm zu erkennen, da es hier in der Regel zur Verdrängung der Niere nach unten und lateral führt, wobei das Nierenhohlsystem mehr komprimiert als auseinandergedrängt wird. Es ist nach Sigel schwerer zu tasten als der Wilms-Tumor, wenn er überhaupt tastbar ist. In der Regel ist eher die verdrängte Niere als Tumor tastbar. Eine erhöhte Ausscheidung der Katecholamine im Harn kann die Diagnose weiter abgrenzen.

Nach unseren Erfahrungen, besonders bei positivem Palpationsbefund und urographisch stummer Niere muß häufiger an die unilaterale multicystische Nierendysplasie gedacht werden. Wir haben diese Erkrankung in 6 Fällen beobachtet.

Bei einer stummen Niere und palpablem Tumor und Fieber kann auch gelegentlich einmal eine xanthogranulomatöse Pyelonephritis gefunden werden.

Differentialdiagnostisch abzugrenzen vom Wilms-Tumor wie auch vom Neuroblastom sind geburtstraumatische Nebennierenblutungen. Sie treten unmittelbar in der Neugeborenenphase in Erscheinung als verdrängender Tumor am oberen Pol der Niere und bei Doppelseitigkeit evtl. durch entsprechende Ausfallserscheinungen.

Das retroperitoneale Lymphosarkom kann in die Niere einwachsen und dadurch einen Wilms-Tumor vortäuschen. Hier kann auch die Angiographie nicht immer die Situation klären.

7. Therapie

Die aussichtsreichste Behandlung des Wilms-Tumors ist die frühzeitige, radikale Tumornephrektomie mit regionärer Lymphadenektomie. Es gelten hier die gleichen Grundsätze wie in der Tumornephrektomie des Erwachsenen, d. h., es sind möglichst als erstes die Gefäße zu präparieren und zu unterbinden, um eine Tumorthrombenaussaat zu verhindern. Weitere therapeutische Maßnahmen werden individuell gehandhabt. Wir richten uns nach dem Therapieplan der Arbeitsgemeinschaft für Onkologie und Leukämie bei Kindern aus dem Jahre 1970. Sie beinhaltet die Operation, die Bestrahlung und die zytostatische Behandlung.

a) *Wilms-Tumoren mit nicht nachgewiesenen Metastasen*

Steht die Diagnose fest, bzw. besteht der dringende Verdacht auf einen Wilms-Tumor, so ist die Operation so schnell, früh und radikal wie möglich durchzuführen. Am Vortag wird die zytostatische Behandlung mit dem Mittel der Wahl Actinomycin D in einer Dosierung von 0,015 mg/kg Körpergewicht i. v. eingeleitet; sie wird über den Operationstag fortgesetzt und dauert 5 Tage. Nach der Wundheilung wird mit der Telekobaltbestrahlung begonnen und eine Herddosis von 3000 rad verabreicht. Im ersten Jahr nach der Operation wird die zytostatische Therapie in Abständen von 2 Monaten durchgeführt; im 2. Jahr in Abständen von 3 Monaten. Diese Behandlung erfolgt jeweils stationär. Danach werden lediglich Kontrolluntersuchungen durchgeführt.

Die alleinige radikale Tumornephrektomie wird in jüngster Zeit von Royer u. Mitarb. (1973) bei Neugeborenen vorgeschlagen. Wir beobachteten bei dieser Therapie bei einem Säugling noch während des 1. Lebensjahres eine generalisierte Metastasierung.

b) *Wilms-Tumoren mit nachgewiesenen Metastasen*

Beim Wilms-Tumor mit nachgewiesenen Metastasen wird die Therapie nach dem oben angegebenen Schema eingeleitet. Zusätzlich wird eine polyzytostatische Behandlung mit Endoxan und Vincristin durchgeführt.

Nach der ersten Actinomycin-Behandlung wird nach einer Woche über 6 Wochen im Wechsel 1mal wöchentlich Vincristin in einer Dosierung von 0,05 mg/kg Körpergewicht i. v. und Endoxan 1mal wöchentlich in einer Dosierung von 15 mg/kg Körpergewicht i. v. gegeben. Diese Therapie wird im Wechsel mit den Actinomycin-D-Kuren über ein Jahr durchgeführt. Im 2. Jahr wird in 3-Monatsabständen die Actinomycin-D-Therapie fortgesetzt.

Endoxan (alkylierende Substanz) hat die typischen bekannten Nebenwirkungen der Zytostatika. Weniger bekannt sind die Einwirkungen auf die Gonaden. Die Hoden sind anfälliger als die Ovarien. Es kommt zu einer Schädigung des Keimgewebes (Miller, 1971), die abhängig zu sein scheint von Dosis und Behandlungsdauer. (Fairley et al., 1972, Kumar et al. 1972, Cameron et al., 1972, Uldall et al., 1972).

Die endokrine Hodenfunktion bleibt unbeeinträchtigt. Eine Harnsäure-Nephropathie ist beschrieben (De Groot et al., 1974). Es wird auch über chromosomale Veränderungen berichtet.

Die Effektivität dieser Therapie ist noch offen; es liegen noch keine endgültigen Berichte vor. Es besteht jedoch der Eindruck, daß die Überlebensrate gerade der Kinder mit Metastasen unter dieser Therapie besser wird. Es muß immer wieder mit Spätmetastasen gerechnet werden. Besonders gravierend können Infektionskrankheiten während der zytostatischen Therapie verlaufen. So verloren wir ein Kind an einer Masernpneumonie. Vor Beginn der Therapie nachgewiesene Metastasen waren autoptisch nicht mehr vorhanden.

8. Behandlung der Metastasen

Die Behandlung der Metastasen des Wilms-Tumors richtet sich im Prinzip nach dem oben angegebenen Schema. Isolierte Lungenmetastasen werden nach Möglichkeit operativ entfernt.

Anschließend erfolgt eine zytostatische Behandlung über 2 Jahre. Danach sollen lediglich nur noch Kontrolluntersuchungen durchgeführt werden.

9. Prognose

Die Prognose ist auch heute noch von 2 Faktoren abhängig, vom Alter des Kindes bei der Diagnosestellung und vom Stadium der Geschwulstausbreitung. Nach Coerdt (1969) und Hermes (1968) lag bis 1940 die Überlebensrate bei 10 bis 15%. Sie ist bis heute auf etwa 50% im Mittel gestiegen. Differenziert man die Erfolgsquote nach dem Alter, so werden bis zu 90% Überlebensraten bei Kindern unter 2 Jahren angegeben, während sie mit zunehmendem Alter immer schlechter werden. Gleiches gilt für fortgeschrittene und metastasierende Tumoren. Doch auch hier konnte durch allgemeine Verbesserung der Therapie, zusätzliche Strahlen- und zytostatische Behandlung, die Überlebensrate von 1956 bis jetzt erheblich verbessert werden. Starben 1956 fast alle Kinder mit Metastasen, überleben heute etwa 40% die 5-Jahres-Grenze.

Literatur

Birch-Hirschfeld, F. V.: Beitr. path. Anat. **24**, 343 (1898). — Cameron, J. S., Ogg, C. S.: Lancet, 1174—1175 (1972). — Cohnheim, J.: Virchows Arch. path. Anat. **65**, 64 (1875). — Eberth, C. J.: Virchows Arch. path. Anat. **55**, 518 (1872). — Fairley, K. F., Barrie, J. U., Johnson, W.: Lancet, 568—569 (1972). — Fairley, K. F.: Lancet, 1064—1065 (1972). — Gairdner, E.: Edinb. med. surg. J. **29**, 312 (1828). — Glenn, J. F., Rahme, R. C.: J. Urol. (Baltimore) **85**, 911 (1961). — Groot, G. W. de: J. Pediat. **84**, 123—125 (1974). — Hermes, F.: Wilms-Tumor. Diss. Erlangen, 1968. — Israel, J.: Langenbecks Arch. klin. Chir. **47**, 302 (1894). — Jereb, B., Ähström, L., Ericson, N. O.: Z. Kinderchir. Supp. **6**, 165 (1969). — Jessop: Lancet I, 889 (1877). — Kumar,

R., Biggart, J. D., McEvoy, J., McGeown, M. G.: Lancet, 1212—1214 (1972). — Miller, R. W.,
Fraumeni, J. F., Maning, M. E.: New Engl. J. Med. **270**, 922 (1964). — Miller, D. G.: Jama
217, 1662—1665 (1971). — Pollock, W. F., Hastings, N., Snyder, W. H.: Surgery **48**, 606 (1960). —
Penso, J.: J. Pediat. **84**, 831—836 (1974). — Rance, T. F.: Med. a. Phys. I, **32**, 14 (1814). —
Rehbein, F., Willich, E., Eckler, E., Boschmann, O., Nahnsen, L., Wilkening, K.: Z. Kinderchir.
Supp. **6**, 207 (1969). — Riches, E. W.: Tumors of kidney and ureter. Handbuch der Urologie,
Bd. XI/1, Berlin–Heidelberg–New York: Springer, 1967. — Royer, P., Habib, R., Mathieu, H.,
Broyer, M.: Nephrologie pediatrique. Paris: Flammorian Medicine-sciences, 1973. — Sachse, M.:
Wilms-Tumoren, Diagnostik und Therapie. Diss. Homburg/Saar, 1972. — Small, P., Anderson,
E., Atwill, W. H.: J. Urol. (Baltimore) **100**, 8 (1968). — Sigel, A.: Lehrbuch für Kinderurologie,
Stuttgart: Thieme, 1971. — Strom, R.: Wilms-tumor family. Acta paediat. (Uppsala) **46**, 601
(1957). — Sutow, W. W.: Pediatrics **45**, 800 (1970). — Truckenbrodt, H.: Tumoren der Nieren.
Handbuch d. Kinderheilkunde, Berlin–Heidelberg–New York: Springer, 1972. — Uldall, P. R.,
Kerr, D. N. S., Tacchi, D.: Lancet, 693—694 (1972). — Wilms, M.: Die Mischgeschwülste der
Nieren. Leipzig: Arthur Georgi, 1899. — Zollinger, H. U.: Spezielle pathologische Anatomie.
Berlin–Heidelberg–New York: Springer, 1966.

Prof. Dr. J. G. Moormann
Urolog. Abt. im Krankenhaus
der Barmherzigen Brüder
D-5500 Trier

K. Stockamp und P. Gutjahr: **Tumoren der Nieren und der oberen Harnwege
im Kindesalter**

Dieser Bericht befaßt sich mit eigenen Erfahrungen bei verschiedenen Tumoren der
oberen Harnwege im Kindesalter unter dem besonderen Aspekt der Mehrfachmiß-
bildungen und der hierdurch entstandenen besonderen diagnostischen und therapeutischen Problematik.

Nierenbecken- und Uretertumoren

Urotheltumoren der oberen Harnwege wurden im eigenen Kinderkrankengut nicht
gesehen. Bei dem einzigen beobachteten Uretertumor handelte es sich um ein *Fibro-
epitheliom* in einem Megaureter:

6jähriger Knabe, vor 2 Jahren erstmals Hämaturie. Im Urogramm ausgeprägter Megaureter
rechts, der anschließend operiert wurde (Boari-Plastik). In der Folge weiter Hämaturien, mit
5 Jahren Sectio alta wegen Blasenstein. Ein Jahr später nach erneuten Hämaturien röntgenologisch erbsgroßer Tumor im oberen Drittel des Megaureters, der retrospektiv bereits im ersten
Urogramm nachweisbar war. Freilegung und nach der Schnellschnittdiagnose eines Fibroepi-
thelioms Ureterteilresektion. Das Kind ist seit 2 Jahren unauffällig.

Über die organerhaltende Therapie bei diesen benignen Tumoren mesodermaler Her-
kunft bestehen keine Kontroversen.

Bei dem ebenfalls einzigen beobachteten kindlichen Nierenbeckentumor handelte es
sich um ein *Sarkom:*

7jähriges Mädchen, seit 14 Tagen Hämaturie. Im Urogramm großer Füllungsdefekt des
rechten Nierenbeckens. Unter der Diagnose Nierenbeckenpapillom Nephroureterektomie. Die
Histologie ergab überraschenderweise ein nicht näher differenzierbares Sarkom. Verlauf seit
2 Jahren unauffällig und ohne Anhalt für Metastasierung.

Die Prognose der renalen Sarkome ist ungeachtet der Therapieform mit einer Letalität
von über 90% schlecht. Der bisher günstige Verlauf in unserem Falle dürfte durch die
ungewöhnliche Lokalisation des Sarkoms mit früh auftretender Hämaturie und dadurch
rechtzeitiger Diagnose bedingt sein.

Renales Hamartom

Angiomyolipome, besonders mit beidseitigem Auftreten, finden sich im Kindesalter bevorzugt bei der *tuberösen Sklerose:*

6jähriges Mädchen mit M. Bourneville-Pringle. Im Urogramm zu diesem Zeitpunkt in beiden Nieren diskrete Hinweise für Raumforderungen. Im Alter von 16 Jahren Auftreten septischer Temperaturen bei Harnwegsinfekt. Im Urogramm jetzt beidseits exzessive Vergrößerung der Tumoren, links bis zum Beckenkamm reichend, und Stauung des Nierenhohlsystems. Notfalls-mäßig Nephrektomie rechts wegen septischer Pyelonephritis. Kurz darauf Exitus infolge cerebra-ler Komplikation.

Eine Indikation zur operativen Behandlung dieser multiplen, nahezu immer benignen Hamartome, liegt im allgemeinen nicht vor, da die Mehrzahl der Patienten als Folge der Grundkrankheit, die üblicherweise mit Debilität einhergeht, das 25. Lebensjahr nicht überleben. Notfallsmäßige Eingriffe können jedoch, außer wie in unserem Falle, durch akute Massenblutungen dieser Tumoren erforderlich werden.

Multizystische Nierendysplasie

Die multizystische Niere ist eine relativ häufige Mißbildung und findet sich oft mit anderen urologischen und nichturologischen Anomalien kombiniert [5]. Einer unserer Fälle zeigt die differentialdiagnostische Bedeutung:

4 Wochen altes Mädchen mit tastbarem Oberbauchtumor links. Urographisch Verdrängung der linken Niere nach caudal, tomographisch zystische Strukturen oberhalb der Niere, die mit der Ultraschalluntersuchung bestätigt werden. Außerdem auf Ureterocele verdächtige Aussparung am Blasenboden. Bei der Operation multizystische Nierendysplasie im linken, zur Ureterocele zugehörigen oberen Doppelnierenanteil. Daraufhin Heminephroureterektomie und Ureterocelen-resektion.

Die Differentialdiagnose zu anderen Tumorformen ist hier von besonderer Bedeu-tung, wenn eine Vorbestrahlung erwogen wird, da häufig eine Minderwertigkeit der anderen Niere vorliegt. Interessant ist die multizystische Niere noch aus einem anderen Gesichtspunkt: Parkkulainen [4] fand mehrfach histologisch ein nephroblastomähnliches Stroma, und es wurde zumindest ein Fall einer malignen Entartung im Erwachsenenalter bekannt [2].

Nephroblastom

Die Frage, ob der Wilms-Tumor eine Mißbildung des Mesonephros ist und daher mit anderen Malformationen aus der gleichen embryonalen Periode kombiniert sein kann, ist noch nicht entschieden [1,3]. Nephroblastome wurden mehrfach bei multilokulären Zysten gefunden [6]. Wir selbst sahen einen Fall eines Wilms-Tumors in einer Niere und einer später operativ verifizierten großen intrarenalen Zyste der Gegenseite, wobei die präoperative Fehldiagnose eines bilateralen Wilms-Tumors leider zu einer Vorbestrahlung dieser Niere geführt hatte.

Neben der bekannten Kombination von Wilms-Tumor und Aniridie, die wir einmal sahen, findet sich auch ein gehäuftes Auftreten [7] im Rahmen eines EMG-Syndroms (Trias: Exomphalus, Makroglossie und Gigantismus):

3 Monate alter Knabe mit EMG-Syndrom, im Urogramm als zusätzliche urologische Miß-bildung große Ureterocele bei Doppelniere rechts mit stummem oberen Anteil. Daraufhin Heminephroureterektomie und Ureterocelenresektion rechts. Retrospektiv bereits damals im Tomogramm ein tumorsuspekter Befund am linken oberen Nierenpol. Ein Jahr später klein-kindskopfgroßer Wilms-Tumor links, der in Anbetracht der insuffizienten Nierenleistung rechts nur unter Nierenteilresektion entfernt werden konnte. Ein Jahr später Tod nach Lungen-metastasierung.

Komplikationen der aggressiven Tumortherapie

Die konsequente Kombinationstherapie des Wilms-Tumors — Radikaloperation mit Lymphadenektomie, Vor- und Nachbestrahlung, Zytostatika — hat auch im eigenen

Material zu einer wesentlich verbesserten Überlebenschance geführt. Während vor 1967 von den auffindbaren Fällen nur 25% überlebten, ergab sich nach Einführung dieses Behandlungskonzeptes eine Überlebensrate von bisher 75%:

Von 24 Patienten mit Wilms-Tumor (1967 bis 1974)

metastasenfrei am Leben		18
über 2 Jahre postoperativ	15	
¾ bis 2 Jahre postoperativ	3	
verstorben (innerhalb 2 Jahre postoperativ)		6
postoperativ	2	
generalisierte Metastasierung	2	
radiogene Lungenfibrose	2	

Von Bedeutung erscheint die Analyse der Todesursache bei den verstorbenen Patienten, denn nur 3 Kinder erlagen unmittelbar den Tumorfolgen (hierunter fällt ein Kind mit Exitus 2 Tage nach Probelaparotomie, das einen inoperablen Tumor mit generalisierter Peritonealmetastasierung hatte).

Von den übrigen Fällen verstarb ein Kind nach Lungenmetastasenoperation bei gleichzeitiger massiver Zytostatikatherapie an einer Fibrinolyseblutung. Zwei Kinder mit bilateralen Lungenmetastasen verstarben nach kombinierter Bestrahlung und Aktinomycin-D-Therapie 7 und 12 Monate später infolge Lungenfibrose. Die Sektion des einen Kindes ergab keine nachweisbaren Metastasen mehr.

Bei unserem insgesamt berechtigten Optimismus hinsichtlich der modernen aggressiven Tumortherapie sollten solche unglücklichen Fälle nicht unerwähnt bleiben.

Literatur

1. Berry, C. L., Keeling, J., Hilton, C.: Arch. Dis. Childh. **45**, 229 (1970). — 2. Gütter, W., Hermanek, P.: Urol. int. (Basel) **4**, 164 (1957). — 3. Jagasia, K. H., Thurman, W. G.: Pediatrics **35**, 338 (1965). — 4. Parkkulainen, K. V., Hjelt, L., Sivola, K.: Acta chir. scand., Suppl. 244 (1959). — 5. Stockamp, K., Wulff, H. D., Skoluda, D., Greinacher, K., Schäfer, R.: Dtsch. med. Wschr. **99**, 734 (1974). — 6. Uson, A. C., Melicow, M. M.: J. Urol. (Baltimore) **89**, 341 (1963). — 7. Wiedemann, H.-R.: Pädiat. Fortbild. Prax. **11**, 95 (1972).

Prof. Dr. K. Stockamp
Urolog. Univ.-Klinik
D-6500 Mainz 1
Langenbeckstraße 1

H. SINGER und H. REETZ: **Zur Behandlung fortgeschrittener Nephroblastome des Kindes**

Schon vor der Einführung der Bestrahlung und der Cytostatica war es möglich, ein Kind mit einem Wilmstumor allein durch die Operation zu heilen. Fortgeschrittene Fälle, d. h. solche vom Typ III oder IV hatten keine Chance. Gerade diese eignen sich daher dafür, die Brauchbarkeit therapeutischer Methoden zu demonstrieren (Tab. 1).

Es hat sich als zweckmäßig erwiesen, die Behandlung nach einem bestimmten Plan durchzuführen (Tab. 2). Sobald die Diagnose gesichert ist, beginnen wir mit einer 5-Tage-Kur mit Actinomycin. Am 2. bis 3. Tag erfolgt die operative Entfernung des Tumors von einem großen Oberbauchquerschnitt aus, wobei wir auf die radikale Entfernung auch allen angrenzenden verdächtigen Gewebes ebenso großen Wert legen wie auf eine behutsame Technik. Es ist ein fatales Ereignis, wenn der Tumor unter der Operation einreißt, was meistens dem Operateur zur Last gelegt werden muß. Die Feststellung „inoperabler

Tumor" ist präoperativ fast immer falsch, eine präoperative Bestrahlung schon allein
aus diesem Grunde nicht sinnvoll. Ob ein Wilmstumor operabel ist, hängt gewöhnlich
eher von der Qualität des Operateurs als von den lokalen Bedingungen ab. Nach Abschluß der Wundheilung wird eine Tumorbett-Bestrahlung angeschlossen. Für kleine
Säuglinge stellen die Chemotherapie und die Nachbestrahlung eine besonderes große
Belastung dar, die zu einer strengen Indikationsstellung zwingt. Bei Typ III und IV wird
man jedoch auf diese Maßnahmen nicht verzichten können, aber eine entsprechend
geringere Dosis verwenden.

Tabelle 1. Klinische Einteilung der Stadien

      I. Tumor auf die Niere begrenzt
     II. Tumor auf das Nierenlager begrenzt
         a) in die Kapsel eingedrungen
         b) in die Nierengefäße eingedrungen
         c) in die Hiluslymphknoten eingedrungen
    III. Tumor auf das Abdomen begrenzt
         a) in die umgebenden Organe eingedrungen
         b) intraabdominale Metastasen,
            Tumorruptur
         c) in die Vena cava eingedrungen,
            beiderseitige Tumoren
     IV. Extraabdominale Metastasen

Tabelle 2. Basis-Therapie

1. Actinomycin D, 5-Tage-Kur, Wiederholung alle 3 Monate 2 Jahre lang
2. Operation am 2. bis 3. Tag der Actinomycin-Kur
3. Bestrahlung nach Wundheilung

Wir haben den Eindruck gewonnen, daß die regelmäßigen und konsequenten Kontrollen, die wir für 2 Jahre allmonatlich, im 3. Jahr alle 2 Monate und im 4. und 5. Jahr
alle 3 Monate durchführen, von grundlegender Bedeutung sind, besonders bei fortgeschrittenen Fällen und solchen mit Sekundärmetastasen oder Recidiven. Das Abdomen
wird jeweils sorgfältig untersucht, anfangs sogar in Narkose, eine Rö.-Aufnahme der
Lungen angefertigt, neben den üblichen Untersuchungen von Blut und Urin. Der Einsatz
eines zweiten Cytostaticums erfolgt erst, wenn die Basistherapie keine genügende Wirkung gezeigt hat, bei Recidiven oder bei im Verlauf der Behandlung auftretenden Metastasen (Tab. 3).
Die vorläufigen Ergebnisse unserer Behandlung zeigt die Tab. 4. Von insgesamt
25 Fällen leben 16. 9 Kinder wurden nach unserem heutigen Maßstab weniger konsequent
behandelt und betreut, manche vorbestrahlt. Bei den letzten 16 Fällen kam der erwähnte

Tabelle 3. Bei Metastasen oder ungenügender Wirkung der Basistherapie

Vincristin und Actinomycin D einmal pro Woche für 6 Wochen,
danach Dauerbehandlung alle 14 Tage für 1 Jahr

Tabelle 4. Weitere Überwachung

Sorgfältige Untersuchung des Abdomens, Röntgenaufnahme des Thorax usw.
alle 4 Wochen 2 Jahre lang
alle 2 Monate im 3. Jahr
alle 3 Monate im 4. und 5. Jahr

Therapieplan konsequent zur Anwendung. Von diesen Kindern leben 14, und zwar 12
länger als 1 Jahr. Von 6 Kindern vom Tumortyp III und IV, also fortgeschrittenen Fällen,
leben 5. 1 Kind starb, es hatte zu Behandlungsbeginn bereits Metastasen im Oberkiefer
und in der Orbita.

Tabelle 5. Vorläufige Ergebnisse

Seit Juli 1965	25 Fälle:	16 am Leben	= 64%
nach Schema behandelt	16 Fälle:	14 am Leben	= 85%
	davon:	12 länger als 1 Jahr	
Fortgeschrittene Fälle Typ III und IV	6 Fälle:	5 am Leben	

Unser Behandlungsprogramm gründet sich auf die Kombination von Operation,
Chemotherapie und Radiotherapie für grundsätzlich 2 Jahre (Tab. 5). Wir sind davon
überzeugt, daß gerade fortgeschrittene Fälle vom Typ III und IV von der konsequenten
Anwendung des Schemas und regelmäßigen, in kurzen Abständen erfolgenden Kontrolluntersuchungen erheblich profitieren. Ein zweites Cytostaticum, hier Vincristin, wird nur
bei Metastasen und Recidiven eingesetzt. Ebenso wichtig wie die Anwendung der Mittel
scheint mir ein enger vertrauensvoller Kontakt mit den Eltern zu sein, der die regelmäßige und genügend lange Überwachung der Kinder sichert. Die Zahl der Fälle ist
gering, das vorläufige Ergebnis Anlaß genug, den eingeschlagenen Weg zunächst beizu-
behalten.

Prof. Dr. H. Singer
Kinderchir. Abt.,
Städt. Krankenhaus Schwabing
D-8000 München 40
Kölner Platz 1

E. HEIMING und K. MAHNE: **Erfahrungen über 10 Jahre Wilms-Tumor-Be-
handlung**

In der Kinderchirurgischen Klinik des Kinderkrankenhauses der Stadt Köln wurden
von 1963 bis 1974 64 Kinder mit Wilms-Tumoren behandelt (Abb. 1). Es handelte sich
um 27 Knaben und 37 Mädchen. Für den auffälligen Anstieg im Jahre 1969 haben wir
ebenso wie für das völlige Fehlen im Jahre 1972 verständlicherweise keine signifikanten
Hinweise finden können. Diagnostisch behandeln wir das Wilms-Tumor verdächtige
Kind als Notfall, also Behandlungsbeginn so rasch wie möglich. Lediglich intravenöses
Pyelogramm und Cavogramm gehen als Diagnostik voraus, ebenso allgemeine orien-
tierende Laboruntersuchungen. Das Cavogramm ließ leider oft schon den Tumoreinbruch in die Hohlvene erkennen. Das i.v.P. zeigte in einem Fall das Ausgehen des Tumors
von einer oberen Anlage einer Doppelniere präoperativ an. Die Therapie-Grundpfeiler
sind in Tab. 1 zu erkennen. Wir operieren immer ohne Vorbestrahlung und führen eine
solche nur bei Inoperabilität und nach Sicherung der Diagnose durch PE in folgender
Weise durch: 10 Tage 2000 rad, am 11. Tag Operation. Generell beginnen wir intraoperativ mit der cytostatischen Therapie der 1. Wahl: Actinomycin D in üblicher
Dosierung. Postoperativ dann 2 Bestrahlungsserien mit 8-wöchigem Intervall. Bei Metastasen zusätzlich aggressive Chemotherapie und operative Entfernung, z. B. isolierter
Lungenmetastasen. Intraoperative Palpation der kontralateralen Niere muß selbstverständlich sein. Postoperative Actinomycin D Kuren erfolgen 2-monatlich im 1. Jahr und
3-monatlich im 2. Jahr.

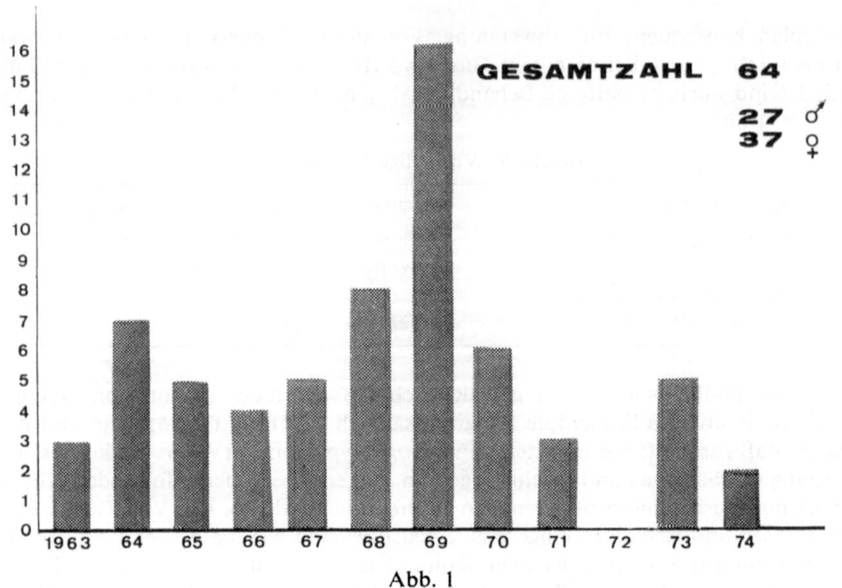

Tabelle 1. Therapie

1. Operation
2. Bestrahlung → 2 – 4000 rad in 2 Serien
3. Actinomycin D-Kuren (0,015 mg/kg/die × 5)
        1 Jahr   2 mtl.
        2. Jahr   3 mtl.

bei Inoperabilität: Vorbestrahlung
bei Metastasen: aggressive Chemotherapie

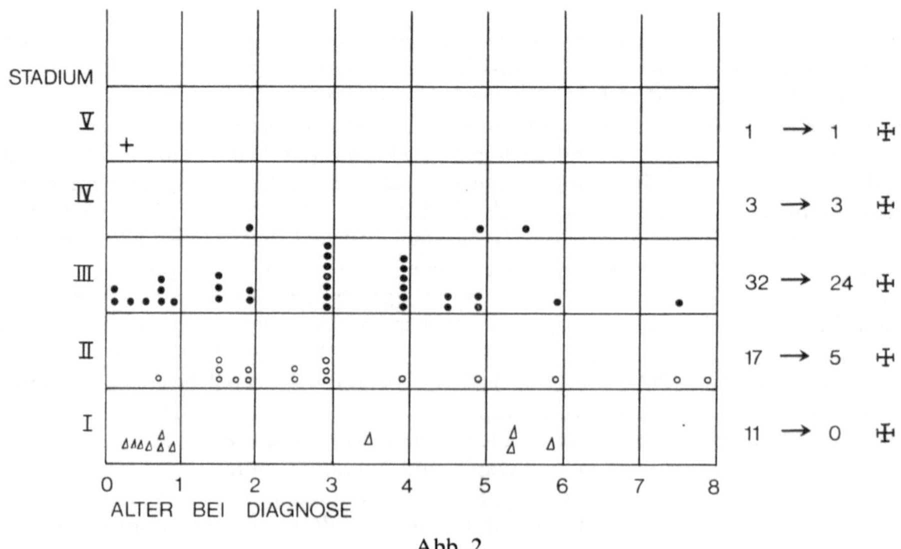

Abb. 2

Unter dieser Behandlung — wir gehören der „Arbeitsgemeinschaft Tumoren im Kindesalter" an — überlebten von 64 Kindern 31, es starben 33. Seit 1965 verwenden wir Actinomycin D, seit dieser Zeit fanden wir eine 10%ige Steigerung der Überlebenschancen.

Die Arbeitsgemeinschaft hat neuerdings in Anlehnung an die „National Wilms Tumor Study" der USA empfohlen, cytostatisch Vincristin zusätzlich zu verabfolgen und zwar in kürzeren Zeitabständen. Hiermit haben wir noch keine eigenen Erfahrungen sammeln können. Mit der policytostatischen Therapie bei ausgedehnter und frühzeitiger Metastasierung hatten wir bislang keine signifikanten Verbesserungen erreichen können. Unsere Ergebnisse mit ca. 50% Mortalität sind schlecht, wir sind aber der Meinung, daß die bekannte Stadien-Einteilung in Verbindung mit dem Zeitpunkt der Diagnose eindeutig belegt, daß nur die Frühdiagnose die Ergebnisse verbessern kann. Abb. 2 zeigt, daß die Mehrzahl unserer verstorbenen Patienten den Stadien III bis V zuzuordnen sind. Zwanglos ist auch abzulesen, daß die sogenannten Prozentzahlen der Mortalität — erkennt man unsere kleinen Zahlen als solche an — rapide, nämlich von 0 im Stadium I über ca. 25% im Stadium II auf 75% in Stadium III und 100% in Stadium IV und V ansteigt.

Die Zeiträume zwischen Diagnosestellung und angeblich ersten Symptomen waren in den meisten Fällen kürzer als 3 Monate, sehr häufig betrugen sie nur wenige Tage. Allgemein bestätigen können wir die günstigere Prognose des Säuglingsalters ebenso wie die Tatsache, daß Chemotherapie und Bestrahlung beim Neugeborenen fehl am Platze sind. Hier darf nur operiert werden. In diesem Zusammenhang können wir über auffallend wenig Nebenwirkungen der cytostatischen Therapie berichten, mit Ausnahme der Neugeborenen aus früheren Behandlungsjahren, die unter starker Immunsuppression mit allen Folgeerscheinungen litten.

Zusammenfassend möchten wir feststellen, daß noch so radikale Behandlung — auch wir führen sie durch wo notwendig — die Frühdiagnostik nicht ersetzen kann. Hier hat die Vorsorge-Untersuchung eine dankbare Aufgabe.

Offenbar als erfreuliche Folgeerscheinung sind in letzter Zeit in unserer Klinik überwiegend Fälle im Stadium I zur Behandlung gekommen; so konnten wir diese entsprechend den neuen Maßgaben lediglich mit der Operations-Therapie optimal behandeln. Es ist zu hoffen, daß dieser Weg dazu beiträgt, die Überlebenschancen beim Wilms-Tumor auf 100% ansteigen zu lassen.

Dr. E. Heiming und Dr. K. Mahne
Kinderchirurgische Klinik
des Kinderkrankenhauses
D-5000 Köln 60
Amsterdamer Straße 59

**Diskussion zu den Vorträgen Seite 201 bis 212
(Die Tumoren der Nieren und ableitenden Harnwege; Wilms-Tumoren)
Moderator: R. Nagel, Berlin**

Angemeldete Diskussion

R. J. Scholtmeijer, Amsterdam: Behandlung von Lungenmetastasen eines Wilms-Tumors mit Vincristin.

Am 28. November 1970 wurde bei einem 2jährigen Jungen eine linksseitige Nephrektomie wegen eines großen Wilms-Tumors mit einem Umfang von 12 × 6,5 × 6,5 cm vorgenommen. Es war kein Tumoreinbruch in die Blutgefäße, das Nierenbecken oder die Nierenkapsel zu beobachten. Die Hiluslymphknoten waren frei von Tumorgewebe, eine Biopsie aus der Crista des Beckens zeigte keine Metastasen. Ebenso war die Lunge frei.

Der Tumor gehörte nach der Klassifizierung der American Academy of Pediatrics zum Stadium 1 B und nach der Garcia-Klassifizierung zum Stadium 2.

Vom Tage des Eingriffes an wurden 5 Tage täglich 190 Mikrogramm Actinomycin D intravenös während 6 Stunden infundiert. Dies entspricht einer täglichen Dosis von 15 Mikrogramm/kg Körpergewicht. Sofort nach dem Eingriff erfolgte eine Nachbestrahlung mit Orthovolt-Therapie, und zwar 2800 rad Tumordosis in 4 Wochen, worauf eine 2. Kur mit Actinomycin D verordnet wurde.

Der Junge wurde 6 Wochen nach dem Eingriff aus der Klinik entlassen, monatlich kontrolliert, wobei jedesmal eine Thoraxaufnahme durchgeführt wurde, auf der anfänglich keine Metastasen nachzuweisen waren, die dann am 23. April 1971 sich in Form von 3 großen Schatten in der rechten Lunge zeigten. Die Aufnahmen des Schädels, der Wirbelsäule und des Beckens zeigten keine Metastasen. Unter Kontrolle des Blutbildes wurde am 1. Mai 1971 eine Behandlung mit Vincristin verordnet, wobei 1,2 mg Vincristin je qm Oberfläche einmal pro Woche intravenös verabreicht wurde und zwar für 12 Wochen.

Die Thoraxaufnahme vom 17. Mai 1971 zeigte eine deutliche Rückbildung der Lungenmetastasen, am 6. August 1971 wurden keine weiteren Lungenmetastasen vorgefunden. Der Junge reagierte auf die Vincristinbehandlung mit einer leichten Knochenmarkdepression, starkem Haarausfall und leichtem Prickeln in den Beinen mit vorübergehend herabgesetzten Reflexen. Es fanden sich keine gastro-intestinalen Erscheinungen.

Die regelmäßige Kontrolle des Thorax hat bis heute keine neue Metastasierung nachgewiesen und die Blutsenkungsgeschwindigkeit, die anfangs 20 mm in der ersten Stunde betrug, ist auf 6 mm zurückgegangen. Auf einem Ausscheidungsurogramm zeigt die rechte Niere normale Funktion, die Nierenfunktion ist mit einer Kreatinin-Clearance von 85 ml/min gut, und der Junge entwickelt sich ebenfalls gut. Der Haarausfall, die leichte Knochenmarkdepression und die leichten neurologischen Erscheinungen waren vorübergehender Natur und von kurzer Dauer. Die letzte Kontrolle fand kürzlich statt und, es wurden wiederum keine pathologischen Zeichen gefunden.

Dieser Patient zeigt eine gute Reaktion von Lungenmetastasen eines Wilms-Tumors bei der Behandlung mit Vincristin, wobei die Nebenwirkungen dieses Arzneimittels in Form einer leichten Knochenmarkdepression, leichter neurologischer Störungen und Haarausfall von kurzer Dauer und vorübergehender Natur waren.

R. Nagel, Berlin: Wir haben sicher über einige Punkte zu sprechen, die kontrovers sind, und zwar soll man vorbestrahlen oder soll man nicht vorbestrahlen? Ist Vincristin jetzt das bessere Zytostatikum und verdient es den Vorzug gegenüber dem Actinomycin D, wie lange ist die Therapiedauer, die sich sicherlich etwas verschieben wird durch die Zytostatica, so daß man also wahrscheinlich nicht mehr von der Collinsschen Regel wird ausgehen können. Dies sind vielleicht die Dinge, die wir diskutieren sollten, ebenso, wie dringlich die Operation eines Wilms-Tumors ist.

R. Hohenfellner, Mainz: Zur Frage der Vorbestrahlung möchte ich sagen, daß die Wilms-Tumoren überaus strahlenempfindlich sind. Unter der Bestrahlung sehen wir sehr oft, daß sich der auf die Gegenseite verlagerte Harnleiter wieder zurückverlegt. Die Frage, ob ein Wilms-Tumor primär operabel oder inoperabel ist, richtet sich sicher nach der Güte des Operateurs. Aber darüber hinaus glaube ich, daß die Vorbestrahlung eines strahlensensiblen Tumors, und das ist der Wilms-Tumor, denn es gibt ja Überlebensfälle in Einzelnieren, die nur bestrahlt wurden, von 10 bis 15 Jahren, günstig ist. Und dieser Möglichkeit sollte man sich bedienen. Die Skelettveränderungen nach der Bestrahlung sind zwar obligat, nur sind sie orthopädisch nicht relevant.

Wilschke, Wien: Auch ich möchte eine Lanze für die Vorbestrahlung brechen, die wir an der Klinik von Prof. Übelhör seit jeher bevorzugt haben. Seit etwa 4 Jahren haben wir auf Vorschlag unseres Strahlentherapeuten diese Einschlagbestrahlung geübt und glauben, damit einem Argument, nämlich dem des Zeitversäumnisses, entgegenzutreten. Wir haben die Bestrahlung so durchgeführt, daß wir an 2 Tagen je 1000 rad gaben und unmittelbar nach der 2. Bestrahlung operiert haben. Für diese massive Vorbestrahlung haben wir aber selbstverständlich eine präzise Diagnose gefordert und haben daher eine Angiographie durchgeführt. Um aber noch einmal auf die Zeit zurückzukommen, die vergeht zwischen Aufnahme des Kindes und Operation: Es läßt sich binnen 1 Tag die Angiographie organisieren, dann am 2. und 3. Tag die Bestrahlung durchführen und unmittelbar nach der Bestrahlung die Operation, so daß das Zeitversäumnis, glaube ich, gegen die Vorteile bei einem strahlenempfindlichen Tumor, worauf gerade Herr Hohenfellner hingewiesen hat, ruhig zu vernachlässigen ist.

R. Nagel, Berlin: Vielen Dank, Herr Wilschke. Ich habe noch eine Frage: Haben Sie eine Limitierung mit der Angiographie bezüglich des Lebensalters?

Wilschke, Wien: Unsere jüngsten Patienten waren $1^1/_4$ Jahre alt, die kleineren Kinder kommen doch primär in eine kinderchirurgische Klinik oder in eine pädiatrische Abteilung. Und bei diesen kleinen Kindern gelang die Angiographie. Und ich glaube, es ist genau wie bei der Operation, daß das Lebensalter für die Angiographie auch von der Qualität des Röntgenologen abhängt.

K. Stockamp, Mainz: Ich möchte noch einmal kurz auf die Angiographie eingehen. Dies ist auch der einzige Punkt, mit dem ich mit Herrn Moormann nicht ganz einverstanden bin; denn er stimmte Herrn Sigel dahingehend zu, daß die Angiographie nicht erforderlich ist, zumindest nicht in den meisten Fällen. Wenn wir heute beim kindlichen Wilms-Tumor ein operatives Konzept fordern, was Herr Moormann getan hat, das dem Hypernephrom entspricht, dann müssen wir auch eine entsprechende Vordiagnostik betreiben, zu der dann auch die Angiographie gehört. Ich glaube, daß bei der geringen Komplikationsrate, die die Angiographie nach dem 1. Lebensjahr in der Hand eines geschickten Radiologen hat, dies ruhig gefordert werden kann.

J. G. Moormann, Homburg: Ich bin nicht gegen die Angiographie, sondern halte sie nicht für notwendig; denn wenn das Urogramm pathologisch ist, wie es meist der Fall ist, dann kommen wir um eine Nierenfreilegung nicht herum. Wir müssen die Schnittführung so durchführen, als wenn es sich um einen Tumor handelt. Wir brauchen dann keine Arteriographie mehr, dies ist nur eine zusätzliche Belastung für das Kind. Wahrscheinlich wird die Mainzer Klinik auch die Erfahrung machen, daß fast nur noch Kinder im 1. und 2. Lebensjahr kommen. Wenn das nicht so sein sollte, ist die Vorsorge im Saarland sicher besser organisiert, und da sind die Radiologen noch sehr zurückhaltend mit der Angiographie. Gerade in jüngster Zeit ist in der französischen Literatur eine Arbeit erschienen über Angiographie bei Kindern, wonach es doch in einer Reihe von Fällen zu Gefäßveränderungen mit Wachstumsstörungen der entsprechenden Extremitäten gekommen ist. Ich bin nicht im Prinzip dagegen, aber ich bin auch nicht im Prinzip dafür und finde, man sollte doch kein Dogma daraus machen. Wenn es notwendig ist, wird die Angiographie durchgeführt, sie ist meist jedoch nicht notwendig.

R. Nagel, Berlin: Bis auf die Fälle, die eine multizystische Degeneration haben und dann vorbestrahlt werden, wenn man die Vorbestrahlung akzeptiert.

J. G. Moormann, Homburg: Wir bestrahlen aber nicht vor, wir fangen aber unmittelbar, selbst auch bei diesen Kindern, bei denen die Diagnose nicht eindeutig ist, mit der zytostatischen Therapie an, und wir haben uns von entsprechenden Fachleuten sagen lassen, daß die einmalige Verabreichung an einem Tag keine nachhaltigen Schäden setzt.

R. Hohenfellner, Mainz: Ich glaube, daß die Sonographie den Mittelweg in der Kontroverse Urographie und Angiographie bietet. Man kann tatsächlich mit der Sonographie eine ganze Menge auf diesem Gebiet erreichen. Zur Vorbestrahlung möchte ich noch einmal darauf hinweisen, daß nicht alle Neuroblastome typisch sind, Kalk haben und sich am oberen Pol befinden. Man sollte an das Neuroblastom denken; denn das anoperierte, nicht vorbestrahlte Neuroblastom kann zu einer fatalen schnellen Metastasierung führen, und wie sensibel Neuroblastome sind, das wissen Sie ja alle selbst. Man kann oft nachher am Präparat den Tumor selbst nicht mehr nachweisen.

P. Mellin, Essen: Soweit ich die Literatur übersehe, ist es meiner Ansicht nach verhältnismäßig gleichgültig, ob man vorbestrahlt oder nicht, die Resultate sind, wenn man sonst richtig behandelt, etwa gleich. Also vielleicht sollte man das auch einmal an größeren Statistiken prüfen. Aber einstweilen sieht es für meine Begriffe so aus, als ob es ziemlich gleichgültig ist, ob man bestrahlt oder nicht, wenn man nur radikal operiert, die Lymphknoten mit entfernt und wenn man vor allem zytostatisch nachbehandelt. Zur Differentialdiagnose des soliden oder zystischen oder hydronephrotischen Tumors möchte ich eine einfache Maßnahme nennen, die oft vergessen wird: Man kann mit der Diaphanoskopie sehr leicht klären, ob es sich um einen wassergefüllten Sack oder um einen soliden Tumor handelt.

R. Nagel, Berlin: Wenden wir uns vielleicht jetzt noch dem Zytostatikum zu: Zeichnet sich hier ein neuer Trend vom Actinomycin D zum Vincristin ab, oder sollte man beide einsetzen, wie ist die Meinung hierzu?

E. Heiming, Köln: Wir können dazu nur sagen, daß wir der Meinung sind, daß man nur durch ein genügend großes Kollektiv ausreichend Erfahrungen sammeln kann. Und wir haben uns deshalb entschlossen, uns der Tumorgemeinschaft und dem Rat der Tumorgemeinschaft anzuschließen und zusätzlich zum Actinomycin D jetzt auch Vincristin anzuwenden. Ergebnisse können aber erst in der Zukunft vorliegen. Bisher haben wir nur das Actinomycin D angewandt und dabei noch befriedigende Erfolge erzielt.

H. Singer, München: Zur gleichen Frage möchte ich feststellen, daß wir überhaupt nur bisher Actinomycin D angewandt haben und z. B. in einem Stadium 4 mit ausgedehnten Metastasen in beiden Lungen einen vollkommenen Rückgang innerhalb von 14 Tagen und auch ein Anhalten dieses Behandlungserfolges über inzwischen $2^{1}/_{4}$ Jahre beobachtet haben, so daß daraus die Konsequenz zu ziehen ist, daß die persönliche Einzelfalldarstellung hier oft eine große Rolle spielt, daß wir dieses Vincristin, das als Mittel der 2. Wahl gilt, wie es umgekehrt beim Neuroblastom das Mittel der 1. Wahl ist, daß wir dieses sozusagen beim Wilms-Tumor als Reserve behalten und dann ansetzen, wenn wir Metastasen oder Rezidive im Verlauf der weiteren Beobachtung sehen. Das hat sich uns bewährt, aber auch hier muß ich wieder sagen, daß die Zahlen natürlich sehr gering sind, um das endgültig festlegen zu können. Darf ich vielleicht noch etwas zur Dringlichkeit sagen. Ich glaube, daß Dringlichkeit „sofortiger Behandlungsbeginn" und nicht etwa gleich „dringliche Operation" heißt. Das könnte man eigentlich am gleichen Tag erreichen und zur Vorbestrahlung möchte ich noch feststellen, daß ich glaube, man sollte die Zytostatika doch etwas anders ansehen als die Bestrahlung. Das Zytostatikum hat eine Gesamtwirkung auf den Organismus und ich wage eigentlich nicht so ganz zu sagen, ob es sich um ein Stadium 1 oder Stadium 2 handelt. Der Übergang zum Stadium 3 mit möglichen kleinen noch nicht erfaßten Metastasen ist doch stets gegeben. Wenn wir dann nur eine Tumorbettvorbestrahlung durchführen, können uns diese Fälle entgehen. Ich glaube also, die Gesamtbehandlung der Tumorkrankheit spricht mehr für eine Vorbehandlung mit einem Zytostatikum.

R. Nagel, Berlin: Vielen Dank, Herr Singer. Zusammenfassend glaube ich, darf man sagen, daß die Erfahrung zumindest in Deutschland noch nicht so groß ist, daß wir abschließend sagen können, ob Vorbestrahlung, Operation, Nachbestrahlung und zytostatische Behandlung die Methode der Wahl ist oder ob man die Vorbestrahlung evtl. weglassen kann und durch eine Vorbehandlung mit Zytostatika ersetzen sollte. Sicher scheint mir jedenfalls zu sein, daß die zytostatische Behandlung entscheidend für die Prognose ist, wie auch Williams ausdrücklich im Handbuchbeitrag betonte, und ich glaube, der Hinweis darauf, daß sich jetzt diese alte Collinssche Regel, d. h. Lebensalter $+$ 9 Monate oder 3 Jahre Rezidivfreiheit durch die zytostatische Behandlung insofern verschoben hat, als man die Kinder unter der zytostatischen Behandlung längere Zeit als bisher beobachten muß, um feststellen zu können, ob eine „Heilung" vorliegt. Mit meinem Dank an alle Redner und Diskussionsredner darf ich die Sitzung schließen.

R. ACKERMANN: **Nachweis tumorassoziierter Antikörper gegen hypernephroide Nierencarcinome mittels Immunfluoreszenz**

Die Existenz tumorspezifischer Transplantationsantigene gilt für verschiedene menschliche Tumoren, so z. B. für das Burkitts Lymphom als gesichert.

Es wird vermutet, daß tumorspezifische Antigene auch bei Hypernephromen als Folge der malignen Transformation einer Zelle entstehen. Diese vom Organismus als fremd erkannten Antigene können zur Entwicklung humoraler wie auch cellulärer immunologischer Abwehrreaktionen führen. Über eine Antigenerkennung kommt es zum einen zur Proliferation von B-Lymphozyten mit spezifischer Antikörperbildung, zum anderen entstehen durch Proliferation und Transformation der T-Lymphozyten sogenannte Killer-Lymphozyten. Während die Killer-Zellen generell eine cytotoxische Wirkung gegen entsprechende Tumorzellen haben, können neben cytotoxischen auch blockierende Antikörper gebildet werden, die die Tumorzellen vor dem Zugriff der Killer-Zellen schützen. Im Gegensatz zu viral induzierten experimentellen Tumoren, die sich durch eine hohe Antigenität auszeichnen, lassen sich bis jetzt spezifische Antikörper gegen solide humane Tumoren wegen deren wahrscheinlich geringer Antigenität nicht eindeutig nachweisen. Vor allem konnte ihre Tumorspezifität nicht klar belegt werden.

Mit den vorliegenden Untersuchungen sollte nun geprüft werden:

1. Ob sich in Seren von Hypernephrom-Trägern Antikörper nachweisen lassen, die mit hypernephroiden Tumorantigenen reagieren.

2. Ob es sich hierbei um hypernephromspezifische Antikörper handelt.

3. Inwieweit Kreuzreaktivität mit Tumoren anderer Organsysteme existiert.

4. Inwieweit sich in Seren von Patienten mit histologisch differenten Malignomen Antikörper gegen Hypernephrom-Antigene finden.

Dazu wurde die von Coons und Kaplan entwickelte indirekte Immunfluoreszenz-Technik angewandt.

Bei dieser Methode dienen Gefrierschnitte von Tumorgewebe als antigenes Substrat. Patientenserum, das auf tumorspezifische Antikörper geprüft werden soll, wird mit diesen Schnitten inkubiert. Bei vorhandenen Antikörpern erfolgt eine Antigen-Antikörper-komplexbildung. Diese lichtmikroskopisch nicht sichtbaren Komplexe bilden mit FITC markiertem Anti-Human-Immunglobulin G fluoreszenzoptisch nachweisbare Aggregate an der Tumorzellmembran.

Insgesamt wurden Seren von 288 Tumorpatienten an folgenden Gewebsschnitten getestet (Tab. 1).

Tabelle 1. Verwendetes Tumorgewebe für indirekte Immunfluoreszenz

Hypernephrome	6
Adeno-Ca des Colons	2
Adeno-Ca der Prostata	1
Adeno-Ca des Ovars	1
Adeno-Ca der Mamma	1
Übergangsepithel Ca der Blase	1
Sarcoma uteri	1

In 13,5% dieser Seren fanden sich Antikörper, die eine Membranfluoreszenz mit Gefrierschnitten hypernephroider Nieren-Carcinome aufwiesen. Reaktionen zeigten diese Seren auch mit Gefrierschnitten eines Adeno-Carcinoms der Prostata und des Ovars, jedoch nicht mit Schnitten von normalem Nierengewebe und den oben erwähnten anderen Tumoren. Charakteristisch für die Membranfluoreszenz waren die unregelmäßige Anordnung und Dichte der Antigen-Antikörperkomplexe.

Von 27 getesteten Hypernephrom-Seren zeigten 8 (29,6%) das oben erwähnte Fluoreszenzmuster. Auffallend war jedoch, daß auch Seren von Trägern andersartiger Tumoren Antikörper enthielten, die mit hypernephroiden Nieren-Carcinomen kreuzreagierten,

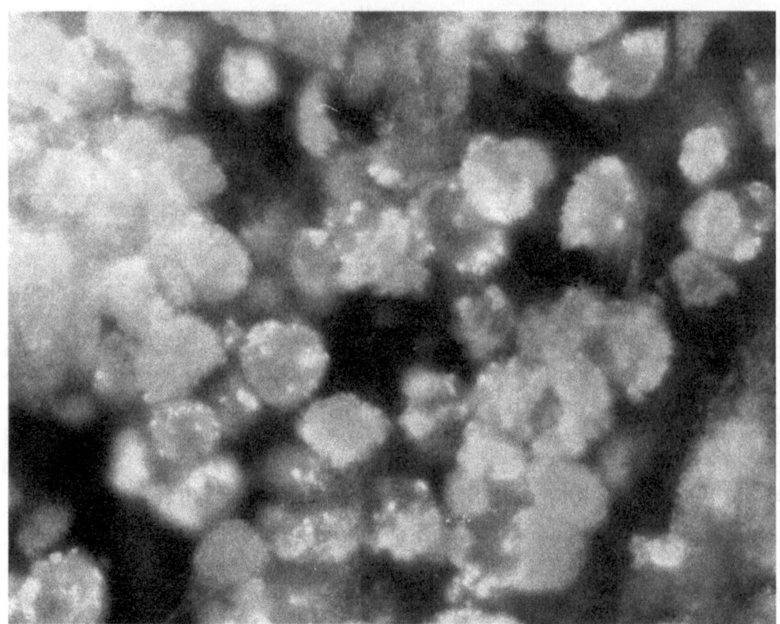

Abb. 1. Membranfluoreszenz eines Hypernephromschnittes nach Doppelincubation mit Serum reines Hypernephrom-Trägers und mit FITC markiertem Anti-Human IgG

dabei wiesen Patienten mit Haut-Tumoren im gleichen Prozentsatz (29%) Antikörper gegen Hypernephrome auf, wie Patienten mit Nierentumoren (29,6%).

Seren von Patienten mit Tumoren des Respirations-Traktes, mit gynäkologischen Tumoren und Malignomen des Lymphsystems sowie Sarkomen wiesen weniger häufig kreuzreagierende Antikörper auf. Bei Tumoren das Gastrointestinaltraktes fand sich jedoch kein Serum mit kreuzreagierenden Antikörpern.

Tabelle 2. Häufigkeit tumor-assoziierter Antikörper

Getestete Seren von		Anzahl	positive Membranfluor.	%
Tumorpatienten		288	39	13,5
	mit			
	Tumoren des Urogenitaltraktes	55	11	20,0
	Hypernephromen	27	8	29,6
	Hauttumoren	31	9	29,0
	Lymphoreticulären	55	9	16,4
I	Tumoren und Sarkomen			
	Gynäkologischen Tumoren	48	4	8,3
	Tumoren des Respirationstraktes	31	1	3,2
	Tumoren des Gastrointestinaltraktes	34	0	0,0
	Andere	34	5	14,7
	Gesunden	138	1	0,7
	Multipara	19	1	5,3
II	Rheumatoider Arthritis	21	1	4,8
	Chron. Glomerulonephritis	20	0	0,0
	Andere	19	1	5,3
	Gesamt	217	4	1,8

Die als Kontrolle mitgeführten 217 Seren gesunder Individuen, von Multipara und von Patienten mit nicht malignen Erkrankungen führten jedoch nur in 1,8% der Fälle zu einer Membranfluoreszenz.

Unter Verwendung von FITC markiertem Anti-Human-Immunglobulin G, M und A ließ sich nachweisen, daß die Tumor-Antikörper vorwiegend der IgG zum Teil auch der IgM-Klasse zuzuordnen waren. Bei serienmäßiger Verdünnung schwankte der Antikörper-Titer der positiven Seren zwischen 1/2 und 1/32.

Anti-HL-A-Antikörper konnten mittels konventioneller Lymphocytotoxizität ausgeschlossen werden. Eine Identität der nachgewiesenen Antikörper mit Antikörpern die gegen das carcinoembryonale Antigen von Colon-Tumoren gerichtet sind, besteht wahrscheinlich nicht, da nicht nur alle 39 positiven Seren mit Colon-Tumorschnitten negativ reagierten, sondern auch die 34 Seren von Patienten mit gastrointestinalen Tumoren keine Antikörperaktivität aufwiesen.

Auf Grund dieser Untersuchungen darf angenommen werden, daß nicht jede Tumorart ein ihr eigenes spezifisches Antigenmuster trägt. Vielmehr weisen die kreuzreagierenden Antikörper auf eine vorhandene, allerdings eingeschränkte Antigenidentität zwischen histologisch differenten Tumoren hin.

Die Frage, inwieweit es sich bei den mittels Immunfluoreszenz erfaßten Antikörpern um cytotoxische oder blockierende Antikörper handelt, ist Gegenstand weiterer Untersuchungen.

Es bleibt auch zu klären, welche Verbesserungen sich aus dem Nachweis tumorspezifischer Antikörper für Diagnose, Therapie und Verlaufskontrolle von hypernephroiden Tumorerkrankungen ergeben.

Dr. R. Ackermann
Urolog. Univ.-Klinik
D-8700 Würzburg
Luitpoldkrankenhaus

K. H. Bichler, W. Ax, S. Schottler und Ch. Tautz: **Zellvermittelte Immunreaktionen beim hypernephroiden Karzinom**

Antigene Strukturen an der Oberfläche von Tumorzellen lösen Immunreaktionen des Wirtsorganismus aus. Diese Immunabwehr wird primär durch immunkompetente Lymphozyten, sogenannte T-Zellen, vermittelt. Es erfolgt eine spezifische Erkennungsreaktion gegenüber Antigendeterminanden auf der Oberfläche der Tumorzellen. Die Lymphozyten erfahren dadurch eine spezifische Sensibilisierung.

Diesen Mechanismus der Lymphozytotoxizität zeigt die Abb. 1.

Um den Grad und die Art der Immunität gegen Tumoren zu ermitteln, sind in-vitro-Methoden entwickelt worden, mit deren Hilfe die immunologisch aktiven Lymphozyten bestimmt werden können [1,2,3]. Wir verwenden einen Lymphozytotoxizitätstest, bei dem die Zerstörung der Nierentumorzellen nach Kontakt mit spezifischen Immunlymphozyten gemessen wird. Dazu ist es erforderlich, Zellinien von hypernephroiden Karzinomen in Kultur zu etablieren. Mit Hilfe dieser Tumorzielzellen prüften wir in einem neuartigen Micro-Assay die zytotoxische Aktivität der Lymphozyten von Patienten mit hypernephroidem Karzinom in verschiedenen Stadien des Krankheitsverlaufes.

Die Abb. 2 gibt schematisch den von uns verwendeten Zytotoxizitätstest wieder.

Mit radioaktivem Chrom 51 markierte Tumorzellen werden in Zellkulturplatten („Single Culture Screening Tray", System Freienstein[1]) eingesät und zum Anwachsen gebracht, pro Näpfchen der Platte ca. 10000 Zellen. Im Verhältnis 50 bis 100 zu 1 werden aus peripherem Blut iso-

---

[1] Fa. Greiner, Nürtingen

218

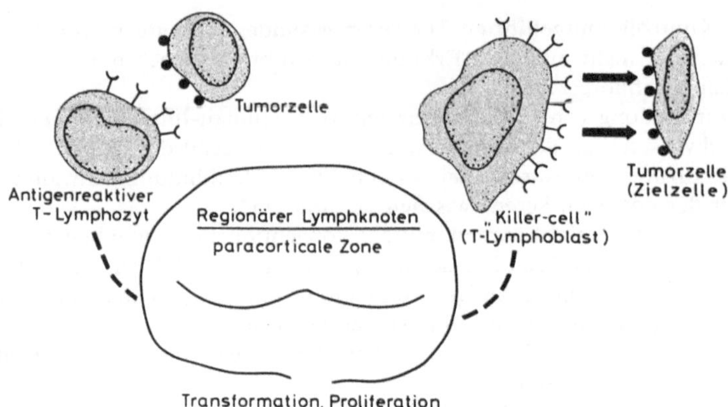

Abb. 1. Zellvermittelte Immunreaktion — Zytotoxizität

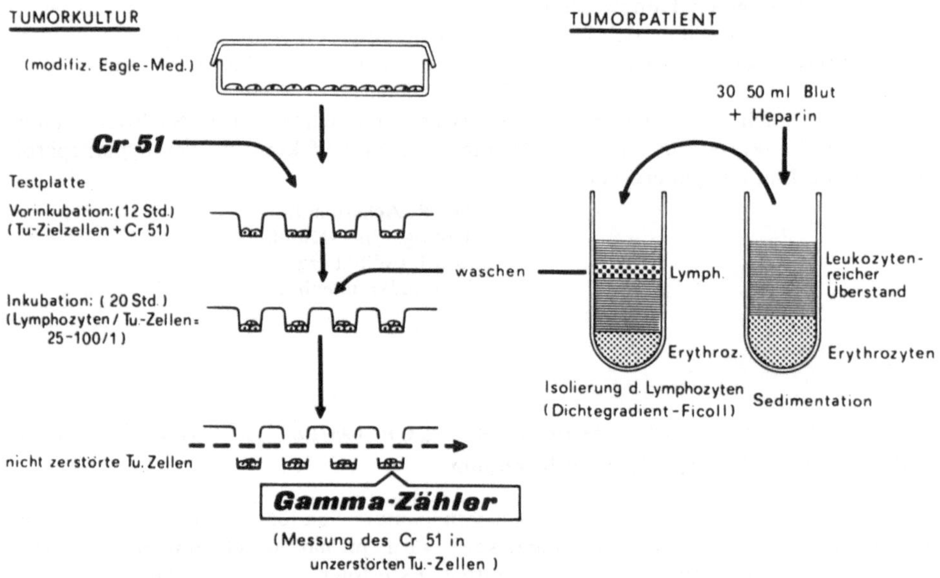

Abb. 2. Lymphozytotoxitäts-Test

lierte Lymphozyten des Probanden zu den Tumorzellen („Zielzellen") zugegeben. Nach Inkubation des Zellgemisches (20 Stunden, 37⁰) werden Überstand und in den Kulturplatten verbliebene Tumor-Zielzellen getrennt. Dies geschieht durch Absaugen der Kulturflüssigkeit und Abschneiden der Böden der Kulturnäpfchen. Nach Trocknung wird die in letzteren verbliebene Radioaktivität in einem Gamma-Zählgerät (Packard) gemessen.

Ein Maß für die zytotoxische Aktivität spezifisch sensibler Lymphozyten ist demnach das in den nach der Reaktion intakt gebliebenen Tumorzellen zurückgehaltene Chrom 51.

Untersucht wurden bisher Blut und Tumoren von 10 Patienten, davon 5 mit metastasierendem (Stadium III und IV) und 5 mit auf die Niere begrenztem hypernephroidem Karzinom (Stadium I und II).

Lymphozyten von Patienten mit lokalisierten Nierentumoren zeigten eine höhere Zytotoxizität (16,7%) als Lymphozyten von Patienten mit fortgeschrittenen Nierenkarzinomen (1,4%). Als Beispiel der Stadien I und II fanden wir bei einer 61 Jahre alten Patientin mit einem auf die Niere begrenzten hypernephroiden Karzinom eine hohe spezifische Zytotoxizität von 20 bzw. 29% gegenüber den normalen Kontrollpersonen.

In dem Nierentumor dieser Patientin konnten Lymphozyten mit starker zytotoxischer Aktivität nachgewiesen werden. Diese Reaktion fand sich schon wenige Stunden nach Inkulturnahme. Bei diesem angezüchteten Karzinom zerstörten die in das Tumorgewebe infiltrierten Lymphozyten, ohne vorhergehende Sensibilierung in-vitro die Tumorzellen. Der Tumor war wahrscheinlich aus diesem Grund nicht als Langzeitkultur zu etablieren. Nach Separierung zeigten diese gleichen Lymphozyten im Lymphozytotoxizitätstest gegen unsere Tumorzellinie (W.T.) eine starke Reaktion der Zellzerstörung.

In der Abb. 3 ist die Lymphozytotoxizität bei einer Patientin mit fortgeschrittenem hypernephroiden Karzinom dargestellt.

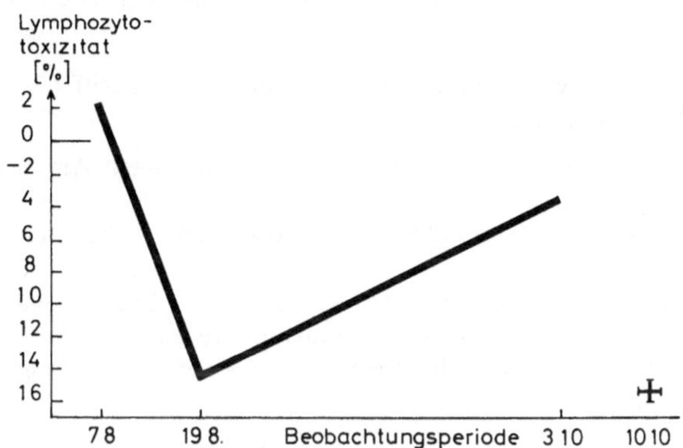

Abb. 3. Lymphozytotoxizität bei metast. hypernephr. Karzinom (H. E. 60 J. ♀)

Der Einfluß von Zytostatika und Strahlenbehandlung scheint uns mit Rücksicht auf die kleine Zahl der bisher untersuchten Tumorpatienten noch nicht ausreichend abschätzbar.

Die Ursache für die Abnahme der Lymphozytotoxizität in diesen Fällen kann in einem Mangel von Immunlymphozyten oder in dem Vorhandensein von lymphozytenblockierenden Faktoren, die die Antigen-Erkennung durch die Lymphozyten hemmen, liegen. Diese Zusammenhänge sind für das hypernephroide Karzinom interessant, da hier Beobachtungen [4] vorliegen, bei denen nach Entfernung des Nierentumors die Metastasen stationär blieben oder sich zurückgebildet haben. Nach Entfernung des Primärtumors und nicht zu ausgedehnter Metastasierung wäre mit einer Abnahme der blockierenden Antikörper oder Tumorantigene zu rechnen. Eine verstärkte zelluläre Immunreaktion würde sich dann gegen die Metastasen richten.

Der Zytotoxizitätstest ist in diesen Fällen von besonderem Interesse für den Operateur.

Literatur

1. Ax, W., Koren, H. S., Fischer, H.: Exp. Cell Res. **64**, 439 (1971). — 2. Ax, W., Tautz, Ch.: ^{51}Cr Micro Assay of Lymphocyte Cytotoxicity on Human Tumor Cells. 5. Arbeitstagung über Lymphocytenkulturen, Erlangen, 1974. — 3. Conference and Workshop on Cellular Immune Reactions to Human Tumor-Associated-Antigens, National Cancer Institute Monograph 37, June 1973. — 4. Mathias, D. B.: Brit. J. Urol. **43**, 65 (1971).

Prof. Dr. med. K. H. Bichler
Urologische Universitätsklinik
D-3550 Marburg (Lahn)
Robert-Koch-Straße 8

R. Hautmann, W. Sieben und W. Lutzeyer: **Enzymverteilungsmuster im Nieren- und Nierentumorgewebe**

Fermentuntersuchungen aus dem Urin haben bislang nur Liebhaberwert. Die Zahl der Gegner dieses Untersuchungsverfahrens ist groß, der praktische Wert wird gering eingeschätzt. Daran wird sich auch nichts ändern, solange es nicht gelingt, überzeugend darzulegen, daß

1. für die einzelnen Erkrankungen charakteristische Enzymveränderungen im Nierengewebe existieren und
2. die dann im Urin meßbaren Enzymaktivitäten mit Sicherheit aus der Niere stammen.

Zu den Grundlagen der Enzymdiagnostik gehört der Begriff des Enzymverteilungsmusters. Er beinhaltet dreierlei:

1. Die einzelnen Enzyme, die das Muster bilden, sind nach Art ihrer Wirkung qualitativ charakterisiert.
2. Die quantitativen Angaben betreffen die absoluten Größen der Enzymgehalte und ihre Relation zueinander.
Dabei erfolgt die Auftragung der Enzymaktivität am besten logarithmisch, was die vergleichende Analyse von Enzymaktivitätsmustern wesentlich erleichtert.
3. Die Topik: das Ortsmuster der Enzyme in Geweben und Organen, im zellulären und subzellulären Bereich.

Die Analyse von Enzymaktivitätsmustern stellt vor allem die quantitative Charakterisierung des Enzymmusters in den Vordergrund.
Sowohl Registrierung als auch Aussagewert eines Enzymaktivitätsmusters hängen entscheidend von den methodischen Gegebenheiten ab:
Unser Untersuchungsmaterial umfaßt Homogenate aus insgesamt 76 menschlichen Nieren; es wurde durch Nephrektomie, Heminephrektomie oder Polamputation gewonnen.
Zur Homogenatbereitung wurden jeweils 3 bis 5 kleine Gewebsscheibchen von 100 bis 300 mg Gewicht aus der Übergangszone der Niere ausgeschnitten. Die anliegenden Schnittränder der Gewebestückchen wurden histologisch untersucht, um sicher zu sein, daß

1. keine Entzündung vorliegt,
2. das Gewebestück exakt aus der Mittelzone und nicht aus Rinde oder Papille stammt.

Sofort nach der Entnahme wurden die Organproben einzeln in einem Lösungsmedium, bestehend aus Saccharose (85,5 g), 0,05 molarem Tris-aminomethan-Puffer (200 ml, pH 7,4), 0,372 g Complexon III und Aqua dest. (ad 1000) in einem gekühlten Virtis 60 Homogenisator (3 mal 15 sec bei 20 000 U/min.) verarbeitet. Das Homogenat wurde anschließend bei 4^0 30 min bei 18 000 g ultrazentrifugiert (Beckman/Spinco Ultrazentrifuge L 2, 65B).
Sofort danach erfolgte die Bestimmung der Enzymaktivität aus dem Homogenatüberstand ausschließlich unter Verwendung der Biochemica-Test-Combinationen der Firma Boehringer, Mannheim.
Hier sind dem Enzymverteilungsmuster einer gesunden Niere die Muster von 3 Nierentumoren und 2 entzündlich erkrankten Nieren gegenübergestellt. Die Auftragung der Enzymaktivität erfolgt dabei am besten logarithmisch, was die vergleichende Analyse solcher Enzymmuster wesentlich vereinfacht (Abb. 1).
Vergleicht man nun anhand dieser Muster z. B. die Aktivität der LDH, so läßt sich bei den einzelnen Erkrankungen kein verwertbarer Aktivitätsunterschied demonstrieren. Gleiches gilt für das LDH Isoenzym V und die MDH. Solchen Enzymen kann somit —

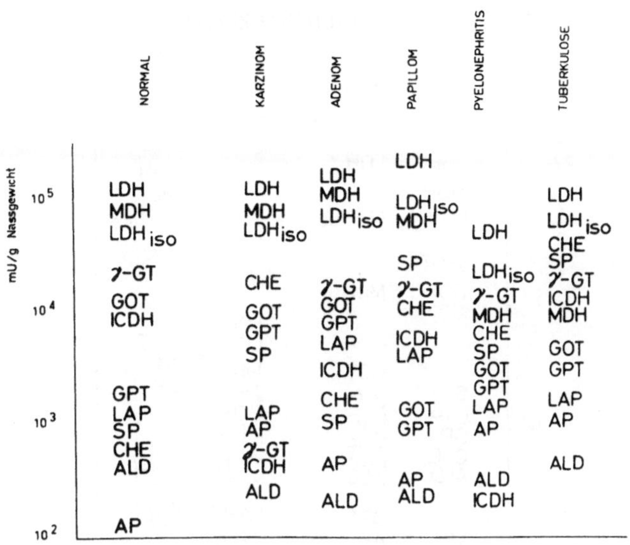

Abb. 1

weil sie bei den einzelnen Erkrankungen praktisch identische Aktivitäten aufweisen — kein diagnostischer Wert zugeordnet werden.

Ganz anders dagegen das Verhalten der γ-GT. Auch sie hat in den einzelnen Mustern eine weitgehend gleiche Aktivität, jedoch mit einer bemerkenswerten Ausnahme: im malignen Tumorgewebe — und nur da — ist ihre Aktivität um nahezu zwei Zehnerpotenzen vermindert.

VERHALTEN DER γ-GT

	GEWEBE	URIN	HÄUFIGKEIT
KARZINOM	↓ ↓	↓ ↓	26 / 26
ADENOM	—	—	3 / 3
PAPILLOM	—	—	4 / 4
GESUNDE NIERE	—	—	27 / 27
SPEZ./UNSPEZ. ENTZ.	—	—	16 / 16

Abb. 2

Dieses Verhalten der γ-GT hat diagnostischen Wert, da es alleine bei den 26 untersuchten Malignomen, nicht aber bei den gutartigen Nierentumoren, den entzündlich erkrankten Nieren oder in gesunden Nieren auftritt (Abb. 2).

Dies sind die Enzymmuster eines Patienten mit einem Adenokarzinom der Niere: Links sind die Gewebemuster, wobei das Muster aus dem Tumor selbst dem Muster aus den gesunden Abschnitten der Tumorniere gegenübergestellt ist. LDH, LDH iso oder auch ALD oder AP haben eine weitgehend identische Aktivität. Die γ-GT zeigt ihre auffallende, diagnostisch wertvolle Aktivitätsdifferenz zwischen gesundem und Tumorgewebe. Rechts sind die Enzymmuster aus dem Urin des Patienten, gewonnen durch seitengetrennte Harnabnahme, zu sehen: Weil ein Teil der Enzyme auf der Tumorseite eine, allerdings unspezifische Aktivitätszunahme zeigt, fällt der wichtige Aktivitätsverlust der γ-GT auf der Tumorseite noch mehr ins Auge (Abb. 3).

222

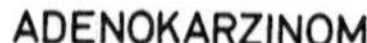

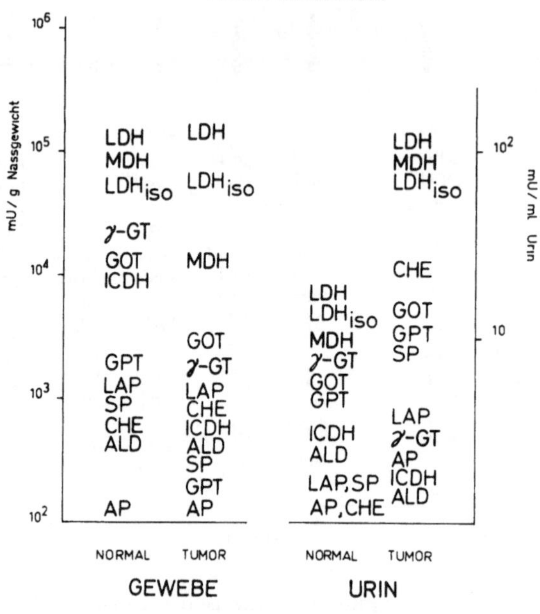

Abb. 3

Zusammenfassung

Fermentuntersuchungen aus dem Urin haben nur dann diagnostischen Wert, wenn es gelingt, Enzyme mit erkrankungstypischen Aktivitätsveränderungen zu finden. Ein solches Enzym ist die γ-GT, die ausschließlich bei malignen Nierentumoren sowohl im Gewebe als auch im Urin eine bemerkenswert geringe Aktivität aufweist.

Dr. R. Hautmann
Abt. Urologie der
Medizinischen Fakultät der RWTH
D-5100 Aachen
Goethestraße 27/29

F. J. MARX, P. CARL und W. SCHRAMM: **Intravasale Gerinnung beim Nierenkarzinom**

I. Einleitung

Störungen der Blutgerinnung bei malignen Tumoren beanspruchen zunehmend theoretisches und praktisch-klinisches Interesse. Hier sind vor allem die Rolle der Hämostase bei der Metastasierung und tumorbedingte Blutungs- und Thrombosezwischenfälle zu nennen [2,5].

Uns ging es darum, die Häufigkeit und Art der Gerinnungsstörung bei Kranken mit Nierenkarzinom zu analysieren, wobei wir unser Augenmerk vor allem auf Anzeichen einer intravasalen Gerinnung richteten.

II. Krankengut und Methodik

Zwischen Januar und August 1974 wurden bei 27 Kranken mit einem Adenokarzinom der Niere prä- und postoperativ an mehreren Tagen Gerinnungsuntersuchungen durchgeführt (Tab. 1), die sich in einer vorausgehenden Studie beim Prostatakarzinom als für die Fragestellung geeignet erwiesen hatte [4]. Von den Kranken waren 19 männlich und 8 weiblich. Das Durchschnittsalter betrug 61 Jahre.

Tabelle 1. Bei 27 Kranken mit Nierenkarzinom durchgeführte Gerinnungsuntersuchungen

1. Thrombozytenzahl
2. Thromboplastinzeit
3. Thrombinzeit
4. Partielle Thromboplastinzeit (PTT)
5. Hitzefällbares Fibrinogen
6. Äthanoltest (Godal) (Fibrinmonomer-Fibrinogen-Komplex)
7. Staphylokokken-Clumping-Test (Fibrinogen/Fibrin-Spaltprodukte)
8. Antithrombin III (immunologisch)
   (in Einzelfällen)

Für die Diagnose einer intravaskulären Gerinnung stellten wir Kriterien auf (Tab. 2). Die unter 1) aufgeführten relativ strengen Kriterien geben einen hohen Grad an Diagnosesicherheit, während nach Erfüllung der unter 2) angegebenen Parameter lediglich ein Verdacht geäußert werden kann. Unsere Kriterien sind als Erfahrungswerte zu verstehen und umfassen sowohl Indikatoren für eine Hyperkoagulabilität als auch für einen Verbrauch an Gerinnungsvalenzen und eine Aktivierung der Fibrinolyse.

Tabelle 2

1. Kriterien der chron. intravasalen Gerinnung

mindestens *drei:*

a) Thrombozyten	$\leq$ 100 000/mm³
b) Thrombozytenanstieg unter Heparin.	($\geq$ 50 000/mm/)
c) Part. Thromboplastinzeit	$\leq$ 35″
d) Thrombinzeitverlängerung	$\geq$ 50%
e) Fibrinogen	$\leq$ 150 mg%
f) Äthanoltest (Godal)	positiv
g) Staphylokokken-Clumping-Test	Titer $\geq$ 1 : 8

2. Kriterien für *dringenden Verdacht* auf das Vorliegen einer chron. intravasalen Gerinnung *ein* unter 1 d—g genanntes Kriterium *und* beide folgende Kriterien:

a) Thrombozyten	> 100 000
	$\leq$ 130 000
b) Part. Thromboplastinzeit	$\leq$ 40″

III. Ergebnisse

Die Analyse unseres Krankengutes (Tab. 3) ergab bei 4 von 27 Nierenkarzinompatienten schon präoperativ die typische Konstellation einer chronischen intravasalen Gerinnung, bei 3 Kranken bestand der Verdacht auf eine solche Störung. Postoperativ waren gleichartige Veränderungen bei 2, bzw. einem Kranken festzustellen. Eine isolierte präoperative Thrombozytose fand sich in einem, eine Thrombozytopenie in 2 Fällen. Hinweise für eine Hyperfibrinolyse ergaben sich präoperativ bei 3, postoperativ bei 4 Patienten. Bei allen Kranken blieben die Veränderungen ohne für eine hämorrhagische Diathese typische Blutungsmanifestation. Bei insgesamt 4 Fällen traten prä- oder postoperativ thromboembolische Komplikationen auf. In Tab. 4 ist eine Korrelation mit klinischen und pathologisch-anatomischen Daten versucht. Es zeigt sich eine klare Beziehung zwischen fortgeschrittenem Tumorwachstum und einer Verschiebung des Hämostasegleichgewichtes in Richtung intravasaler Gerinnung. Ein Zusammenhang mit dem Differenzierungsgrad des Tumors, Auftreten von Makrohämaturie und thromboembolischen Phänomenen besteht nicht.

224

Tabelle 3. Klinisch latente Hämostasestörungen bei 27 Kranken mit Nierenkarzinom

1. präop.	<	chron. intravasale Gerinnung	4	> 7
		V.a. chron. intravasale Gerinnung	3	
2. postop.	<	chron. intravasale Gerinnung	2	> 3
		V.a. chron. intravasale Gerinnung	1	
3. isolierte Thrombozytose (> 600 000/mm³)			1	
4. isolierte Thrombozytopenie (< 100 000/mm³)			2	

Tabelle 4. Korrelation chron. intravasaler Gerinnung mit klinischen und path.-anat. Daten bei 27 Kranken mit Nierenkarzinom

	Fälle mit (V.a.) chron. intravasaler Gerinnung (n = 10)		Fälle ohne Gerinnungsstörung (n = 17)	
Tumorgröße $\geq$ 10 cm $\varnothing$	7	(70%)	1	(6%)
Gefäßeinbruch	5	(50%)	3	(18%)
Metastasen	5	(50%)	2	(12%)
niedriger Diff.-Grad (histologisch)	4	(40%)	5	(29%)
Thromboembolie	2	(20%)	2	(12%)
Makrohämaturie	6	(60%)	8	(47%)

IV. Diskussion

Die Häufigkeit der präoperativen Gerinnungsveränderungen beim Nierenkarzinom bewegt sich mit etwa einem Viertel der untersuchten Kranken in der Größenordnung entsprechend der von uns nachgewiesenen Veränderungen beim Prostatakarzinom [4].

Bezüglich der *Pathogenese* erscheint vor allem die beim Nierenkarzinom häufig große Tumormasse und die wegen der starken Vaskularisierung gute Verfügbarkeit der Tumorthrombokinase von Bedeutung. Ein weiterer Faktor ist die in den charakteristischen sogenannten „Blutseen" auftretende Stase.

Die *praktisch-klinische Konsequenz* unserer Untersuchungen sehen wir darin, präoperativ durch Verabreichung von Heparin eine Normalisierung der Gerinnungsparameter herbeizuführen. Ein wichtiges Argument ist dabei die ohnehin bei jedem großen Eingriff auftretende Hyperkoagulabilität [1], die bei schon präexistenter karzinombedingter Störung in eine Verbrauchskoagulopathie übergehen kann. Wir haben bei allen Fällen, die präoperativ Gerinnungsveränderungen zeigten, Heparin appliziert und damit keine Blutungszwischenfälle gesehen, während wir im Jahre 1973, bevor wir systematische Untersuchungen anstellten, 2 Kranke an den Folgen einer Verbrauchskoagulopathie verloren. Wir werden in Zukunft auch die Kranken heparinisieren, die präoperativ keine Gerinnungsveränderungen aufweisen, da immerhin bei 3 dieser Fälle postoperativ, wenn auch z. T. diskrete Veränderungen auftraten.

Die *Heparintagesdosis* betrug meist 2- bis 3mal 5000 E, intra- und postoperativ erfolgte gewöhnlich keine Dosisänderung. Bei stärker ausgeprägten Störungen wurden bis zu 30 000 E verabreicht. Antifibrinolytika wurden auch bei nachgewiesener Hyperfibrinolyse nicht verwendet, eine Normalisierung erfolgte immer unter Heparin allein.

Tabelle 5. Prä-, intra- und postoperative Heparin-Indikationen beim Nierenkarzinom

1. Therapie klinisch manifester Verbrauchskoagulopathie
2. Blutungs- und Thromboseprophylaxe bei klinisch latenter chronischer intravasaler Gerinnung
3. Antimetastasierungseffekt bei intraoperativer Tumorzellaussaat (?)

In Tab. 5 sind die Heparinindikationen beim Nierenkarzinom zusammengefaßt. Der unter 3) aufgeführte Antimetastasierungseffekt bei intraoperativer Tumorzellaussaat [3] bezieht sich auf die experimentell gut belegte Rolle der Gerinnung beim Angehen im Blut zirkulierender Tumorzellen [2].

V. Schlußfolgerung

Da beim Nierenkarzinom Störungen im Sinne einer intravasalen Gerinnung relativ häufig sind, klinisch aber meist latent bleiben, sollten in das präoperative diagnostische Programm Gerinnungsanalysen aufgenommen werden. Eine routinemäßige Heparinisierung zur Blutungs- und Thromboseprophylaxe in den angegebenen Dosen erscheint sinnvoll und ungefährlich.

Literatur

1. Fischer, M., Gauss, P., Weissmann, A., Chowanetz, E.: Acta chir. Austr. **4,** 97—101 (1972). — 2. Gastpar, H.: Thrombos. Diathes. haemorrh. (Stuttg.), Suppl. **28,** 119—136 (1968). — 3. Jonasson, O., Long, L., Roberts, S., McGrew, E., McDonald, J. H.: J. Urol. (Baltimore) **85,** 1—12 (1961). — 4. Marx, F. J., Staehler, G., Faul, P., Schramm, W.: Gerinnungsstörungen beim Prostatakarzinom. Urologe A (im Druck). — 5. Marx, R.: Thrombos. Diathes. haemorrh. (Stuttg.), Suppl. **28,** 101—117 (1968).

Dr. F. J. Marx
Urolog. Univ.-Klinik
D-8000 München 2
Thalkirchner Straße 48

**Diskussion zu den Vorträgen Seite 216 bis 226
(Die Tumoren der Nieren und ableitenden Harnwege;
Experimentelle Untersuchungen)
Moderator: R. Nagel, Berlin**

R. Nagel, Berlin: Obgleich zwar keine Diskussion vorgesehen ist, haben wir dadurch, daß ein Vortrag vorgezogen wurde, noch einige Minuten Zeit, und ich möchte fragen, ob jemand das Wort zur Diskussion wünscht?

K. Bandhauer, St. Gallen: Ich möchte zuerst Herrn Ackermann und Herrn Bichler zu ihren ausgezeichneten Untersuchungen gratulieren. Es ist wahrscheinlich schon so, wie Herr Bichler das mit seinen zytotoxischen Tests gezeigt hat, daß wir mit den Röntgenstrahlen bzw. mit den ionisierenden Strahlen eine Schwächung der Abwehrkraft erreichen. Ich habe das selber einmal im Tierexperiment bereits vor vielen Jahren mit zytostatischen Substanzen versucht nachzuweisen und geglaubt, dies bei ihnen nachweisen zu können. Wir müssen aber doch sehr vorsichtig sein. Ich kann mich erinnern, daß ich damals auf dem Deutschen Krebskongreß über dieses Thema gesprochen habe und von den Zellbiologen und Immunologen außerordentlich stark angegriffen wurde. Wir müssen aus Schlüssen, die wir Kliniker aus solchen Untersuchungen ziehen, derzeit noch sehr vorsichtig sein. Es laufen jetzt große Untersuchungen über das Mamma-Karzinom, über Impfreaktionen, über immunologische Therapien beim Mamma-Karzinom, und ich glaube, wir müssen diese Untersuchungen abwarten, bevor wir irgendwelche Schlüsse aus 4 oder 10 Fällen ziehen können, weil dann wohlmöglich die Gefahr besteht, daß bei praktizierenden Urologen bis jetzt gut bewährte Therapieformen in Gefahr geraten.

K. H. Bichler, Marburg: Hierauf möchte ich sagen, daß ich dem zustimme. Ich glaube aber, daß ich das, was ich gesagt habe, vorsichtig formuliert habe. Wir sollten aber auch nicht einen Fehler machen, Herr Bandhauer, und die Augen verschließen. Es sind nicht nur unsere Untersuchungsergebnisse, die Amerikaner sind uns weit voraus, und da sieht es genauso aus. Das solitäre Nierenkarzinom hat eine wesentlich bessere zytotoxische Reaktion als das metastasierende, dies sind etwa Zahlen von 30 bis 50 Fällen. Zweifellos sind es insgesamt noch wenig Fälle, aber dies hier ist ja ein wissenschaftlicher Kongreß, auf dem wir uns auseinandersetzen wollen, und wir dürfen auch nicht die Augen davor verschließen, daß wir möglicherweise unsere Therapie einmal zu korrigieren haben, weil wir heute die Zytotoxine besser messen können als dies noch vor Jahren möglich war.

R. Nagel, Berlin: Vielen Dank, Herr Bichler. Ich möchte auch etwas Wasser in diesen Wein gießen, denn ich glaube, die ganzen Reaktionen sind, wie uns auch die Transplantationsimmunologie gezeigt hat, noch relativ unspezifisch und sehr schwer auseinander zu halten, z. B. in zelluläre, humorale Abwehrreaktion u. a. Ich glaube, wir müssen mit Schlußfolgerungen auf diesem Gebiet noch sehr vorsichtig sein.

R. Ackermann, Würzburg: Ich möchte vielleicht dazu sagen, daß das Kardinalproblem vor allem daran liegt, daß die Antigenität der menschlichen Tumoren einfach sehr gering ist im Gegensatz zu den experimentellen Tumoren und daß wir bisher leider mit allen verfügbaren Systemen nicht in der Lage sind, spezifische immunologische Reaktionen beim Menschen aufzudecken und eindeutig nachzuweisen. Ich glaube, das ist das Hauptproblem. Und so lange wir nicht ganz eindeutig in der Lage sind, das spezifische Antigen zu isolieren und damit hochspezifische zelluläre und humorale Reaktionen auszulösen, so lange kann es einfach nicht gelingen, dieses Problem zu lösen, d. h., daß wir bis zu diesem Zeitpunkt einfach abwarten müssen.

R. Nagel, Berlin: Vielen Dank, Herr Ackermann, für diese kritische Bemerkung, die ja bestätigte, was ich sagte, nämlich, daß wir zwei Unbekannten gegenüberstehen, von denen wir erst mindestens eine finden müssen, um der Lösung des Problemes näher zu kommen.

K. H. Bichler, Marburg: Ich wollte Herrn Ackermann fragen oder vielleicht auch dazu sagen, daß wir vor Jahren ebenfalls versucht haben, Tumorantigene bei Nieren darzustellen. Wir haben Präzipitate gefunden. Ich würde deshalb auch meinen, daß Sie direkt die Antigene angehen sollten; denn mit den unspezifischen Reaktionen kann man wenig anfangen. Es ist außerordentlich schwierig, wirklich kräftige Antiseren herzustellen, wie Sie wissen, und es ist uns auch mit den uns zur Verfügung stehenden Antiseren nicht gelungen, eine Immunofluoreszenz darzustellen, und genau dies ist das Problem. Sollte es gelingen, wird auch der Zytotox-Test besser werden. Herrn Marx, der ja das gleiche angesprochen hat, wollte ich fragen, ob er Fibrinogenspaltprodukte bestimmt hat? Amerikanische Gruppen haben das versucht. Wir haben gehäuft im Urin Fibrinogenspaltprodukte gefunden, und es würde mich interessieren, ob das bei Ihnen auch der Fall war?

F. J. Marx, München: Wir haben Fibrinogen-Abbauprodukte im Serum bestimmt und in der genannten Anzahl der Fälle eine Erhöhung festgestellt. Wir sind dabei, sie auch im Urin nachzuweisen, und konnten bereits in 2 Fällen Abbauprodukte nachweisen. Es ist ja bekannt, daß auch diese Reaktion sehr unspezifisch ist und von der Lupusnephritis bis zur Abstoßungsreaktion nachzuweisen ist, aber eben auch als Symptom der Verbrauchskoagulopathie bei Nierentumoren.

R. Nagel, Berlin: Es tut mir sehr leid, daß die Zeit so weit fortgeschritten ist, daß ich die Diskussion hiermit beenden muß.
Zusammenfassend möchte ich feststellen, daß die Vorträge und die Diskussion gezeigt haben, daß hier sicherlich gute Versuchsansätze sowohl bezüglich zytotoxischer Reaktionen im Serum bzw. in bezug auf intravasale Gerinnung und Fermentuntersuchungen im Blut und Urin vorhanden sind. Vorsichtig formuliert möchte ich feststellen, daß alle Untersuchungen wahrscheinlich noch relativ unspezifisch sind. Zweifellos scheint sich hier doch ein großes Feld für experimentelle Untersuchungen in unserem Fachgebiet aufzutun.
Damit schließe ich den ersten Teil der Vormittagssitzung und danke allen Vortragenden und Diskussionsrednern.

C. AKTUELLE INFORMATION:
URODYNAMIK

H. MELCHIOR: **Urodynamik**

Für die medizinische Betrachtungsweise bedeutete es einen großen Fortschritt, als aus der Organmorphologie in den 30er Jahren eine Arbeitsrichtung hervorging, die sich der Erforschung funktioneller Systeme widmete. v. Lichtenberg formulierte im urologischen Bereich die Systempathologie; Boeminghaus differenzierte dynamische von mechanischen Hindernissen und ebnete damit den Weg für eine Kausaltherapie von Harntransport- und Blasenentleerungsstörungen. Unter dem Namen Urodynamik konnte die funktionelle Betrachtungsweise zu einer neu konzipierten Denkrichtung heranreifen, welche Morphologie und Funktion als einander ergänzende Wege erscheinen läßt.

Ureterdynamik

Die Ureterdynamik beschreibt den peristaltischen Harntransport von der Niere zur Blase. Die Frage nach Ursprung, Steuerung und Beeinflußbarkeit wurde von Morphologen, Physiologen und Urologen immer wieder diskutiert. Erst mit Hilfe der Elektronen-

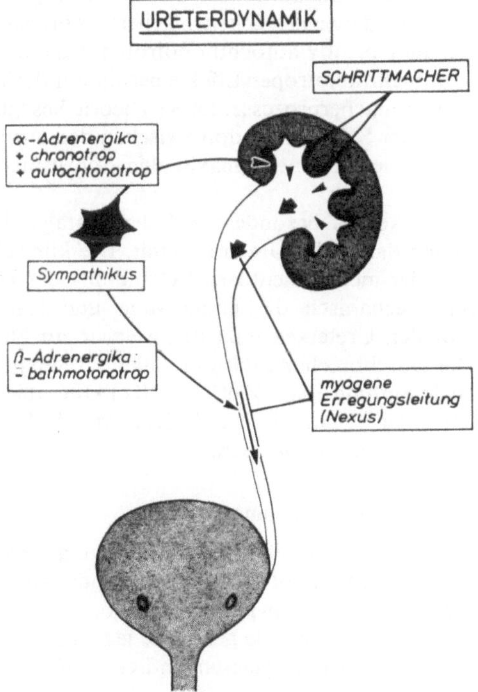

Abb. 1. Steuerung der Ureterperistaltik

mikroskopie war es möglich, die enge synzytiale Verflechtung der Muskelzellen untereinander sowie die Beziehungen zwischen Muskelzellen und Nervenfasern zu beobachten. Man nimmt heute an (Notley, Schulman), daß (Abb. 1)

1. die glatten Muskelzellen des Harnleiters über Zellappositionen („Nexus") miteinander in Verbindung stehen. Diese Nexus haben die Fähigkeit der interzellulären Erregungsleitung (Dewey u. Barr),

2. eine sehr begrenzte Anzahl glatter Muskelzellen direkt über motorische Endplatten innerviert werden. Die direkt innervierten Zellen sind elektrisch über Nexus an benachbarte Muskelzellen gekoppelt.

Golenhofen und Hannappel konnten in einer elektrophysiologischen Untersuchungsreihe zeigen, daß

1. die intermuskuläre Erregungsbildung durch Blockade der motorischen Endplatten mit Tetrodotoxin nicht beeinflußt werden kann,

2. durch Resektion des Nierenbeckenkelchsystems die Kontraktionsfrequenz des Harnleiters reduziert wird.

Aufgrund der elektronenmikroskopischen Beobachtungen und der elektrophysiologischen Befunde erscheint die Theorie einer myogenen Automatie der Erregungsbildung mit einem Schrittmacher im Bereich des Nierenbeckenkelchsystems und der myogenen Erregungsleitung über Nexus einleuchtend. Der Nachweis spezifischer Schrittmacherzellen in den bindegewebigen Septen, welche die Nierenkelche gegen das Nierenparenchym abgrenzen, ist Gosling und Dixon gelungen.

Die Anzahl neuromuskulärer Synapsen in der Harnleitermuskulatur ist relativ gering (Schulman), sie haben allein regulative Aufgaben. In Übereinstimmung mit anderen Arbeitsgruppen konnten wir beweisen, daß der Ureter funktionell in erster Linie über den Sympathikus versorgt wird. Nach Hannappel und Golenhofen regulieren Alpha-Adrenergika in erster Linie die Periodendauer des Schrittmachers: Adrenalin und Noradrenalin wirken positiv chronotrop und positiv autochthonotrop auf die Schrittmacherfunktion.

Die zelluläre Basis der autochthonotropen Effekte beruht auf der Theorie der „multiple coupled oscillators" für Schrittmacherprozesse. Diese Theorie besagt, daß Schrittmacherimpulse durch Verbesserung der Synchronisation zwischen den einzelnen Untereinheiten und Summation aller Elemente zu einem maximalen Schrittmacherimpuls verstärkt werden können.

Die Beta-Adrenergika wirken insbesondere auf den distalen Ureter negativ bathmothonotrop und reduzieren damit die Ureteraktivität. Die klinische Bedeutung dieser Innervationstheorie liegt in der medikamentösen Behandlung des Harnsteinleidens.

Uretersteine alterieren mechanisch die Ureterwand und lösen durch heterotope Erregungsbildung einen lokalen Ureterspasmus aus, welcher zur Steineinklemmung und damit zur Kolik führt. Die Durchbrechung dieses lokalen Ureterspasmus ist neben einer ausreichenden Schmerzbekämpfung das Ziel der Koliktherapie. Beta-Adrenergika, zentral angreifende Analgetika (Novalgin) und Sedativa (Valium) sowie myotrope Spasmolytika (Papaverin) wirken spasmolytisch.

Uro-Rheomanometrie

Weder die physiologischen Parameter von Erregungsbildung, Erregungsleitung, Tonus oder Kontraktilität der Uretermuskulatur noch die hydrodynamischen Parameter des Flüssigkeitsangebotes und des Strömungswiderstandes können bis heute direkt in situ erfaßt werden. Mit der Uro-Rheomanometrie gelingt es jedoch, wenigstens die Daten des intraureteralen Druckes und der Strömungsgeschwindigkeit im Ureter zu messen:

Ruhe- oder Basisdruck
Amplitude und Frequenz
Form und Breite der Kontraktionskomplexe
Strömungsgeschwindigkeit und Effektivität der einzelnen Kontraktionen.

Da jedoch diese Parameter von Flüssigkeitsangebot, Strömungswiderstand sowie dem Tonus der glatten Muskulatur abhängig sind, haben wir das Druckgeschwindigkeitsprodukt und den urodynamischen Quotienten definiert, um damit wenigstens ein semiquantitatives Maß für den Funktionszustand des Ureters zu haben.

Das Druckgeschwindigkeitsprodukt

$$P = \frac{{}_0\!\int^T v\,(t)\,dt\; {}_0\!\int^T p\,(t)\,dt}{T^2}$$

erhält die Dimension einer Leistung pro Flächeneinheit

$$[P] = \frac{kpm}{sm^2}.$$

Der urodynamische Quotient setzt Strömungsgeschwindigkeit und endoureteralen Druck in ein quantitatives Verhältnis zueinander:

$$Q = \frac{{}_0\!\int^T v\,(t)\,dt}{{}_0\!\int^T p\,(t)\,dt}.$$

Zusammen mit den klassischen Parametern der Ureterdynamik erlauben Druckgeschwindigkeitsprodukt und urodynamischer Quotient eine Aussage über die Ureterfunktion. Die Hauptbedeutung dieser Parameter liegt in der experimentellen Grundlagenforschung zur Ureterdynamik sowie in der Differentialdiagnose funktioneller Harntransportstörungen (Abb. 2).

	Diurese	Stauung	Hypertonie	Hypotonie
FREQUENZ	+ +	+ + +	+ +	–
MITTELDRUCK	+ + +	+ + +	+	– –
AMPLITUDE	+/–	–	+ +	– –
STROMUNGSGE-SCHWINDIGKEIT	+ +	– – –	+	–
DRUCK-GESCHW PRODUKT	+ + +	+/–	+ +	–
URODYN QUOTIENT	–	– –	°/–	°/+

Abb. 2. Interpretation urodynamischer Parameter

Reflux

Neben den urodynamischen Verhältnissen in Blase und prävesikalem Harnleiter ist die anatomische Struktur der vesikoureteralen Junktion die primäre Determinante des vesikoureteralen Refluxes (Constantinou et al., 1974). Die Theorie, daß der Ventilmechanismus der vesikoureteralen Junktion nach den Gesetzen eines einfachen Klappenventils arbeitet, muß jedoch neu überdacht werden.

Histologische und mikropräparatorische Untersuchungen von Lipsky sowie von Elbadawi und Mitarb. haben gezeigt, daß die Muskulatur des submukösen Ureters mehrschichtig ist:

1. Transversale, transureterale Blasenmuskelbündel scheiden den Ureter schräg oder spiralig ein.

2. Longitudinale Muskelbündel strahlen bis zum Ureterorificium aus und bilden die tiefe periureterale Muskelschicht.

3. Die eigentliche Uretermuskulatur geht direkt in das Trigonum superficialis über.

Diese drei Muskelschichten sind durch dünne Muskelbrücken miteinander verbunden. Insbesondere die transureteralen, transversalen Muskelbündel scheinen eine entscheidende Rolle für die Effektivität des Antirefluxmechanismus zu spielen.

Blasendynamik

Im Gegensatz zu Nierenbecken und Ureter sind Harnblase und Urethra reich innervierte Organe (Elbadawi u. Schenk, Schulman et al.). Aufgrund funktioneller, pharmakodynamischer und elektrophysiologischer Untersuchungen von Elbadawi u. Schenk sowie der Arbeitsgruppen aus Mainz, Leiden und Skandinavien ist eine gekoppelte sympathisch-parasympathische Blaseninnervation anzunehmen (Abb. 3):

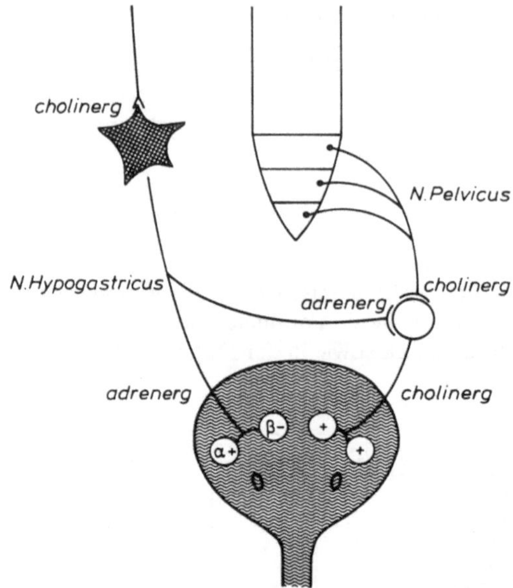

Abb. 3. Blaseninnervation. Theorie der gekoppelten sympathisch-parasympathischen Innervation

Über die cholinergen Fasern des N. pelvicus wird die Detrusoraktivität stimuliert. Diese Stimulation kann über den adrenergen N. hypogastricus gehemmt werden.

Der N. hypogastricus innerviert auch direkt die Blasenmuskulatur; er vermittelt über die Alpha-Rezeptoren stimulierende und über die Beta-Rezeptoren hemmende Impulse.

Die Blaseninnervation insgesamt ist im Bereich des Blasenbodens und des Blasenhalses wesentlich dichter als am Blasendach, die stimulierenden Einflüsse über die Alpha-Rezeptoren sind deutlicher als die hemmenden über die Beta-Rezeptoren.

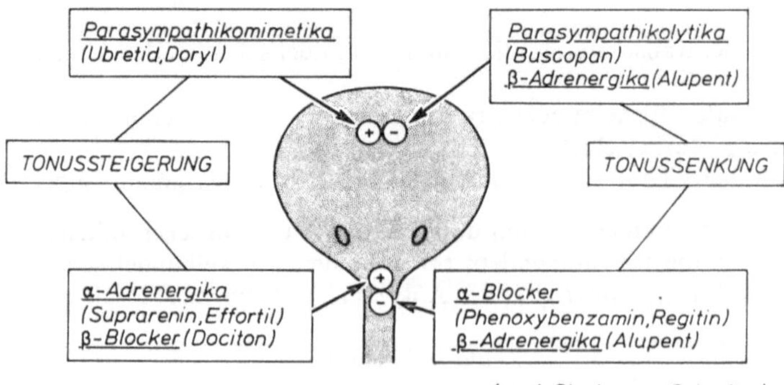

Abb. 4. Medikamentöse Beeinflussung des Blasenhalses

Diese Innervationstheorie ist die Grundlage der neuen Regeln zur medikamentösen Beeinflussung von Blasenhals und Urethra (Abb. 4):

1. Die Kontraktionsbereitschaft übererregbarer, instabiler Blasen kann durch Parasympathikolytika oder Beta-Adrenergika reduziert werden.

2. Der Tonus schlaffer, reflexloser Blasen wird durch Cholinergika erhöht.

3. Ein pathologisch erniedrigtes Urethra-Druckprofil, z. B. bei weiblicher Streßinkontinenz, kann durch Alpha-Adrenergika normalisiert werden.

4. Ein erhöhter Miktionswiderstand, z. B. bei neurogenen Blasenstörungen, wird durch Alpha-Blocker oder Beta-Adrenergika reduziert.

Insbesondere der Einsatz von Alpha-Blockern zur Behandlung neurogener Blasenfunktionsstörungen mit Restharnbildung und Reflux hat sich in der Praxis so gut bewährt, daß die Indikation zur Sphinkterkerbung oder zur supravesikalen Harnableitung auf ein Minimum reduziert werden konnte.

Voraussetzung für eine störungsfreie Miktion ist die aktive Öffnung des Blasenhalses in der Initialphase der Miktion. Eine Elektrostimulation der Blase im Bereich der vesikoureteralen Junktion führt zu einem Druckabfall in der proximalen Harnröhre und damit zu einer Öffnung des Blasenhalses (Melchior). Jonas und Tanagho haben bewiesen, daß es sich hierbei um ein reflektorisch gesteuertes Zusammenspiel von Detrusor und Blasenhals handelt.

Funktionelle Erkrankungen der unteren Harnwege äußern sich klinisch in den Leitsymptomen Dysurie und Inkontinenz. Ihre differentialdiagnostische Abklärung erfordert im allgemeinen — neben den üblichen urologischen Standarduntersuchungen wie Cystoskopie und Miktionscystourethrographie — eine funktionelle Exploration. Aus dem Spektrum der zur Verfügung stehenden funktionellen Untersuchungsmethoden muß in Abhängigkeit von der Fragestellung eine gezielte Auswahl getroffen werden:

1. Die *Uroflowmetrie* mit Litermaß und Stoppuhr oder elektronisch mit einem Miktiographen ist als Screening-Test für funktionelle Blasenentleerungsstörungen gut geeignet. Eine wesentlich feinere funktionelle Harnröhrendiagnostik gelingt jedoch mit dem Zinner-Dropspektrometer.

2. Die *Cystometrie* dient der differentialdiagnostischen Abklärung funktioneller Erkrankungen des Detrusors. Insbesondere in Kombination mit der *Sphinkterometrie* und *Uroflowmetrie* liefert sie die entscheidenden Hinweise auf okkulte neurogene Blasenstörungen.

3. Das *Urethra-Druckprofil* ist Voraussetzung einer funktionellen Blasenhals- und Harnröhrendiagnostik bei Inkontinenz und Dysurie.

4. Das *Beckenboden-EMG* kann in Kombination mit *Cystometrie* und *Sphinkterometrie* zusätzliche Informationen zur Differentialdiagnostik neurogener Blasenstörungen liefern.

Folgerung

Die Bewertung von Morphologie und Funktion hat im Laufe der Entwicklung der modernen Medizin eine Wandlung erfahren. Dieser Wandel hat auch in der fachbezogenen Betrachtungsweise seinen Niederschlag gefunden und damit die chirurgische Indikationsstellung entscheidend mit beeinflußt. Erinnert man sich an die ersten Versuche rekonstruktiver, organerhaltender Chirurgie der abführenden Harnwege, dann wird klar, welchen Einfluß die funktionelle Betrachtungsweise auf die moderne Urologie gehabt hat.

Literatur

Allert, M. L., Dollfus, P.: Neurogene Blasenstörungen. Stuttgart: Thieme, 1972. — Bors, E., Comarr, A. E.: Neurological Urology. Basel–München–Paris–New York: S. Karger, 1971. — Boyarsky, S.: The neurogenic bladder. Baltimore: Williams & Wilkins Comp., 1967. — Boyarsky, S., Gottschalk, C. W., Tanagho, E. A., Zimskind, P. D.: Urodynamics. New York–London: Academic Press, 1971. — Boyarsky, S., Labay, P.: Ureteral dynamics. Baltimore: Williams & Wilkins Comp., 1972. — Constantinou, C. E., Granato, J. J., Govan, D. E.: Urol. int. (Basel)

29, 249—264 (1974). — Constantinou, C. E., Tsuchida, S., Kavaney, P. B., Hayman, W. P., Govan, D. E.: Urol. int. (Basel) 29, 265—279 (1974). — Coolsaet, B. L. R. A., Duyl, W. A. van, Mastrigt, R. van, Zwart, A. van der: Urology 2, 255—257 (1973). — Cosgrove, M. D., Jones, W. G., La Joie, W. J., Kaplan, P. E., Morrow, J. W.: Urology 3, 239—242 (1974). — Davis, D. M.: J. Urol. (Baltimore) 111, 419 (1974). — Desy, W., Lacroix, E., Leusen, I.: Invest. Urol. 11, 508—518 (1974). — Dewey, M. M., Barr, L.: J. Cell. Biol. 23, 553 (1964). — Doyle, P. T., Stanton, S. L., Hill, D. W.: Brit. J. Urol. 46, 25—30 (1974). — Dröes, J. T. P. M., Ulden, B. M. van, Donker, P. J., Landsmeer, J. W. F.: Urol. int. (Basel) 29, 231—234 (1974). — Edwards, L., Malvern, J.: Brit. J. Urol. 45, 325—336 (1973). — Elbadawi, A., Schenk, E. A.: Amer. J. Anat. 119, 405 (1966). — Elbadawi, A., Amaku, E. O., Frank, N.: Urology 2, 409—417 (1973). — Elbadawi, Schenk, E. A.: J. Urol. (Baltimore) 111, 613—615 (1974). — Frimodt-Møller, C., Gammelgaard, P. A., Hald, T., Olesen, K. P.: Urol. int. (Basel) 29, 163—171 (1974). — Gosling, J. A., Dixon, J. S.: Brit. J. Urol. 44, 550—560 (1972). — Gosling, J. A., Dixon, J. S.: Invest. Urol. 11, 418—423 (1974). — Griffith, D. J.: Brit. J. Urol. 45, 497—507 (1973). — Hannan, Q. H. A., Stephens, D.: Invest. Urol. 10, 469 (1973). — Hannappel, J., Golenhofen, K.: Pflügers Arch. ges. Physiol. 348, 65—76 (1974). — Hannappel, J., Golenhofen, K.: Pflügers Arch. ges. Physiol. 350, 55—68 (1974). — Hinman, F., Jr.: Hydrodynamics of micturition. Springfield–Illinois: Charles C. Thomas Publisher, 1971. — Jonas, U., Tanagho, E. A.: Studies on vesicourethral reflexes: urethral sphincteric responses to detrusor stretch. 69th Ann. Meet. Amer. Urol. Ass. St. Louis, 1974. — Keitzer, W. A., Huffman, G. C.: Urodynamics. Springfield–Illinois: Charles C. Thomas Publisher, 1971. — Kiesswetter, H.: Urol. int. (Basel) 29, 190—204 (1974). — Kondo, A., Susset, J. G., Lefaivre, J.: Invest. Urol. 10, 154 (1972). — Kondo, A., Susset, J. G.: Invest. Urol. 11, 459—465 (1974). — Lipsky, H., Egger, G.: Urologe A 13, 151—156 (1974). — Lutzeyer, W., Melchior, H.: Ureterdynamik. Stuttgart: Thieme, 1971. — Lutzeyer, W., Melchior, H.: Urodynamics. Upper and lower urinary tract. Heidelberg–Berlin–New York: Springer, 1973. — Melchior, H.: Urologe B 12, 143—145 (1972). — Melchior, H.: The mechanism of the function of the bladder neck. 16th Congr. Soc. int. Urol., Amsterdam 1973. — Melchior, H.: Ureterdynamik. Aachen: Verlag J. Stippak, 1974. — Notley, R. G.: Ann. Royal Coll. Surg. 49, 250—267 (1971). — Ong, T. H., Ferguson, R. S., Stephens, F. D.: Invest. Urol. 11, 352—356 (1974). — Ong, T. H., Ferguson, R. S., Stephens, F. D.: Invest. Urol. 11, 347—351 (1974). — Raezer, D. M., Wein, A. J., Jacobowitz, D., Corriere, J. N.: Urology 2, 211—221 (1973). — Ritter, R. C., Zinner, N. R., Paquin, A. J. Jr.: J. Urol. (Baltimore) 91, 161 (1964). — Rose, J. G., Gillenwater, J. Y.: Invest. Urol. 11, 439—451 (1974). — Ritushauser, G.: Druck und Dynamik in den oberen Harnwegen. Darmstadt: Dr. G. Steinkopf, 1970. — Schick, E., Tanagho, E. A.: Urology 2, 463—467 (1973). — Schulman, C. C., Duarte-Escalante, O., Boyarsky, S.: Brit. J. Urol. 44, 698 (1972). — Schulman, C. C., Duarte-Escalante, O., Boyarsky, S., Gregoir, W.: J. Urol. (Baltimore) 109, 381—384 (1973). — Schulman, C. C.: Verh. dtsch. Ges. Urol. 25, 163 (1974). — Stockamp, K., Schreiter, F.: Acta Urol. 4, 75—83 (1973). — Stockamp, K., Schreiter, F.: Urol. int. (Basel) 29, 226—230 (1974). — Strohmenger, P.: Der vesiko-uretero-renale Reflux. Stuttgart: Thieme, 1974. — Tsuchida, S. Sakamoto, K., Labay, P., Boyarsky, S.: J. Urol. (Baltimore) 109, 368—370 (1973). — Tsuchida, S., Sakamoto, K.: Urol. int. (Basel) 29, 280—290 (1974). — Ulmsten, U.: Studies on ureteral function in women. Lund-Malmö: Studentlitteratur, 1974. — Yalla, S. V., Burros, H. M., Zimskind, P. D.: Urology 2, 153—158 (1973).

Priv.-Doz. Dr. med. H. Melchior
Abt. Urologie d. Med. Fakultät der RWTH
D-5100 Aachen
Goethestraße 27—29

J. Bödeker und F. Witt[*]: **Die Bestimmung des Harnröhrendruckprofils mit einer ballon- und perfusionsfreien Methode**

Bei der Bestimmung des Harnröhrendruckprofils werden in die Harnblase vorgeschobene dünne Katheter langsam durch die Harnröhre gezogen. Die Druckmessung mit diesen Kathetern erfolgt dabei über einen oder mehrere wassergefüllte Ballons [3,5] oder

---

[*] BMT Medizintechnik, Berlin.

durch konstante Perfusion. Perfundiert wird entweder durch zentrale endständige [7] oder durch seitliche Katheteröffnungen [2]. Ballon- und Perfusionsmethode sind mit Nachteilen behaftet. Wird das Harnröhrendruckprofil nach der Ballonmethode registriert, so wird die Messung von der Größe des Ballons und seiner Verformbarkeit beeinflußt. Wählt man dagegen die Perfusionsmethode mit endständiger oder seitlicher Öffnung, so erhält man zwar eine Messung an aufeinanderfolgenden Punkten entlang der Harnröhre; gleichzeitig mißt man jedoch den Druck, der zur Überwindung des Widerstandes beim Abfluß der Perfusionsflüssigkeit aus der Urethra erforderlich ist. Wir haben daher eine ballon- und perfusionsfreie Methode zur Registrierung des Harnröhrendruckprofils entwickelt. Ziel war es, ein methodisch verbessertes und vor allem einfacher zu handhabendes Meßverfahren zu finden.

Methodik

Bei 16 männlichen Patienten im Alter von 65 bis 80 Jahren wurde das Harnröhrendruckprofil bestimmt. Die Registrierung erfolgte beim gleichen Patienten zunächst über einen PVC-Katheter der Fa. Portex mit endständiger Öffnung, danach in der Methode von Brown und Wickham und zuletzt mit dem von uns entwickelten Verfahren. Die Messung wurde bei leerer Blase durchgeführt. Eine Schleimhautanästhesie war nicht erforderlich. Die Perfusion betrug 4,55 ml/min, die Rückzugsgeschwindigkeit 0,85 cm/min. Die Eichung der Katheter erfolgte in einer von Waldeck [9] angegebenen, von uns leicht modifizierten Weise. Die Kathetergröße betrug jeweils 8 Charr. Die Abb. 1 zeigt einen Querschnitt durch den von uns entwickelten Druckkatheter. Es ist ein umgebauter Herzkatheter nach Millar [8]. Die Tonusänderungen der Harnröhrenwand werden auf eine 0,5 cm lange, zirkuläre Kunststoffmembran übertragen. Dadurch treten in der flüssigkeitsgefüllten Kammer Druckschwankungen auf. Diese werden vom Kathetertipmanometer (PC-350) gemessen. Die Registrierung der Harnröhren- und Rektumdrucke erfolgte auf einem Physiopolygraphen („Varioskript Schwarzer 443").

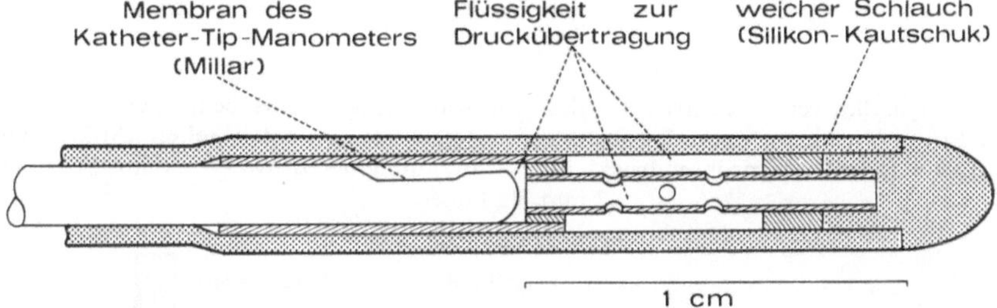

Abb. 1. Querschnitt durch den neu entwickelten Druckkatheter zur Registrierung des Harnröhrendruckprofils: die Tonusänderungen der Harnröhrenwand werden auf eine 0,5 cm lange, zirkuläre Silikon-Kautschuk-Membran übertragen. Die Druckschwankungen werden vom Kathetertipmanometer gemessen

Ergebnisse

Die Abb. 2 zeigt Originalregistrierungen des Harnröhrendruckprofils in der Methode nach Brown-Wickham und bei Anwendung des von uns benutzten Kathetertipmanometers, dem sogenannten „Mikro-Sensor". Bei dieser Untersuchung betrug der maximale Harnröhrendruck in der Methode von Brown-Wickham 63 mm Hg, bei Messung in dem von uns entwickelten Verfahren 60 mm Hg. In der Abb. 3 sind alle von uns angewandten Meßverfahren miteinander verglichen. Die an 16 männlichen Patienten im Alter von 65 bis 80 Jahren registrierten maximalen Harnröhrendrucke sind in graphischer Darstellung einander gegenübergestellt. Der mittlere maximale Harnröhrendruck betrug in der Methode von Brown u. Wickham 55,0 $\pm$ SD 1,7 mm Hg gegenüber 50,44 $\pm$ SD 1,7 mm Hg bei Anwendung des „Mikro-Sensor" (n = 9). Die registrierte Druckdifferenz dieser beiden Meßverfahren ist geringer als die beider Perfusionsmethoden untereinander.

234

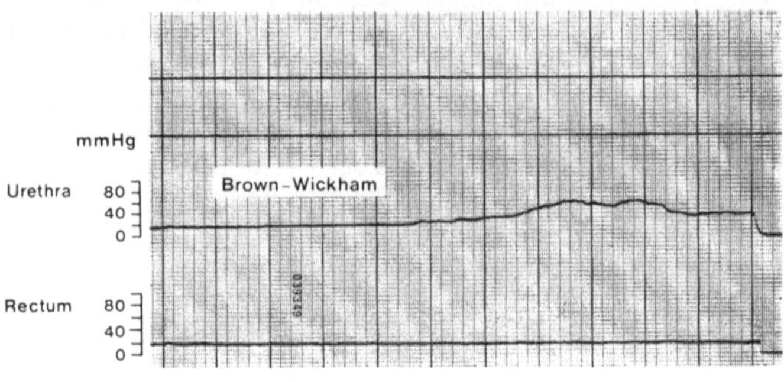

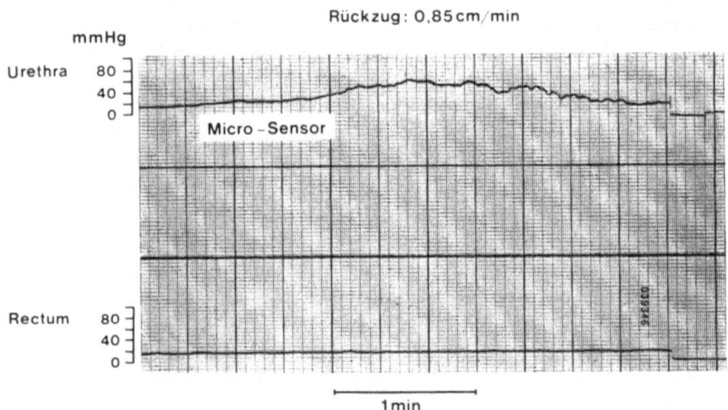

Abb. 2. Originalkurven: Registrierung des Harnröhrendruckprofils beim gleichen Patienten nach der Brown-Wickham-Methode (oben) und mit dem von uns entwickelten „Mikro-Sensor" (unten). Der maximale Harnröhrendruck ist bei Anwendung der Brown-Wickham-Methode um 3 mm Hg höher

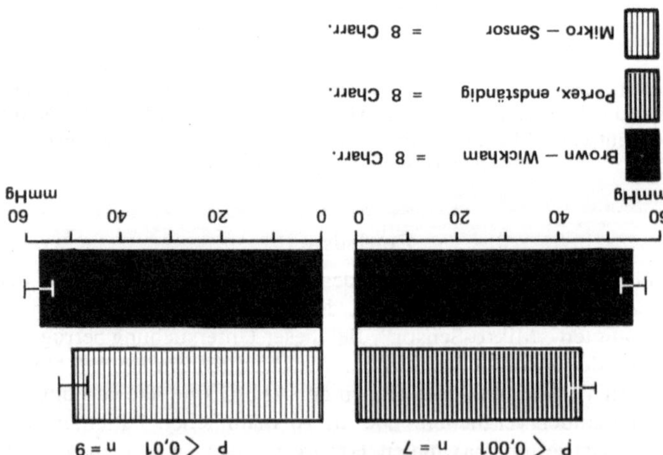

Abb. 3. Gegenüberstellung der maximalen Harnröhrendrucke im „Mikro-Sensor-Verfahren" und bei Anwendung der beiden Perfusionsverfahren. Der Unterschied der beiden Perfusionsmethoden untereinander ist größer als der zwischen Brown-Wickham-Methode und „Mikro-Sensor-Verfahren". Alter der Männer: 65 bis 80 Jahre

Bei Perfusion des Portex-Katheters mit endständiger Öffnung betrug der Mittelwert für den maximalen Harnröhrendruck 45,42 $\pm$ SD 1,7 mm Hg gegenüber 56,0 $\pm$ SD 2,4 mm Hg bei Anwendung der Brown-Wickham-Methode (n = 7).

Diskussion

Bei der Abklärung von Harnblasenentleerungsstörungen hat die Registrierung des Harnröhrendruckprofils allgemein Anwendung gefunden. Bis heute fehlen jedoch einheitliche Angaben über Normaldrucke [2,3,4,6]. Ursache dafür ist weniger die Abhängigkeit der registrierten Harnröhrendrucke von Alter, Geschlecht und der psychischen Erregung des Patienten — Parameter, die jede physiologische Messung beeinflussen —, als vielmehr unterschiedliche Meßmethoden mit unterschiedlichen Fehlerquellen. Die mit unserer ballon- und perfusionsfreien Methode gemessenen maximalen Harnröhrendrucke lagen um 10% unter den Werten, die von uns unter standardisierten Bedingungen [4,6) in der Methode von Brown u. Wickham registriert wurden. Unser Meßverfahren ergab jedoch um 10% höhere Drucke als bei Perfusion eines Katheters mit endständiger Öffnung. Die Vorteile unseres Verfahrens gegenüber den Perfusionsmethoden sind die röntgenologisch gute Lagekontrolle unseres Meßkopfes in der Harnröhre und durch Fortfall des gesamten Perfusionsschlauch- und Perfusionspumpsystems der geringere Kosten- und Arbeitsaufwand. Ein erweitertes Meßverfahren zur gleichzeitigen Registrierung von Blasen- und Harnröhrendruck ist in der Entwicklung.

Zusammenfassung

1. Durch Anwendung eines Kathetertipmanometers wurde eine ballon- und perfusionsfreie Methode zur Registrierung des Harnröhrendruckprofils entwickelt.

2. Die mit diesem Verfahren registrierten maximalen Harnröhrendrucke lagen um 10% unter den Werten, die nach der Brown-Wickham-Methode gemessen wurden und um 10% höher als bei Perfusion eines Katheters mit endständiger Öffnung.

Literatur

1. Baumann, W.: Urol. int. (Basel) **1**, 427 (1955). — 2. Brown, M., Wickham, J. E. A.: Brit. J. Urol. **41**, 211 (1969). — 3. Donker, P. J., Ivanovici, F., Noach, E. L.: Brit. J. Urol. **44**, 180 (1972). — 4. Edwards, L., Malvern, J.: Brit. J. Urol. **46**, 325 (1974). — 5. Enhorning, G., Miller, E. R., Hirman, F.: Surg. Gynec. Obstet. **118**, 507 (1964). — 6. Griffiths, D. J.: Brit. J. Urol. **45**, 497 (1973). — 7. Heidenreich, J., Beck, L.: Arch. Gynäk. **211**, 325 (1971). — 8. Millar, H. D., Baker, L. E.: Med. biol. Engng. **11**, 86 (1973). — 9. Waldeck, F.: Pflügers Arch. ges. Physiol. **335**, 74 (1972).

Dr. J. Bödeker
Urologische Klinik und Poliklinik der FU Berlin
Klinikum Westend
D-1000 Berlin 19
Spandauer Damm 130

K. Haubensak und J. Günther: **Zur Frage der Inkontinenz nach Eingriffen an der Prostata**

Durch die Operationen an der Prostata wird immer ein Teil der Sphinkterzone der hinteren Harnröhre beschädigt. Es erhebt sich die Frage, weshalb einige Patienten auf Dauer inkontinent bleiben, obwohl sie den Harnstrahl während der Miktion unterbrechen können.

Der wirksame Druck der Sphinkterzone kann durch eine spezielle Technik in seiner Länge als Harnröhrendruckprofil aufgezeichnet werden. Die Verlängerung durch ein vergrößertes Prostata-Adenom läßt sich ebenso darstellen, wie der Punkt des Blasenabschlusses oder die Zone des maximalen Sphinkterdrucks in Ruhe. Die Technik entspricht der von Brown und Wickham angegebenen Registrierung.

Nach einer transurethralen Resektion sieht man im Urethrogramm wie die Prostataloge offen mit der Blase kommuniziert. Im Harnröhrendruckprofil fallen typische Änderungen in der Kurve nach der Resektion gegenüber dem Ausgangsbefund auf. Es fehlt der Druckanstieg am Blasenhals und der Widerstand im Bereich der prostatischen Harnröhre, während die Zone des maximalen Widerstandes völlig intakt bleibt. Innerhalb der prostatischen Harnröhre herrscht nach der Resektion kein Verschlußdruck mehr.

16 Prostatiker wurden einer urodynamischen vergleichenden Untersuchung unterzogen. Bei 10 Patienten fertigten wir sowohl präoperativ als auch 3 Monate nach der lege artis durchgeführten transurethralen Resektion noch einmal ein Harnröhrendruckprofil an. Die Mittelwerte wurden in schematischen Profilen aufgetragen. 6 inkontinente Patienten wiesen nicht nur die signifikante Verschmälerung wie auch die kontinent operierten Männer, sondern vor allem auch eine signifikant niedrigere Sphinkterzone auf. Die Bedeutung der quergestreiften, willkürlich zu betätigenden Sphinktermuskulatur wird am besten verständlich, wenn man die Situation bei einem total inkontinenten Patienten nach transurethraler Resektion wegen eines Prostata-Adenoms betrachtet.

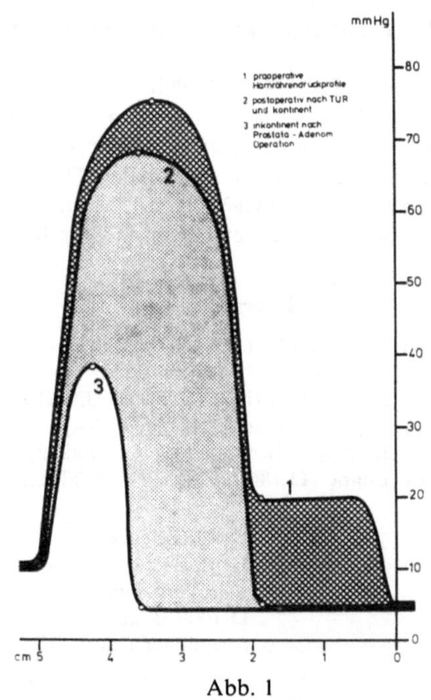

Abb. 1

Schematische Harnröhrendruckprofile als Mittelwerte von:
1. 10 Prostatikern vor der Operation.
2. Kurven 3 Monate nach dem operativen Eingriff bei 10 kontinenten Patienten.
3. Harnröhrendruckprofilschema aus Mittelwerten von 6 inkontinenten Patienten nach operativen Eingriffen an der Prostata.
Die Kurven sind von rechts nach links zu lesen. Weitere Erläuterungen, siehe Text.

Dieser Patient kann auf Befehl den Urin anhalten und innerhalb der hinteren Harnröhre einen Sphinkterdruck von etwa 50 mm Hg durch Kontraktion der Beckenbodenmuskulatur erzeugen, ist aber nur kurze Zeit in der Lage, diese Konzentration zu leisten. Sobald er nicht bewußt den Sphinkter externus betätigt, ist er inkontinent. Urodynamisch geht dies mit dem völligen Verlust des unwillkürlichen Sphinktertonus einher. Die sich

ergebenden Folgerungen lassen sich bei funktioneller Betrachtungsweise des Sphinktersystems zusammenfassen:

1. Die ständige Kontinenz ist eine Funktion des Ruhetonus der hinteren Harnröhre.
2. Der willkürliche Sphinkter gehört strenggenommen nicht zum eigentlichen urethralen Verschlußsystem, sondern es handelt sich um einen periurethralen Reserve-
apparat, der nur über kurze Zeit, z. B. zur Unterbrechung des Harnstrahls, eingesetzt
werden kann.
3. Die postoperativ auch unbewußt funktionierende Kontinenz ist nur garantiert,
wenn ein ausreichender Harnröhrendruck über eine gewisse Strecke von unverletzter
Harnröhrenwand aufgebaut wird.

Dr. K. Haubensak
Urol. Univ.-Klinik
D-6650 Homburg-Saar

K.-F. Klippel und W. Sietzen: **Hemmung der Ureterperistaltik durch E.coli
Kapsel-Antigene**

Seit der Ausarbeitung des Antigenschemas von E. coli durch Kauffmann und seine
Schüler vor 30 Jahren haben sich zahlreiche Arbeiten mit der Herausstellung pathogener
Faktoren bei E. coli beschäftigt und ihre Beziehung zur Antigenstruktur untersucht,
wobei insbesonders dem Kapsel-(K)-Antigen eine besondere Bedeutung beigemessen
wurde [1,2].
Für die Ausbildung einer Pyelonephritis sind funktionelle Stenosen im Bereich der
ableitenden Harnwege infolge Hemmung der Ureterperistaltik ein entscheidender Faktor
[3]. Da E. coli der häufigste Erreger von Pyelonephritiden ist, untersuchten wir in diesem
Zusammenhang die Wirkung von rohen, angereicherten K-Antigenextrakten auf die
Peristaltik des Ureters, da diese Antigengruppe außerordentlich leicht von der Zellwand
abdissoziiert [2].
Ureter von Meerschweinchen wurden sofort nach Töten der Tiere entnommen und in
Tyrode-Lösung nach der isometrischen Striptechnik [4] zwischen zwei Reizelektroden
aufgehängt. Die Elektrostimulation erfolgte mittels Rechteckimpulsen von 4 sec Dauer
bei 40 mV und 40 hz. Die Antigenlösung wurde aus einem E. coli-Wildstamm (06 :
K62 : H?) extrahiert.
Nach Einspannen des Ureters unter 1 bis 2 g Spannung konnte keine Spontan-
peristaltik gemessen werden. Nach elektrischer Reizung konnten gleichförmige, repro-
duzierbare Kontraktionen abgeleitet werden (Abb. 1). Einige Minuten nach Eingeben

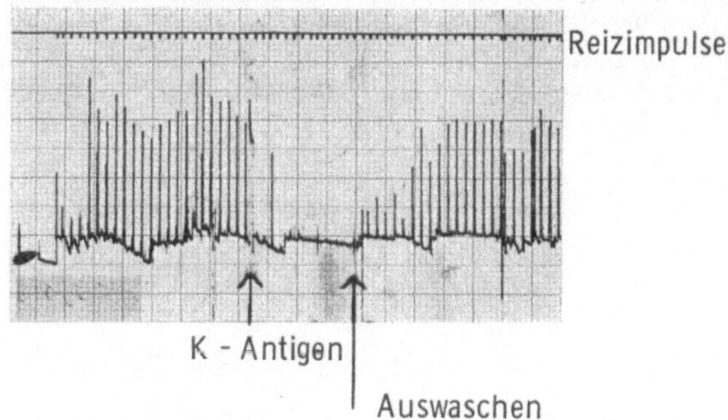

Abb. 1. Einfluß von E.coli-K-Antigen auf die Kontraktilität der Ureter-Muskulatur des Meer-
schweinchens

238

der K-Antigen-Lösung in den kanülierten Ureter kam es zum Sistieren der Erregbarkeit (Abb. 2). Am gleichen Objekt war der Versuch beliebig oft wiederholbar. Zu einem der Auswaschkurve ähnlichen Effekt kam es, als der Ureter mit dem homologen Anti-K-Serum — durch Immunisierung von Kaninchen gewonnen — perfundiert wurde. Kontrolluntersuchungen mit antigenfreien Lösungen ergaben keine Veränderung der Erregbarkeit.

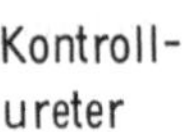

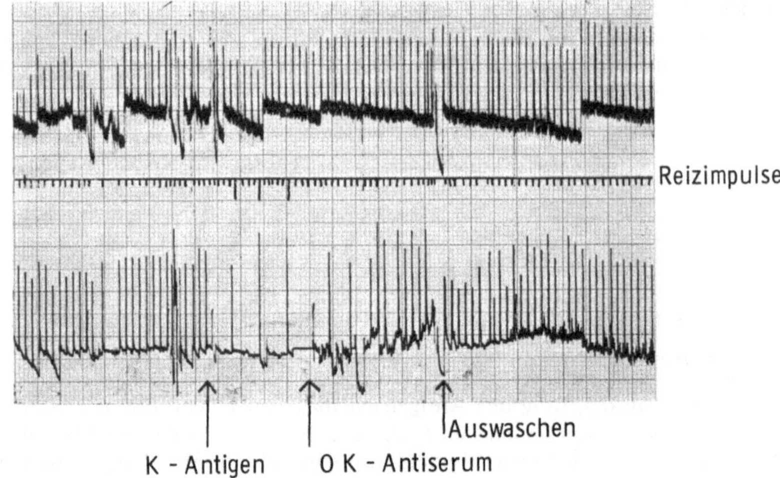

Abb. 2. Einfluß von E.coli-K-Antigen auf die Kontraktilität der Ureter-Muskulatur des Meer-schweinchens

King [5] konnte in gleicher Versuchsanordnung die Hemmung der Peristaltik sowohl durch lebende Bakterien als auch durch den Überstand einer Bakteriensuspension zeigen, ohne allerdings das Vorhandensein von antigenen Material näher untersucht zu haben.

Über den Mechanismus der Hemmung der Kontraktibilität können wir keine Aussagen machen. Das Exotoxin-ähnliche Verhalten der K-Antigene ließ auch die von verschiedenen Autoren angegebene Hemmung der Ureterperistaltik innerhalb von 24 Stunden nach Infektion gut erklären [6].

Die zur Absicherung notwendigen Untersuchungen mit weiteren K-Antigenen und besser gereinigten Extrakten werden zur Zeit von uns vorbereitet.

Literatur

1. Kaijser, B.: J. infect. Dis. **127**, 670—677 (1973). — 2. Sietzen, W., Klippel, K. F., Hauk, H.: Med. Microbiol. Immunol. **159**, 101—103 (1973). — 3. Grana, L., Kidd, J., Idriss, F., Swenson, O.: J. Urol. (Baltimore) **94**, 652—657 (1965). — 4. Cox, C. E., Elkins, I.: Surg. Forum **19**, 700—705 (1968). — 5. King, W. W., Cox, C. E.: Sth. med. J. (Bgham, Ala.) **66**, 1231—1233 (1973). — 6. Teague, N., Boyarsky, S.: J. Urol. (Baltimore) **99**, 720—724 (1968).

Dr. W. Sietzen
Zentrum der Hygiene
D-6000 Frankfurt/Main
Paul-Ehrlich-Straße 40

H. MADERSBACHER: **Technik und Erfahrungen mit der modifizierten urodynamischen Untersuchung nach Scott**

Scott und Mitarb. haben 1967 eine kombinierte urodynamische Untersuchungsmethode angegeben, bei der simultan der Blasenbinnendruck, das EMG des Beckenbodens und der Harnfluß registriert werden können. Wir haben die Originalmethode so modifiziert, daß wir zusätzlich als Parameter für die intraabdominellen Druckverhältnisse den Druck im Rectum registrieren und an Stelle der elektromagnetischen Harnflußmessung die Miktionswaage nach Garrelts (1972) verwenden (s. Abb. 1). Wir können so die Untersuchung auf einem handelsüblichen Toilettstuhl oder kombiniert mit einem Cystogramm bzw. einem Miktionscystogramm auf einem Miktionsstuhl (Bandtlow, 1973) durchführen.

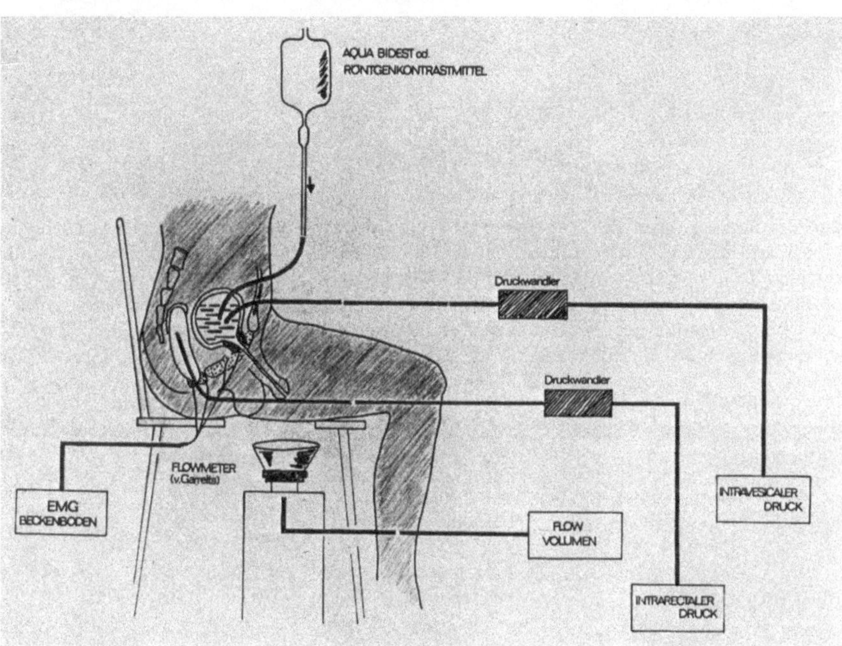

Abb. 1. Schematische Darstellung der modifizierten urodynamischen Untersuchung nach Scott

Technik

Zur kontinuierlichen Messung des Blasenbinnendruckes und zur kontinuierlichen Füllung der Blase entweder mit Aqua dest. oder mit Röntgenkontrastmuittel werden 2 Intracutkatheter (Fa. Bard, „medium") suprapubisch in die Blase eingestochen und die Nadeln zurückgezogen, so daß nur die Kunststoffschläuche in der Blase verbleiben. Das EMG des Beckenbodens wird über selbstgefertigte, bipolare, lackisolierte Drahtelektroden registriert, die in dünne Nadeln eingefädelt und mit ihrer Hilfe eingestochen werden; da die Drahtelektroden über der Nadelspitze widerhakenartig gebogen werden, bleiben sie beim Herausziehen der Nadeln im Gewebe hängen. Das Legen der suprapubischen Sonden und das Einstechen der Drahtelektroden geschieht in einer kurzen Allgemeinnarkose, wobei das Einstechen und die Lage der Intracutkatheter in der Blase endoskopisch kontrolliert werden können.

Die Untersuchung selbst erfolgt 24 Stunden später, im Sitzen.

Die Druckverhältnisse in Blase und Rectum werden elektromagnetisch über Druckwandler, die EMG-Elektroden über einen Universalverstärker (EMT 12 B) und die Miktionswaage (EMT 435) über einen sogenannten Floweinsatz (EMT 434) an einen

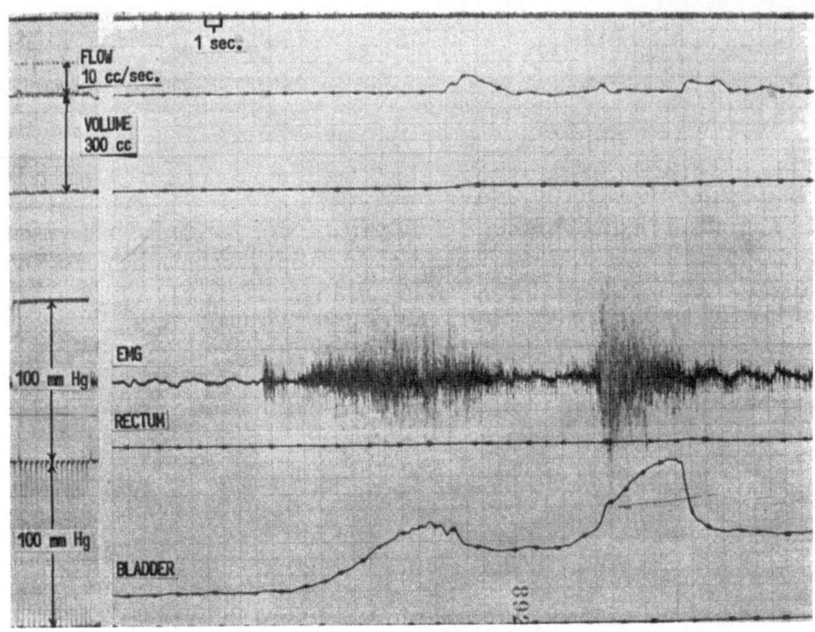

Abb. 2. Paraplegiker mit nicht kompensierter Reflexblase. Das Kurvenbild zeigt von oben nach unten den Harnfluß, das Harnvolumen, das EMG des Beckenbodens, den intrarektalen und den intravesicalen Druck. Gleichzeitig mit dem Einsetzen einer reflektorisch ausgelösten, kräftigen Detrusorkontraktion kommt es zu einer erheblichen Zunahme der Beckenbodenaktivität und damit zu einem Spasmus des äußeren Sphinktersystems. Ursache des erniedrigten Harnflusses und der ungenügenden Blasenentleerung trotz ausreichend hoher intravesicaler Druckwerte ist demnach eine Sphinkter-Detrusor-Dyssynergie

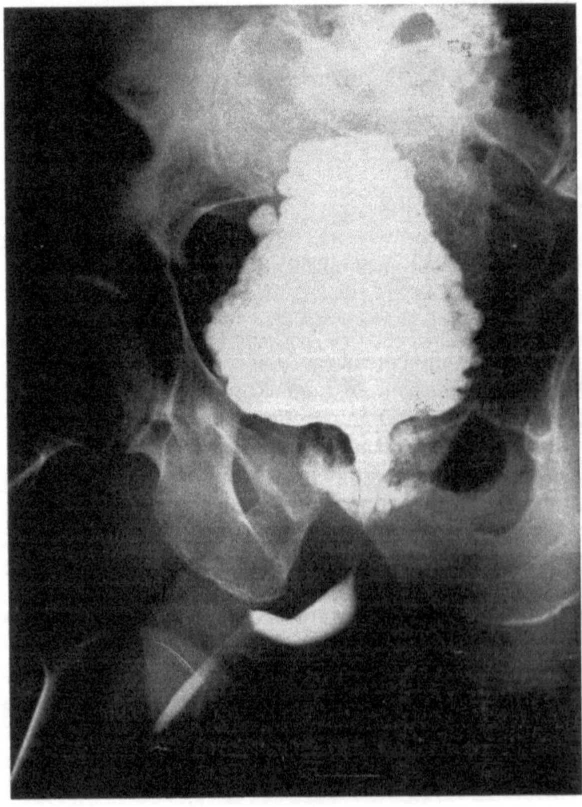

Abb. 3. Miktionscystourethrogramm desselben Patienten: Engstellung der Harnröhre am Durchtritt durch den Beckenboden, der Blasenhals weit offen, die Blase selbst trabekuliert mit divertikelartigen Ausbuchtungen; der massive Reflux in die Adnexe ist wohl eine Folge des jahrelange bestehenden erhöhten Druckes in der hinteren Harnröhre. Diagnose: Sphinkter-Detrusor-Dyssynergie

8-Kanal-Polygraphen der Firma Elema-Schönander (Mingo 81) angeschlossen, so daß die Druckwerte aus Blase und Rectum, das EMG des Beckenbodens und die Miktion, durch eine Flow- und Volumskurve, simultan registriert werden können.

Im Anschluß an die Untersuchung legen wir durch 24 Stunden einen Dauerkatheter und geben ein Breitbandantibiotikum.

Durch die suprapubisch in die Blase eingeführten Sonden und durch die zeitliche Trennung der vorbereitenden Maßnahmen von der eigentlichen Untersuchung werden Artefakte auf ein Minimum reduziert, da Harnröhre, Trigonum und Blasenhals nicht irritiert werden und die Harnröhre frei bleibt. Die Untersuchung selbst ist nicht belastend, wir haben sie bisher bei 36 Patienten komplikationsfrei durchgeführt (s. Abb. 2 u. 3).

Zusammenfassung

Die angegebene Methode, bei der simultan der Blasenbinnendruck, das EMG des Beckenbodens und der Harnfluß registriert werden können, gestattet Blasenentleerungsstörungen zu diagnostizieren und in Kombination mit einem simultan oder zeitlich getrennt durchgeführten Miktionscystourethrogramm die ihnen zugrunde liegende Pathophysiologie zu erfassen.

Literatur

Bandtlow, K.: Urologe 13, 185 (1973). — Garrelts, von B., Strandell, P.: Scand. J. Urol. Nephrol. 6, 224—227 (1972). — Scott, F. B., Quesada, E. M., Cardus, D.: The use of combined uroflowmetry, cystometry and electromyography in evaluation of neurogenic bladder dysfunction. In: The neurogenic bladder, by Saul Boyarsky p. 106. Baltimore: Williams & Wilkins Company, 1967.

Dr. H. Madersbacher
Urol. Univ.-Klinik u. Rehab.-Zentrum Häring, Tirol,
der Allg. Unfallversicherungsanstalt
A-6020 Innsbruck, Anichstraße 35

H. PALMTAG, J. SCHNEIDER, P. SCHNEIDER, R. ZACHOVAL und H. U. DRÜNER:
Urodynamische Untersuchungen vor und nach sacroabdomineller Rectumexstirpation

Im Rahmen der sacroabdominellen Rectumexstirpation kommt es der Literatur zufolge bei ca. 10 bis 20% der Fälle postoperativ zu Blasenentleerungsstörungen. Zur Klärung der Frage, welche Ursachen für diese Blasenentleerungsstörungen verantwortlich sind und welcher Art diese Störungen sind, haben wir 84 Patienten mit Rectumcarcinom untersucht, bei denen eine sacroabdominelle Rectumexstirpation geplant oder bereits durchgeführt wurde. 16 Patienten konnten aus verschiedenen Gründen nur präoperativ untersucht werden, 18 Patienten wurden prä- und postoperativ, 50 Patienten nur postoperativ untersucht.

Es wurde regelmäßig prä- und postoperativ die laterale Cystographie in Kopf-Tieflage und aufrechter Position durchgeführt. Alle Patienten wurden cystoskopiert, um eine Tumorinfiltration in die Blase auszuschließen. Gleichzeitig wurde präoperativ ein grobklinischer neurologischer Status erhoben.

Als urodynamische Untersuchung wurde entweder im Screening-Verfahren die Urin-Flußmessung mit Bestimmung des Miktionsvolumens, der maximalen Blasenkapazität

und des Restharns vorgenommen, oder die kombinierte kinematographische Urethro-
cystographie mit simultaner Druck-Fluß-Messung durchgeführt. Dabei wurde der
Urinfluß, das Miktionsvolumen, der intravesikale Druck, der Abdominaldruck und die
Detrusoraktivität bestimmt.

Es kam bei der Untersuchung weniger darauf an, statistische Zahlen über Häufigkeit
und Art der Blasenentleerungsstörungen zu erstellen, obwohl dies anfangs geplant war,
da wir später feststellen konnten, daß die individuelle Beurteilung der Blasenentleerung
eine so große Variationsbreite an Veränderungen aufweist, daß statistische Berechnungen
nicht sinnvoll sind und keine befriedigende Aussage ergeben.

Der wesentlichste Faktor unter dem Gesichtspunkt der zu planenden Therapie ist die
Trennung von mechanischen und neurogenen Störungen.

Die von uns diagnostizierten neurogenen Blasenentleerungsstörungen weisen eine
Detrusorinaktivität auf, wenn die Schädigung komplett ist, oder eine extreme Hypo-
aktivität bei inkompletter Nervenschädigung. Dabei kann sowohl eine Hypotonie bis
Hypertonie der Blase vorliegen bei hypo- bis normoreflektorischer Reaktion. Zu unter-
scheiden sind eine postoperative reversible Blaseninaktivität und eine definitive neuro-
gene Schädigung der Blasenentleerung. Die postoperative Zeitspanne, nach der die vor-
liegende neurogene Störung als definitiv angesehen werden kann, beträgt nach unseren
Untersuchungen 2 bis max. 3 Monate. Dabei ist zu fordern, daß diagnostisch sowohl
Tonus, Aktivität und Reflexverhalten des Detrusors beurteilt wurden. Von 7 neurogenen
Blasenentleerungsstörungen zeigten 3 Patienten ein völlig normales Harndranggefühl.
Ebenso kann die Sexualfunktion bei diesen Patienten ungestört sein. Ein Patient hatte
trotz kompletter Blaseninaktivität, die zwei Jahre nach der Operation kontrolliert wurde,
nach der Operation Kinder gezeugt.

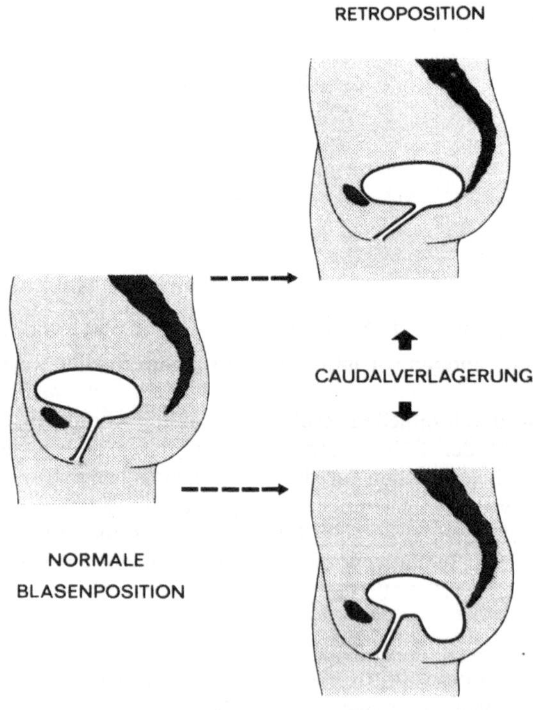

Abb. 1. Typische Blasenpositionsänderungen nach der sacroabdominellen Rectumexstirpation

Die postoperativen Blasenentleerungsstörungen sind aber nicht so häufig neurogen bedingt, wie von vielen Autoren angenommen, sondern in den meisten Fällen mechanisch durch Positionsänderungen der Blase. Das Leistungsvermögen der Blasenmuskulatur, in unserer Methode ausgedrückt durch die Detrusoraktivität, ist durch die Operation meist nicht direkt beeinflußt. Dies wäre aber von einer echten neurogenen Schädigung zu erwarten und konnte bei solchen Patienten auch nachgewiesen werden. 80% aller Patienten zeigten postoperativ Positionsänderungen von Blase und Blasenhals, die wir in zwei verschiedene Formen trennen (Abb. 1):

1. *die Retroposition* der Blase, wobei sowohl Blase und Blasenhals in die präsacral entstandene Wundhöhle verschoben sind.

2. *die Retroflexion* der Blase, wobei es lediglich zu einem Abkippen der Blase in die präsacrale Höhle kommt.

Beide Formen können zusätzlich mit einer Kaudalverlagerung der Blase kombiniert sein. Es zeigte sich, daß diese Positionsänderungen der Blase urodynamisch relevant sind, vor allem dann, wenn zusätzlich postoperative Verwachsungen eine Fixation des Blasenbodens und der Blasenhinterwand erzeugten und die Blase sich unter der Miktion nicht mehr vollständig aufrichten kann durch Einschränkung ihrer Entfaltungsmöglichkeit (Abb. 2).

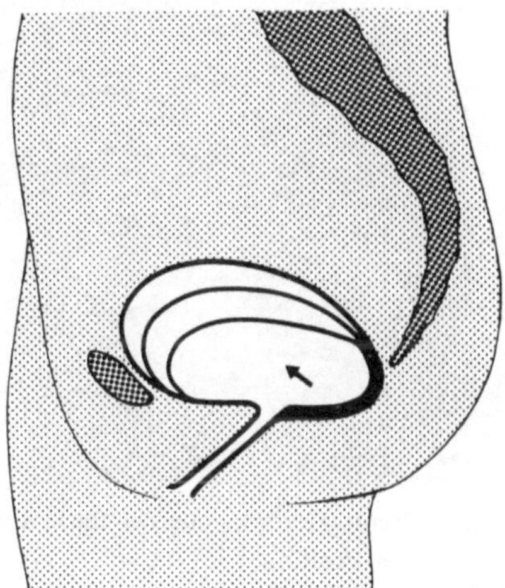

Abb. 2. Fixationsbedingte Einschränkung der Entfaltung und Aufrichtung der Blase

Die Urinflußmessung zeigt in solchen Fällen einen deutlichen Abbruch im Kurvenverlauf. Unsere Untersuchungsergebnisse zeigten weiter, daß, wenn präoperativ eine ungestörte Blasenentleerung vorliegt, die operationsbedingte Positionsänderung der Blase voll kompensiert werden kann. Wenn jedoch präoperativ schon eine kompensierte Blasenentleerungsstörung festzustellen ist, so kommt es postoperativ aufgrund der Positionsänderung zur Dekompensation.

Eine postoperative Ventralverdrängung der Blase ist völlig atypisch (Abb. 3) und als suspekter Befund eines lokalen Rezidivs zu werten. Präoperativ ist eine solche Veränderung aufgrund der Tumorexpansion nicht selten.

Therapeutische Folgerungen urologischerseits sind demnach:

1. Operative Korrekturen von Blasenentleerungsstörungen sollten erst nach der sacroabdominellen Rectumexstirpation vorgenommen werden und dann frühestens 3 Monate postoperativ, da die operationsbedingten Positionsänderungen der Blase das erzielte Ergebnis beeinträchtigen könnten und unnötige Zweiteingriffe erforderlich werden.

2. Nur durch prä- und postoperative urodynamische und neurologische Untersuchungen lassen sich operationsbedingte Veränderungen der Blasenentleerung richtig beurteilen und rechtzeitig therapieren.

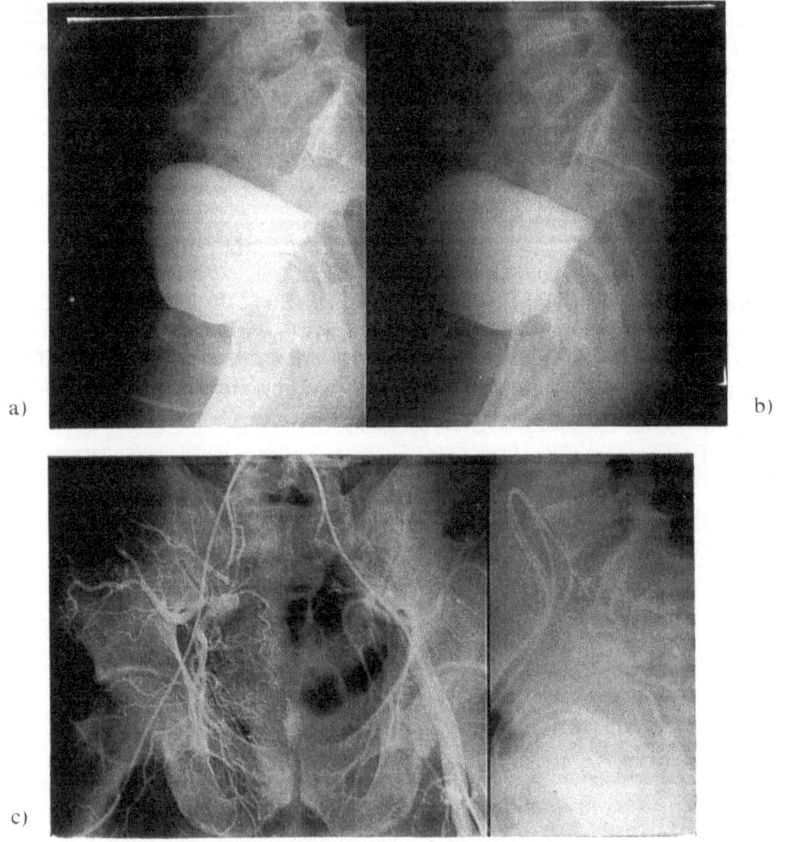

Abb. 3a—c. Postoperative Ventralverdrängung der Blase durch ein lokales Rezidiv
a) lat. Cystographie in stehender Position
b) lat. Cystographie in Kopf-Tieflagerung
c) Angiographischer Nachweis pathologischer Gefäßzeichnung im rechten kleinen Becken

Literatur

Baumrucker, G. O., Shaw, I. W.: Arch. Surg. **67**, 502—513 (1953). — Boettger, F., Palmtag, H.: Verh. dtsch. Ges. Urol. **24**, 382—385 (1972). — Bors, E., Comarr, H. E.: Neurological Urology, S. 176—178, Basel–München–Paris–New York: S. Karger. — Cook, E. N., Ten Cate, H. W., Potter, W. M.: J. Urol. (Baltimore) **89**, 255—259 (1963). — Cunningham, E. F. Ir., Young, G. A.: Amer. Surg. **28**, 56—58 (1962). — Emmet, J. L.: Surg. Clin. N. Amer., Mayo Clinic Number 1009—1017 (1957). — Fowler, J. W.: Brit. J. Surg. **60**, 574—576 (1973). — Leadbetter, G. W., Leadbetter, W. F.: Surg. Gynec. Obstet. **107**, 333—338 (1958). — Linder, F.: Jap. J. Surg. **3**, 9—20 (1973). — Oeser, H., Taenzer, V., Behrendt, Ch.: Dtsch. med. Wschr. **96**, 973—976 (1971). — Palmtag, H., Boettger, F., Stahl, J.: Verh. dtsch. Ges. Urol. **25**, 177—180 (1973). — Sankey, N.: Urological complications of abdominoperineal resection. Urol. Reporter 2, Nov. (1965). — Watson, P. C., Williams, D. I.: Brit. J. Surg. **40**, 19—28 (1952).

Dr. H. Palmtag
Abt. für Urologie der Chirurg. Univ.-Klinik
D-6900 Heidelberg

H. TAMMEN: **Die elektronische Berechnung und Aufzeichnung des Harnröhren-widerstandes mit einer neuen Methode**

Bei urodynamischen Untersuchungen des unteren Harntrakts interessieren uns die drei Größen:

Harnfluß, Blasendruck und in der Hauptsache der Widerstand, der bei der Miktion überwunden werden muß.

Die verschiedenen Formeln, den Abflußwiderstand aus dem Verhältnis des Drucks zum Fluß zu berechnen, finden sich bei Gierup. Bei einer neuen Methode, den Abfluß-widerstand analog zum Ohmschen Gesetz zu berechnen, verwende ich den Blaseninnen-druck und den Harnfluß, beides Dinge, die an jedem urodynamischen Meßplatz ohne viel Aufwand registriert werden können,

Um keine Verwechslung mit einem anders definierten Harnröhrenwiderstand zu riskieren, nenne ich den Quotienten

Blasendruck/Harnfluß   Inhibition und ich definiere:

$$\text{Inhibition} = \frac{\text{momentaner Blasendruck}}{\text{simultaner Harnfluß}}.$$

Um zu dem Druck/Fluß-Quotienten zu gelangen, gibt es verschiedene Wege.

Bei gleichzeitiger Aufzeichnung von Druck und Fluß kann man bei Betrachtung der beiden Kurven den Betrag des Widerstands abschätzen, dazu gehört ein trainiertes Auge und etwas Erfahrung. Oder man liest die Werte ab und bildet an vielen Punkten der Kurve den Quotienten durch Berechnung, was viele Einzelberechnungen erfordert und Zeit kostet.

Wir haben in den letzten Monaten mit einer neuen Methode gearbeitet (Pat. ang.), welche die Abhängigkeit von der Qualität des Auswerters und die Einzelberechnungen vermeidet. Der Quotient aus Druck und Fluß wird fortlaufend durch einen Analog-rechenbaustein gebildet (Abb. 1).

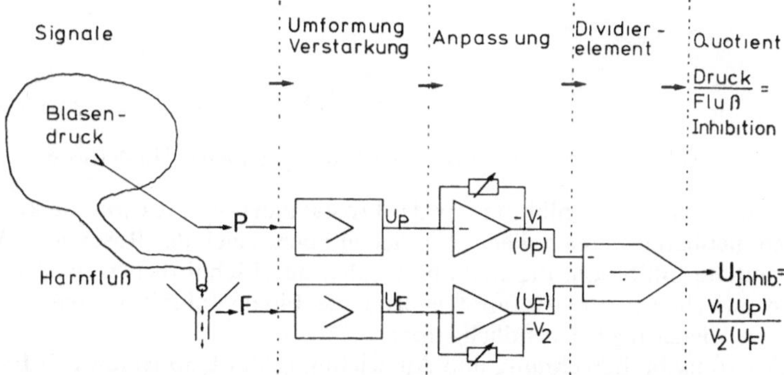

Abb. 1. Elektronische Berechnung des Abflußwiderstands

Die biologischen Signale Druck und Fluß werden durch Statham-Druckwandler über eine Schwarzer-Meßbrücke und meinen Miktiographen in elektrische Signale umge-formt. Nach der Passage durch je einen Umkehrverstärker gelangen die Spannungen U_P und U_F in geeigneter Größe und mit passender Polarität an einen handelsüblichen Dividierbaustein. Die Ausgangsspannung des Dividierbausteins U_I ist proportional zur Inhibition I. Sie kann fortlaufend angezeigt und registriert werden.

Der Meßbereich erstreckt sich von 0 bis 20, d. h.

Inhibition 0 bedeutet Inkontinenz, bei geringsten Drücken fließt viel Urin.

Inhibition 20 bedeutet einen hohen Widerstand, bei einem Druck von 100 cm WS fließen nur 5 ml/sec.

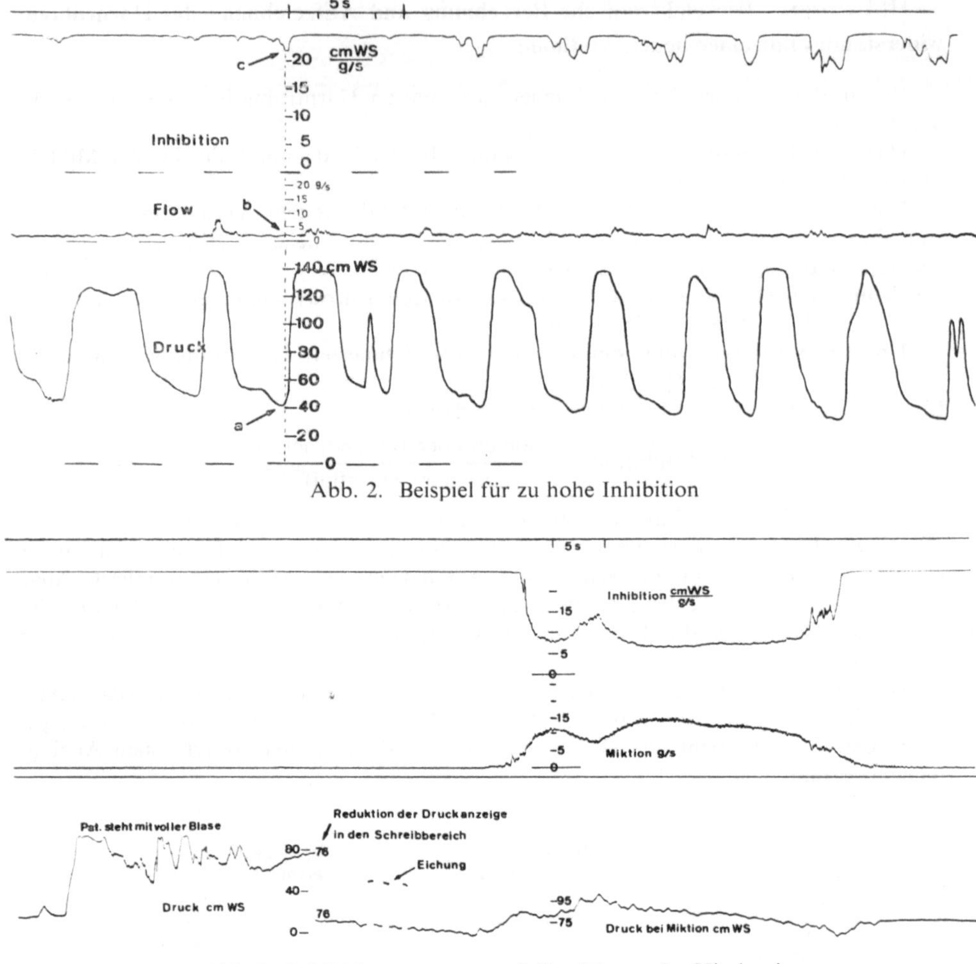

Abb. 2. Beispiel für zu hohe Inhibition

Abb. 3. Inhibitionsmessung nach Beseitigung des Hindernisses

Die Abb. 2 zeigt die Inhibition vor der Prostataadenomresektion, sie kommt manchmal in den meßbaren Bereich, liegt aber viel zu hoch. Nach der Resektion (Abb. 3) sieht man die Initiale Inhibition, die steil abfällt, den durchschnittlichen, niedrigen Wert der Inhibition zwischen 5 und 10, anschließend die Finale Inhibition, die bei Schluß des Blasenhalses wieder nach Unendlich strebt.

Die elektronische Berechnung und Aufzeichnung des Quotienten P/F beschreibt den funktionellen Widerstand am Blasenhals und in der Harnröhre in einer einfachen Weise. Für den als Inhibition exakt definierten Wert gelten keine Schätzwerte, sondern die Inhibitionskurve beruht auf der genauen Messung des Blasendrucks und des Harnflusses bei einem günstigen Verhältnis von Aufwand und Ertrag.

Literatur

Gierup, J.: Scand. J. Urol. Nephrol. **4**, 217 (1970).

Eine ausführliche Diskussion des Abflußwiderstands kann beim Verfasser angefordert werden.

Dr. med. Heinrich Tammen
Urol. Klinik re. d. Isar der Technischen Universität
D-8000 München 80, Ismaninger Str. 22

F. Schreiter: **Klinische Urodynamik bei neurogener Blasenentleerungsstörung und Harninkontinenz**

Seit 1972 wird an der Urologischen Univ.-Klinik Mainz ein genormtes urodynamisches Meßverfahren zur Diagnostik und Differentialdiagnostik der neurogenen Blasenentleerungsstörung und der Harninkontinenz durchgeführt. Nach 3jähriger Erfahrung möchten wir über Nutzen, Notwendigkeit und klinischen Stellenwert mit unserer urodynamischen Untersuchungsmethode im klinischen Routinebetrieb berichten.

In Kombination mit dem Röntgen werden simultan Blasendruck, Urethraprofil, Intrarektaldruck und Analsphinkteraktivität gemessen. Falls erforderlich, wird ein EMG des Sphincter vesicae externus und des Sphincter ani externus durchgeführt. Die simultane Messung von Blasendruck und Urethraprofil erfolgt mit einem 3lumigen 10 Charr. dicken PVC-Katheter unter kontinuierlicher Perfusion der Urethra und maschinellem Rückzug des Katheters durch den Perfusor. Intrarektaldruck und Analsphinkteraktivität werden mit wassergefüllten Ballonkathetern gemessen.

Das Untersuchungsprogramm wurde derart standardisiert, daß es von einer medizinischen Hilfskraft weitgehend ohne ärztliche Aufsicht durchgeführt werden kann. Die Dauer der Untersuchung für einen Patienten beträgt zwischen 30 und 60 Minuten. Die Untersuchung ist voll in den Röntgenroutinebetrieb integriert.

Zunehmende Bedeutung gewinnt die urodynamische Untersuchung als interdisziplinäre Dienstleistung. Der größte Teil des untersuchten Patientengutes, rund 80%, kam aus nichturologischen Kliniken. Die von 1972 bis 1974 untersuchten 368 Patienten verteilen sich auf folgende einweisende Kliniken:

Urologie	77
Gynäkologie	217
Neurologie	44
Chirurgie	8
Innere Medizin	8
Orthopädie	7
andere Kliniken	7

Miktionsstörungen bei disseminierten Rückenmarkserkrankungen, Diabetes mellitus, Lues, M. Parkinson und Diskopathie erfordern eine urodynamische Untersuchung zum Nachweis einer neurogenen Blasenentleerungsstörung. In der Gynäkologie geht es vor allem um die Differentialdiagnose von Streß-Inkontinenz und Urge-Inkontinenz, um Indikationsfehler vor Inkontinenzoperationen zu vermeiden.

Tabelle 1. Urodynamische Untersuchungen bei Verdacht auf neurogene Blasendysfunktion
134 Patienten

Einweisungsgrund	Anz. d. Pat.	neurog. Bl.	infravesik. Obstrukt.	
Multiple Sklerose	33	33	—	
Miktionsstörungen	18	11	7	teilw. funktionell
Restharn nach Prostataoperation	15	8	7	
Megacystis	11	3	7	funktionell
Enuresis	14	2	—	
Chir. Eingriff im kleinen Becken und Diskushernie	14	13	6	Sphinktersklerose
Internes Grundleiden	12	12	—	
Querschnittssyndrom	28	28	4	neurog. Barre

In unserem Patientengut hat sich die urodynamische Untersuchung besonders in der Diagnostik der multiplen Sklerose bewährt. Da Miktionsstörungen bei MS häufig die ersten Symptome der beginnenden Erkrankung sind, noch bevor der Neurologe mit seinen Untersuchungsmethoden die Diagnose stellen kann, kommt der urodynamischen Untersuchung durch Nachweis einer neurogenen Blasenentleerungsstörung eine vorrangige diagnostische Bedeutung zu. Von 33 Patienten, die mit der Verdachtsdiagnose multiple Sklerose und bestehenden Miktionsbeschwerden zur urodynamischen Untersuchung zugewiesen wurden, konnte in allen Fällen eine neurogene Blasenentleerungsstörung nachgewiesen werden. Damit wurde die Vermutungsdiagnose frühzeitig untermauert. Andererseits fand sich bei 18 Patienten, die mit Miktionsbeschwerden, wie Pollakisurie, imperativem Harndrang, Urge-Inkontinenz oder vermehrtem Restharn zur Untersuchung kamen, in 11 Fällen eine neurogene Blase, von denen in der Folge bei 7 Patienten neurologischerseits eine multiple Sklerose diagnostiziert wurde. Damit erweist sich die urodynamische Untersuchung als wichtigste Maßnahme zur Frühdiagnose der MS.

Sehr hoch war in unserem Patientengut auch der Anteil von neurogenen Blasenentleerungsstörungen bei Patienten, bei denen ein persistierender Restharn nach Prostata-Operation nachgewiesen wurde. Dies wurde in 8 von 15 Fällen beobachtet. Bei anamnestischen Anhaltspunkten für Morbus Parkinson, lumbaler Diskopathie, Zustand nach Rektumamputation sowie nach stattgehabter Lues ist vor der Prostata-Operation eine urodynamische Untersuchung empfehlenswert.

Bei Megacystis fand sich in 7 von 11 Fällen eine funktionelle infravesikale Obstruktion im Sinne einer Sphinkterhyperaktivität. Nur in 3 Fällen wurde eine neurogene Blase

Tabelle 2. Differentialdiagnose der Stress-Inkontinenz bei 221 Patientinnen Urodynamische Diagnosen:

Stress-Inkontinenz	179	= 81%
Neurogene Blase	14	
Detrusorinstabilität	19	= 19%
andere nicht streßbedingte Inkontinenzformen	9	

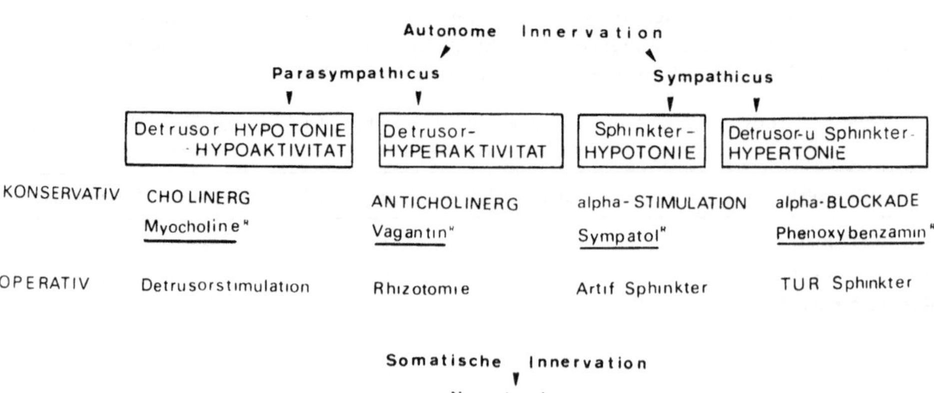

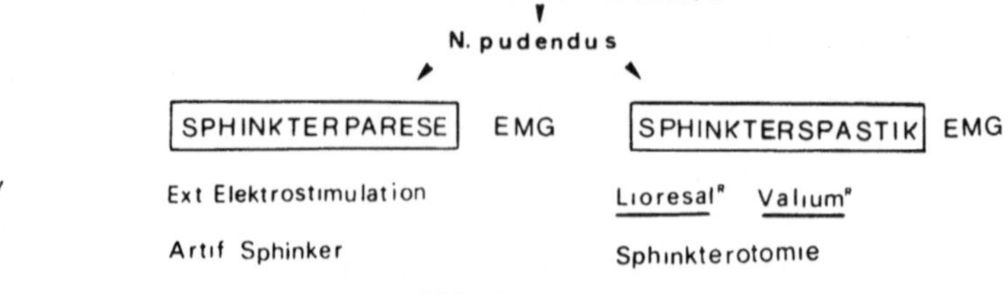

Abb. 1

beobachtet. Eine reflektorische Detrusorinhibition infolge Sphinkterhyperaktivität muß daher hinsichtlich der Pathogenese der Megacystis diskutiert werden. In diesem Sinne ist auch die Tatsache zu deuten, daß unter der Therapie mit alpha-Blockern in einigen Fällen restharnfreie Blasenentleerung erzielt wurde.

Von 221 Patientinnen, die wegen Streß-Inkontinenz vor einer geplanten Inkontinenzplastik untersucht wurden, fanden sich in 42 Fällen, das sind 19%, nicht streßbedingte Inkontinenzformen. Davon 14 Patientinnen mit neurogener Blasenentleerungsstörung und 19 Patientinnen mit Urge-Inkontinenz bei nichtneurogen bedingter Detrusorinstabilität.

Wir haben 1972 vor Beginn routinemäßiger urodynamischer Untersuchungen bei Patientinnen mit Streß-Inkontinenz die Mißerfolge des eigenen Patientengutes nach Rezidivinkontinenzoperationen analysiert. Die operativen Frühversager lagen bei 12% und waren ausnahmslos durch Indikationsfehler infolge nicht erkannter neurogener Blasenentleerungsstörungen und anderer nicht streßbedingter Inkontinenzformen bedingt. Nachdem wir seit 1972 routinemäßig urodynamische Untersuchungen vor Inkontinenzoperationen durchführen, haben wir keinen operativen Frühversager mehr beobachten können.

Eine differenzierte, moderne, konservative und operative Therapie der neurogenen Blasenentleerungsstörung ist ohne vorhergehende urodynamische Untersuchung nicht denkbar. Entsprechend der Untersuchungsbefunde behandeln wir entsprechend dem Schema in Abb. 1.

Dr. med. Friedhelm Schreiter
Urologische Universitätsklinik
D-6500 Mainz
Langenbeckstraße 1

H. Schmidt und J. Kaufmann: **Über die Bedeutung der Magnetbandaufzeichnung von Durchleuchtungsvorgängen bei Untersuchung der Uretermotilität**

Es besteht eine auffallende Diskrepanz zwischen den subtilen klinischen und physiologischen Untersuchungsmethoden zur Feststellung der gestörten Ureterdynamik und der spärlichen radiologischen Symptomatik, die an einigen Beispielen von uns während dieses Kongresses in einem Film gezeigt werden konnte. Es ist anzunehmen, daß der Mangel radiologischer Untersuchungsergebnisse weniger durch das Fehlen einer entsprechenden Symptomatik, sondern mehr aus anderen Gründen zu erklären ist, auf die im folgenden eingegangen werden soll.

Im Gegensatz zum Magen-Darm-Kanal ließ sich früher die Motilität der ableitenden Harnwege beim Durchleuchten nicht erkennen. Barium und Wismut gaben unter konventionellen Durchleuchtungsmöglichkeiten den Kontrast, der zur Durchleuchtung Anlaß gab, das wasserlösliche Jod und Brom, sehr kontrastarm, gaben Veranlassung, lediglich Aufnahmen anzufertigen. Die Voraussetzungen für die Diagnostik der Motilität an den ableitenden Harnwegen wurde in den letzten 10 bis 15 Jahren durch trijodierte Kontrastmittel, die Einführung der Infusionsurographie und der Bildverstärker-Fernsehdurchleuchtung derart verbessert, daß sie heute ohne weiteres möglich wäre. Daß man die Durchleuchtung nicht so allgemein in die Röntgenuntersuchung der ableitenden Harnwege einbezieht, wie bei der Magen-Darm-Untersuchung, ist durch folgende Gründe bedingt:

1. Die Macht der mangelnden Gewohnheit.
2. Die fehlende Kenntnis, daß Motilitätsstörungen, aus dem Standbild nicht erkennbar, mindestens so häufig zu diagnostizieren sind wie in der Magen-Darm-Diagnostik, aber diagnostisch eine größere Bedeutung besitzen.

3. Man scheut die Gonadenbelastung.
4. Mangelnde Wiedergabemöglichkeit und damit Objektivierbarkeit.

Die mangelnde Macht der Gewohnheit ist unseres Erachtens der Hauptgrund gegen die Einführung der Durchleuchtung, bedarf aber als eines Psychologikum hier nicht weiter der Besprechung.

Über die Häufigkeit *schwerer Störungen* wie pelviner oder totaler Aperistaltik, dystoner Kontraktionen, intraureteraler Refluxe und Retroperistaltik sind noch keine genauen Angaben im Schrifttum bekannt. Auch wir verfügen lediglich über Einzelbeobachtungen, die im radiologischen Schrifttum teilweise erwähnt wurden und über die während dieses Kongresses ein Film gezeigt ist.

Die *Durchleuchtungsdosis* ist im allgemeinen größer als die Dosis bei der Anfertigung von Aufnahmen, auch bei Verwendung von Bildverstärkern. Bei gleichzeitiger Aufzeichnung des Durchleuchtungsvorganges auf Magnetband ist die Durchleuchtungszeit erheblich zu verkürzen, da man nach bei Durchleuchtung nicht richtig deutbaren Bewegungsphänomenen nicht weiter durchleuchtend auf deren Wiederholung warten muß, sondern sich diese vorhandene oder fragliche Störung gleich im Anschluß an die Durchleuchtung ohne jeden Entwicklungsvorgang im Bildband ohne Röntgenbelastung des Patienten so oft wiederholen kann, wie es notwendig ist. Man wird die Durchleuchtungsbelastung nicht höher anzusetzen brauchen als bei einem Dickdarm-Kontrasteinlauf. Man muß, wie überall in der Röntgendiagnostik, überlegen, in welchem Verhältnis der evtl. genetische Schaden unter Berücksichtigung des Lebensalters des Untersuchten zu einer möglicherweise durch die Standaufnahmen nicht feststellbaren, durch die Durchleuchtung übersehenen Diagnose steht. Dies kommt öfter vor, als man denkt.

Selbstverständlich würde die Kinematographie zu einer wesentlich besseren Detailerkennbarkeit des Bewegungsvorganges in der Wiedergabe führen, doch stehen der Anwendung dieses Verfahrens wegen der damit verbundenen hohen Kosten und der hohen Dosis entscheidende Gründe im Wege. Die hohe Dosis belastet nicht nur die Gonaden, sondern auch die Röntgenröhre und zwingt zu einer zeitlichen Begrenzung der Untersuchung auf höchstens 2 Minuten, oft weniger als 1 Minute. Der Aufnehmende weiß bei der Kinematographie vorher nicht, welche Bewegung erfolgen wird und ist auf den Zufall angewiesen.

Die Magnetbandaufzeichnung des Fernsehbildes kann trotz der gegenüber der Kinematographie geringeren Detailerkennbarkeit einen genügend deutlichen Befund liefern. Hierfür zeugt der Film, den wir auf diesem Kongreß gezeigt haben und in dem einleitend und bei Darstellung einer Szene mit Doppelureter die direkte Kinematographie, sonst aber nur Aufzeichnungen vom Magnetbandspeicher wiedergegeben sind.

Das Bandspeicherbild kann sofort gezeigt werden und erlaubt somit die Demonstration des Bewegungsvorganges. Es ist auch möglich, mit einer synchronisierten Filmkamera charakterische Szenen der gespeicherten Szenen vom Magnetband abzunehmen und einem größeren Hörerkreis vorzuführen.

Kombiniert mit Druckmessungen liegt hier unseres Erachtens auch für die Forschung noch ein weites Feld offen.

Prof. Dr. H. Schmidt
Strahlendiagnostische Abt.
Prof. Dr. J. Kaufmann
Urologische Abteilung des
Allgemeinen Krankenhauses Altona
D-2000 Hamburg 50
Paul-Ehrlich-Straße 1

Diskussion zu den Vorträgen Seite 228 bis 251
(C. Aktuelle Information: Urodynamik)
Moderator: W. Lutzeyer, Aachen

W. Lutzeyer, Aachen: Ich möchte die Diskussion mit Fragen zum Vortrag von Herrn Melchior eröffnen.

H. Madersbacher, Innsbruck: Da Herr Melchior nur ganz kurz auf die Frage von neurogener Blase und Reflux eingegangen ist, möchte ich dazu bemerken, daß die neurogene Blase keinesfalls zwangsläufig mit einem Reflux einhergeht. Ich habe bei 120 Querschnittspatienten nur in 3 Fällen einen Reflux unter Videorekorder gefunden und auch bei Kindern mit Meningomyelozele findet man postnatal im Miktions-Zystourethrogramm in kaum 6% einen Reflux. Ich glaube, daß der Reflux vielmehr eine Folge einer chronischen Entzündung und einer überdehnten Blase ist.

H. Melchior, Aachen: Ich glaube, Herr Madersbacher, daß die reinen Entzündungsprozesse allein nicht dafür verantwortlich zu machen sind; wir haben früher zu häufig bei Zystitiden nach einem Reflux gefahndet und es läßt sich nahezu keine Korrelation finden.

W. Lutzeyer, Aachen: Ich habe eine Frage an Herrn Melchior. Sie haben die Wirkung der alpha- und beta-Rezeptoren auf die Harnleiterdynamik gezeigt, und man ist versucht zu glauben, es befinden sich da irgendwelche Zellenschrittmachersysteme, die man herauspräparieren, färben, die man histochemisch oder elektronenoptisch nachweisen kann. Dabei ist es doch so, daß es sich lediglich um eine pharmakologische oder pharmakodynamische Abgrenzung handelt und wir deswegen doch nicht genau sagen können, wo nun die Grenze ist zwischen dem einen und zwischen dem anderen. Oder kann man das?

H. Melchior, Aachen: Alpha- und beta-Rezeptoren sind eine biochemische Hypothese, die erstmals von Alquist aufgestellt worden ist, der eben die Angriffspunkte und die Wirkungsweise der verschiedenen Katecholamine bzw. ihrer Blocker derart differenziert hat, daß z. B. über Noradrenalin die einen und über Isoproterenol die anderen stimuliert werden. Dies sind kleine chemische Differenzierungen letztlich sehr ähnlicher Katecholamine. Herr Alquist ist darauf gekommen durch die Blockade dieser Substanzen. Aber man kann diese nicht nach Zellen, sondern nur nach Regionen oder nach Überträgersubstanzen im Bereich der motorischen Endplatte differenzieren.

P. Mellin, Essen: Sie haben einen Schrittmacher für den Ureter in der Niere, also an Nierenbecken und Kelchen demonstriert, Herr Melchior. Wo sitzt jetzt der Schrittmacher für einen Ureterstumpf, etwa nach der Nephrektomie?

H. Melchior, Aachen: Jede glatte Muskulatur hat die Grundeigenschaft einer spontanen Erregungsbildung. Diese Schrittmacherzellen haben lediglich die Eigenschaft, daß sie stärker in der Lage sind, eine solche Spontanerregung hervorzurufen. Ganz klassisch wurde das ja gezeigt am Herzen, wenn der Sinus reseziert ist, d. h. daß dann ein Vorhofrhythmus auftritt und wenn dieser nicht vorhanden ist, es zu einem reinen Kammerrhythmus kommt, der wesentlich niedriger liegt. Die ersten Untersuchungen waren sehr überzeugend vor 4 Jahren von Golenhofen u. a., die gezeigt haben, daß, wenn man im Tierexperiment ein Harnleiterpräparat isoliert und eine Peristaltik untersucht, man praktisch einen aperistaltischen Harnleiter mit einer minimalen Kontraktionsfrequenz hat. Läßt man aber das gesamte Nierenbeckenkelchsystem intakt, dann ist die Kontraktionsfrequenz 10- bis 15mal höher. Das ist bei den einzelnen Spezies, vom Meerschweinchen bis zum menschlichen Harnleiter sehr unterschiedlich. Das histologische Substrat jedoch, das wir lange Zeit vermißt haben, ist in den Zellen nachgewiesen worden, die in diesen bindegewebigen Septen zwischen Kelchen und Nierenparenchym liegen, die mit aller Wahrscheinlichkeit als Schrittmacherzellen anzusehen sind.

J. Kaufmann, Hamburg: Wenn diese Schrittmachersysteme vorhanden sind, müßten wir dann nicht bei allen Anderson-Hynes-Plastiken und bei Polresektionen häufig dynamische Störungen des Harnleiters finden? Wir haben speziell darauf geachtet, wobei Herr Schmidt die Untersuchungen durchgeführt hat. Wir finden, und dafür spricht ja auch die Klinik bei den Anderson-Hynes-Plastiken und bei den Polresektionen, nicht in jedem Fall gestörte dynamische Verhältnisse.

H. Melchior, Aachen: Das muß auch nicht sein; denn diese Schrittmacherzellen sitzen ja in allen Kelchen und allein die Tatsache, daß man einen Kelch reseziert, muß noch nicht zu einer dynamischen Störung führen. Zum anderen hat man bei der Anderson-Hynes-Plastik nach Durchtrennung der Kontinuität eine dynamische Entleerungsstörung, bis eben die Narbe muskulär überbrückt ist und damit auch die Elektropotentiale wieder über die Anastomose hinweglaufen. Dies ist seit langem elektrophysiologisch und experimentell bewiesen.

K. Haubensak, Homburg: Hierzu möchte ich anmerken, daß ich nicht glaube, daß man eine Narbe muskulär überbrücken kann. Zum anderen haben wir früher einmal Harnleiter bei Operationen am Menschen entfernt und in vitro aufgehängt und dann mit Druck belastet, d. h. mit Flüssigkeiten unter verschiedenen Drucken aufgefüllt. Wir haben dabei festgestellt, daß ein oberes Harnleitersegment mit einem Stück Nierenbecken eine hohe Spontanfrequenz aufweist und auf eine Druckbelastung von wenigen mm Hg sofort mit einer erheblichen Frequenzsteigerung reagiert. Bei Harnleitersegmenten aus dem mittleren Abschnitt dagegen war diese Frequenzerhöhung durch den Druck nicht so hoch, und untere Harnleiterabschnitte haben sich in ihrer Aktivität wesentlich von den anderen Harnleiterabschnitten dadurch unterschieden, daß sie nämlich mit langdauernden, möglicherweise 2- bis 3-gipfligen Kontraktionsserien reagieren. Wenn man nun eine Anderson-Hynes-Plastik macht oder eine Kontinuitätsresektion durchgeführt hat, so scheint mir nach unseren Erfahrungen das Flüssigkeitsangebot unter einem gewissen Druck das wichtigste auslösende Moment für die Aktivität des Harnleiters zu sein.

H. Palmtag, Heidelberg: Ich möchte Herrn Melchior fragen, wie hoch er die praktische Bedeutung der Pharmakokinetik bzw. der pharmakologischen Behandlung in der Urologie einschätzt; denn nach unseren Erfahrungen ist es nicht ganz ohne Risiko, vor allem in der Ambulanz, dem Patienten wirksame Substanzen zu verordnen. Wir haben es teilweise stationär eingeleitet und kontrolliert, vor allem bei alpha-Rezeptoren-Blockern oder alpha-Rezeptoren-Stimulatoren. Ganz besonders kritisch wird die Situation bei querschnittsgelähmten Patienten, vor allem dann, wenn ein hoher Querschnitt vorliegt. Man kann prinzipiell bei einem Patienten mit hohem Querschnitt durch Applikation von 1 Ampulle Doryl einen Kreislaufkollaps provozieren, und zwar mit fast 90%iger Sicherheit.

H. Melchior, Aachen: Die pharmakodynamische Beeinflussung über das vegetative Nervensystem ist am Harnleiter über beta-Adrenergica möglich. Aber diese beta-Adrenergica lösen im allgemeinen erhebliche Tachycardien aus. Für die Klinik besser geeignet sind bis heute noch die zentral angreifenden Analgetika und Sedativa, wie Novalgin und Valium. In der Klinik kann man eine Steinaustreibung durch eine Dauertropfinfusion mit Alupent günstig beeinflussen. Im Bereich der Blase — und diese Frage würde ich am liebsten an Herrn Schreiter und an Herrn Stockamp weitergeben, die dieses Schema ja letztlich auch ausgearbeitet haben — kann ich deren gute Ergebnisse nur bestätigen. Natürlich wird man nicht eine Blasenhypotonie bei neurogener Blase mit einem Anticholinergikum direkt angehen, sondern wir haben uns bei der neurogenen Blase in erster Linie den Einsatz von alpha-Blockern vorbehalten, aber vielleicht kann Herr Stockamp dazu noch etwas sagen.

W. Lutzeyer, Aachen: Ich glaube, man sollte diese Frage kombinieren; denn man sollte diesen Fragenkomplex, der ja so wichtig für die Praxis ist, en bloc beantworten. Zuerst war die Frage nach dem Risiko des Einsatzes eines Pharmakons in der Behandlung und zum anderen möchte ich damit die Frage des Erfolges koppeln. Ihre Arbeitsgruppe, Herr Stockamp, hat durch pharmako-dynamische Beeinflussung gezeigt, daß Operationen, die bisher üblich waren, reduziert werden konnten. Inwieweit das tatsächlich der Fall ist, ist ja die zweite entscheidende Frage, und danach muß man die Gewichte verschieben.

K. Stockamp, Mainz: Zunächst möchte ich zur Frage des Risikos der Pharmakotherapie sagen, daß man zwischen Patienten unterscheiden muß, die kreislaufgefährdet sind, und solchen, die normale Kreislaufverhältnisse haben. Zu den ersten möchte ich Jugendliche, vor allem kindliche Patienten zählen sowie Patienten, die nicht unter einer Kreislaufbelastung stehen wie etwa Patienten mit tiefer Querschnittsläsion, die mehr oder weniger an den Rollstuhl gebunden sind und keine wesentlichen körperlichen Anstrengungen vollbringen. Diese Patienten behandeln wir ohne weiteres mit einer vorsichtigen einschleichenden Dosierung mit alpha-Rezeptoren-Blockern. Man muß sich sehr hüten, die alpha-Rezeptoren-Blocker mit Anticholinergika, z. B. zu kombinieren, da man dann schwere Kreislaufreaktionen beobachten kann. Ältere Patienten mit kardialer Anamnese würden wir von vornherein ausschließen. Bei Patienten, die lediglich eine Orthostasereaktion zeigen, kann man diese u. U. durch Kombination mit Mineralokortikoiden ausschalten. Zur Effektivität der Behandlung und inwieweit sie die Operation ersetzen kann, möchte ich feststellen, daß wir unsere besten Erfolge eigentlich im frühen Kindesalter bei kongenitalen Blasenstörungen und vor allem bei Läsionen vom Typ des unteren motorischen Neurons haben. Hier haben wir vor allen Dingen die Harnableitungsrate ganz erheblich senken können. Ich möchte nicht unbedingt sagen, daß die Sphinkterotomien und vor allem die Blasenhalsinzisionen bei uns zurückgegangen sind. Im Gegenteil; denn wenn wir längere Zeit eine erfolgreiche Behandlung mit einem alpha-Rezeptoren-Blocker haben und er zu einer Kreislaufbelastung führt, versuchen wir auf jeden Fall eine Blasenhalsinzision; denn hier ist sie sicher indiziert, da wir in diesen Fällen eine Obstruktion am Blasenhals haben. Zu bedenken ist natürlich die Frage der Ejakulationsstörung. Oft kombinieren wir auch eine nicht dauerhaft erfolgreiche Blasenhalsinzision mit einem alpha-Rezeptoren-Blocker. Ich würde also die konservativ-chirurgischen Eingriffe am Blasenausgang nicht unbedingt mit Medikamenten ersetzen wollen.

W. Lutzeyer, Aachen: Ich möchte eine kurze Frage anschließen: Wie sind die Ergebnisse bei der diagnostizierten Enuresisbehandlung, entweder hypertoner oder hypotoner Typ?

K. Stockamp, Mainz: Ich glaube, hierzu kann Herr Haubensak mehr sagen, da er sicher wesentlich mehr Enuretiker untersucht hat. Ich kann nur sagen, daß ich nach wie vor, trotz einer Untersuchungsrate von vielleicht 50 bis 60 Kindern, außerordentlich unsicher bin; denn man findet bei Kindern praktisch alles. Ich würde sagen, in etwa 10% der Kinder finden wir sichere, als okkult zu bezeichnende neurogene Blasenstörungen, aber auch wiederum völlig verschiedene Typen, wobei die Läsion sich manchmal bei einer neurologischen Untersuchung von der Halswirbelsäule bis zum Caudabereich herunter erstreckte. Ich kann keine Klassifizierung geben.

K. Haubensak, Homburg: Wir haben enuretische Kinder mit distalen Urethrastenosen oder bulbären Harnröhrenengen, die nachgewiesen waren, untersucht und hierbei eine Hyperaktivität des Detrusors gefunden, eine Hyperreflexie. Diese Hyperreflexie haben wir mit einer quarternären Ammoniumbase, also einem Atropinabkömmling, mit dem gleichen Erfolg behandelt, mit dem andere Psychopharmaka gegeben haben. Der Erfolg lag etwa wie bei den anderen, bei 50 bis 60%. Nur muß man dazu sagen, daß die meisten Kinder wieder rückfällig geworden sind, sofern die Medikamente abgesetzt wurden, wenn sie nicht nach dem Prinzip, das Herr Moormann ja propagiert und ausgearbeitet hat, operiert worden sind.

J. Bödeker, Berlin: Zum Problem der alpha-Rezeptoren-Gabe und alpha-Adrenalytika muß ich noch etwas Komplizierendes hinzufügen. Sämtliche Medikamente sind ja sehr kreislaufwirksam, und es ist eigentlich theoretisch schon schwer vorstellbar, daß dann der Einfluß des Kreislaufs auf Harnblase und Urethra nun völlig ohne Einfluß sein soll. Von dieser Fragestellung ausgehend haben wir Untersuchungen in Berlin gemacht und gefunden, daß Kreislaufreflexe auch auf Harnblase und Urethra Einfluß haben. Die Ergebnisse werden Anfang des Jahres in Invest. Urol. erscheinen. Man kann also nicht davon ausgehen, daß, wenn man eine intakte Beziehung zwischen Kreislauf, Zentralnervensystem und peripherer Innervation hat, daß dann diese Medikamente ohne Rückwirkungen sind; denn es ist vielmehr so, wenn Sie ein Medikament geben und es ändert den Blutdruck, dann werden Sie über ein feed back eine Gegenregulation haben, die praktisch die Wirkung des Medikamentes an Blase und Urethra wieder aufhebt.

P. Carl, München: Die Behandlung mit dem alpha-Rezeptoren-Blocker Phenoxybenzamin führt zu einem, nach unserer Erfahrung reversiblen und dosisabhängigen Ejakulationsverlust. Man muß die Patienten deshalb genau darüber aufklären, allein schon aus forensischen Gründen.

K. Haubensak, Homburg: Zum Vortrag von Herrn Bödeker darf ich mir eine prinzipielle Bemerkung erlauben. Jede Methode des Harnröhrendruckprofils hat gewisse Nachteile, und man kann nicht verschiedene Methoden, sei es Perfusion mit der Brown-Wickham-Methode oder Perfusion mit zentraler Perforation des Katheters miteinander vergleichen, wenn man nicht angibt, mit welcher Perfusionsmenge die Untersuchung erfolgte. Man muß also auch den Normalwert nennen und sagen, zu welcher Altersgruppe der Patient gehört. Wir haben 129 Normalpersonen eingeteilt in verschiedene Altersgruppen und fanden, daß die Werte sich signifikant in den einzelnen Gruppen unterscheiden, und bei 2 ml pro Minute Perfusion gibt es einen um 6% höheren Wert, als wenn man mit 1 ml perfundiert, und wenn man einen 6-Charr.-Katheter nimmt, dann ist das etwas anderes als wenn man einen 14-Charr.-Katheter benutzt.

W. Lutzeyer, Aachen: Herr Haubensak, der Angriff ist klar, Herr Bödeker in die Defensive.

J. Bödeker, Berlin: Nein, ich fühle mich gar nicht in der Defensive; denn das war ja genau der Ausgangspunkt, daß wir versuchten, eine Methode zu finden, die unabhängig von den genannten

Parametern ist. Ich meine, Herr Haubensak, Ihre Ergebnisse mit dem Brown-Wickham-Katheter stehen in klarem Gegensatz zu den Untersuchungen von Edwards, der keine Veränderungen gefunden hat. Aber im Prinzip geht es doch darum, daß endlich einmal eine Methode gefunden wird, die in der Praxis gut anwendbar, die einfach ist und auch mit der Brown-Wickham-Methode vergleichbare Ergebnisse liefert. Die Brown-Wickham-Methode ist im Prinzip sicher keine schlechte Methode, was von allen Untersuchern bestätigt wird, die etwas von Druckmessung verstehen.

W. Lutzeyer, Aachen: Vielen Dank, Herr Bödeker, auch ich glaube, daß die Verfahren alle relative Verfahren sind und auf das entsprechende Patientenkollektiv bezogen werden müssen.

F. Schreiter, Mainz: Bezüglich der Methoden wird es immer Diskussionen geben, man muß sich nur darüber im klaren sein, daß mit dem Urethraprofil ein Kunstprodukt erzeugt wird, und es im Grunde nur auf die Standardisierung und Vergleichbarkeit der Methode und auf nichts anderes ankommt. Dann kann man mit der Methode auch klinisch arbeiten.

P. Carl, München: Eine wesentliche Fehlerquelle des Harnröhrendruckprofils, gleichgültig wie man es schreibt, ist die Beckenbodenspastik bei den oberen motorischen Läsionen. Man sollte deswegen in diesen Fällen unbedingt ein EMG mitschreiben, damit man die eigenen Fehler sofort überblickt.

H. Palmtag, Heidelberg: Ich möchte noch zwei Dinge feststellen: Selbst bei ganz raffinierten technischen Methoden, wie sie Herr Zinner anwendet, muß man mit Herrn Zinner feststellen, daß man praktisch Normalwerte gar nicht finden kann, da jeder Patient eigentlich seinen eigenen Normalwert hat. Was ich mit meinem Vortrag mehr oder weniger ausdrücken wollte ist, daß die Variationsbreite so groß ist, daß man mit dem Begriff normal sehr vorsichtig sein muß. Darüber hinaus möchte ich Herrn Schreiter fragen, wie sinnvoll es ist, Hilfspersonal solche Untersuchungen durchführen zu lassen, wo wir selber nicht einmal wissen, was normal ist?

W. Lutzeyer, Aachen: Vielen Dank, Herr Palmtag. Wir könnten natürlich den Begriff normal und abnormal, physiologisch und im Psychischen ausdiskutieren, aber ich kann das am besten so kombinieren, daß wir mit Anfang der Uroflowuntersuchungen selbst Versuche gemacht haben und dann feststellten, daß der eigene Uroflow mit der Tagesrhythmik, mit der Trinkmenge, in Abhängigkeit vom Vegetativum, mit der Zuschauermenge erheblich schwankte. Und dies sind ja eigentlich schon Argumente dafür, daß es ein normales Profil oder einen normalen Uroflow nicht gibt. Dies nur zu Ihrer Unterstützung.

F. Schreiter, Mainz: Ich stimme Herrn Prof. Lutzeyer völlig zu. Ich möchte nur sagen, daß das normal ist, was unsere Methode leistet.

H. Madersbacher, Innsbruck: Ich möchte fragen, wie jetzt die Kinder mit 4 bis 5 Jahren behandelt werden sollen. Sollen sie ihr ganzes Leben lang alpha-Blocker nehmen oder bestehen bereits Erfahrungen, daß man nach 1 bis 2 Jahren alpha-Blocker-Medikation nach Absetzen der Medikation eine bleibende Besserung der Harnabflußverhältnisse erzielen konnte?

K. Stockamp, Mainz: Die Behandlung mit den alpha-Blockern ist zwar eine kausale Behandlung, weil sie den erhöhten Sympatikotonus dort, wo wir es möchten, beseitigt, in dem Augenblick, wo wir die Medikation wegnehmen, ist er jedoch wieder da. Wir haben etwa bei einem Dutzend Kinder versucht, das Präparat wieder abzusetzen, und es wurden etwa ¾ von ihnen wieder rückfällig. Es stellt sich also damit die Frage, wie beurteilen wir überhaupt einen Therapieerfolg? Trainiert man ein Kind auf irgendeine Art und Weise — und es ist ja nicht so, daß nach einem alpha-Blocker die Blase sich jetzt von selbst plötzlich entleert, sondern dem Kind muß auch die Bauchpresse beigebracht werden —, so ist ein Teil unserer Erfolge möglicherweise nur der Trainingseffekt, der durch diese Medikamente unterstützt wird. Wir haben nur in den Fällen, das sind etwa ¼ oder ⅓ nach Absetzen der Medikation einen Erfolg für Dauer gehabt, in denen nachher die Bauchpresse funktioniert hat. Das nur zur Bewertung der Untersuchungsergebnisse. Im übrigen ist eine echte Dauerbehandlung der Einstellung eines Diabetes vergleichbar, und Besseres kann man dazu nicht sagen, evtl. ersetzbar durch eine Blasenhalsschlitzung oder ähnliche Maßnahmen.

W. Lutzeyer, Aachen: Ich glaube, daß dies jetzt der Start ist für die neuen Erfahrungen, die wir sammeln und vergleichen müssen. Damit schließe ich die Diskussion zu diesem Kapitel und möchte gleich auf das nächste Kapitel, die experimentelle Urologie, übergehen.

D. AKTUELLE INFORMATION: EXPERIMENTELLE UROLOGIE

P. STROHMENGER: **Übersichtsreferat über Experimentelle Urologie**

Diese „aktuelle Information" wird im wesentlichen ein Bericht sein über das 2. Symposion für Experimentelle Urologie, das im März dieses Jahres in Köln stattfand. Ich danke dem Herrn Präsidenten für die Aufforderung zu diesem Vortrag im Rahmen dieses Kongresses. Er bekundet damit die Notwendigkeit der Darstellung von Ergebnissen urologischer Grundlagenforschung vor einem größeren Kreise und das Interesse dafür; er steht damit in Übereinstimmung mit der Grundidee des Symposions, das die Probleme der Forschung niemals aus diesem Kongreß der Deutschen Gesellschaft für Urologie hat herauslösen wollen. Ich muß das an dieser Stelle noch einmal sagen, da von verschiedenen Seiten eine solche Tendenz befürchtet wird, von anderen tatsächlich befürwortet wurde.

Wir haben von Anfang an die enge Anlehnung oder sogar die Integration dieses experimentellen Debattierklubs in die Deutsche Gesellschaft angestrebt. Heute kann ich Ihnen mitteilen, daß der Vorstand der Gründung eines „Arbeitskreises für experimentelle Urologie" im Rahmen der Deutschen Gesellschaft für Urologie zugestimmt hat. Wir danken dem Vorstand für sein Verständnis und seine Unterstützung.

Daß ein Bedarf für eine solche Institution besteht, mag eine einzige Zahl unterstreichen: auf die Einladung zum 2. Symposion für experimentelle Urologie gingen 78 Vortragsanmeldungen ein, zu 90% aus deutschsprachigen Kliniken. Die experimentelle Grundlagenforschung hat somit quantitativ — aber auch qualitativ, wie Sie sicher noch erkennen werden — ein beachtliches Niveau erreicht. Im zweijährigen Rhythmus sollen derartige Arbeitstagungen mit dem Schwerpunkt der Diskussion fortgesetzt werden, die nächste unter der Leitung der Herren Kelâmi, Melchior und Schröder in Würzburg 1976, nachdem Herr Lymberopoulos und ich unsere „Ämter" zur Verfügung gestellt hatten. Einladungen zum nächsten Symposion werden rechtzeitig an alle Interessierten versandt werden.

Lassen Sie mich nach dieser allgemeinen Information zur fachlichen übergehen, die gedrängt sein muß und nur einen groben Überblick geben kann, wenn das Ergebnis von

Tabelle 1

I	**Nephrologie**
	Experimentelle Nephritis
	Harninfektion
	Nierendiagnostik durch Harnfermente und Isotope.
	Artifizielle Ischämie der Niere in situ
	Funktionelle Probleme der Restniere.
II	**Funktionelle Anatomie der Niere**
	Lymphgefäße
	Entstehung von Zystennieren
III	**Urolithiasis**
IV	**Prostatakarzinom und -adenom**
	Zellkultur
	Gewebetransplantation
	Ultrastrukturelle und biochemische Untersuchungen
V	**Nierenkonservierung bzw. -transplantation**
VI	**Andrologie**
VII	**Urodynamik**
VIII	**Operationstechnik**

2 Tagen intensiver Arbeit in 15 Minuten komprimiert werden muß. Kurzfassungen aller gehaltenen Vorträge sind in Form eines fotomechanisch vervielfältigten Bändchens zusammengestellt worden. Für Interessenten stehen auf Anfrage noch einige Exemplare zur Verfügung. Im übrigen wird die Ihnen bekannte Zeitschrift Urological Research diese Kurzfassungen demnächst abdrucken.

In der Tab. 1 habe ich versucht, eine gewisse Gruppierung der Themen zu erreichen. Es ist deutlich eine Schwerpunktbildung erkennbar, wobei in den Abschnitten I, IV, V und VII z. Zt. besonders aktiv gearbeitet zu werden scheint. Über die aktuellen Probleme der Urodynamik Kapitel VII — hat Ihnen Herr Melchior schon berichtet. Sie haben weitere Vorträge dazu gehört, und es ist hier eine lebhafte Diskussion entstanden, so daß ich die unter dieses Thema fallenden Vorträge des Symposions in meiner Übersicht auslassen kann.

Zum Kapitel I

Sack u. Wilhelm (Lübeck) stellten Rattenversuche zur Wertigkeit von Enzymbestimmungen im Harn bei verschiedenen experimentellen Nierenläsionen an. Bei entzündlichen Prozessen verliefen Enzymurie, Proteinurie und Leukozytenexkretion weitgehend parallel, während bei toxischer Tubulusläsion ein überproportionaler Enzymanstieg zu beobachten war, ebenso auch bei toxischen Dosen von z. B. Gentamycin bei Pyelonephritis. Zur Diagnose der Pyelonephritis liefert die Enzymbestimmung also wenig, wohl aber zur Erfassung toxischer Schäden — was in der Klinik bei Überwachung einer medikamentösen Therapie bei vorgeschädigter Niere von Bedeutung sein könnte. Nicht zu verkennen ist aber für die Praxis der hohe Aufwand einer solchen Untersuchung. Ich erinnere bei dieser Gelegenheit — und dafür gilt wohl der gleiche Einwand — an Mitteilungen von Lutzeyer u. Hautmann über die Festlegung eines „gezielten Enzymmusters" im Harn: die Kombination von retrograder Harnentnahme in verschiedenen Etagen mit der Enzymbestimmung zur Differentialdiagnose von z. B. Papillom und Karzinom.

Hartmann (Hamburg) fand bei Versuchen an 280 Ratten nach intraperitonealer Injektion von Substanzen, die den Kohlehydrat- und Lipidstoffwechsel beeinflussen, regelmäßig erhebliche Anstiege insbesondere der LAP im Harn. Dieser Parameter ist demnach unspezifisch und weist für sich allein bei weitem nicht direkt auf eine renale Störung hin.

Rist u. Mitarb. (Basel) berichteten schon früher über vermehrte LDH-Ausscheidung bei Nephroptose. Im Tierexperiment konnte das weder durch venöse Drosselung noch durch Ureterokklusion erreicht werden. Mit Hilfe reduzierter arterieller Durchblutung gelang es aber, diesen Anstieg zu erreichen, und mit der Bestimmung von Isoenzymen konnte als Entstehungsort der LDH der medulläre und innere corticale Bereich der Niere ermittelt werden.

Petritsch u. Mitarb. (Graz u. Los Angeles) untersuchten den oft diskutierten Zusammenhang zwischen Nephroptose und Hypertonie. Bei chronischer Überdehnung der Nierenarterie des Hundes durch Nephropexie im Becken ließ sich ein signifikanter Hochdruck erzeugen, womit die Nephropexie als Therapie eines anders nicht zu klärenden Hochdruckes ihre Berechtigung zu haben scheint.

Hünermann u. Mitarb. (Bonn) prüften im Tierexperiment ING und Sequenzszintigraphie auf ihre Aussage zur Diagnose der Nierenarterienstenose. Nach wie vor schwierig und bisher ungelöst ist bisher die Abgrenzung der Resultate dieser in der Praxis oft überbewerteten Untersuchungen von gleichzeitig vorhandenen anderen Nierenerkrankungen.

Schon im vergangenen Jahr konnte ich zur Methode der in-situ-Perfusion der Niere mit Hypothermie einiges referieren. Eisenberger u. Mitarb. (München) wiesen den protektiven Effekt der Perfusionsunterkühlung jetzt auch mit Hilfe der Xenon-133-washout-Methode und der Angiographie nach. Sinagowitz u. Mitarb. (Freiburg, Dortmund, Miami) berichteten über ihre Untersuchungen zur Sauerstoffaufnahme des Nierengewebes vor und nach artifizieller Ischämie. Modalitäten der Perfusion und eine genaue

Kenntnis der Erholungsvorgänge nach Ischämie mit und ohne Hypothermie werden zunehmend wichtiger, seitdem sich Berichte über extrakorporale Operationen an schwer vorgeschädigten Nieren in letzter Zeit mehren.

Aus der „Werkstatt" von Madsen (Madison) konnte Westenfelder einen interessanten Versuchsansatz zur Klärung der Pathogenese der chronischen abakteriellen Pyelonephritis schildern: die Injektion von aus E. coli gewonnenem Lipid A in operativ freigelegte Nierenbecken führte bei erwachsenen Tieren zu einer dosisabhängigen interstitiellen Nephritis, nicht aber bei Welpen, die ja auch keine Antikörper entwickeln können.

Auch Klippel u. Mitarb. (Bonn) befaßten sich mit den immunologischen Problemen der chronischen Pyelonephritis und untersuchten Antikörpertiter bei experimentell induzierten Formen. Interessant und sicher in der Praxis von Bedeutung ist der beobachtete Boostereffekt nach Reinfektion. Eine kompensatorisch hypertrophierende Restniere scheint infektionsanfälliger als eine bereits hypertrophierte. Schließlich dokumentierten Schindler u. Mitarb. (Homburg) die klinisch bekannte funktionelle Anpassung der Restniere bei nephrektomierten Hunden mit Hilfe der seitengetrennten katheterlosen Hippuranclearance in Abhängigkeit von der Zeit nach Nephrektomie. Wie dem Programm zu entnehmen ist, werden sie zum selben Thema heute noch einmal sprechen.

Zum Kapitel II der Tabelle

Hellwig (Marburg) demonstrierte mit einleuchtender Methodik — allerdings nur an einem einzigen Fall —, daß in Zysten einer polycystisch degenerierten Niere injizierte Katalase (ein Stoff, der weder diffundiert noch absorbiert wird) im Harn erscheint. Besteht demnach doch eine präformierte Verbindung zwischen Zyste und Hohlraum?

Naber u. Madsen (Marburg, Madison) stellten fest, daß bei der Harnstauung, akut oder chronisch, höchstens 0,5% des Nierenbeckenharnes auf dem Lymphwege abtransportiert werden. Sie messen dazu die Aktivität von 99-Tc-Pertechnetat, das ins Nierenbecken injiziert worden war, in der Nierenlymphe. Dies scheint mir ein interessantes Ergebnis für die Beurteilung von Harnstauungsnieren, das manche bisherigen Vorstellungen korrigiert.

Die Vorträge aus dem Sektor der Steinforschung (Kapitel III) waren nicht zahlreich. An anderer Stelle — ich meine z. B. das Jenaer Steinsymposion — wird dieses Thema ausführlicher behandelt. Bichler u. Zeller (Marburg) sahen in der durch portocavalen Shunt bei Ratten erzeugten Leberatrophie mit konsekutiver Hyperurikämie und Harnsäuresteinen eine brauchbares Modell zur Untersuchung therapeutischer Maßnahmen beim Uratsteinleiden.

Wir konnten mit Huffmann an Ratten zeigen, daß das für die Verwendung in den Harnwegen als unbedenklich angesehene Nahtmaterial Polyglykolsäure (Dexon®) bei durch Oxamidfütterung zu Steinbildnern gewordenen Ratten in fast dem gleichen Prozentsatz zu Fadeninkrustationen führt wie Operationsseide.

Terhorst u. Mitarb. (Aachen) untersuchten makro- und mikroskopisch, auch elektronenoptisch, den Einfluß des Ultraschall und der hydraulischen Schlagwelle (Urat®) auf das Uroepithel. Der Ultraschall wirkt wesentlich schonender. Es scheint, als ob die neuen Geräte zur Steinzertrümmerung Klinikreife erreicht haben, wenn man in der Indikationsstellung exakte Kriterien berücksichtigt.

Großen Raum nahmen wieder Untersuchungen auf dem Gebiet der *Tumorzellzüchtung*, insbesondere des Prostatakarzinoms ein. Okada u. Schröder (Würzburg) gelang es jetzt erstmals, in vitro einen permanenten epithelialen Zellstamm anzuzüchten, der alle Charakteristika des Prostatacarcinoms aufweist. Es bleibt abzuwarten, wie permanent das Wachstum dieses Stammes in weiteren Kulturgenerationen sein wird; es könnten so ganz neue Wege zur Erforschung der Hormonabhängigkeit des Prostatawachstums und der Wirkung differenter Medikamente eröffnet werden. Ein anderer Weg dazu ist das Studium von auf Labortiere transplantierten Tumoren; auch hier gelang Schröder mit der Übertragung eines Prostatakarzinoms auf sogenannte „nude mice", genetisch unbehaarte und thymuslose Mäuse, ein Fortschritt. — Die gleiche Arbeitsgruppe untersuchte densitometrisch die chromosomale Ausstattung von Karzinomzellen, die prognostische Bedeutung für die Behandlung mit Östrogenen haben soll.

Brehmer u. Madsen (Essen, Madison) konnten Karzinomgewebe auf thymektomierte Ratten nicht transplantieren, das fehlende Thymus ist demnach doch nicht das einzig besondere der nackten Mäuse. Ghanadian u. Chisholm (London) fanden in dem Nager Mastomys natalensis, und zwar bei den weiblichen Tieren, die eine gut ausgebildete Prostataanlage haben, ein geeignetes Modell für Hormonstudien. Senge u. Mitarb. (Essen, Berlin-Bergkamen) zeigten an ihrem bekannten Transplantationsmodell, daß unter Testosteron proliferierendes Adenomgewebe durch Antiandrogene im Wachstum gestört wird: regressive Veränderungen im metaplastischen Gewebe, nicht aber, und das erscheint mir praktisch von Bedeutung, im typischen Drüsenepithel. Schon vor den mikroskopischen finden sich elektronenoptisch erkennbare Veränderungen bei Entzug des stimulierenden Androgens durch Kastration (Burchardt u. Mitarb., Hamburg). Basis für vergleichbare Untersuchungen verschiedener Arbeitsgruppen könnte die von Bartsch u. Rohr (Innsbruck, Basel) sorgfältig erarbeitete Morphometrie der Prostata — also ein quantitativer Wert — unter verschiedenen Bedingungen sein. Die Gruppe um Altwein (Mainz) berichtete von neuen Untersuchungen zum Hormonstoffwechsel im Prostataadenom in vivo und in vitro, ebenfalls als Basis für die Testung von Pharmaka.

Chisholm u. Ghanadian (London) berichteten über Versuche, das normalerweise in der Prostata stark angereicherte Zink als Radioisotop für eine Prostataszintigraphie zu verwenden. Klinisch verwertbare Resultate erhielten sie nicht.

Aus Zeitgründen muß ich es unterlassen, Ihnen Einzelheiten zum *Kapitel V „Nierentransplantation und -konservierung"* zu referieren. Interessenten verweise ich noch einmal auf das Abstractaheft bzw. auf Urological Research. Der Trend geht einmal in Richtung auf eine Vereinfachung der Konservierungsmethoden, weg von der Langzeitperfusion (Arbeitsgruppe Kierfeld, Essen). Auf der anderen Seite ist die ins Detail gehende Untersuchung der Stoffwechselvorgänge während der extrakorporalen Zeit zu registrieren. Auffällig ist dabei, daß der Erfolg verschiedener Perfusionsmodalitäten häufig nur an morphologischen Parametern oder an chemischen Werten in der Perfusionsflüssigkeit oder im Harn gemessen wird, nicht aber an dem eigentlichen Kriterium, nämlich der erfolgreichen Reimplantation der konservierten Niere.

Einige Sätze noch zur *Andrologie*, um zu zeigen, daß auf diesem Sektor, der laut Weiterbildungsordnung zur Urologie gehört, in der Praxis aber vielfach vernachlässigt und deshalb von anderen Fächern besetzt wird, in der Grundlagenforschung Urologen arbeiten. Die Wiener Arbeitsgruppe um Lunglmayr entwickelte und prüfte eine verläßliche Methode zur Spermagewinnung im Tierexperiment. Elsässer (München) sah nach anatomisch erfolgreicher Rekonstruktion der Samenwege an Widdern einen hohen Prozentsatz von pathologischen Spermabefunden. Ist das Operationstrauma verantwortlich für die Schädigung auf zellulärer oder subzellulärer Ebene? Mancher funktionelle Mißerfolg nach anatomisch gelungener Rekonstruktion mag so seine Erklärung finden.

Sehr wichtig und aktuell sind auch Untersuchungen von Weissbach u. Mitarb. (Bonn) zum Problem des gestörten Hodendeszensus. Sie bestätigen die immer wieder zitierten Ergebnisse von Shirai u. Mitarb., daß bei einseitigem Maldeszensus auch der orthotope Hoden geschädigt wird — auf welchem Wege, weiß zwar noch niemand, für unsere therapeutischen Überlegungen trotzdem eine unendlich wichtige Tatsache.

Eine wichtige Frage wurde nicht behandelt; und gerade hier erschienen mir systematische und verbindliche Grundlagenuntersuchungen ganz außerordentlich dringlich: welche Nebenwirkung hat die Vasektomie? Hier tun viele von uns etwas jeden Tag, dessen Folgen wir, sehen wir manche Hinweise in der Literatur, noch gar nicht übersehen können.

Nur 6 Vorträge beschäftigten sich mit operationstechnischen Problemen; auf diesem Gebiet tut sich experimentell nichts wesentlich Neues. Operationsverfahren gibt es ja auch ungezählte — mehr als neue zu entwickeln, scheint es mir Aufgabe der experimen-

tellen Urologie zu sein, exakte Grundlagen zu liefern, die den Wert eingeführter oder
geübter Methoden untermauern oder widerlegen, nach reproduzierbaren Kriterien, die
unabhängig sind von der Erfahrung einzelner an einem mehr (leider aber häufig weniger)
großen Krankengut. Insofern sind die Untersuchungen von Lymberopoulos u. Mitarb.
(Bardenberg, Aachen) über die Konsequenzen verschiedener Art der Nierenstielabklem-
mung für die Nierenarterie, von Breining u. Mitarb. (Aachen, Bardenberg) über morphologische Veränderungen an der Niere nach kryochirurgischen Eingriffen, von Rathert
(Aachen) über den Verbleib von Gewebeklebern, von Decristoforo u. Mitarb. (Innsbruck)
über den Einfluß von Kunststoffschienen auf die Röhrenbildung aus versenkten Epithelstreifen (Denis Browne) und schließlich von Fiedler u. Mitarb. (Berlin) über Folgen des
reno-portalen Shunts nach extensiver Nephrektomie zu begrüßen. Sulmoni u. Leisinger
prüften die Möglichkeit, den von Kock nach Colektomie als Stuhlreservoir empfohlenen
kontinenten Ileum-„sack" als kontinente Form der Harnableitung zu verwenden. Technische Schwierigkeiten bestehen bei der Verhinderung des Refluxes, den zu vermeiden
oder auszuschalten ja gerade das Ziel mancher Ableitungsoperationen ist (dekompen-
sierter Reflux, Megalureter). Für solche Fälle sollte weiterhin die inkontinente, druck-
freie Ableitung nach außen reserviert bleiben.

Meine Damen und Herren, eine derartig gedrängte zusammenfassende Darstellung
muß notgedrungen die Probleme simplifizieren. Der enorme Arbeitsaufwand, in manchen
unserer Kliniken noch unter schlechtesten räumlichen, apparativen, finanziellen und
personellen Bedingungen, infolgedessen der Zwang zur Improvisation sind Dinge, die
der Referent nicht vermitteln kann, der die Arbeit eines Jahres hier in einem Satz zu-
sammenfaßt, vielleicht gar in einem etwas kritischen. Der Wert experimenteller Arbeit
liegt aber oft gar nicht in einem Ergebnis, schon gar nicht in einem „guten Ergebnis".
Experimentelle Arbeit kann ihren Sinn auch in sich haben, in der Beschäftigung mit
einem Problem, es umzusetzen vom Gedanken in ein praktisches Konzept und dabei zu
lernen, kritisch zu sein, sich selbst und anderen Experimentatoren gegenüber.

Prof. Dr. P. Strohmenger
Urol.-Univ.-Klinik der Gesamthochschule
D-4300 Essen
Hufelandstraße 55

H. J. KEUTEL und R. G. WEAVER: **Interstitielle Cystitis: Immunohistologischer
Vergleich mit Tierexperimenten**

Eine Anzahl von Autoren (1 bis 6) haben sich im positiven Sinne für eine Beziehung
zwischen einer Streptokokkeninfektion und dem Bild einer interstitiellen Cystitis ausgedrückt, wonach wegen der Ähnlichkeit des histologischen Bildes mit Lupus Erythe-
matosus die interstitielle Cystitis als eine chronische kollagene Bindegewebserkrankung
angesehen wurde. Durch den Nachweis von antinuklearen Antikörpern in Patienten mit
interstitieller Cystitis wird jetzt besonders der immunologische Aspekt der Erkrankung
hervorgehoben (7, 8).

In unseren vorangegangenen Untersuchungen an der Blasenwand von Kaninchen
nach einmaliger Injektion von Streptokokken (10^4/0,1 ml Str. pyogenes, Gruppe A,
Typ 12) direkt in die Blasenmuskulatur konnten wir folgende Feststellungen treffen (9):

1. Die Injektionsseite war ödematös geschwollen und zeigte schon 7 Tage später
Fibrineinlagerungen, die nach 60 Tagen zu einem völligen Narbengewebe mit Zerstörung
der Muskulatur umgewandelt waren.

2. Die beginnende Gewebszerstörung wurde durch eine verminderte Anfärbbarkeit der Deoxyribonukleinsäure in dem Muskelgewebe angezeigt. Gleichzeitig wurde eine Antikörperbildung gegen die Abbauprodukte der DNS im Serum der Kaninchen beobachtet.

3. Obwohl nach 14 Tagen keine lebenden Bakterien im Injektionsbereich nachweisbar waren, konnten wir mit Hilfe der Fluoreszenzantikörpertechnik die Streptokokkenantigene noch nachweisen.

Bei der Immunisierung von Kaninchen zur Herstellung des Antistreptokokkenserums machten wir die Beobachtung (10), daß sich nur in den Kaninchen eine Blasenentzündung mit Ulcerationen gebildet hatte, die in den Wintermonaten wegen Raummangel mit den Versuchshunden in einem Raum untergebracht waren.

Tabelle 1

| | Experiment bei weiblichen Hunden | | | | | | | Befunde bei Interstitieller Cystitis |
	1	2	3	4	5	6	7	(6 weibliche Patienten)
Versuchsanordnung								
Streßbehandlung	+				+	+	+	
sc. Injectionen von								
β-hem. Streptoc. Gr. A, Type 12		+			+			
E. Coli			+			+		
Pseudomonas				+			+	
Klinische Befunde:								
Cystitis	—	(+)	(+)	(+)	+++	+	+	++
verkl. Blasenkapazität	—	—	—	—	+++	—	—	+++
Blutungen	—	—	—	—	+++	—	—	+++
Ulcerationen	—	—	—	—	+	—	—	++
Krankheitsdauer:								
bis 1 Monat	—	+	+	+				
bis 3 Monate						+	+	
bis 12 Monate								
über Jahre					+			+
Histologische Befunde:								
Oedem	+				+	+	+	++
Entzündung	—	(+)	(+)	(+)	++	(+)	(+)	++
fibrotisches Gewebe	—	—	—	—	+++	—	—	+++
DNA-Abbau	—	(+)	—	—	++	—	—	++
Bacterien-Antigen-ablagerung	—	(+)	—	—	++	—	—	++
Antikörperablagerung:								
IGG	—	(+)	(+)	(+)	++++	+	+	++++
Anti-Strept.-Serum Reaktion	—	—	—	—	+++	—	—	+++
Anti-Coli-Serum Reaktion	—	—	—	—	—	(+)	—	—
Anti-Pseudomonas-Serum Reaktion	—	—	—	—	—	—	(+)	—
Urine Kultur	—	—	—	—	—	—	—	—

Sollte der durch die Anwesenheit der Hunde hervorgerufene Stress die Auslösung der Blasenulcerationen nach subcutaner Injektion der Streptokokken, zur Immunisation gegeben, verursacht haben?

In den nachfolgenden Hundeversuchen versuchten wir diese und andere Fragen zu klären:

1. Kann Stress allein oder im Zusammenhang mit Bakterien, subcutan injiziert, eine sich selbst erhaltende Blasenwanderkrankung mit Ulcerationen, Fibrosis, Blasenschrumpfung und chronischem Verlauf im Sinne einer interstitiellen Cystitis auslösen?

2. Kann man zwischen einer Streptokokken-, E. Coli- und Pseudomonas-Infektion unter Streßbedingungen klinisch und immunohistologisch unterscheiden?

3. Können wir von dem Tierversuch eine Erklärung für das Auftreten der antinuklearen Antikörper ableiten?

Von den Kaninchenversuchen wußten wir, daß ohne Streß die gesetzte lokale Infektion innerhalb von zwei Monaten mit Narbenbildung zur Abheilung mit gleichzeitiger Senkung des antinuklearen Antikörpertiters kommt, während durch wiederholte lokale Streptokokkeninjektionen in die Blasenwand der Antikörpertiter mit Fortsetzung der lokalen Entzündung so lange anhält, wie die Injektionen gegeben werden.

Aus der *Versuchsanordnung der Tab. 1* geht hervor, daß neben den Kontrollversuchen 1 bis 4 mit jeweiliger Einzelbehandlung (entweder Streß oder bakterielle Injektion) die Versuche 5 bis 7 jeweils eine Kombinationsbehandlung von andauerndem Streß mit nur einmaliger Injektionsserie einer gleichen Anzahl von Bakterien über eine Woche (subcutan) darstellen. Mit Hilfe des Sidman-Avoidance-Verfahrens werden die Hunde so trainiert, daß sie auf einen elektrischen Stimulus von 6 Milliampere für 15 Sekunden aller 30 Sekunden so zu reagieren haben, daß sie dem elektrischen Schock nicht ausgesetzt sind. Unter dieser Behandlung veränderte sich die Mentalität der Hunde eindeutig innerhalb von drei Monaten. Diese Behandlung wurde während der zweijährigen Versuchsdauer fortgesetzt. Die Injektionsbehandlung wurde bei den Streßhunden dann eingeleitet, wenn sie während ihrer einstündlichen Behandlungszeit die elektrischen Impulse durch aktives vorzeitiges Annullieren der Interimszeit für den auslösenden Schock auf ein Minimum reduzieren konnten.

Die Hunde erhielten dann subcutan fünf Injektionen von Bakterienaufschwemmungen, jeweils eine Million/ml. Zehn Tage später wurde eine intensive antibiotische Behandlung durchgeführt, um Streueffekte möglicher subcutaner Herde für Spätreaktionen auszuschließen.

Wie aus der Tabelle ersichtlich, entwickelte nur die Versuchsserie Nr. 5 ein über zwei Jahre bestehendes Krankheitsbild, das mit seinen Symptomen und Befunden sich denen der interstitiellen Cystitis sehr ähnelt. Streß allein führt lediglich nur zu einem leichten Ödem der Blasenwand, alle bakteriellen Injektionen führten zu leichten Erscheinungen, die meist innerhalb eines Monates abgeklungen waren. Ebenso verhielten sich nahezu unauffällig E. Coli- und Pseudomonasinfektion in Kombination mit der Streßbehandlung (Versuch 6, 7).

In der *Abb. 1* werden die histologischen und immunologischen Unterschiede im Hundeversuch gegenübergestellt: Die obere Bilderserie stellt das Verhalten einer normalen Blasenwand dar, die 1. mit der Malloryanfärbung eine deutliche Auflockerung der die Muskelbündel verbindenden Bindegewebsschicht erkennen läßt, 2. nach Färbung mit fluoreszierenden Antikörpern im Sinne der Sandwich-Methode verstreut einige Gammaglobulinablagerungen erkennen läßt, und 3. eine negative Reaktion mit einem Antistreptokokkenserum gibt.

In der unteren Bilderserie der *Abb. 1* sehen wir dagegen den Befund, den wir nach Streß und Streptokokken-Behandlung immer wieder während der Beobachtungszeit von zwei Jahren fanden: In der Malloryanfärbung zeigt sich eine deutliche, straffe, netzförmige kollagene Bindegewebsstruktur, die sich in diesem Zustand mit der Anfärbung der Gammaglobulinfraktion durch die spezifische Antikörperreaktion zu decken scheint.

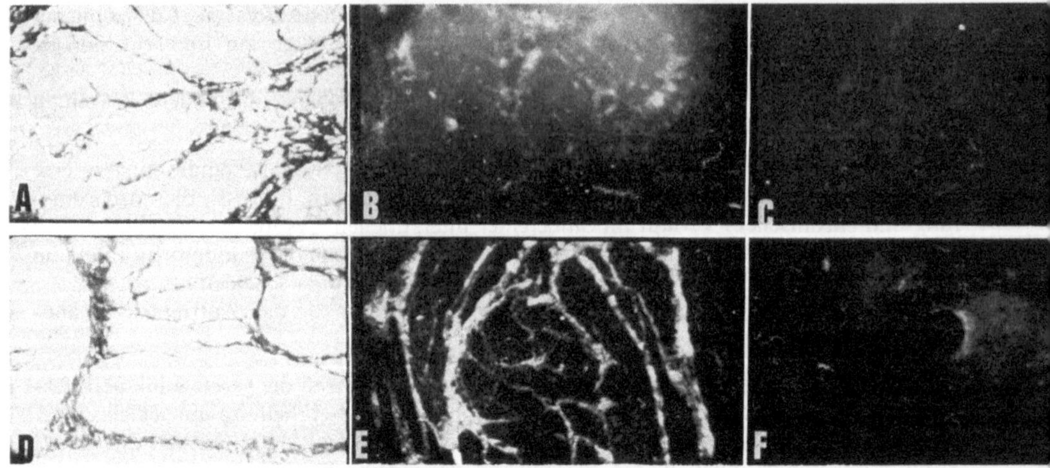

Abb. 1. Veränderungen in der kollagenen Bindegewebsstruktur der Blasenwand nach Streß und Streptokokkeninfektion im Hundeexperiment

Obere Reihe: Normale Blasenmuskulatur mit aufgelockertem Bindegewebe (Mallory-Färbung) und reduzierte Antigammaglobulinreaktion mit negativer Antistreptokokkenreaktion (Kontrolle)

Untere Reihe: Gestraffte Bindegewebsdarstellung in der Blasenmuskulatur (Mallory-Färbung) mit deutlicher Einlagerung von Gammaglobulin in das Bindegewebe und Darstellung von Streptokokkennestern in Gefäßnähe. Vergrößerung 1 : 100

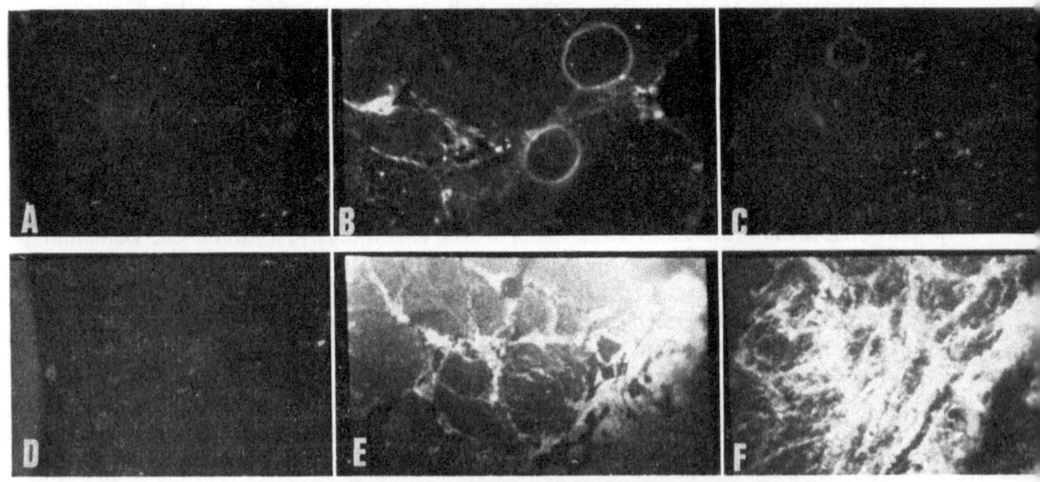

Abb. 2. Untersuchungen der menschlichen Blasenwand mit Hilfe fluoreszierender Antisera (Antigammaglobulinserum und Antistreptokokkenserum)

Obere Reihe: Normale menschliche Blasenwand mit negativer Kontrollreaktion, leichter Anfärbung von Gammaglobulinen und negativer Reaktion mit dem Antistreptokokkenserum

Untere Reihe: Interstitielle Cystitis mit negativer Kontrollreaktion, aber deutlicher Einlagerung von Gammaglobulinen in das Bindegewebe und einer diffusen Darstellung von Streptokokkenantigenen. Vergrößerung 1 : 100

Gleichzeitig ist die Reaktion mit dem Antistreptokokkenserum positiv für etwa ein Jahr, danach scheint eine verminderte Antiserumreaktion aufzutreten. Das gleiche immunologische Bild läßt sich aus der interstitiellen Cystitis ablesen: straffe, netzartige kollagene Bindegewebsstruktur und Streptokokkeneinlagerungen, die in diesem Falle besonders ausgeprägt waren (*Abb. 2, untere Bilderserie*). Anstelle der Malloryanfärbung zeigen wir hier eine immunologische Kontrolle, um unspezifische Fluoreszenzerscheinungen auszuschließen. Die obere Reihe der *Abb. 2* zeigt die immunohistologische Reaktion einer Blasenbiopsie nach unspezifischer Cystitis, wie erwartet nahezu gleiche Reaktion wie im Kontrollhundeversuch. Die cystoskopischen Befunde im Hundeexperiment Nr. 5 und in der interstitiellen Cystitis sind nahezu gleich: eingeschränkte Blasenkapazität, diffuse Blutungen nach leichter Überfüllung, Narbengewebe neben frischen Ulcerationen und dazu eine sterile Urinkultur.

Aus diesen Befunden läßt sich schließen, daß wir heute in der Lage sind, im Tierexperiment eine chronische Blasenentzündung erzeugen zu können, die in ihrem Erscheinungsbild dem der interstitiellen Cystitis sehr ähnelt. Weiterhin werden durch diese Versuchsanordnungen Vermutungen früherer Autoren dahingehend bestätigt, daß der Streptokokkeninfektion eine gewisse Bedeutung in der Ätiologie der interstitiellen Cystitis zukommt.

In den folgenden Ausführungen möchten wir uns noch abschließend mit der Frage befassen, warum gerade die Streptokokkeninfektion mit ihrer destruktiven Eigenschaft in dieser experimentellen Anordnung eine wichtige Rolle spielt. Schon früher haben wir auf die Beobachtung hingewiesen, daß die beginnende Gewebszerstörung durch eine verminderte Anfärbbarkeit der Deoxyribonukleinsäure in dem Muskelgewebe angezeigt wird (9). Bei Anwendung der fluoreszierenden Anfärbbarkeit der Deoxyribonukleinsäure mit Acridine Orange (11, 12) konnten wir nicht nur im Experiment, sondern auch bei interstitieller Cystitis einen negativen Ausfall der Färbung im Vergleich zu Normalgewebe und Gewebe infiziert mit E. Coli und Pseudomonas beobachten. Im Vergleich mit den beiden Bakterienarten besitzt nur der Streptokokkus Pyogenes enzymatische Aktivität, die Deoxyribonukleinsäure abbauen kann, deren Abbauprodukte dann als mögliche Fremdkörper zu einer Antikörperbildung anregen. Solche, vorwiegend in den letzten Jahren nachgewiesenen Antinuklear-Antikörper werden für die kontinuierliche Gewebsreaktion verantwortlich gemacht, danach dürfte, wohl nun auch experimentell nachgewiesen, der Streptokokkeninfektion eine besondere Bedeutung im Hinblick auf die Antinuklear-Antikörperbildung zugesprochen werden. Inwieweit der Streß besonders die DNS-spaltende Aktivität der Streptokokken durch möglicherweise spezifische Gewebeveränderungen, die heute noch nicht sicher faßbar sind, begünstigt, bedarf weiterer Untersuchungen.

Literatur

1. Hunner, G. L.: J.A.M.A. **70**, 203 (1918). — 2. Meisser, J. G., Bumpus, J. C.: J. Urol. (Baltimore) **6**, 285 (1921). — 3. Kretschimer, H. L.: Surg. Gynec. Obstet. **35**, 759 (1922). — 4. Bidgood, C. Y.: Amer. J. Surg. **4**, 140 (1928). — 5. Herbst, R. H., Baumrucker, G. O., German, K. L.: Amer. J. Surg. **38**, 152 (1937). — 6. McCrea, L. E.: J. Urol. (Baltimore) **88**, 216 (1962). — 7. Oravisto, K. J., Alfthan, D. S., Jokinen, E. J.: Scand. J. Urol. Nephrol. **4**, 37 (1970). — 8. Jordan, H.: Immunologic studies in a patient with interstitial cystitis. Presented at meeting of American Urologic Association, Chicago, Ill., 1971. — 9. Harn, S. D., Keutel, H. J., Weaver, R. G.: Invest. Urol. **11**, 55 (1973). — 10. Harn, S. D., Keutel, H. J.: Nature (Lond.) **241**, 131 (1973). — 11. Armstrong, J. A., Niven, J. S. F.: Nature (Lond.) **180**, 1335 (1957). — 12. Stevens, W., Lang, R. F., Schneebeli, G. L.: Stain Technol. **44**, 211 (1969).

H. J. Keutel, M. D.
2822 Glen Oaks Drive
Salt Lake City, Ut. 84109
USA

L. Lehr, G. Lunglmayr und M. Mattausch: **Hodendurchblutung nach Vasektomie. Tierexperimentelle Untersuchungen**

Einleitung

Unsere Kenntnisse über die Hodendurchblutung bei normaler und gestörter Funktion sind zur Zeit noch sehr lückenhaft. Dies ist vielfach auf methodische Schwierigkeiten bei der Durchblutungsmessung zurückzuführen. Neue Aspekte für die Untersuchung der Hodenzirkulation ergaben Isotopenverfahren.

Das Prinzip dieser Methodik besteht darin, daß ^{133}Xe oder ^{85}Kr intratestikulär appliziert und aus dem Aktivitätsabfall im Gewebe die Durchblutungsgröße berechnet wird (Thorburn et al., Setchell et al., Waites und Setchell, Wax, Petterson et al.). Veränderungen der Hodendurchblutung konnten bei primären und sekundären Dysfunktionen in Experiment und Klinik beobachtet werden (Wax, Setchell et al., Fritjofsson et al.).

Systematische Untersuchungen über Rückwirkungen von Eingriffen an den samenableitenden Wegen auf die Durchblutungsgröße der Gonade fehlen bisher. Diese Frage erscheint von besonderem Interesse für die Vasektomie, da Störungen der Spermiogenese nach Unterbindung und Durchtrennung des Vas deferens mit Änderungen der Blutzirkulation in Zusammenhang gebracht werden. Problemstellung der vorliegenden Studie war die Untersuchung der Hodendurchblutung am vasektomierten Hund.

Methodik

Die Experimente wurden an insgesamt 10 Bastardhunden (Gewicht: 11 bis 14 kg) im Alter von 2 bis 4 Jahren durchgeführt, die geschlossen unter Tag-Nacht-Rhythmus gehalten wurden.

Die Vasektomie und die Durchblutungsmessungen erfolgten in Allgemeinnarkose. Ohne Prämedikation wurde eine Halothan®/N$_2$O/O$_2$-Narkose mit Intubation durchgeführt. Die Erhaltungsdosis des Halothans während der Durchblutungsmessungen betrug 0,5 Vol.-%, der O$_2$-Durchfluß 2 l/min.

Zur Vasektomie wurden beide Funiculi spermatici freigelegt, die Tunica vaginalis eröffnet, das Vas deferens unter Schonung der benachbarten Gefäße mobilisiert und zwischen 2 Catgut-Ligaturen durchtrennt. Auch nach einseitiger Vasektomie wurde der kontralaterale Funiculus spermaticus freigelegt. Je 5 Tiere wurden einseitig bzw. beidseitig vasektomiert.

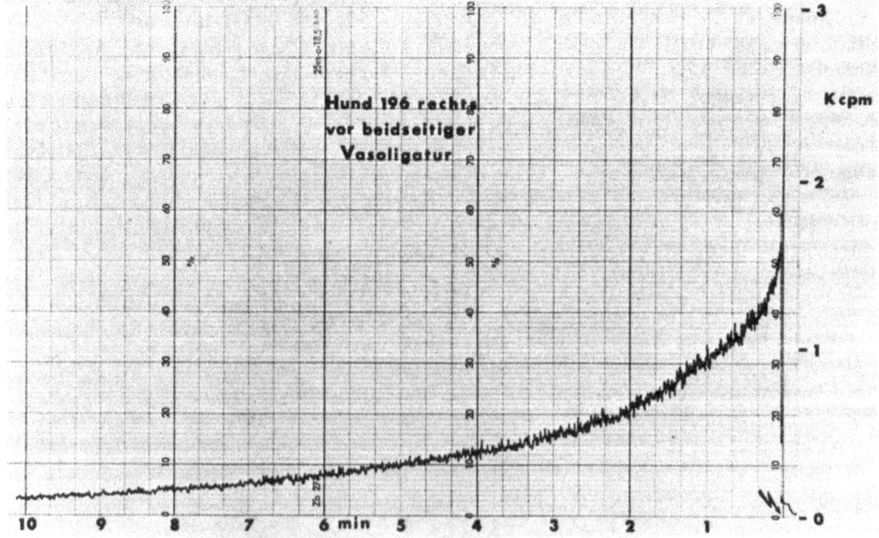

Abb. 1. Abfall der ^{133}Xe-Aktivität im Hoden nach Injektion von 50 mCi

Durchblutungsmessungen wurden vor der Vasoligatur sowie in wöchentlichen Abständen, bis zu 20 Wochen nach der Operation, vorgenommen.

50 mCi Xe-133, gelöst in 0,02 ml isotoner NaCl-Lösung wurden perkutan in das Hodengewebe injiziert und der Aktivitätsabfall mit einem, 2 cm über der Hodenoberfläche angebrachten Meßkopf eines Szintillationsdetektors registriert. Die Aufzeichnung erfolgte auf einem Goerz-Linearschreiber (Abb. 1).

Die direkt registrierten Kurven zeigen einen stärkeren initialen Abfall der Radioaktivität, der durch die Verteilung des Isotops im Hodengewebe sowie durch ein Leakage aus dem Punktionskanal bedingt ist. Um Fehlkalkulationen durch derartige Faktoren zu vermeiden, wurde der initiale Abfall bei der Berechnung der Durchblutungsgröße außer acht gelassen. Der in Form einer Exponentialfunktion dargestellte Aktivitätsabfall wurde auf ein semilogarithmisches Koordinatensystem übertragen und die Halbwertszeit ($T^{1}/_{2}$) mittels Ausgleich der Geraden durch Extrapolation auf die Zeit 0 ermittelt. Aus der Halbwertszeit und dem nach der Methode von Conn aus dem Hämatokrit der Tiere errechneten Blut-Gewebs-Verteilungskoeffizienten wurde der Blutfluß nach der Formel

$$F_{ml/100g/Min.} = \frac{0{,}693}{T_{1/2}} \cdot \lambda \cdot 100 \text{ berechnet.}$$

Detaillierte Angaben über die Methodik sind aus der Publikation von Thorburn et al. zu entnehmen.

Die statistischen Analysen unserer Versuchsergebnisse wurden mit der Varianzanalyse und mit dem t-Test vorgenommen.

Ergebnisse

1. Präoperative Durchblutungswerte

Die präoperativen Durchblutungswerte unserer Hunde lagen zwischen 11,0 und 27,0 ml/100 g/min. Dies entspricht den von Wax angegebenen Streubereich. Eine signifikante Seitendifferenz zwischen rechtem und linkem Hoden war nicht festzustellen.

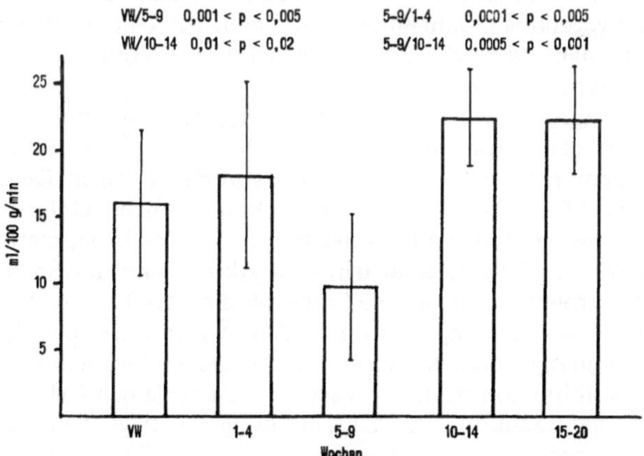

Abb. 2. Hodendurchblutung nach beidseitiger Vasektomie

2. Beidseitige Vasektomie

Aus Abb. 2 ist das Verhalten der Durchblutung bei den beidseitig vasektomierten Hunden ersichtlich. Zur Vereinfachung der graphischen Darstellung wurden die Meßergebnisse vor der Operation sowie zwischen der 1. bis 4., 5. bis 9., 10. bis 14. und 14. bis 20. Woche zusammengefaßt. Die statistische Berechnung ergab einen signifikanten Abfall der Hodendurchblutung in der 5. bis 9. Woche gegenüber den Vorwerten (VW) und den Durchblutungswerten in der 1. bis 4. Woche. Ab der 10. Woche war nicht nur ein signifikanter Anstieg der Durchblutung gegenüber den Werten in der 5. bis 9. Woche, sondern auch gegenüber den Vorwerten und jenen in der 1. bis 4. Woche zu erkennen.

3. Einseitige (linksseitige) Vasektomie

Bei den einseitig vasektomierten Hunden lag die Durchblutung während der 5. bis 9, bzw. 10. bis 14. Woche deutlich unter jener der kontralateralen nicht-operierten Seite (Abb. 3).

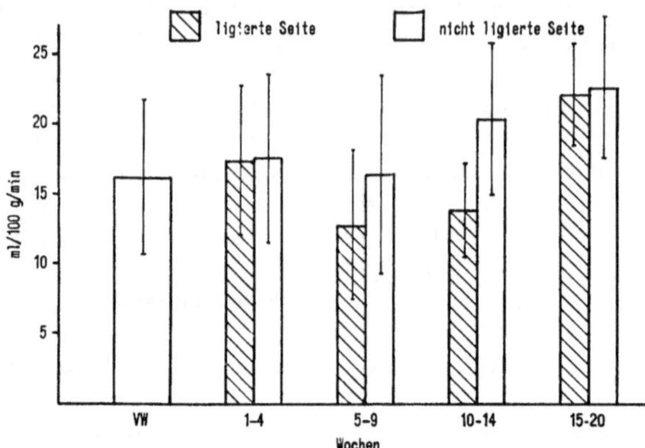

Abb. 3. Hodendurchblutung der operierten und kontralateralen Seite nach linksseitiger Vasektomie

Diskussion

Die vorgelegten Befunde zeigen, daß die Durchblutung des Hodens nach Vasektomie nicht unmittelbar postoperativ, sondern erst ab der 4. Woche signifikant abnimmt. Danach war ein Anstieg über die präoperativen Werte festzustellen. Damit kann in Frage gestellt werden, ob die Abnahme von Durchblutungsveränderungen als Folge einer Durchtrennung neurovegetativer Bahnen zu postulieren ist. Unterstellt man einen derartigen Mechanismus, dann wäre die Reduktion der Durchblutung in einem kürzeren Zeitintervall nach der Operation zu erwarten.

Auffallend ist hingegen eine Beziehung zwischen Durchblutungsgröße und Spermiogeneseaktivität der vasektomierten Tiere. Die Vasektomie führt, wie an verschiedenen Spezies demonstriert werden konnte, vorerst zu einer Degeneration der Spermiogenese mit nachfolgender Regeneration. Diesbezügliche Untersuchungen von Vare und Bansal und eigene Studien am Hund zeigten maximale degenerative Veränderungen im 2. bis 3. Monat. Nachfolgend tritt eine Aktivierung der Spermiogenese bis zur Restitution ein. Es erhebt sich daher die Frage, ob die zwischen der 5. und 9. Woche signifikant reduzierte Durchblutung nicht mit den Änderungen der Spermiogeneseaktivität in Zusammenhang gebracht werden kann. Da endokrinologisch Störungen, betreffend die Leydigzellfunktion nach der Vasektomie ausbleiben (Altwein et al., Wieland et al.), könnte die Reduktion der Durchblutung als Begleiterscheinung der Inaktivität der Spermiogenese interpretiert werden. Einen ähnlichen Effekt konnten wir beim experimentell induzierten Hodenhochstand der Ratte beobachten (Lunglmayr und Mattausch). Ob die Veränderungen tatsächlich primärer oder sekundärer Natur sind, bleibt jedoch weiteren gezielten Studien vorbehalten.

Literatur

Altwein, J. E., Gittes, R. G.: Akt. Urol. 3, 235 (1972). — Fritjofsson, A., Persson, J. E., Petterson, S.: Scand. J. Urol. Nephrol. 3, 276 (1969). — Lunglmayr, G., Mattausch, M.: Fortschr. Fertilitätsforsch. 2, 203 (1974). — Petterson, S., Söderholm, B., Persson, J. E., Erikson, S., Fritjofsson, A.: Scand. J. Urol. Nephrol. 7, 115 (1973). — Setchell, B. P., Waites, G. M. H.,

Till, A. R.: Nature (Lond.) **203**, 317 (1964). — Setchell, B. P., Waites, G. M. H., Thorburn, G. D.: Circulat. Res. **18**, 755 (1966). — Thorburn, G. P., Kopaldo, H. H., Herd, J. A., Hollenberg, M., O'Morchoe, C. C.: Circulat. Res. **13**, 290 (1963). — Vare, A. M., Bansal, P. C.: Fertil. and Steril. **24**, 793 (1973). — Waites, G. M., Setchell, B. P.: J. Endocr. **34**, 329 (1966). — Wax, S. H.: Invest. Urol. **9**, 167 (1971). — Wieland, R. G., Hallberg, M. C., Zorn, E. M.: Fertil. and Steril. **23**, 779 (1972).

DDr. L. Lehr
1. Chir. Univ.-Klinik
Dr. G. Lunglmayr
Urol. Klinik der Universität
A-1090 Wien
Alserstraße 4

A. ROST, B. RIEDEL, E. LÖHE und R. PUST: **Frühveränderungen der Nierenepithelien der Ratte bei der Cancerogenese mit Diaethyl-Nitrosamin**

Einleitung

Die Aetiologie und Histogenese maligner Nierentumoren ist noch weitgehend unbekannt. Nierengeschwülste können experimentell erzeugt werden. Magee und Barnes [5], Druckrey et al. [1], Murphy et al. [6] und andere induzierten Tumoren durch exogene Cancerogene. Sie wiesen die organotrop cancerogene Wirkung von Diäthyl-Nitrosamin (DÄN), einer gut wasserlöslichen Verbindung, an der Ratte nach.

Durch eine einmalige Injektion dieser Substanz entwickeln sich nach einer Latenzzeit von 9 Monaten Geschwülste, die sich zumeist als solitäre Knoten in der Nierenrinde finden.

Die Aufgabe dieser Studie lag darin, die Frühveränderungen während der Cancerogenese an den Nierenepithelien zu untersuchen, wobei insbesondere interessierte, welche Abschnitte des Nephrons betroffen sind und zu welchem Zeitpunkt Veränderungen auftreten.

Man konnte eine Vermehrung sich teilender oder teilungsbereiter Zellen in dem betroffenen Nephronabschnitt erwarten.

Durch radioaktive Markierung mit H³-Thymidin und Autoradiographie können diese nachgewiesen werden [2,3,4,7].

Material und Methoden

Als Versuchstiere dienten 62 männliche Wistar-Ratten eines klinikeigenen Inzuchtstammes, mit einem durchschnittlichen Gewicht von 170 g.

In Äthernarkose wurden eine einmalige Dosis von 280 mg/kg Körpergewicht DÄN als 4%ige Lösung in die freigelegte Vena femoralis injiziert.

Wir untersuchten die Nieren nach einer Latenzzeit von ½, 3½, 4½ und 5½ Monaten, dann in monatlichen Abständen bis zu einem Jahr nach der Cancerogen-Applikation. Die überlebenden Tiere erhielten 200 μCi H³-markiertes Thymidin in die kontralaterale Oberschenkelvene injiziert.

Die Aktivität von 200 μCi H³-Thymidin war jeweils zu 1 ml physiologischer NaCl-Lösung aufgefüllt worden. 2 Stunden später wurden die Tiere getötet und die entnommenen Nieren in 5%iger Formalin-Lösung fixiert. Im Anschluß an die Färbung mit Kernechtrot überschichteten wir die histologischen Schnitte mit Entellan®, dann mit photoaktivem Gel (Agfa-Gevaert NUC 3.07). Nach einer Expositionszeit von 5 Wochen wurden die Präparate entwickelt und fixiert.

Ergebnisse

Makroskopisch konnten Geschwülste frühestens 9 Monate nach Versuchsbeginn nachgewiesen werden. Es handelte sich meist um solide, kugelige Tumoren, die in der Nierenrinde gelegen waren und nur einseitig beobachtet werden konnten.

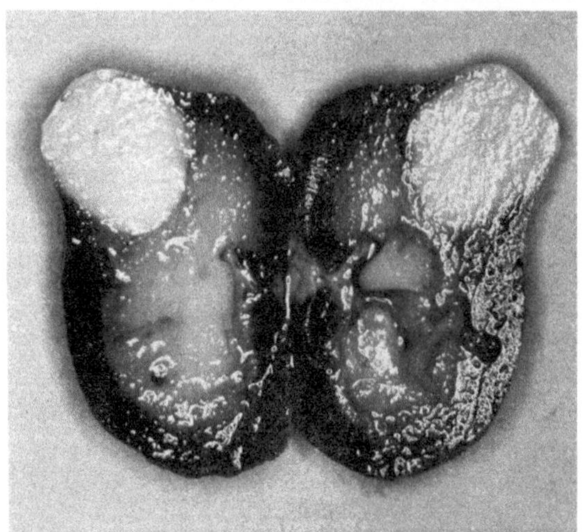

Abb. 1. Erbsgroßer markiger Tumor am oberen Nierenpol
11 Monate nach DÄN-Injektion

Histologisch liegen epitheliale Geschwülste, die als tubulär-papilläre Adenome oder Adenocarcinome imponieren, vor [9].

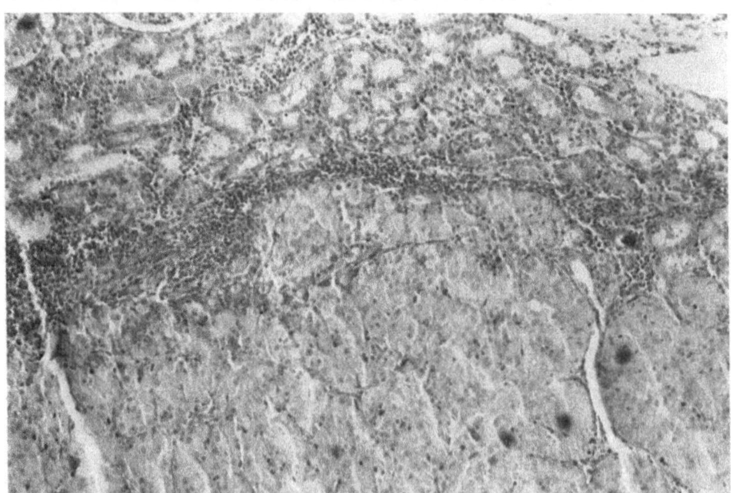

Abb. 2. Grenzbereich Tumor-normales Nierengewebe
10 Monate nach DÄN-Injektion. Vermehrte DNS-Synthese im Tumor am rechten Bildrand.
Lymphozytäre Infiltration im peritumorösen Bereich

Die expansiv wachsenden Tumoren sind von einer bindegewebigen Pseudokapsel umgeben. Entzündliche lymphozytäre Infiltrate waren zwischen Tumor und normalem Nierengewebe nachweisbar.

In den epithelialen Neubildungen waren reichlich DNS-synthetisierende Zellen vorhanden.

Im peritumorösen Nierengewebe fanden wir vorwiegend in den Hauptstückepithelien, aber auch in Zellen des dünnen Abschnitts der Henleschen Schleife, eine Vermehrung der DNS-Synthese.

In den ersten 5½ Monaten nach der DÄN-Applikation war keine vermehrte DNS-Synthese vorhanden.

Erstmalig wurde eine vermehrte mitotische Aktivität nach 6 Monaten vorgefunden. Dabei stellte sich nur vereinzelt eine Schwärzung der Zellkerne in den Hauptstücken dar.

Mit zunehmendem zeitlichen Abstand von der Cancerogen-Injektion zeigte sich eine Vermehrung der Mitoseraten in den Hauptstückepithelien.

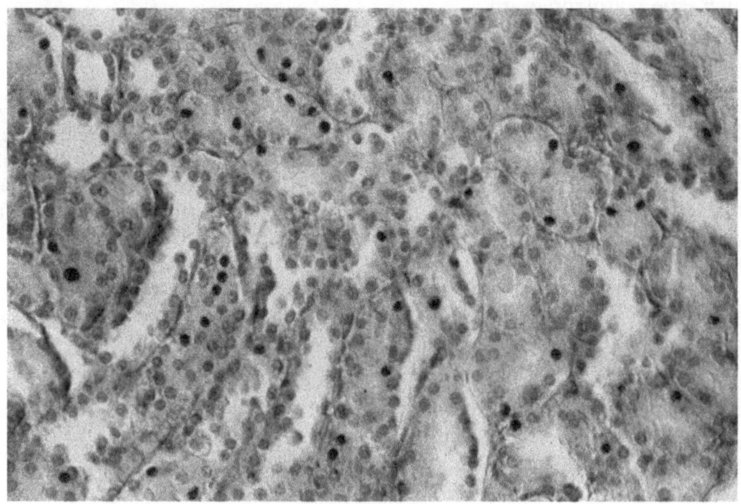

Abb. 3. Histo-Autoradiographie aus der Nierenrinde
8 Monate nach DÄN-Injektion. Starke Vermehrung der H³-Thymidin markierten Zellkerne in den Hauptstücken

Die erhöhte Mitoserate war immer nur in einzelnen Arealen der Niere, niemals diffus über die ganze Rinde verstreut anzutreffen.

Eine vermehrte Proliferationsneigung der Mittelstückepithelien und glomerulären Zellen konnten wir nicht beobachten.

Bis zum Auftreten makroskopischer Tumoren konnte histologisch nur eine vermehrte Proliferationstendenz an den Hauptstückepithelien gesehen werden. Von dem Zeitpunkt ab, an dem makroskopische Tumoren vorhanden waren, ließen sich auch vermehrt Zellteilungen an den Zellen des dünnen Abschnitts der Henleschen Schleife nachweisen.

Diskussion

Durch die Applikation von DÄN wird ein Prozeß in Gang gesetzt, der — wenn einmal genügend angestoßen — nach eigenen Gesetzen weiterwächst. Wahrscheinlich erfolgt nach Einwirkung des Cancerogens eine irreversible Veränderung der DNS. Es kommt zu einer Determinierung der betroffenen Zellen, die erst nach einem halben Jahr zu echten Tumorzellen werden und sich dann exponentiell vermehren.

Es reicht, durch einen einzigen „Impuls" genügender Stärke die Cancerogenese zu induzieren [8,9].

Die cancerogene Wirkung von DÄN weist nicht nur eine Organotropie, sondern wie wir durch eine gesteigerte DNS-Synthese in den Hauptstückepithelien nachweisen konnten, auch eine Cytotropie auf.

Da immer dieselbe Zellart, nämlich die Hauptstückepithelien, betroffen sind, dürfen wir annehmen, daß die Tumoren immer von demselben Zelltyp ausgehen.

Wahrscheinlich spielt die Resorption von DÄN in diesen Zellen eine Rolle.

Zusammenfassung

An 62 Wistar-Ratten wurden nach einmaliger Injektion von 280 mg/kg Körpergewicht Diäthyl-Nitrosamin-Lokalisation und Zeitpunkt von Frühveränderungen an den Nieren-epithelien mittels Histo-Autoradiographie untersucht.

6 Monate nach Versuchsbeginn zeigte sich erstmalig eine vermehrte DNS-Synthese in den Hauptstückepithelien.

Mit zunehmendem zeitlichen Abstand von der Cancerogen-Applikation vergrößerten sich die Mitoseraten.

Die cancerogene Wirkung von Diäthyl-Nitrosamin weist nicht nur eine Organo-, sondern auch eine Cytotropie auf.

Literatur

1. Druckrey, H., Steinhoff, D., Preussmann, R., Ivankovic, S.: Z. Krebsforsch. **66**, 1 (1964). — 2. Feinendegen, L. E.: Tritium-Labelled Molecules in Biology and Medicine. New York–London: Academic Press, 1967. — 3. Fettig, O., Öhlert, W.: Autoradiographische Stoffwechsel-untersuchungen mit Tritium-markierten Substanzen an Tumorgeweben des menschlichen Uterus und experimentellen Onkologie. 2. Jahrestagung der Ges. f. Nuklearmedizin, Heidelberg 1964. — 4. Lacassagne, A., Latte, J. S.: Compt. Rad. **178**, 488 (1924). — 5. Magee, P. N., Barnes, J. M.: Acta Un. int. Cancer **15**, 187 (1959). — 6. Murphy, G. P., Mirand, A. E., Johnston, S., Schmidt, J. D., Scott, W. W.: Invest. Urol. **4**, 39 (1966). — 7. Öhlert, W., Lesch, R., Dörner, P.: Natur-wissenschaften **50**, 713 (1963). — 8. Schmähl, D., Thomas, C., König, K.: Z. Krebsforsch. **65**, 342 (1963). — 9. Thomas, C., Schmähl, D.: Z. Krebsforsch. **66**, 125 (1964).

Dr. Armin Rost
Klinikum Steglitz
Urol. Klinik und Poliklinik
D-1000 Berlin 45
Hindenburgdamm 30

H. J. LEISINGER, A. SULMONI, D. HAURI, O. SCHMUCKI und G. UHLSCHMID:
Resultate der kontinenten Ileoblase beim Hund*

Das Ileumconduit, die Brickerblase, ist eine der bewährtesten Methoden der supra-vesikalen Harnableitung. Es wird dabei auf eine Reservoirfunktion verzichtet, und der Urin wird in einem außen am Körper getragenen Beutel gesammelt.

Anhand einer tierexperimentellen Studie an 10 Hunden wurde untersucht, inwieweit eine kontinente Ileoblase mit intraabdominaler Reservoirfunktion für Urin geschaffen werden kann.

Genügende Reservoirbildung,
Kontinenz,
Refluxverhütung und
Resorption von Harnsoluta
sind die Hauptprobleme, die sich dabei stellen.

Nach der Kockschen Methode gelingt es ‚durch Faltung und Anastomosierung einer ausgeschalteten Ileumschlinge ein genügend großes Reservoir so zu schaffen, daß sich die durch die motorische Aktivität des Darmes hervorgerufene intraluminale Druck-erhöhung vermeiden läßt (Abb. 1).

Um die postoperative Komplikationsrate zu reduzieren, wurde die Operation in 2 Sitzungen vorgenommen. Zunächst wurde ein konventionelles Ileumconduit angelegt,

---

* Diese Arbeit wurde finanziell durch Beiträge der EMDO-Stiftung ermöglicht.

wobei das ausgeschaltete Darmstück länger als gewöhnlich gewählt wurde. In einer
zweiten Sitzung, vier Wochen später, erfolgte die eigentliche Pouchbildung.

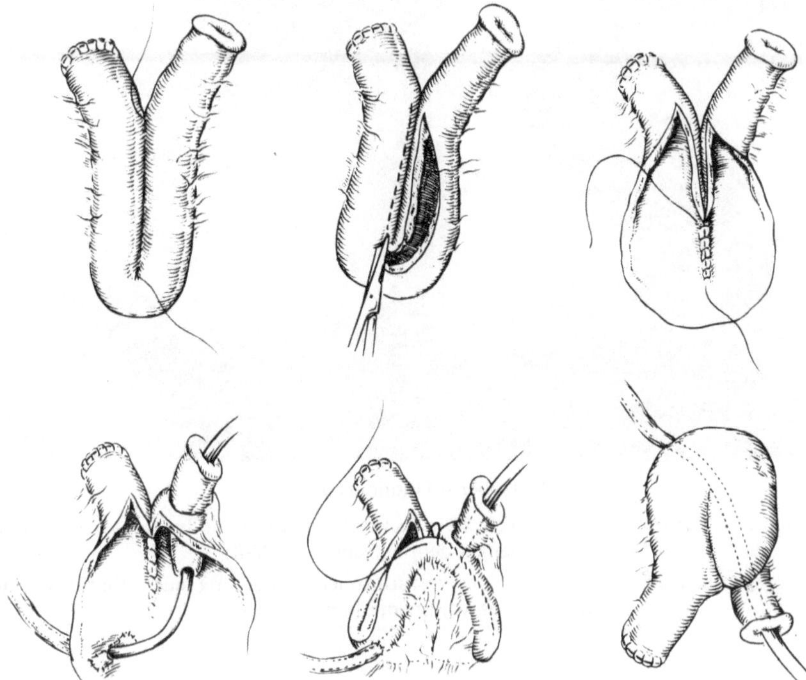

Abb. 1. Methode zur Bildung eines Ileumreservoirs mit Implantation eines Ureters in die seitliche
Reservoirwand (nach Kock)
Ein ausgeschaltetes Ileumstück wird U-förmig aneinandergelegt, und auf der antimesenteriellen
Seite fortlaufend vernäht und entlang der Naht eröffnet
Der nichteröffnete, abführende Schenkel wird als Ventil invaginiert
Vor Verschluß des Reservoirs um eine Achse, die quer zur U-Schleife verläuft, pflanzt man den
Ureter seitlich analog Politano-Leadbetter ein

2 Hunde kamen wegen Leakage der Pouch und folgender diffuser Peritonitis nach
der 2. Operation ad exitum. Hier muß beigefügt werden, daß Ureterschienung, Drainage
der kontinenten Blase und des Abdomens einerseits Voraussetzung für einen komplika-
tionslosen Verlauf, andererseits beim wachen Hund schwierige, oft unmögliche Maßnahmen sind.

Bei den übrigen 8 Hunden bot die Pouchbildung keine Schwierigkeiten. Die Kapazität
betrug durchschnittlich 60 bis 80 cc postoperativ und nahm in der Regel um 200% nach
einigen Wochen zu. Durch Katheterisierung kann die Ersatzblase resturinfrei entleert
werden. Es sind täglich 2 Entleerungen nötig (Abb. 2b). Die Kontinenz wurde durch
eine Ganzwandinvagination des abführenden Ileumschenkels in das Lumen der Ileum-
pouch erreicht.

Bei 5 Hunden, die täglich zweimal ohne Schwierigkeiten katheterisiert werden, funktioniert das Verschlußventil seit mehreren Monaten gut. Inkontinenz ist keine aufgetreten
(Abb. 2a). Die Haut rund um das Stoma ist reizlos.

Wegen zu großer Lücke in der Bauchwand kam es in einem Fall zur Ausstülpung
der Invagination. Die operative Korrektur in diesem Fall gelang ohne Laparotomie.

Untersuchungen am Invaginationsventil zeigten, daß für eine sichere Kontinenz die
Invagination mindestens 3,5 bis 3 cm betragen muß.

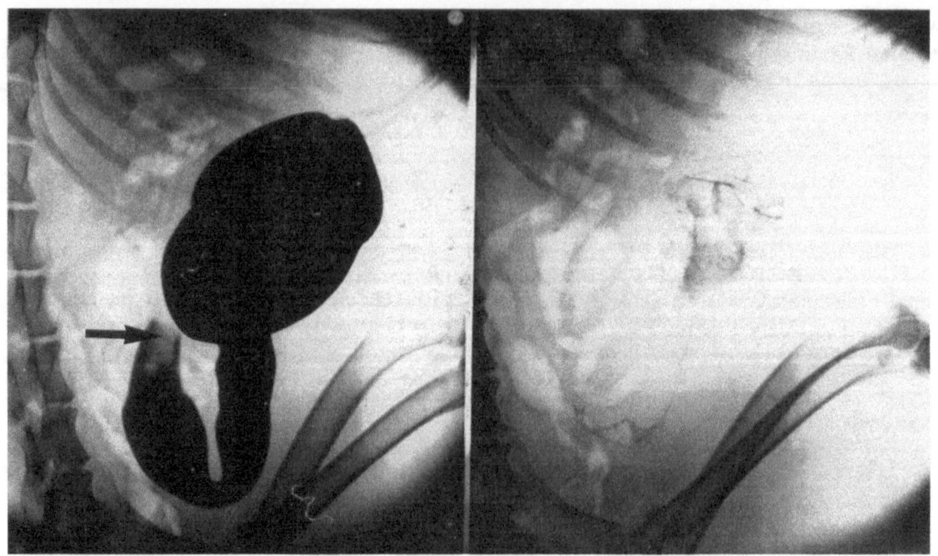

Abb. 2. Isolierte Dünndarmpouch

a) Links Kontrastmittelfüllung mit 250 ccm. Die Kontinenz bewirkende Invagination ist im abführenden Schenkel deutlich sichtbar (Pfeil)
b) Rechts röntgenologischer Nachweis einer resturinfreien Entleerung nach Einführen eines Katheters ins kontinente Ileostoma

Die größten Probleme bietet die Uretereinpflanzung. Um die schon primär hohe Mortalität dieser Operationen am Hund nicht noch mehr zu belasten, wurde jeweils nur eine Niere an das Ileumreservoir angeschlossen.

Wegen der Druckbelastung des Ileumbeutels, der Druck im Beutel beträgt maximal 40 cm Wassersäule, ist eine Refluxplastik zum Schutze der Niere gegen ascendierende Infektion unbedingt nötig.

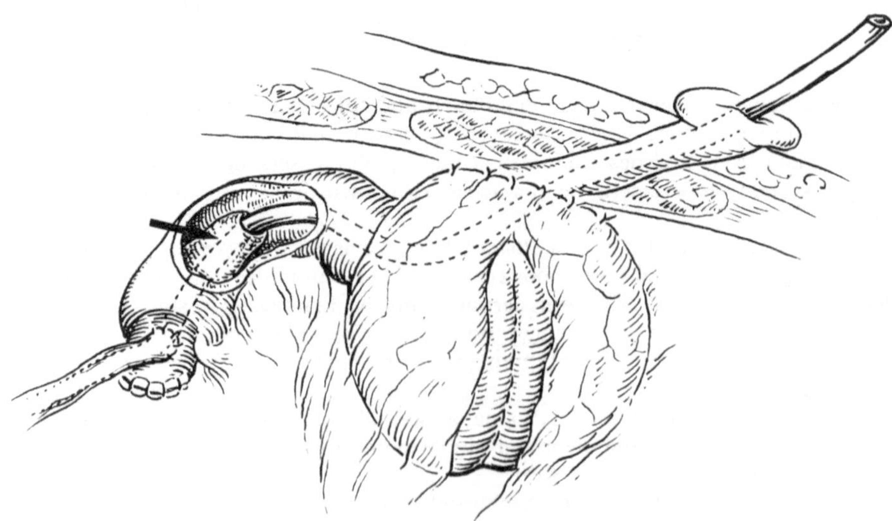

Abb. 3. Zur Refluxverhütung wurde am zuführenden Schenkel ein Dünndarm-Invaginationsventil konstruiert (Pfeil)

Zweimal erfolgt die Einpflanzung des Ureters analog Politano-Leadbetter direkt in die Blase. Achtmal durch eine End-zu-End-Ureteroileostomie am zuführenden Schenkel.

3 Hunde verloren wir wegen insuffizienter ileoureteraler Anastomose an diffuser Peritonitis.

Die Uretereinpflanzung analog Politano-Leadbetter direkt in die Blase bewährte sich nicht. In beiden Fällen kam es in wenigen Tagen durch Reflux zur Pyonephrose und zum Untergang der Niere.

Von den 5 durch End-zu-End-Ureteroileostomie angeschlossenen Nieren zeigten alle eine gute Funktion nach 3 Monaten. Nach Kontrastmittelfüllung der Ersatzblase konnte bei dieser Implantationsart allerdings zweimal ein Reflux nachgewiesen werden. Deshalb konstruierten wir durch Invagination des zuführenden Schenkels ein sicheres refluxverhütendes Ventil unmittelbar an der Ureterimplantationsstelle (Abb. 3). Die praktischen Erfahrungen an 3 weiteren Hunden sowie Druck- und Flowmessungen zeigen, daß sowohl bei minimalem als auch bei maximalem Flow der Flüssigkeitstransport in Ventilrichtung garantiert ist und daß vor dem Ventil keine Druckerhöhung und somit keine Sackbildung mit Resturin stattfindet.

Über die Resorption von Harnsoluta werden wir später berichten. Für die jetzigen Untersuchungen verließen wir uns diesbezüglich auf die klinischen und experimentellen Erfahrungen, die nach Anwendung von Dünndarm bei plastischen urologischen Operationen gemacht wurden. Der Anschluß nur einer Niere an das Ileumreservoir garantiert uns eine praktisch normale Nierenfunktion. Unter diesen Umständen bot die Reabsorption von Harnbestandteilen keine Schwierigkeiten und metabolische Störungen wurden nicht beachtet.

Wie die ersten Resultate an unseren Hunden zeigen, scheint die kontinente Ileoblase eine mögliche Methode der supravesikalen Harnableitung zu sein.

Dr. H. J. Leisinger
Urologische Universitätsklinik
Kantonsspital Zürich
CH-8091 Zürich

H. MARQUARDT, B. MARQUARDT und R. NAGEL: **Zur Bedeutung der postoperativen Blutgasanalyse bei alten urologischen Patienten**

Die arteriellen Blutgase unterrichten über den Erfolg der Ventilation und über evtl. Kompensationsvorgänge des Organismus.

Respiratorische oder metabolische Störungen sind ohne Blutgasanalyse klinisch nicht ausreichend genau zu erkennen, können aber die Operationsindikation erheblich beeinflussen. Deshalb ist es nicht nur bei alten Patienten oft erforderlich, präoperativ die Blutgaswerte zu kennen, um über die Situation des Gasaustausches orientiert zu sein.

Die klinische Bedeutung der Untersuchung der Blutgaswerte liegt darin, daß fast 60% des Krankengutes größerer Kliniken bei spirometrischen oder blutgasanalytischen Untersuchungen Veränderungen im Sinne einer pulmonalen Verteilungsstörung aufweisen, an der vor allem die sehr häufig anzutreffende chronische Bronchitis ursächlich beteiligt ist. Vom 4. Lebensjahrzehnt an finden sich in 80% der Fälle Gasaustauschstörungen oder ventilatorische Störungen.

Von den verschiedenen Parametern der Blutgasanalyse haben der arterielle Sauerstoffdruck, der arterielle Kohlensäuredruck und der arterielle pH die größte Bedeutung für die Beurteilung respiratorischer bzw. metabolischer Störungen des Säure-Basen-Haushaltes. Insbesondere die *postoperative Hypoxämie* kann das Leben des Patienten gefährden.

Um die Ursachen der postoperativ nicht selten zu beobachtenden *Hypoxämie* zu untersuchen, haben wir in Zusammenarbeit mit dem Institut für Anästhesiologie der FU Berlin bei 44 urologischen Patienten postoperativ den arteriellen Sauerstoffdruck gemessen.

Tabelle 1. Präoperative Befunde bei 44 urologischen Patienten

Diagnose	Zahl der Patienten
Herzinfarkt vor 6 Monaten bis 2 Jahre	8
Angina pectoris	6
Kompens. Herzinsuffizienz	6
Chron. Bronchitis	18
Risikogruppe III (Anaesthesie-Checkliste)	16
Risikogruppe IV	28
Respiratorische Partialinsuffizienz (pO_2 70 bis 55 mm/Hg)	14

Die z. T. kardiovaskulär oder pulmonal vorgeschädigten Patienten waren zwischen 60 bis 78 Jahre alt. Tab. 1 enthält Daten und Befunde, die Hinweise auf den teilweise stark reduzierten präoperativen Allgemeinzustand der Patienten geben. Aus Abb. 1 geht das Verhalten der Mittelwerte des postoperativen Sauerstoffdruckes bei 3 verschiedenen urologischen Operationen hervor. Es handelt sich dabei um 15 Patienten, die einer transvesikalen Prostatektomie in Vollnarkose unterzogen wurden, 15 Patienten, die in Lumbalanästhesie transurethral wegen eines Prostata-Adenoms reseziert wurden und 14 Patienten, die wegen Nierenbecken- oder Harnleitersteins einer Flankenschnittoperation in Vollnarkose unterzogen wurden. Dabei ist zu erkennen, daß bei der transvesikalen Prostatektomie der stärkste durchschnittliche Abfall des arteriellen Sauerstoffmitteldruckes zu beobachten war. Demgegenüber kam es postoperativ bei den transurethralen Resektionen zu *keiner* wesentlichen Änderung des Sauerstoffdruckes im Vergleich zum

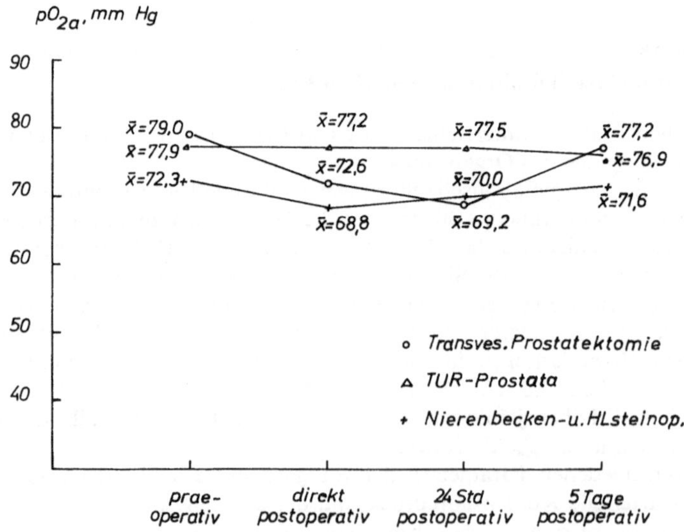

Abb. 1. Verhalten der postoperativen Sauerstoffdruckwerte nach verschiedenen urologischen Operationen

präoperativen Mittelwert. Auch der Abfall des postoperativen Sauerstoffdruckes bei Flankenschnittoperation ist aus der Abbildung zu ersehen.

Bei einzelnen Patienten kam es nach transvesikaler Prostatektomie oder Nierenbecken- und Harnleitersteinoperation zu einem Absinken des arteriellen Sauerstoffdruckwertes am 1. postoperativen Tag bis nahe 45 mm Hg bei einer unteren Grenze von etwa 60 mm Hg. Die Ursache für die verminderte Oxygenierung ist weniger in einer Hypoventilation zu sehen als in der intrapulmonalen venösen Beimischung durch Shunt und/ oder Störungen des Ventilations-Perfusionsverhältnisses. Störungen der Lungenperfusion und Ventilation, die stets gleichzeitig vorkommen, führen zunächst zur *Hypoxämie* und Senkung des arteriellen CO_2-Druckes. Die Berechnung des intrapulmonalen Shunts ergab in den eigenen Untersuchungen Shuntgrößen von 5 bis 17,8% für die transvesikale Prostatektomie bzw. 5 bis 24% für die Flankenschnittoperation, während bei TUR in Lumbalanästhesie *keine* wesentlichen Veränderungen des intrapulmonalen Shunts beobachtet wurden. Das erklärt auch im wesentlichen den fehlenden postoperativen Abfall des arteriellen Sauerstoffdruckes bei den transurethralen Resektionen.

Im eigenen Krankengut (Abb. 2) bestand bei Patienten nach transurethraler Prostataresektion eine enge Korrelation zum präoperativen arteriellen PO_2. Außerdem traten keine wesentlichen Änderungen der venösen Beimischung zum totalen Herzzeitvolumen oder Änderungen des alveolo-arteriellen Sauerstoffdruckgradienten postoperativ auf. Bei erhöhtem Flow — wir haben Herzzeitvolumina zwischen 6 bis 9,2 l/min gemessen — und erhöhtem Strömungswiderstand werden auch nichtventilierte Alveolarbezirke perfundiert, die unter physiologischen Bedingungen nur vermindert oder gar nicht perfundiert werden.

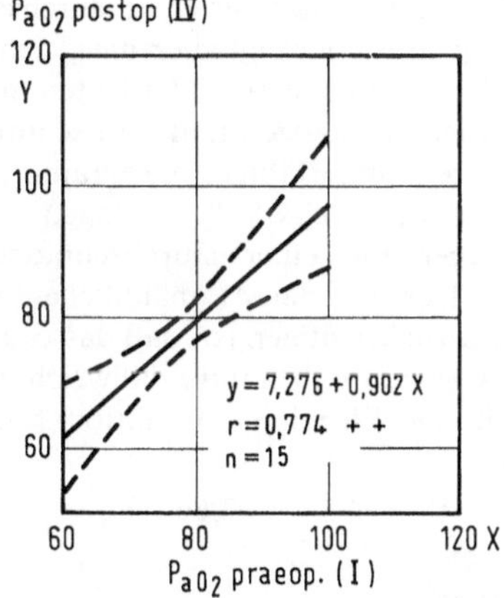

Abb. 2. Beziehung der postoperativen Sauerstoffdrucke zu dem präoperativen Sauerstoffdruck bei 15 transurethral resezierten Patienten

Aus den Untersuchungen sind zur Vermeidung bzw. Behandlung der postoperativen Hypoxämie, die häufigste Ursache von postoperativen Komplikationen ist, folgende Schlüsse zu ziehen:

1. Die Prophylaxe der postoperativen Hypoxämie beginnt bereits *intraoperativ*. Die Ausbildung größerer Atelektasen oder Mikroatelektasen ist durch eine periodisch durchgeführte kontrollierte Blähung der Lungen zu verhindern.

2. Das *Herzzeitvolumen* sollte soweit wie möglich im Bereich der Norm bleiben.

3. *Blutverluste* sind unter Kontrolle des zentral-venösen Druckes zu ersetzen.

4. Postoperativ sollte die Sauerstoffkonzentration in der Atemluft nicht niedriger als 33 bis 40% liegen. Das entspricht etwa 4 l O_2/min durch Nasensonde.

Deshalb ist bei Patienten, die bereits *präoperativ* erniedrigte PO_2-Werte aufweisen, in der Inspirationsluft eine Sauerstoffkonzentration von 50 bis 60% zu fordern. Die Anreicherung der Inspirationsluft mit Sauerstoff ermöglicht insbesondere bei den schweren Hypoxämiezuständen einen Zeitgewinn, der gelegentlich die Einleitung einer künstlichen Beatmung überflüssig macht. Besteht jedoch eine Hypoventilation, so verstärkt sich unter Vergrößerung des arteriellen CO_2-Druckes die respiratorische Azidose. Deshalb bedarf die O_2-Therapie genauer Kontrolle der arteriellen Blutgase und ist häufig personalmäßig nicht weniger aufwendig als die künstliche Beatmung.

Dr. H. Marquardt
Urol. Klinik der FU im Klinikum Westend
D-1000 Berlin 19
Spandauer Damm 130

E. SCHINDLER, R. BERBERICH und P. MAY: **Die Funktion der Restniere**

Das Schicksal der Einnierigen wird recht unterschiedlich beurteilt. Während Rockstroh beispielsweise die Lebenserwartung Einnieriger gegenüber Nierengesunden als gewaltig verringert ansieht, kommen andere Autoren zu einem wesentlich günstigeren Urteil. Wir haben bei über 250 einnierigen Patienten die renale Funktion mit Hilfe der seitengetrennten Hippuranclearance nach Oberhausen untersucht und sind zu folgenden Ergebnissen gekommen:

Die gesunde, nicht geschädigte Restniere erreicht durchschnittlich 66 bis 70% der Funktion eines normalen Organpaares und zeigt auch die gleiche Alters- und Geschlechtsabhängigkeit. Die Zahlen wurden gewonnen an 80 Patienten mit Normalwerten für BSG, Blutbild, Blutdruck, harnpflichtige Substanzen und Urinsediment. Weitere Bedingungen für eine gesunde Restniere waren unauffälliges Urogramm, keine urologischen Voroperationen, Bestrahlungen oder Stoffwechselerkrankungen.

39 weibliche Probanden lagen mit einer Durchschnittsclearance von 354 ml/min ($\pm$ 10,03) deutlich unter der Clearance der 41 männlichen Patienten von 409 ml/min ($\pm$ 12,25), wobei allerdings zu berücksichtigen ist, daß das Frauenkollektiv durchschnittlich 5½ Jahre älter war (alle Angaben mit Standardabweichung des Mittelwerts).

Für die Altersabhängigkeit der Einzelnierenfunktion fanden wir folgende lineare Regressionsgleichung:

$$Y = 472,4 - 2,66 \cdot T ;$$

dabei ist:

Y = zu ermittelnde Clearance
T = Alter in Jahren
472,4 = Clearance zum hypothetischen Zeitpunkt 0

(Korrelationskoeffizient r = 0,98).

Zur Berechnung der Altersabhängigkeit wurde das Patientenkollektiv in Dezennien unterteilt. Es wurde der Mittelwert des Alters und der Clearance eines jeden Dezenniums bestimmt. Die Mittelwerte der Clearance wurden anschließend über ihre Fehlerquadratsummen zur Berechnung der linearen Regression gewichtet.

Eine ähnliche lineare Funktion haben Watkin und Shock an 110 männlichen Normalpersonen ermittelt.

Bei Neugeborenen und Säuglingen soll die renale Clearance, bezogen auf 1,73 m² Körperoberfläche, in den ersten 3 Lebensmonaten bei 30 bis 50% der Erwachsenennormwerte liegen und erst im ersten und zweiten Jahr deren Werte erreichen. Bei 2 Säuglingen von 4 und 6 Monaten registrierten wir 2 Wochen nach Nephrektomie der Gegenseite eine tubuläre Sekretion von 306 bzw. 311 ml/min. Unter der Einschränkung, daß es sich hier um Einzelfälle handelt, scheint offensichtlich die „funktionelle Unreife" des Säuglings auch für die Einzelniere zu gelten.

Auffällig ist der zeitliche Ablauf der funktionellen Anpassung der Restniere. Nach unseren Unterlagen ist die Funktionszunahme des bleibenden Organs innerhalb der ersten 3 Monate nach kontralateraler Nephrektomie abgeschlossen. Dabei kommt es schon in den ersten Wochen zunächst zu einem überschießenden Funktionsanstieg, der anschließend allmählich auf das Endniveau abfällt.

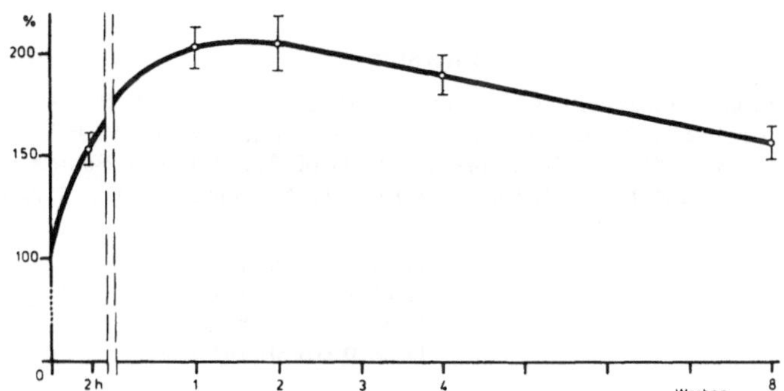

Abb. 1. Prozentualer Anstieg der tubulären Sekretionsrate nach Nephrektomie

Im Tierexperiment konnten wir diese Ergebnisse reproduzieren: Bei 10 Hunden sahen wir gleichfalls nach Nephrektomie der Gegenseite einen Anstieg der tubulären Sekretion der Restniere um über 100%, der nach 4 bis 8 Wochen wieder auf einen Endwert abfiel, der etwa 75% der präoperativen Funktion beider Nieren entsprach.

Das Ausmaß des Funktionsanstieges der Restniere hängt von der Funktion des entfernten Organs ab; die gesunde Restniere paßt sich dem Funktionsverlust der Gegenseite im allgemeinen schon vor der Entfernung des erkrankten Organs an. Auch hier konnten wir bei 78 Patienten mit prä- und postoperativen Clearancewerten eine lineare Abhängigkeit errechnen:

$$Y = 1{,}096 + 1{,}128 \cdot P\,;$$

dabei ist:

Y = funktioneller Zuwachs der Restniere in %

P = präoperativer prozentualer Anteil der entfernten Niere an der Gesamtfunktion

(Korrelationskoeffizient r = 0,982;

die Mittelwerte wurden analog zur Altersabhängigkeit gewichtet).

Eine Pyonephrose scheint die funktionelle Anpassung der Gegenseite unterdrücken zu können: Nach Entfernung mehrerer fast funktionsloser Eitersacknieren stieg die Nierenfunktion gelegentlich um das Doppelte. Folgt man Staehler, so kann hier ursächlich der Einfluß von Bakterientoxinen vorliegen.

Einzelnieren mit chronischem Harnwegsinfekt liegen im Durchschnitt funktionell erheblich unter den Normalwerten. Eine chronische Stauung ohne entzündliche Vorgänge wird hingegen auch von der Einzelniere erstaunlich gut toleriert. Auffallend niedrige Clearancewerte sahen wir bei Diabetikern und Hyperurikämikern. Neben dem direkten Einfluß der Stoffwechselstörung kommt hier wohl auch die häufige Begleitinfektion zum Tragen.

Patienten mit Urogenitaltuberkulose wurden gesondert ausgewertet. Dabei konnten wir bei urografisch unauffälligen, nicht infizierten Einzelnieren während oder nach antituberkulöser Medikation keine Unterschiede gegenuber anderen gesunden Restnieren feststellen:

Männer (n = 44, 43,1 a)   368,2 ml/min ($\pm$ 10,81)

Frauen (n = 34, 46,6 a)   360,0 ml/min ($\pm$ 12,24).

Sekundär infizierte Einzelnieren Tuberkulöser hatten erwartungsgemäß reduzierte Sekretionsraten.

Zusammenfassung

Die tubuläre Sekretion der Einzelniere unterscheidet sich nur wenig von paarig vorhandenen Organen; lediglich der funktionelle Ausgangswert liegt auf einem um etwa ein Drittel reduzierten Niveau. Die Leistungsreserve ist damit zwar eingeschränkt, jedoch noch immer ausreichend, um auch größere schädigende Ereignisse aufzufangen.

Literatur

Kirsch, W.: Habilitationsschrift, Homburg/Saar 1972. — Mertz, D. P.: Akt. Urologie 4, 27 (1973). — Rockstroh, H.: Das Lebensschicksal der Einnierigen. Berlin: VEB-Verlag Volk und Gesundheit, 1967. — Schindler, E.: Verh. dtsch. Ges. Urol. 279 (1968). — Schindler, E., Berberich, R., May, P.: Urologe A 13, 254 (1974). — Watkin, D. M., Shock, N. W.: J. clin. Invest. 34, 969 (1955).

Dr. E. Schindler
Urol. Univ.-Klinik
Landeskrankenhaus
D-6650 Homburg/Saar

Diskussion zu den Vorträgen S. 256 bis 279
(D. Aktuelle Information: Experimentelle Urologie)
Moderator: W. Lutzeyer, Aachen

Angemeldete Diskussion

U. Jonas, Mainz: Simultane Blasen-Urethra-Druckmessung an 80 Hunden: Erfahrungen mit dem modifizierten Enhörningschen Ballonkatheter.

An der Urologischen Abteilung der Universitätsklinik San Francisco wird seit über 10 Jahren ein 4-Kanal-Ballonkatheter klinisch und experimentell verwendet. Dieser Katheter besitzt einen Kanal zur Füllung und Entleerung der Harnblase und 3 Druckmeßkanäle zur Registrierung der Druckveränderungen in Harnblase und Urethra an 2 verschiedenen Stellen. Die Urethralkanäle sind mit Ballons verschlossen. Die 3 wassergefüllten Meßkanäle sind an Statham-Druckelemente angeschlossen, die Schreibung erfolgt auf einem Grass-Polygraph, Modell 7. Simultan werden der Uroflow und das Entleerungsvolumen registriert. Der Katheter ist an eine Maschine angeschlossen, die ein Herausziehen der Sonde aus der Harnblase und durch die Urethra mit einer beliebig konstanten Geschwindigkeit erlaubt.

Der Katheter ist zunächst komplett in die Harnblase eingeführt, somit registrieren alle 3 Kanäle den Blasendruck. Anschließend wird der Katheter — i. a. mit einer Geschwindigkeit von 2 bis 4 mm/sec — herausgezogen, dabei registrieren beide Urethralballons das Urethralprofil, wir erhalten 2 identische Kurven, die, entsprechend dem Abstand der Ballons, hintereinander registriert werden.

Der Katheter wird dann in der Position fixiert, daß der erste Ballon (U 1) den Ruhedruck der proximalen Urethra, der 2. Ballon (U 2) den in der Höhe des externen Sphinkters mißt. Während der gesamten Untersuchung wird die Position des Katheters nicht mehr verändert, nach Abschluß der Messungen wird abschließend erneut ein Urethralprofil aufgezeichnet.

Der Wert dieser Druckmeßmethode, die nach unserer Meinung den übrigen Methoden an Aussagekraft überlegen ist, soll am Beispiel erläutert werden:

1. Der Katheter ist fixiert, d.h., er mißt den Basisdruck. Die simultane Registrierung zweier Urethraldrucke hat sich als ausreichend und repräsentativ für die gesamte funktionelle Urethra dadurch erwiesen, daß der Katheter in der sog. Hochdruckzone liegt, in der die Ebene des externen Sphinkters und die Urethra 2 cm proximal davon gemessen wird.

2. Dadurch, daß die Katheterposition nicht mehr verändert wird, kann der Effekt z. B. eines Medikamentes quantitativ und qualitativ erfaßt werden.

Am Beispiel der Rückenmarkstimulation zur Blasenentleerung zeigt sich, daß der urethrale Widerstand im allgemeinen zu groß ist, um eine Miktion zu erlauben, in einem angeführten Beispiel kommt es jedoch nach Lähmung des externen Sphinkters mit Flaxedil zur Entleerung. Aus der Druckkurve, die eine Unterscheidung der quergestreiften Muskulatur von der glatten erlaubt, war deutlich zu ersehen, daß die quergestreifte Komponente „herausgeschnitten" wurde, der restliche glatte Anteil in dieser Ebene war geringer als der Blaseninnendruck, und Miktion resultierte.

3. Es ist möglich, schnelle und kurzzeitige Druckänderungen zu registrieren. Wieder ein Beispiel aus einem Rückenmarkstimulationsversuch: zur Testung der optimalen Stimulationsfrequenz wurde die Frequenz von 1 Hertz aufwärts gesteigert, die zunächst nur einen Effekt am externen Sphinkter zeigte. Diese kurzzeitigen Druckschwankungen — von 1 m sec Stimulationsdauer bei 1 Hertz — konnten deutlich registriert werden. Die eigenen Erfahrungen im Experiment an 80 Hunden machten deutlich, daß der 4-Kanalkatheter eine ausgezeichnete Möglichkeit bietet, urodynamische Untersuchungen mit großer Effektivität durchzuführen: Die Registrierung des Urethralprofils gibt Aufschluß über die gesamte funktionelle Harnröhre, durch anschließende Fixation des Katheters in der Hochdruckzone können Ruhedruck und urodynamische Veränderungen in Harnblase und Urethra reproduzierbar gemessen werden.

Zusammenfassung durch den Moderator

Herrn Schindler danke ich für die Mitteilung der Ergebnisse, die klar gezeigt haben, daß die Funktionsanalyse der Einzelniere für die Klinik wichtig ist; denn sie zeigt, daß die infizierte Einzelniere eine völlig andere funktionelle Anpassungsbreite besitzt als die normale Niere.

Was auf dem Gebiet der experimentellen Urologie im vorigen Jahr erarbeitet wurde, hat Herr Strohmenger in seinem Referat sehr klar gezeigt, so daß seine Übersicht ein abgeschlossenes Referat für sich mit Ansatzpunkten für die weitere Basisforschung war.

Zum Thema „Urodynamik" wäre zu sagen, daß die Information uns einen neuen Standpunkt geliefert hat, und zwar die Rezeptorentheorie am Harnleiter, den Verschlußmechanismus der Ureterostien beim vesiko-ureteralen Reflux nach neuen anatomischen Untersuchungen, die Funktion der Blase selbst mit alpha- und beta-Rezeptoren-Theorie, angewandt mit der pharmako-dynamischen Beeinflussung und ihre klinischen Konsequenzen, auch der Differentialdiagnostik durch die Urodynamik und zuletzt die Innervationstherapie der Blase selbst.

Ich danke Ihnen, meine Damen und Herren, für Ihr Interesse sowie den Referenten und den Diskutanten und schließe damit die Diskussion über die aktuelle Information.

W. Modelski: **Erfahrungen bei der operativen Rekonstruktion der hinteren Harnröhre***

In der Auswahl der Operationsmethode bei der Behandlung der posttraumatischen Strikturen der hinteren Harnröhre stehen nicht viele Möglichkeiten zur Verfügung. Praktisch breitere Anwendung finden aktuell 2 Operationsverfahren, die auf völlig verschiedenen Prinzipien basieren.

Einerseits sind es Modifikationen der zweizeitigen Erweiterungsplastik mit Verwendung der skrotalen, bzw. perinealen Haut (Johannson, Marberger, Turner-Warwick, Gil Vernet, Zoedler), anderseits die Überbrückung des strikturierten Anteils der Harnröhre durch proximale Verschiebung des mobilisierten Pars bulbaris urethrae (Invagination).

Urethrale Hautplastiken, die in der Behandlung der distal gelegenen Strikturen einen umwandelnden Erstschritt darstellen, stoßen bei der Rekonstruktion der intrapelvischen Harnröhre auf erhebliche technische Schwierigkeiten. In der *ersten Sitzung* (Hypospadiebildung) liegt der Schwerpunkt des Eingriffes in guter Sichtbarkeit der prostatischen Harnröhre und in genauer Anastomose zwischen der eingestülpten Haut und den Rändern der tief gelegenen Urethralspalte. Geht der Operateur auf Kompromisse bei der Anlegung der Anastomosenähte ein, so muß er auch mit einer Restrikturierung rechnen.

Nach der *zweiten Sitzung* aller Hautplastiken muß ein erhöhtes Risiko der Divertikelbildung, besonders bei Operationen der hinteren Harnröhre, in Kauf genommen werden. Nicht zu übersehen ist, daß die Behandlungsdauer bei zweizeitigen Operationsmethoden sich wenigstens auf 3 bis 4 Monate erstrecken muß. Auch das Problem des Haarwuchses in der neugebildeten Harnröhre scheint bisher nicht völlig gelöst zu sein.

Aus den angeführten Gründen wird in unserer Klinik bei der operativen Behandlung der traumatisch bedingten Strikturen der hinteren Harnröhre das Invaginationsverfahren bevorzugt.

Krankengut

Wie aus der Tab. 1 ersichtlich ist, haben wir in den letzten 18 Jahren 98 Fälle posttraumatischer Strikturen der hinteren Harnröhre behandelt. Davon war bei 84 Kranken die Striktur ausschließlich innerhalb bzw. oberhalb des Diaphragma urogenitale gelegen. In den 14 übrigen Fällen wurde auch der proximale Anteil der bulbären Harnröhre mitstrikturiert. Eine Striktur im Bereich des Bulbus entwickelte sich als Folge der primären Harnröhrenläsion nur bei 3 Kranken, bei 11 anderen wurde sie dagegen durch die auswärts vorangegangenen, erfolglosen Operationen hervorgerufen.

Tabelle 1. Posttraumatische Strikturen der hinteren Harnröhre behandelt in dem Zeitraum 1956 bis 1974

Striktur im Bereich der Pars membranacea		
ringförmig	48	
ausgedehnt	36	84
Striktur erstreckt auf Pars bulbaris		
als Folge der Verletzung	3	
nach vorangegangenen Operationen	11	14
		98

Patienten, bei denen die bulbäre Harnröhre mitstrikturiert war und sich zur Invagination nicht mehr eignete, wurden einer urethralen Hautplastik unterzogen. Im folgenden wird ausschließlich über Erfahrungen und Ergebnisse in den 84 Fällen berichtet, in welchen das Invaginationsverfahren angewendet wurde.

---

* Aus Krankheitsgründen konnte dieser Beitrag (Vortrag 4) erst nach Beginn der Drucklegung eingereicht werden.

Das *Alter der Kranken* schwankte zwischen 8 und 70 Jahren. Die überwiegende Mehrzahl der Patienten befand sich im dritten und vierten Jahrzehnt des Lebens. Der Zeitraum zwischen dem Unfall und der wegen Striktur durchgeführten Operation betrug 2 Monate bis 12 Jahre, im Durchschnitt 3,5 Monate.

Genaue Lage und Bereich der Striktur wurde aufgrund der Urethrographie dargelegt. Miktionsbilder waren in Fällen mit kompletter Obliteration des Urethralumens nicht erreichbar. Bei solchen Kranken wurde regelmäßig eine Injektionsurethrographie mit gleichzeitiger Kontrastfüllung der Blase auf suprapubischem Wege ausgeführt.

Entsprechend der anatomischen Situation zeigten urethrographische Bilder entweder einen kompletten Kontraststop in der Höhe der Obliteration oder einen engen, geschlängelten Kanal von verschiedener Länge. Die Ausdehnung der Striktur war in den meisten Fällen von der Dislokation der prostatischen Harnröhre abhängig.

In der Tab. 2 sind charakteristische Befunde zusammengestellt, die in 84 Kranken vor der Invagination feststellbar waren.

Tabelle 2. Charakteristische Befunde bei 84 Strikturfällen vor der Invagination

Suprapubische Blasenfistel	52
Starke Deformation des Beckenringes	12
Komplette Obliteration der strikturierten Harnröhre	33
Beträchtliche Dislokation der prostatischen HR.	36
Perineale Urethralfisteln	7
Urethro-rektale Fisteln	2
Inkontinenz trotz bestehender Striktur	2
Potenzverlust	30
Harnstauung in oberen Harnwegen	17

Von der Gesamtzahl der 84 Kranken wurden 52 mit einer suprapubischen Blasenfistel aufgenommen, die entweder bei der Primärversorgung nach dem Unfall oder in späterer Zeit wegen auftretender Harnverhaltung angelegt worden war. In den übrigen 32 Fällen war die spontane Miktion, wenn auch mit erheblichen Schwierigkeiten, möglich. Die überwiegende Mehrzahl dieser Patienten wurde bis zur Aufnahme einer periodischen oder laufenden Bougiebehandlung unterzogen.

Starke Deformation des Beckenringes, die eine bedeutende Erschwerung des Eingriffes bildete, wurde bei 12 Kranken festgestellt. Komplette Obliteration der beschädigten Harnröhre wurde 33mal und beträchtliche Dislokation der prostatischen Harnröhre als Folge unausreichender Frühversorgung bei 36 Patienten beobachtet. In der Mehrzahl dieser Fälle beschränkte sich die Operation nach dem Unfall auf die Anlegung einer suprapubischen Blasenfistel ohne Annäherung der Harnröhrenstümpfe und ohne Einlegung eines Schienungskatheters.

Urethrale Harnfisteln in der Dammgegend kamen in 7 Fällen zum Vorschein. Bei 2 anderen Kranken wurden urethro-rektale Fisteln festgestellt.

Zwei Kranke, die in der Zwischenzeit erfolglos voroperiert waren, litten trotz bestehender Striktur an Harninkontinenz.

Über Potenzverlust, die abgesehen von der Art der ersten Versorgung kurz nach dem Unfall aufgetreten war, klagten 30 Patienten.

Einseitige, oder beiderseitige Harnstauung in den oberen Harnwegen, die durch narbige Verdrängung der prävesikalen Ureteren hervorgerufen war, wurde bei 17 Kranken beobachtet. Davon wurden in 3 Fällen Nierensteine und in 2 anderen beiderseitige Uretersteine festgestellt.

Von der Gesamtzahl der Patienten wurden 27 schon vorher wegen Harnröhrenstriktur auswärts einmal oder mehrmalig erfolglos voroperiert.

Die von uns in das Invaginationsverfahren eingeführten Modifikationen, welche in der *Abb. 1* veranschaulicht sind, wurden in anderen Veröffentlichungen genauer beschrieben. Im folgenden möchte ich nur auf die technischen Einzelheiten hinweisen, die für eine Erzielung besserer Ergebnisse besonders wichtig sind.

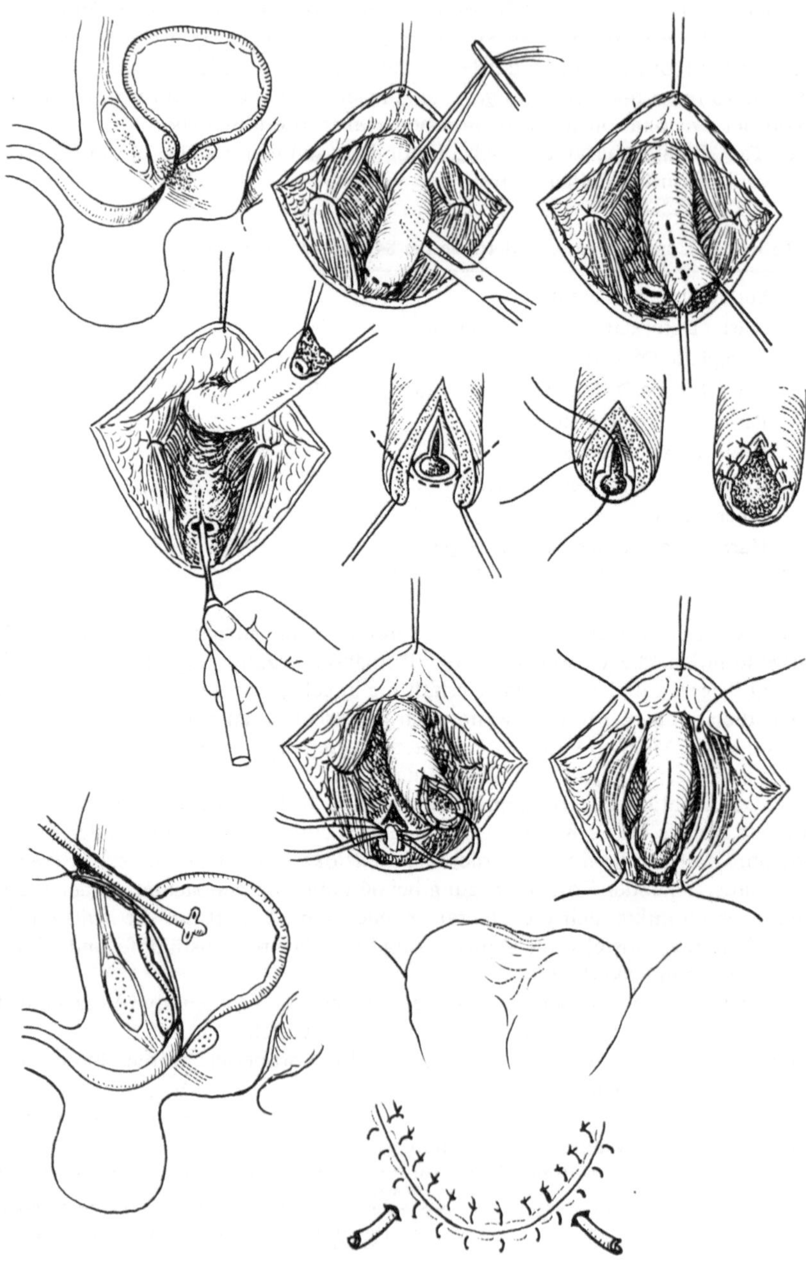

Abb. 1. Schematische Darstellung der modifizierten Technik des Invaginationsverfahrens

Freilegung des Bulbus durch einen bogenförmigen perinealen Lappenschnitt ergibt einen guten Operationszugang zur hinteren Harnröhre und sichert bessere Abflußbedingungen für Wundsekret, als die anderen Schnittarten.

Ausgiebige Freipräparierung des ganzen bulbären Anteils der Harnröhre, wobei distal angefangen wird, da sich dort die Harnröhrenwand von den Corpora cavernosa Penis leichter ablösen läßt.

Wegen der Gefahr einer Inkontinenz verzichten wir prinzipiell auf die Resektion der strikturierenden Narbe, die sich oft auf das ganze Diaphragma urogenitale erstreckt. Der für die Invagination gebildete Kanal wird immer durch Tunnelierung der Narbe und eine zusätzliche dorsale, longitudinale Inzision hergestellt.

Dorsale Inzision der Narbe und der vorderen Wand der prostatischen Harnröhre dient zur Ausweitung des Kanals, zur Verkürzung der Invaginationsstrecke und bildet gleichzeitig die Anheilungsfläche für den invaginierten Harnröhrenstumpf.

Longitudinale Stumpfurethrotomie gewährt dem invaginierten Anteil der bulbären Harnröhre rinnenförmige Gestalt und stellt dadurch bessere Abflußbedingungen für den Harnstrom und für die Samenwege her.

Harnröhrenfixation durch paraurethrale Nähte am Perineum ergibt sichere Lagestellung des invaginierten Bulbus und läßt seinem Zurückrutschen vorbeugen.

Im *postoperativen Verlauf* wurden fast allen Kranken Antibiotika zur Beherrschung der Infektion verabreicht. Bei manchen wurde auch eine kurzdauernde Östrogenbehandlung notwendig, um den auftretenden Erektionen des Penis vorzubeugen.

In der Regel wurde am 14. Tag nach dem Eingriff der Pezzerkatheter entfernt und ein Verweilkatheter für 3 bis 5 Tage zur Heilung der suprapubischen Fistel eingelegt. Der postoperative Aufenthalt im Krankenhaus dauerte im Durchschnitt 23 Tage lang.

Postoperative Komplikationen

Tab. 3 zeigt alle Komplikationen, die im postoperativen Verlauf nach der Invagination aufgetreten sind.

Tabelle 3. Komplikationen im postoperativen Verlauf nach 84 Invaginationsoperationen

Harnverhaltung durch Ventilmechanismus	7
Zurückrutschen des Urethrastumpfes	2
Kurzdauernde perineale Harnfisteln	4
Verzögerte Blasenfistelheilung	5
Einseitige Epididymitis	3

Von den 84 durchgeführten Invaginationen konnten 77 Patienten unmittelbar nach der Entfernung des Urethralkatheters frei urinieren. Bei 7 Kranken war die spontane Miktion nicht möglich, obwohl die Harnröhre für Katheter 20 Charr. leicht passierbar war. Diese Komplikation wurde durch den zu hoch invaginierten Urethrastumpf, der als Ventil wirkte, hervorgerufen. Transurethrale Resektion des in die prostatische Harnröhre hineinragenden Stumpfes hat in jedem dieser Fälle zu ungestörter Miktion geführt.

In 2 Fällen kam es wegen Züruckrutschens des mangelhaft fixierten Urethrastumpfes zu einem Strikturrezidiv, das schon im Frühstadium nach dem Eingriff auftrat und weiterer operativer Behandlung benötigte. Das zum zweiten Mal angewandte Invaginationsverfahren führte in beiden Fällen zum vollen Erfolg.

Harnträufeln aus der Dammwunde nach Beseitigung des Urethralkatheters trat bei 4 älteren Kranken auf. Alle diese vorübergehende Fisteln wurden durch Verweilkatheter in wenigen Tagen zur Heilung gebracht und haben das Endergebnis nicht beeinträchtigt.

Stark verzögerte Heilung der suprapubischen Fistel wurde bei 5 Patienten, die vorher längere Zeit den Pezzer-Katheder getragen haben, festgestellt, so daß der operative Verschluß der Blase nötig wurde. Dies hat den Aufenthalt der Kranken in der Klinik bedeutend verlängert.

Endergebnisse

Tab. 4 enthält die endgültigen Ergebnisse nach der Anwendung des Invaginationsverfahrens in 84 Fällen. Bei der Kontrolluntersuchung, die in jedem Fall mindestens ein
Jahr nach dem Eingriff durchgeführt wurde, konnten wir einwandfreie Miktion und
ungehinderten Katheterismus bei 77 Kranken feststellen. Postoperative Bougiebehandlung war in keinem dieser Fälle notwendig. Bei Patienten mit unauffälligen oberen Harnwegen zeigte die Harnuntersuchung keinen Infekt. Alle in der Dammgegend vor der
Operation vorhandenen Harnfisteln und auch die beiden urethro-rektalen Fisteln wurden
selbst durch die Invagination, ohne zusätzliche Eingriffe, verschlossen.

Tabelle 4. Spätresultate nach 84 durchgeführten Invaginationen

Völlig befriedigend		77
Schlecht		
Strikturrezidiv	5	
Inkontinenz	2	7
		84

Schlechte Ergebnisse wurden insgesamt in 7 Fällen gefunden. Strikturrezidive wurden
bei 5 Kranken festgestellt. Davon bedürften zwei einer periodischen Bougierung in
längeren Zeitabständen. Ein Patient uriniert gut, obwohl die Einführung des Katheters
in die Blase nicht möglich ist. Im vierten und fünften Fall war eine weitere operative
Behandlung unentbehrlich. Bei beiden letzteren Patienten wurde das Invaginationsverfahren zum zweitenmal mit gutem Erfolg angewandt.

Eine *Harninkontinenz* vom schweren Grad wurde festgestellt bei zwei Kranken mit
besonders starker Deformation des Beckenringes, ausgedehnter Vernarbung des sub-
vesikalen Raumes und beträchtlicher Dislokation der prostatischen Harnröhre. An dieser
Stelle soll erwähnt werden, daß wir bei 2 anderen Patienten, die vor der Invagination
inkontinent waren, nach dem Eingriff eine komplette Kontinenz erreicht haben.

Über Verlust der Erektion bei erhaltener Libido klagten bei der Kontrolluntersuchung
32 Patienten. Davon war in 30 Fällen dieses Leiden schon kurz nach dem Unfall feststellbar und kann deswegen nicht als Folge der durchgeführten Invagination angesehen
werden. Außer 2 älteren Kranken hatten alle anderen Fälle, die nach dem Unfall und
Erstversorgung eine normale Erektion hatten, auch nach dem Invaginationsverfahren
eine ungestörte Erektion des Penis.

Trotz den beschriebenen Komplikationen konnten wir doch im hohen Prozentsatz
unserer Patienten völlig zufriedenstellende Ergebnisse, auch bei schwierigster Ausgangs-
lage, feststellen. Aus diesem Grund fühle ich mich berechtigt, das Invaginationsverfahren
als Methode der Wahl in der Behandlung der posttraumatischen Strikturen der hinteren
Harnröhre zu betrachten.

*Als die wichtigsten Vorteile dieses Verfahrens sollen einfache Technik, verkürzte Behand-
lungsdauer und in erster Linie der hohe Prozentsatz von funktionell guten Ergebnissen betont
werden.*

Prof. Dr. W. Modelski
Urolog. Univ.-Klinik
Krakow/Polen
Ulica Grzegórzecká 18

E. BERUFSPOLITIK

W. Knipper: **Die Deutsche Urologie — Gegenwart und Zukunft**

Wenn innerhalb eines wissenschaftlichen Kongresses die Berufspolitik ein eigenes Tagungsthema darstellt, so ist dem Vorstand für diese Tatsache zu danken, da die Wissenschaft und ihre spezifische Berufspolitik unabdingbar verbunden sind. Nur in einer solchen engverzahnten Gemeinschaft ist die Ausübung des Berufes allgemein störungsfrei garantiert. Diese Erfahrung zeigt sich in allen Standes- und Berufsgruppen in unserer heutigen Gesellschaft.

Wir sprechen von einer dynamischen Entwicklung der deutschen Urologie in den letzten 20 Jahren und verweisen dabei auf die Erfolge, die in diesem Fach durch Grundlagenforschung und experimentelle Urologie erreicht worden sind. Eine große Anzahl von Kollegen kann sich noch gut an die Zeit erinnern, in der die Urologie noch relativ einfach überschaubar war. Interessant ist allerdings die Tatsache, daß in manchen wissenschaftlichen Publikationen kaum eine Literaturangabe von weiter als aus den letzten 10 Jahren angeführt wird und dabei ein Studium ausländischer Literatur beschrieben ist, anstatt zu erkennen, daß im deutschen urologischen Schrifttum in den Jahren 1940 bis 1960 schon bedeutende Mitteilungen und Forschungsergebnisse enthalten sind, die nicht nur heute noch ihre Gültigkeit haben, sondern darüber hinaus einen hohen wissenschaftlichen Stellenwert beinhalten. Viele Fakten sind bereits beschrieben worden, und manches wird auch nicht besser, wenn das Thema umfunktioniert wird.

Generell fällt allen Kollegen, die urologisch tätig sind, gleichgültig, ob in Forschung und Lehre, Klinik oder Praxis, das gemeinsame Verdienst zu, unsere heutige moderne Urologie in diesen Status gehoben zu haben.

Die Urologie hat erstmals in ihrer Geschichte in der Bundesrepublik die Zahl von 1000 Urologen überschritten. Damit hat sich bestätigt, wie dringend notwendig für das Fach neben der Erstellung eines Leitbildes für den Facharzt für Urologie eine genaue Fachgebietsdefinition mit ärztlichem Aufgabenbereich und eine Weiterbildungsordnung zu entwickeln waren.

Die Problematik damals bestand in der nur zu erahnenden Entwicklungsmöglichkeit unserer Urologie, ihrer notwendigen Integration in den klinischen Raum und ihre interdisziplinäre Einstufung in die Gesamtmedizin. Wurde in der Vergangenheit der urologische Aufgabenbereich aus den Gebieten der Chirurgie und der Inneren Medizin versorgt, so bedurfte es jetzt eines klaren Konzeptes der Einordnung der modernen Urologie in den Verbund der anderen Fachgebiete. Entsprechende Fachgebietsabgrenzungen wurden von uns mit den Anästhesisten, den Chirurgen und den Internisten geschaffen, die eine gute und harmonische Zusammenarbeit in Klinik und Praxis ermöglichen. Mit den Radiologen sind die notwendigen Vereinbarungen im klinischen Raum in Vorbereitung und werden hoffentlich bald zur Zufriedenheit beider Fachgebiete ratifiziert.

Damit ist unser Rahmenprogramm der letzten 15 Jahre erfüllt und die Deutsche Urologie eine festgefügte Institution.

Wenn ich persönlich einen 30jährigen Rückblick im Berufsleben halte, so kann ich als ein Bindeglied zwischen den Gründern der modernen Urologie nach dem Kriege und der jetzt progressiven jungen Urologen-Generation eindeutig feststellen, daß unsere damaligen berufspolitischen Gedanken weit genug gespannt waren, um dieser schnell anwachsenden Zahl von Kollegen einen Arbeitsbereich aufzubauen, der ihnen ein weites Feld ärztlichen Lebens und Handelns garantiert.

Eine wesentliche berufspolitische Aufgabe für das Fach ist die aktive Mitarbeit in den Gremien der Standesorganisationen, damit eine entsprechende urologische Interpretation erfolgt. Weiterhin ist die Beobachtung der sozialen und wirtschaftlichen Veränderungen dringend notwendig, da diese Veränderungen allgemein auch für die Medizin hinsichtlich deren Rolle in der Gesellschaft, der Ausbildung, der Forschung und der medizinischen Versorgung Probleme schaffen. Vielfach wird heute angenommen, daß diese Probleme anscheinend nur durch Reglementierung gelöst werden können, entweder durch den Staat oder die Ärzteschaft selbst, wobei sich in jedem Falle ein ungutes Gefühl einschleicht.

Die ungleichmäßige Verteilung der ärztlichen Versorgung, die expansiven Kosten, der Mangel an Ärzten in verschiedenen Bereichen haben, oft auch aus rein politischen Gründen, bestimmte Gruppen und die Regierung selbst auf den Plan gerufen.

Die politisch verfärbte Frage: „Wer kontrolliert die Ärzte?" hat den Staat veranlaßt, sich in die Weiterbildungsordnung einzuschalten, eine Aufgabe, die bislang der ärztlichen Selbstverwaltung unterstand.

Das bekannte Urteil des Bundesverfassungsgerichtes vom 9. Mai 1972 ist die Rechtsgrundlage, statusbildende Normen aufzustellen. Die Gesetzesvorlage beinhaltet als wesentlichen Punkt eine Facharztprüfung unter Teilnahme eines Beamten. Die von uns auf einem entsprechenden Hearing gestellte Frage, ob damit auch der Status des weiterzubildenden Kollegen regressiv einzustufen sei, d. h. daß er nicht mehr als angestellter Arzt nach dem BAT rangiert, wurde ausdrücklich verneint.

Weiterhin sieht die Gesetzesvorlage vor, die Weiterbildungszeit auf $^2/_3$ der Gesamtweiterbildung an einer Institution zu beschränken.

Über diesen Punkt kann man unterschiedlicher Auffassung sein. Sicher gibt es Klinikabteilungen, die im Rahmen von Forschung und Lehre hier empfindlich in ihrem Stellenplan gestört würden, andererseits kann ein Wechsel in der Weiterbildung für den jungen Kollegen absolut von Nutzen sein.

Die Bundesärztekammer hat in den letzten Wochen mit allen wissenschaftlichen Gesellschaften und Berufsverbänden verhandelt. Die derzeitige Weiterbildungsordnung ist auf ihre Praktikabilität überprüft worden, um von ärztlicher Seite dem Gesetzgeber den einheitlichen Willen der deutschen Ärzte in der Frage der Weiterbildung zu unterbreiten.

Vergleicht man die Situation in den Vereinigten Staaten, so führt *Leadbetter* im Journal of Urology die Klage an, daß es dort keine Organisation gibt, die für alle Ärzte sprechen kann, und als Hauptproblem wird die Uneinigkeit der Ärzteschaft angeführt. Abgesehen von einzelnen Zwischenfällen oder Kritik an ärztlichen Standespolitikern sollte jedoch die gesamte deutsche Ärzteschaft über die Existenz unserer ärztlichen Standesorganisationen und ihrer Selbstverwaltungsform dankbar und zufrieden sein, da eine einheitliche Meinungsbildung in demokratischer Form möglich ist, und unsere ärztlichen Körperschaften öffentlichen Rechtes auch im politischen Forum ihren Stellenwert haben.

Die Situation der leitenden urologischen Krankenhausärzte hat durch die am 1. Januar d. J. in Kraft getretene neue Bundespflegesatz-Verordnung Probleme erfahren. In der Vorbereitungszeit entstand eine zum Teil sehr heftige Diskussion um die Liquidationsberechtigung der leitenden Ärzte am Krankenhaus. Hier gaben die beteiligten und interessierten Institutionen und Gruppen der Bundespflegesatz-Verordnung eine recht unterschiedliche Auslegung. Die Bundespflegesatz-Verordnung schreibt in § 6 vor, daß sog. Altverträge, die vor dem 1. 7. 1972 abgeschlossen wurden, einen vollen Besitzstandschutz genießen. Dabei stand der Verordnungsgeber bei der Erarbeitung der Bundespflegesatz-Verordnung vor dem Problem, ob er der Durchsetzung des mit der Entkoppelung erstrebten Anliegens oder der Wahrung des Besitzstandes den Vorzug geben sollte.

Diese Konfliktfrage wurde zugunsten der sog. Altverträge entschieden. Damit muß man es uneingeschränkt als Rechtsbruch bezeichnen, wenn ein Krankenhausträger oder ein Minister an dieser einzig möglichen Rechtsauffassung vorbei eine andere, den Chefärzten mit Altvertrag nachteilige Rechtsauslegung praktiziert.

Ebenso muß uneingeschränkt ein Honoraranspruch des Krankenhauses als Institution auf der Grundlage der amtlichen Gebührenordnung für Ärzte abgelehnt werden. Dem Krankenhaus werden durch den einheitlichen Regelleistungspflegesatz alle Unkosten, einschl. der Kosten des ärztlichen Dienstes, erstattet. Ein Krankenhausträger, der daneben die ärztliche Behandlung dem selbstzahlenden Patienten berechnet, handelt außerhalb der gesetzlichen Bestimmungen der Bundespflegesatz-Verordnung.

Unabhängig davon ist es unvertretbar, wenn die leitenden Krankenhausärzten angebotenen Anstellungsverträge bei allgemeiner Verschlechterung eine Ablösung des Liquidationsrechtes durch Festgehälter vorsehen. Eine leistungsgerechte Honorierung der Krankenhausärzte läßt sich nur durch das Liquidationsrecht sicherstellen. Demgemäß muß eine derartige Vertragspolitik auf lange Sicht dazu führen, daß sich hochqualifizierte Ärzte nicht mehr um eine leitende Krankenhaustätigkeit bemühen werden.

Die Festbesoldung schließt überdies allen stationären Patienten die Möglichkeit der persönlichen Behandlung durch den Arzt ihrer freien Wahl aus.

Es ist sehr bedauerlich, daß auch so große Organisationen, wie die Deutsche Krankenhausgesellschaft und der Katholische Krankenhausverband die Forderung der allgemeinen Festbesoldung der Krankenhausärzte aufgestellt haben.

Für rechtlich nicht vertretbar muß man auch verschiedene im vergangenen Jahr verabschiedete oder vorgelegte Landeskrankenhausgesetze halten, die in unzulässiger Einschränkung der verfassungsmäßigen Grundrechte in die innere Struktur der Krankenhäuser eingreifen.

Im Gegensatz zu den Ländern Niedersachsen und Bayern, die lediglich Ausführungsbestimmungen zum Krankenhaus-Finanzierungsgesetz vorsehen, haben Hessen und Rheinland-Pfalz, und in Gesetzesentwürfen Berlin und Nordrhein-Westfalen, den Krankenhausträgern ihres Landesbereiches Einzelvorschriften über die Ausgestaltung und Betriebsführung auferlegt.

In Hessen und in Rheinland-Pfalz sind u. a. die Abschaffung der Privat-Stationen, die Beteiligung der ärztlichen Mitarbeiter am Liquidationserlös der leitenden Ärzte und eine Mitbestimmung der im Krankenhaus tätigen Arbeitnehmer in neuen Krankenhausgremien vorgesehen.

Ich beziehe mich dabei auf das Rechtsgutachten des Münchener Staatsrechtlers, Professor Maunz, der schwerwiegende verfassungsrechtliche Bedenken gegen die Versuche der Landesgesetzgebung geäußert hat, auf dem Wege über die Finanzierung der Krankenhausinvestitionen in den inneren Betriebsablauf und die Personalhoheit der Krankenhausträger einzugreifen.

Die Probleme der niedergelassenen Urologen sind nicht geringer. Bislang hat sich die Bundesregierung immer noch nicht dazu entschließen können, eine neue amtliche Gebührenordnung zu schaffen, die der Kostenentwicklung, vor allem im Hinblick auf die Erfordernisse der medizinischen Entwicklung, gerecht wird. Diese Tatsache ist um so mehr zu bedauern, als das System einer Gebührenordnung langfristig nicht ohne Auswirkung auf die Art, die Güte und den Umfang des urologischen Leistungsangebotes bleiben kann.

Gerade aus der Sicht der wirtschaftlichen Situation des niedergelassenen Urologen mit seiner starken Abhängigkeit von der Einnahme- und Kostensituation im personellen und apparativen Bereich ist eine Neuordnung des Gebührenwesens dringend erforderlich. Diese übermäßigen Unkostenverteuerungen haben in der vergangenen Zeit verstärkte Beschlüsse und Überlegungen ausgelöst, die vorhandenen Möglichkeiten der Kostensenkung durch die verschiedenen Formen ärztlicher Zusammenarbeit in Gemeinschaftspraxen, Praxisgemeinschaften und Apparategemeinschaften zu nutzen.

Leider haben insoweit die Beschlüsse der § 5-Kommission und der § 19-Kommission der Kassenärztlichen Bundesvereinigung vom April und Mai d. J. zur Änderung der Gebührenpositionen des BMÄ und der E-Adgo Ergebnisse gebracht, die befürchten lassen, daß die an sich wünschenswerte Entwicklung der Zentralisierung und Automatisierung von Laborleistungen, wenn nicht unterbrochen, so doch gehemmt wird. Diese Beschlüsse sind über das grundsätzlich zu erwartende und auch zu billigende Maß von Kürzungen hinausgegangen. Allgemein gesehen sind somit weitere verhängnisvolle berufspolitische Konsequenzen zu befürchten.

Der vermehrte Papierkrieg, die nur zum Teil berechtigten Qualitätskontrollen und das jetzt eingeführte Strahlenschutz-Gesetz bedeuten für den niedergelassenen Urologen schwerwiegende Probleme. Vergleicht man die Honorierung der Ärzte allgemein mit der Bezahlung im Handel und Gewerbe, so sind hier keinerlei Relationen gegeben. Allein die Kostenintensität für die urologische Technik, Endoskopie und Röntgen ermöglichen heute für den niedergelassenen Urologen nur noch eine geringe Verdienstspanne.

Der niedergelassene Kollege muß einen erheblichen Anteil seiner Einnahmen für die Altersversorgung aufbringen. Die stark belastenden Unkosten, die Unterhaltung einer mit Apparaten und Einrichtungen immer wieder auf den neuesten Stand gebrachten Praxis, die Mieterhöhungen, die Gehaltssteigerung der Mitarbeiter gehen bei manchen Kollegen schon über die Einnahmen hinaus und greifen die Substanz an.

Zweifellos sind diese Probleme für alle Ärzte in freier Praxis gleich, für die Urologen jedoch in verstärktem Maße im Hinblick auf die kostenintensive Tätigkeit.

Wie diese Fragen in der näheren Zukunft gelöst werden können, ist derzeit nicht übersehbar und bereitet uns allen große Sorge.

Die urologischen Gremien haben es immer wieder als besonders wichtig angesehen, eine effiziente *Kooperation der Urologen in Krankenhaus und freier Praxis zu fördern*. Die deutschen Ärzte sehen sich wachsenden Ansprüchen der Bevölkerung auf eine gesundheitliche Versorgung gegenüber, die alle Errungenschaften der modernen Medizin umfaßt. Das erfordert bei klarer Aufgabenteilung eine enge Zusammenarbeit, in der die niedergelassenen Urologen oder Krankenhauseinweiser hier ihre Patienten sämtliche Möglichkeiten der ambulanten Diagnostik voll ausschöpfen, die Unterlagen und Befunde ins Krankenhaus mitgeben und nach der Entlassung mit einem Bericht über durchgeführte Diagnostik und Therapie zurückerhalten. Nur so kann sich der Übergang aus der ambulanten in die stationäre und wieder in die ambulante Behandlung zurück nahtlos vollziehen.

Die Probleme der urologischen Belegärzte haben sich seit Inkraftsetzung des Krankenhausfinanzierungsgesetzes weiterhin verschärft. Das Krankenhausfinanzierungsgesetz bestimmt die Verpflichtung der öffentlichen Hand zur Errichtung und Förderung von Krankenhäusern. Es macht keinen Unterschied zwischen öffentlich-rechtlichen, freigemeinnützigen und privaten Krankenanstalten, sondern kennt nur geförderte und nicht geförderte Anstalten. Für die privaten Krankenhäuser gilt die Einschränkung des Nachweises der Gemeinnützigkeit im steuerlichen Sinne, was für die meisten Krankenanstalten zutrifft. Daher hätten auch im Grunde alle Belegkrankenhäuser den Anspruch auf eine staatliche Förderung.

Wer nun effektiv staatlich gefördert werden kann, wird im Gesetz den zuständigen Landesregierungen überlassen, die entsprechende Krankenhaus-Bedarfspläne aufzustellen haben. Hier beginnen die Schwierigkeiten für die Belegärzte. Die einzelnen Landesregierungen bestimmen, wieviel Betten zur Versorgung der Zivilbevölkerung benötigt werden; leider sind die Auffassungen darüber extrem unterschiedlich. Aufgrund dieser Krankenhaus-Bedarfspläne wird nur eine geringe Zahl der Belegkrankenhäuser gefördert, mit der Tendenz, daß Belegarztsystem zu dezimieren.

Um alle diese Fragen zu lösen, hat der Hessische Landesverband der Belegärzte mit dem Aufbau eines Bundesbelegarzt-Verbandes begonnen.

Ein erstes Treffen findet am 20. 11. in Frankfurt statt und einen entsprechenden Aufruf werden wir im „Urologen B" Heft 6 veröffentlichen.

Die Röntgen-Verordnung ist seit dem 1. 9. 1973 legislativ geworden. In vielen Punkten geht sie weit über die notwendigerweise zu regelnden Sachverhalte hinaus und enthält zahlreiche Bestimmungen, die den röntgenologisch tätigen Urologen in seiner Berufsaus-

übung behindern. Ihre Durchführung führt zu beträchtlichen zeitlichen und personellen
Mehrbelastungen. Das gilt für die stark ausgedehnte Dokumentationspflicht, für die
Bestimmungen, die unmittelbar in die ärztliche Tätigkeit bei der Anwendung von Rönt-
genstrahlen eingreifen und für die Bestimmungen über den Nachweis der Fachkunde im
Strahlenschutz.

Der Nachweis der Fachkunde im Strahlenschutz soll durch die Länder in Seminaren
ermöglicht werden. Um den deutschen Urologen Zeit zu ersparen und eine Hilfestellung
zu geben, hat der Berufsverband mit dem Haus der Technik in Essen für das Wochen-
ende des 6. bis 8. Februar 1975 einen entsprechenden Strahlenschutz-Kursus vereinbart.
Nähere Einzelheiten werden jedem Kollegen persönlich schriftlich zugestellt.

Es erhebt sich nun *die Frage der Zukunft für die Urologie*. Wir sind hier mit *Leadbetter* einer Meinung, daß sich außer auf einigen Gebieten, wie z. B. der intrarenalen
Operation, ein Ende in der Entwicklung neuer operativer Techniken abzuzeichnen beginnt.

Das operative Vorgehen wird möglicherweise sogar seltener werden, wenn es z. B.
gelingt, das Prostata-Adenom medikamentös zu behandeln, oder wenn sich das Carcinom
auf chemischem, immunologischem oder radiologischem Wege wirkungsvoller als durch
operative Maßnahmen angehen läßt.

Was die Zukunft auf diesem Gebiete noch mit sich bringen wird, kann niemand
beurteilen. Sicher ist, daß die Carcinom-Behandlung eine Gemeinschaftsaufgabe von
Spezialisten geworden ist und das die Zahl und daß Engagement der Onkologen erheblich zugenommen haben.

Nach der Grundlagenforschung in Anatomie und Embryologie, in der Physiologie
und Patho-Physiologie der Nieren und ableitenden Harnwege, der Steinerkrankungen,
der Endokrinologie und der Immunologie, soweit sie Nierentransplantationen und Carcinom betreffen, haben die Urologen die operative Urologie ständig ausgebaut und verbessert.

Infertilität und Sterilität sind immer häufigere Krankheitsbilder in urologischen
Praxen und müssen daher von urologischer Forschung und Lehre intensiv betrieben
werden.

Die Kinderurologie wird vielfach von Kinderchirurgen wahrgenommen. Der Wunsch
der Kinderchirurgen ist es, als Teilgebiet aus der Gesamtchirurgie auszuscheiden und
eine selbständige Fachrichtung einzunehmen. Deutsche Urologen haben die Kinderurologie mit neuen Impulsen versehen und mit ihren Operationsverfahren weltweite An-
erkennung gefunden. Eine zwingende Notwendigkeit ist die weitere Integration urologischer Kinderbetten in urologischen Krankenhausabteilungen.

Ein wichtiges Problem der Zukunft ist der urologische Nachwuchs. Im Jahre 1973
sind 152 Facharzt-Anerkennungen für Urologie im Bundesgebiet und West-Berlin ausgesprochen worden, das ist die doppelte Anzahl der bislang pro Jahr qualifizierten
Kollegen. Geht man von der konstanten Zahl der jetzigen urologischen Weiterbildungs-
stätten aus, so ist spätestens bis 1980 der Bedarf an Urologen für die Versorgung der
Bevölkerung mit einer Verhältniszahl 1 : 30 000 weitaus abgedeckt.

Zur Zeit sind 632 Urologen in freier Praxis tätig, 189 davon haben gleichzeitig den
Status eines Belegarztes.

160 leitende Krankenhaus-Urologen vermitteln urologische Weiterbildung, an diesen
Kliniken sind 268 planmäßige Assistenten und Oberärzte. Bei Behörden und öffentlich-
rechtlichen Körperschaften sind 14 Urologen tätig. Unter der Gesamtzahl von 1 073
Urologen haben wir 9 Kolleginnen, die qualifizierte Fachärztinnen für Urologie sind.
Die Verhältniszahl 1 : 30 000 ist in der Versorgung urologisch Kranker mehr als genug.
So zieht Kanada z. B. ein Limit bei der Verhältniszahl 1 : 50 000 und betrachtet diese
Relation als ein durchaus vernünftiges und fachlich gerechtes Verhältnis.

Aus berufspolitischer Sicht muß dringend eine sinnvolle Planung in Fragen der Nieder-
lassung angeraten werden, wenn man nicht existentielle Probleme heraufbeschwören

will, wie sie sich in der Bundesrepublik bereits an einigen Orten abzeichnen. Bedarfs-
analysen werden in Zukunft immer größere Bedeutung gewinnen und eine gewisse kol-
legiale Steuerung unausweichlich bleiben.

Hier wurden nur einige Probleme angesprochen, mit denen die Urologie in der Zukunft sicher konfrontiert wird; es gibt sicher wesentlich mehr.

Von uns allen, meine Damen und Herren, wird es weitgehend abhängen, wie sich die
Urologie in der Zukunft weiterentwickelt. Dazu gehören Zusammenarbeit, Kollegialität
und sicher auch Opferbereitschaft.

Dr. med. W. Knipper
Chefarzt der Urologischen Abteilung
des Marienkrankenhauses Hamburg
D-2000 Hamburg 76
Alfredstraße 9

FILME

F. GENERALVERSAMMLUNG

Protokoll der ordentlichen Mitgliederversammlung der Deutschen Gesellschaft für Urologie am 26. Oktober 1974 (Sheraton-Hotel, München)

Der Präsident, Herr Professor Schmiedt, begrüßt die anwesenden Mitglieder um 12.30 Uhr. Der 1. Schriftführer stellt fest, daß die Versammlung ordnungsgemäß eingeladen wurde und daher beschlußfähig ist.

TAGESORDNUNG

1. Bericht über das Geschäftsjahr 1973/74

a) *Inhalt und Fortentwicklung der Weiterbildungsordnung*

In enger Zusammenarbeit mit dem Präsidium des Berufsverbandes hat sich der Vorstand der Deutschen Gesellschaft für Urologie auf mehreren Sitzungen der Bundesärztekammer in Köln und München zu dem Inhalt sowie zu der Fortentwicklung der Weiterbildungsordnung geäußert. Der Inhalt der Weiterbildungsordnung entsprach den bereits in Aachen dargelegten Ausarbeitungen.

Die Fortentwicklung der Weiterbildungsordnung löste bei der Frage eines Facharztes oder einer Teilgebietsbezeichnung für „Plastische Chirurgie" Diskussionen aus, da sich einmal Kompetenzschwierigkeiten ergeben und andererseits die Globalbezeichnung „Plastische Chirurgie" irreführend ist, da die Antragsteller sich um die äußere Wiederherstellungschirurgie bemühen, nicht aber um plastische Maßnahmen, z. B. an inneren Organen.

Es wurde zum Ausgleich empfohlen, für HNO-Ärzte und Kieferchirurgen eine Zusatzbezeichnung „Plastische Operationen" zu wählen, eine Zusatzbezeichnung, die für die Urologie u. E. nicht in Betracht kommt, da die Urologie in einem solch hohen Maße plastisch-chirurgische Maßnahmen im Bereiche der ableitenden Harnwege oder des Genitale beinhaltet, so daß das plastische Vorgehen im Fachbereich Urologie voll integriert ist. Einer Zusatzbezeichnung bedarf es für den Urologen u. E. nicht.

Zum Thema Facharzt für „Kinderchirurgie" gab es lebhafte Diskussionen, wobei praktisch von allen chirurgischen Fächern die Einführung eines Facharztes für Kinderchirurgie abgelehnt wurde, da der Kinderchirurg alle chirurgischen Maßnahmen des Kindesalters für sich beansprucht und damit jene Fachdisziplinen, die sich erfolgreich von der Chirurgie abgenabelt haben, wieder in sich vereinigt sehen will. Gegen eine derartige anachronistische Entwicklung wandte sich auch der Vertreter des Vorstandes der Deutschen Gesellschaft gemeinsam mit dem Vertreter des Berufsverbandes.

b) *Ärztliche Fortbildungsveranstaltungen*

Der Öffentlichkeit, politischen Institutionen und Behörden gegenüber muß die Ärzteschaft mit konkreten Informationen über Art und Umfang der ärztlichen Fortbildung dokumentieren können, daß sie in Eigenverantwortung mit Erfolg bestrebt ist, das Leistungsvermögen der Ärzte zu festigen und zu intensivieren. Aus diesem Grunde werden vom Sekretariat der Deutschen Gesellschaft für Urologie die urologischen Fortbildungsveranstaltungen der Bundesärztekammer gemeldet, und es wird gebeten, daß Veranstalter von derartigen Tagungen diese dem Sekretariat der Deutschen Gesellschaft mitteilen.

c) *Neuer Ausstellungsleiter*

Es wird mitgeteilt, daß nach dem Tod von Herrn Jessek ein Vertrag mit dem Ausstellungsleiter Kössl, Firma Interplan München, abgeschlossen wurde.

Diese Firma hatte bereits den Internationalen Urologenkongreß in München betreut.

Neben diesen Sitzungen, bei denen die Deutsche Gesellschaft für Urologie durch Delegierte des Vorstandes vertreten war, hat sich der geschäftsführende Vorstand in fünf Vorstandssitzungen mit den aktuellen Problemen befaßt.

2. Bericht des Schatzmeisters und Kassenprüfung

Der Schatzmeister, Herr Arnholdt, berichtet über den derzeitigen Kassenstand, der um etwa DM 6000,— höher liegt als vor einem Jahr. Die Kassenprüfung durch zwei Mitglieder hat eine ordnungsgemäße Buchführung ergeben.

3. Die Entlastung des Schatzmeisters erfolgt einstimmig

4. Entlastung des Vorstandes

Auf Antrag von Herrn Prof. Dr. Mellin wird dem geschäftsführenden Vorstand einstimmig Entlastung erteilt.

5. Wahl des 1. Schriftführers

Auf Vorschlag des Vorstandes wird Herr Prof. Dr. Nagel zum 1. Schriftführer ohne Gegenstimme gewählt.

6. Wahl des 2. Schriftführers

Ebenfalls ohne Gegenstimme wird Herr Prof. Dr. Albrecht zum 2. Schriftführer ernannt.

7. Wahl des Schatzmeisters

Herr Prof. Dr. Arnholdt wird erneut zum Schatzmeister ebenfalls ohne Gegenstimme gewählt.
Die drei neugewählten Herren nehmen die Wahl an.

8. Wahl der nichtständigen Ausschußmitglieder

Für die ausscheidenden nichtständigen Ausschußmitglieder, die Herren Albrecht, Haschek, Mauermayer, werden vom Vorstand und aus dem Gremium folgende Herren vorgeschlagen:

> Bleicken,
> Hubmann,
> Loebenstein,
> Sachse

und, als Vertreter der niedergelassenen Urologen,

> Herr Broegger.

Bei der Zettelwahl erhalten Herr Loebenstein 88, Herr Broegger 70, Herr Sachse 59 Stimmen, so daß diese drei Herren für 4 Jahre als Ausschußmitglieder gewählt sind.
Die Herren nehmen die Wahl an.

9. Wahl des Präsidenten für das Jahr 1976

Der Vorstand motiviert den Vorschlag, Herrn Prof. Dr. Marberger zum Präsidenten für das Kongreßjahr 1976 zu wählen.
Bei der Zettelwahl fallen 98 von 101 abgegebenen Stimmen auf Herrn Marberger.
Herr Prof. Dr. Marberger nimmt die Wahl an und bittet den Vorstand, ihn in berufspolitischen Fragen und der Vertretung der Deutschen Gesellschaft für Urologie nach außen hin zu entlasten.

10. Satzungsänderung (Archivar)

Mit einer Gegenstimme wird der zur Beschlußfassung vorgelegte Änderungsantrag zur Satzung akzeptiert:

Letzter Absatz zu § 9: „Der Archivar ist ein Organ der Gesellschaft".

Letzter Absatz zu § 11: „Die Wahl des Archivars erfolgt in der Mitgliederversammlung durch Stimmzettel, die einfache Mehrheit entscheidet. Die Wahl erfolgt für einen unbefristeten Zeitraum. Eine Abwahl des Archivars kann auf Antrag des Vorstandes nur in der Mitgliederversammlung erfolgen. Hierzu ist eine $^2/_3$-Mehrheit der anwesenden Mitglieder erforderlich. Die Abstimmung ist geheim und geschieht durch Stimmzettel. Ein Abwahlantrag muß allen Mitgliedern auf der Einladung zur Mitgliederversammlung angekündigt werden".

Bei einer kurzen Diskussion über die Stimmberechtigung des Archivars wird dargelegt, daß der Archivar *nicht* zum Vorstand gehört, sondern ein selbständiges Organ der Gesellschaft ist. Eine Einflußnahme des Archivars auf die Beschlußfassung im Vorstand ist daher nicht möglich.

11. Zugänge / Abgänge

Es haben 32 Kollegen einen Antrag auf Aufnahme in die Deutsche Gesellschaft gestellt und entsprechende Bürgen angegeben.

Gegen die Aufnahme dieser 32 Herren erhebt sich keine Gegenstimme.

8 Kollegen scheiden aus der Mitgliedschaft der Deutschen Gesellschaft für Urologie aus.

12.

Der scheidende Präsident dankt für Unterstützung und Mitarbeit besonders bei der Durchführung seines Kongresses, und der künftige Präsident übermittelt den Dank aller Mitglieder an den scheidenden Präsidenten.

Ende der Sitzung gegen 13.15 Uhr.

Dr. D. Zoedler
1. Schriftführer der
Deutschen Gesellschaft für Urologie
D-4000 Düsseldorf
Friedrich-Lau-Straße 11

SATZUNG

der Deutschen Gesellschaft für Urologie

(Stand Oktober 1974)

§ 1

Die Deutsche Gesellschaft für Urologie ist eine Vereinigung von Urologen und urologisch interessierten Ärzten. Sie dient der Förderung der Wissenschaft, insbesondere auf dem Gebiete der Urologie. Der Zweck wird erreicht durch Gedankenaustausch, wissenschaftliche Anregungen und Arbeiten auf allen Gebieten der Urologie. Wissenschaftliche Arbeiten werden im Auftrag und auf Weisung des Vereins durchgeführt. Die Gesellschaft veranstaltet in regelmäßigen Abständen ihren Kongreß. Sämtliche wissenschaftlichen Vorträge werden veröffentlicht. Die auf dem Gebiete der Urologie tätigen Ärzte sollen in der Berufsausbildung gefördert werden.

Sitz der Gesellschaft ist München im Bezirk des Amtsgerichtes München. Sie ist in das Vereinsregister eingetragen. Sie verfolgt ausschließlich und unmittelbar gemeinnützige Zwecke und erstrebt keinen Gewinn. Etwaige Überschüsse und sonstige Zuwendungen werden ausschließlich dem Gesellschaftszweck zugeführt. Die Mitglieder haben keinen persönlichen Anspruch an das Vermögen, auch nicht bei Auflösung der Gesellschaft. Das Geschäftsjahr ist das Kalenderjahr.

§ 2

Die Gesellschaft besteht aus Mitgliedern, Ehrenmitgliedern und korrespondierenden Mitgliedern.

§ 3

Mitglied kann jeder approbierte Arzt werden, der Interesse für das Fachgebiet der Urologie hat. Dem Aufnahmeantrag ist eine schriftliche Befürwortung durch zwei Mitglieder der Gesellschaft beizufügen. Über die Aufnahme entscheidet der Ausschuß. Die Zustellung der Mitgliedskarte erfolgt nach Einzahlung der Aufnahmegebühr und des Beitrages für das laufende Geschäftsjahr.

§ 4

Jedes Mitglied zahlt eine Aufnahmegebühr sowie jährliche Mitgliedsbeiträge, deren Höhe von der Mitgliederversammlung festgelegt wird. Tritt ein Mitglied in den Ruhestand, so kann es auf Antrag von der Beitragspflicht befreit werden. Der Vorstand kann unter besonderen Umständen auch andere Mitglieder auf Zeit von der Beitragspflicht befreien.

§ 5

Ein Mitglied, welches trotz zweimaliger schriftlicher Mahnung durch den Kassenführer mit der Beitragszahlung länger als ein Jahr im Rückstand bleibt, gilt als ausgeschieden.

§ 6

Bei einem Mitglied, welches das Ansehen der Vereinigung schädigt, kann auf Antrag des Vorstandes die Mitgliederversammlung auf Ausschluß erkennen.

Hierzu ist Zweidrittelmehrheit der anwesenden Mitglieder erforderlich. Die Abstimmung ist geheim und geschieht durch Stimmzettel. Ein Ausschlußantrag muß allen Mitgliedern mindestens 14 Tage vorher schriftlich mitgeteilt werden.

§ 7

Der freiwillige Austritt eines Mitgliedes erfolgt durch schriftliche Anzeige an den Schriftführer der Gesellschaft.

§ 8

Zu Ehrenmitgliedern können Ärzte oder Gelehrte ernannt werden, welche die urologische Wissenschaft oder die Gesellschaft in hervorragender Weise gefördert haben. Die Ernennung erfolgt auf Antrag des Vorstandes in der Mitgliederversammlung durch widerspruchslose Zustimmung oder durch Stimmzettel. Bei der Zettelwahl bedarf es einer Mehrheit von zwei Dritteln der abgegebenen Stimmen.

Die Ehrenmitglieder haben die Rechte der Mitglieder ohne deren Pflichten.

In gleicher Weise können Ärzte oder Gelehrte des In- und Auslandes zu korrespondierenden Mitgliedern ernannt werden. Korrespondierende Mitglieder haben die Rechte der Mitglieder, jedoch nur beratende Stimme.

§ 9

Der Vorstand besteht aus dem Vorsitzenden, dem stellvertretenden Vorsitzenden, dem ersten und zweiten Schriftführer und dem Kassenführer.

Der Vorsitzende vertritt die Gesellschaft gerichtlich und außergerichtlich nach außen. Er beruft die Sitzungen des Vorstandes, des Ausschusses und die Mitgliederversammlung ein und leitet die Verhandlungen. Es ist gehalten, jährlich eine Ausschußsitzung und mindestens alle 2 Jahre eine Mitgliederversammlung einzuberufen. Bei Verhinderung wird er vom stellvertretenden Vorsitzenden vertreten. Die ausgeschiedenen Vorsitzenden sind ständige Mitglieder des Ausschusses, bis sie in den Ruhestand treten.

Der Schriftführer leitet das Sekretariat der Gesellschaft, besorgt den Schriftverkehr und führt das Sitzungsprotokoll.

Der Kassenführer verwaltet das Vermögen der Gesellschaft und zieht die Beiträge ein. Er ist, ebenso wie der Schriftführer, zeichnungsberechtigt.

Der Ausschuß besteht aus dem Vorstand, den ständigen, vier nichtständigen Ausschußmitgliedern und dem jeweiligen Vorsitzenden des Berufsverbandes der Deutschen Fachärzte für Urologie e. V. Beschlüsse des Ausschusses werden mit einfacher Stimmenmehrheit der Anwesenden gefaßt. Bei Stimmengleichheit entscheidet die Stimme des Vorsitzenden.

Über die Einnahmen und Ausgaben ist Buch zu führen. Es darf keine Person durch Verwaltungsaufgaben, die den Zwecken des Vereins fremd sind, oder durch verhältnismäßig hohe Vergütungen begünstigt werden.

Der Archivar ist ein Organ der Gesellschaft.

§ 10

Der Vorstand leitet die Geschäfte der Gesellschaft.

Er kann beliebige Aufgaben seines Geschäftsbereiches weiteren Mitgliedern der Gesellschaft übertragen.

Beschlüsse des Vorstandes werden mit einfacher Stimmmehrheit der Anwesenden gefaßt. Bei Stimmengleichheit entscheidet die Stimme des Vorsitzenden.

§ 11

Die Amtsdauer des Vorsitzenden erstreckt sich über eine Kongreßperiode.

Die Wahl des Vorsitzenden erfolgt in der Mitgliederversammlung durch Stimmzettel; einfache Mehrheit entscheidet. Wird diese im ersten Wahlgang nicht erzielt, so erfolgt eine Stichwahl zwischen den beiden Mitgliedern, die die meisten Stimmen erhalten haben. Der Vorsitzende der vorausgegangenen Kongreßperiode wird stets stellvertretender Vorsitzender. Der ausscheidende Vorsitzende ist für die nächste Kongreßperiode nicht wählbar.

Die Wahl des Schriftführers und des Kassenführers erfolgt in der Mitgliederversammlung, wenn notwendig durch Stimmzettel, mit einfacher Mehrheit. Die Wahl erfolgt für die Dauer von zwei Kongreßperioden. Wiederwahl auch für die nächste Kongreßperiode ist zulässig.

Die Wahl der nichtständigen Ausschußmitglieder erfolgt in der Mitgliederversammlung, wenn notwendig durch Stimmzettel, für die Dauer von zwei Kongreßperioden. Wiederwahl für die nächste Kongreßperiode ist nicht zulässig.

Die Wahl des Archivars erfolgt in der Mitgliederversammlung durch Stimmzettel, die einfache Mehrheit entscheidet. Die Wahl erfolgt für einen unbefristeten Zeitraum. Eine Abwahl des Archivars kann auf Antrag des Vorstandes nur in der Mitgliederversammlung erfolgen. Hierzu ist eine $^2/_3$-Mehrheit der anwesenden Mitglieder erforderlich. Die Abstimmung ist geheim und geschieht durch Stimmzettel. Ein Abwahlantrag muß allen Mitgliedern auf der Einladung zur Mitgliederversammlung angekündigt werden.

§ 12

Scheidet ein Mitglied des Vorstandes im Laufe seiner Amtszeit aus, so kann sich der Vorstand bis zur nächsten Mitgliederversammlung durch Zuwahl aus dem Ausschuß ergänzen.

§ 13

Der Vorstand hat mindestens alle 2 Jahre der Mitgliederversammlung einen Geschäftsbericht sowie die Abrechnung vorzulegen. Der Vorsitzende beruft zwei Mitglieder zur Prüfung der Abrechnung. Die Mitgliederversammlung nimmt den Prüfungsbericht entgegen und erteilt dem Vorstand Entlastung.

§ 14

Eine Mitgliederversammlung ist ferner auch dann einzuberufen, wenn das Interesse der Gesellschaft es erfordert oder die Einberufung schriftlich vom zehnten Teil der Mitglieder unter Angabe des Zweckes und der Gründe vom Vorstand verlangt wird.

§ 15

Änderungen der Satzungen können der Mitgliederversammlung nur dann zur Beschlußfassung vorgelegt werden, wenn sie 4 Wochen vorher eingereicht sind und auf der Tagesordnung stehen.

§ 16

Die wissenschaftlichen Tagungen der Deutschen Gesellschaft für Urologie finden in regelmäßigen Abständen statt. Der Tagungsort wird jedesmal durch den Ausschuß bestimmt. Der Vorsitzende legt das Kongreßprogramm dem Ausschuß vor.

§ 17

Vorträge sind dem Vorsitzenden termingerecht mit Inhaltsangabe anzumelden. Annahme und Sprechzeit werden vom Ausschuß bestimmt.

§ 18

Die Deutsche Gesellschaft für Urologie läßt die wissenschaftlichen Berichte in Form eines Kongreßbandes erscheinen unter Schriftleitung des jeweils Vorsitzenden.

§ 19

Auflösung der Gesellschaft: Der Antrag auf Auflösung der Gesellschaft wird der Tagesordnung nur eingefügt, wenn er von sämtlichen Vorstandsmitgliedern oder mindestens von der Hälfte der Mitglieder überhaupt unterzeichnet ist. Zur Beschlußfassung über diesen Antrag ist die nächste ordentliche Mitgliederversammlung zuständig, wenn dieselbe von mindestens zwei Dritteln der Mitglieder besucht ist.

Im Falle der Beschlußunfähigkeit muß der Vorstand innerhalb von 6 Wochen eine außerordentliche Mitgliederversammlung ordnungsgemäß unter Angabe der Tagesordnung einberufen, die dann unabhängig von der Zahl der erschienenen Mitglieder beschließt. Ein Beschluß, die Gesellschaft aufzulösen, kann in beiden Mitgliederversammlungen nur durch eine Mehrheit von drei Vierteln der anwesenden Mitglieder gefaßt werden. Die Mitgliederversammlung, welche die Auflösung der Gesellschaft beschließt, verfügt zugleich über die Ausführung der Auflösung und über die Verwendung des Vermögens der Gesellschaft.

Für die Auflösung der Gesellschaft gelten die gesetzlichen Vorschriften. Das Gesellschaftsvermögen fällt bei der Auflösung oder Wegfall der bisherigen Zwecke an die Deutsche Forschungsgemeinschaft, die es unmittelbar und ausschließlich für gemeinnützige Zwecke zu verwenden hat. Eine Zuwendung von Vermögen oder Vermögensteilen an Mitglieder der Deutschen Gesellschaft für Urologie ist ausgeschlossen. Beschlüsse über Verwendung des Vermögens der Gesellschaft sowie Beschlüsse über Satzungsänderungen, die die Zwecke der Gesellschaft und die Verwendung ihres Vermögens betreffen, sind auch vor Inkrafttreten dem zuständigen Finanzamt mitzuteilen. Über die Verwendung im einzelnen und die Beachtung der Bestimmungen der vorhergehenden Absätze entscheidet die Mitgliederversammlung.

Verzeichnis der Mitglieder
der Deutschen Gesellschaft für Urologie

(Stand Oktober 1974)

Organe der Gesellschaft

Geschäftsführender Vorstand:

Vorsitzender: Dr. D. ZOEDLER, D-4000 Düsseldorf
Stellvertretender Vorsitzender: Prof. Dr. E. SCHMIEDT, D-8000 München
1. Schriftführer: Prof. Dr. R. NAGEL, D-1000 Berlin
2. Schriftführer: Prof. Dr. K. F. ALBRECHT, D-5600 Wuppertal-Barmen
Kassenführer: Prof. Dr. F. ARNHOLDT, D-7000 Stuttgart

Ständige Ausschußmitglieder:

Prof. Dr. C.-E. ALKEN, D-6650 Homburg a. d. Saar
Prof. Dr. P. BISCHOFF, D-2000 Hamburg
Prof. Dr. W. Brosig, D-1000 Berlin
Prof. Dr. H. K. BÜSCHER, D-3000 Hannover
Prof. Dr. H. DETTMAR, D-4000 Düsseldorf
Prof. Dr. W. LUTZEYER, D-5100 Aachen
Prof. Dr. W. STAEHLER, D-7400 Tübingen

Nichtständige Ausschußmitglieder:

Dr. K. J. BROEGGER, D-4000 Düsseldorf
Prim. Dr. H. LOEBENSTEIN, A-1030 Wien
Prof. Dr. SACHSE, D-8500 Nürnberg
Prof. Dr. J. B. SÖKELAND, D-4600 Dortmund
Dr. D. HECK, D-6800 Mannheim 1
(als Vorsitzender des Berufsverbandes der Deutschen Fachärzte für Urologie)
Dr. W. KNIPPER, D-2000 Hamburg 22
(Ehrenpräsident des Berufsverbandes der Deutschen Fachärzte für Urologie)

Archivar: Dr. F. SCHULTZE-SEEMANN, D-1000 Berlin

Ehrenmitglieder

Prof. Dr. ALKEN, CARL-ERICH, Direktor der Urolog. Univ.-Klinik, D-6650 Homburg a. d. Saar.
Prof. Dr. BABICS, ANTAL, Ulloi Ut 78/B. Budapest VIII (Ungarn).
Prof. Dr. BISCHOFF, PETER, Chefarzt d. Urolog. Abt. d. Elisabeth-Krankenhauses, D-2000 Hamburg.
Prof. BOEMINGHAUS, HANS, Facharzt für Chirurgie u. Urologie, Chefarzt im Ruhestand, D-4000 Düsseldorf, Beckbuschstraße 18.
Prof. Dr. BOSHAMER, KURT, Facharzt für Chirurgie u. Urologie, Chefarzt im Ruhestand, D-6702 Bad Dürkheim, Hugo-Bischoff-Straße 16.
Prof. Dr. Dr. h. c. DERRA, ERNST, Facharzt für Chirurgie, D-4000 Düsseldorf, Himmelgeister Straße 226.
Prof. Dr. DEUTICKE, PAUL, Facharzt für Urologie, A-1030 Wien III (Österreich), Metternichgasse 7.
Prof. Dr. FORSSMANN, WERNER, Facharzt für Chirurgie u. Urologie, Chefarzt der Chirurg. Abt. des Ev.-Krankenhauses, D-4000 Düsseldorf, Kirchfeldstraße 40.
Prof. Dr. GIERTZ, GUSTAV, Facharzt für Urologie, Karolinska Sjukhuset, S-10401 Stockholm 60 (Schweden).
Prof. Dr. DE GIRONCOLI, FRANCO, I-Florenz (Italien), 119, Via S. Niccolò.
Prof. Dr. GOODWIN, W. E., University of California (UCLA), Los Angeles (USA) der Urolog. Klinik, D-5100 Aachen, Kaiser-Friedrich-Allee 39.
Prof. Dr. med. habil. HEUSCH, KARL, Facharzt für Urologie und Chirurgie, Chefarzt.
Prof. Dr. ICHIKAWA, TOKUJI, Director of the First National Hospital of Tokyo, Tokyo (Japan) 1, Toyamacho, Shinjuku-ku, Tokyo.

Prof. Dr. Dr. h. c. Linder, Fritz, Direktor d. Chirurg. Univ.-Klinik, D-6900 Heidelberg.

Prof. Dr. Ljunggren, Einar, Carlanderska Sjukhemmet, S-41255 Göteborg/Schweden.

Prof. Dr. May, Ferdinand, Facharzt für Chirurgie u. Urologie, Chefarzt d. Urolog. Krankenhauses, München u. Inhaber d. Lehrstuhles f. Urologie der Universität München, i. R.

Prof. Dr. Mayor, Georges, Facharzt für Chirurgie u. Urologie, Ord. Prof. f. chirurg. Urologie Universität Zürich u. Direktor der Urolog. Univ.-Klinik, Kantonsspital, CH-98006 Zürich, Rämistr. 100.

Prof. Dr. E. Michalowski, Klinika Urologiczna, Krakowie, Ulica Grzegórzecka 18, Polen.

Prof. Dr. De la Pena, Alfonso, Madrid (Spanien), Padilla 22.

Prof. Dr. Rosenstein, Paul, Rio de Janeiro (Brasilien), Rua das Acacias 90.

Prof. Dr. Staehler, Werner, D-7400 Tübingen 6, Sommerhalde 23.

Prof. Dr. Takayasu, Hisao, University of Tokyo, Hongo, Japan.

Univ.-Prof. Übelhör, Richard, Facharzt für Urologie, Vorstand der Urolog. Univ.-Klinik, i. R., A-1080 Wien 8 (Österreich), Haspingergasse 8.

Prof. Dr. Wildbolz, Egon, CH-3000 Bern, Sulgeneckstraße 25.

Prof. Dr. Zenker, Rudolf, Direktor d. Univ.-Klinik, 8000 München, Nußbaumstraße.

Korrespondierende Mitglieder

Prof. Dr. Alwall, Nils, Direktor der Med. Univ.-Klinik (Nierenklinik), S-2205 Lund 5.

Dr. Angeloff, Angel, D-6000 Frankfurt/Main 70, Goldbergweg 31.

Prof. Dr. Auvert, Jean, 78, Av. de Suffren, 75015, Paris (Frankreich).

Dr. Bakker, N. J., Acad. Ziekenhuis Rotterdam Dijkzigt, Afd. 3002.

Prof. Dr. Balogh, Ference, Facharzt für Urologie, Direktor der Urolog. Univ.-Klinik, Pecs (Ungarn), Munkecsy Mihaly u. 2.

Dr. Band, David, Edinburgh (Schottland).

Prof. Dr. Bartrina, Jose, Barcelona (Spanien), Diagonal 419.

Doz. Dr. habil. Belonoschkin, Boris Alexander, Facharzt für Frauenheilkunde, Stellvertr. Chefarzt der Frauenklinik, 10064 Sodersjukhuset, S-10401 Stockholm.

Prof. Dr. Blasucci, Paolo, I Rom, 46 Viadell, Umilte.

Priv.-Doz. Dr. Biedermann, Günther, Chirurg. Univ.-Klinik, A-6020 Innsbruck.

Prof. Dr. Bodechtel, Gustav, D-8000 München, Med. Univ.-Klinik.

Prof. Dr. Bruni, Pasquale, Libero Docente in Urologia, Primario Urologo, Ospedale S. Gennaro, I-80122 Napoli, 9, Via Giovenale.

Prof. Dr. Couvelaire, Roger, 44, Rue Boileau, Paris (Frankreich).

Prof. Dr. Darget, Raymond, Urolog. Klinik der Universität, F-Bordeaux, Rue Casteja 17.

Prof. Dr. Defort, Rene, Antwerpen (Belgien), Belgiëlei 199.

Prof. Dr. Dix, Victor Wilkinson, Kent (England), Tunbridge Wells, 8 Shandon Close.

Dr. Duff, Francis Arthur, Lecturer Urology, Vice-President, Royal College of Surgeons, Ireland, Dublin (Irland), 9. Fitzwilliam Place.

Doz. Dr. Enfedjieff, Michael, Facharzt für Chirurgie u. Urologie, Vorstand der Urolog. Klinik, Staatskrankenhaus, Dr. R. Angeloff, Sofia (Bulgarien).

Prof. Dr. Ercole, Ricardo, Rosario (Argentinien), Br. Oronno 755.

Dr. Garcia, Alberto E., priv. Buenos Aires (Argentinien), Paraguay 1352.

Prof. Glenn, James, F., Duke University, Durham, North Carolina (USA).

Gregoir, W., 68, Avenue Winston Churchill, 1180 Bruxelles.

Dr. Hanley, Howard, London (England), Devonshire Street, Portland Place W 1.

Dr. Hjort, Erling, Akershus Fylke, Kirurkisk avdeling, Midstuen, Oslo (Norwegen).

Dr. Howald, Rudolf, Facharzt für Urologie u. Chirurgie, CH-4000 Basel, Leimenstraße 57.

Prof. Dr. Kuess, Rene, F-75 Paris XVII, 63 Avenue Niel.

Dr. Leander, Gösta, S-10401 Stockholm, Nybrogatan 34.

Dr. Mandel, J. V., London W 1 (England), 79 Harley Street.

Prof. Dr. Minder, Julius, Facharzt für Urologie, o. ö. Prof. d. Urologie an der Universität Budapest, jetzt Facharzt f. Urolog. FMH, CH-Zürich, Börsenstraße 16.

Modelski, W., Krakau, nl. Krovrderke 26.

Dr. Patton, John, Water Reed Army Hospital, Washington 12, D. C., USA.

Prof. Dr. Perez, Castro Enrique, Facharzt für Urologie, Abteilungschef der Servicio de Urologia de la Ciudad Sanitaria Provincial Francisco Franco, Calle Doctor Esquerdo, 46, Madrid 2 (Spanien).

Prof. Dr. PETKOVIC, SAVA, Facharzt für Chirurgie und Urologie, Direktor der Urolog. Klinik, Ord. Prof. für Chirurgie und Urologie, Urolog. Klinik Belgrad (Jugoslawien), Visegradska 26.

Prof. Dr. PYTEL, ANTON, Member Corr. Akademie Med. Sciences, Scientific Advisor of the Urological Klinik 2, Moskauer Med. Institute, Moskau-240 (UDSSR), Kotelnitscheskaja naber. I/15, w. 49.

Dr. RAPOSO-MONTERO, LUIS, Facharzt für Urologie (Privatklinik), Santiago de Compostela (Cornua, Spanien), Huerfanas, 15.

Dr. med. Univ. RAUCHENWALD, KARL, Facharzt für Urologie und Chirurgie, Vorstand der Urolog. Abt. am Landeskrankenhaus, A-9010 Klagenfurt, St.-Veiter-Straße 47.

Dr. RAVASINI, GIORGIO, Facharzt für Urologie, Chefarzt der Urolog. Univ.-Klinik, Clinica Urologica-Monoblocco Ospedaliero, I-35100 Padova, Riviera Mugnai 8.

Doz. Dr. SARAFOFF, Dimiter, Sofia (Bulgarien), Uliza Asparuch 52.

Prof. Dr. SERAV, KEMAL, Ankara (Türkei).

Prof. Dr. SERRALACH, Barcelona (Spanien), Pelayo 40.

Dr. SESTIC, ZLATKO, Facharzt für Urologie, Zagreb (Jugoslawien), Trg M. Oreskovica 2.

Prof. Dr. SORRENTINO, MICHELANGELO, I-Neapel, Riviera di Chiaia 207.

Doz. Dr. Z. SZENDRÖI, Urolog. Univ.-Klinik, H-1428 Budapest, P. O. Box 194.

Doz. Dr. SCHAFFHAUSER, FRANZ, CH-8000 Zürich, Bleicherweg 2.

Prof. Dr. TURNER-WARWICK, RICHARD, 51 Harley House, Marylebone Road, London N.W.I.

Prof. Dr. WEBER, HERBERT, Facharzt für Urologie, A-4020 Linz, Goethestraße 35/I.

Prof. Dr. WESOLOWSKI, STEFAN, Facharzt für Urologie, Leiter der Urolog. Univ.-Klinik, Warschau (Polen), Oczki 6.

Prof. Dr. WEYENETH, RICHARD, Chef du Service d'Urologie de l'BC de Genève, Service d'Urologie, Hôpital cantonal – Genève.

Ordentliche Mitglieder (Stand vom Oktober 1974: 525 Mitglieder)

Dr. ABERLE, ALBRECHT, Facharzt für Urologie u. Chirurgie, Niedergelassener Urologe, Belegarzt, D-6800 Mannheim, Kaiserring 24.

Dr. ADAM, OSWALD, Facharzt für Chirurgie u. Urologie, Niedergelassener Chirurg u. Belegarzt im Michaeliskrankenhaus Hamburg, D-2000 Hamburg 13, Schlüterstraße 6/III.

Dr. ALBRECHT, DIETER, Facharzt für Urologie, 2800 Bremen, An der Weide 31.

Prof. Dr. ALBRECHT, KARL-FRIEDRICH, Facharzt für Urologie u. Chirurgie, Direktor der Urolog. Klinik der Städt. Krankenanstalten, D-5600 Wuppertal-Barmen, Heusnerstraße 40.

Dr. ALBRING, HELMUT, Facharzt für Urologie, Leitender Arzt der Urolog. Abt. am Josef-Krankenhaus, D-4690 Herne.

Dr. ALFERMANN, FRIEDHELM, Facharzt für Urologie u. Chirurgie, Leitender Arzt der Urolog. Abt. des Elisabeth-Krankenhauses, D-3500 Kassel, Weinbergstraße 7.

Dr. v. ALLESCH, WILHELM, Facharzt für Urologie, Chefarzt der Urolog. Abt. Krankenhaus Seepark, D-2851 Debstedt, Bremerhaven.

Dr. ALMSTEDT, ULRICH, Facharzt für Urologie, D-3100 Celle (Hann.), Bahnhofstraße 30a.

Dr. ALTVATER, GERHARD, Facharzt für Urologie, Chefarzt der Urolog. Abt. des Johanniter-Krankenhauses, D-4200 Oberhausen-Sterkrade.

Prof. Dr. ARNHOLDT, FRITZ, Chefarzt der Urolog. Abt. des Katharinenhospitals, D-7000 Stuttgart.

Dr. BACHER, KARL, Facharzt für Urologie u. Chirurgie, Leiter der Urolog. Abt. Städt. Krankenanstalten, D-6700 Ludwigshafen (Rhein), Bergmannstraße 1.

Priv.-Doz. Dr. BANDHAUER, KLAUS, Facharzt für Urologie, Chefarzt der Urolog. Klinik am Kantonspital, CH-9006 St. Gallen.

Dr. BANDTLOW, KLAUS, Facharzt für Urologie, Chefarzt d. Urolog. Abt. Kreiskrankenhaus, D-8760 Miltenberg, Fabrikstraße 10.

Dr. BARGENDA, BERNHARD, Facharzt für Urologie, Chefarzt der Urologischen Abt. des Städt. Auguste-Viktoria-Krankenhauses, 1 Berlin 41, Rubensstraße 125.

Dr. BARON, PAUL, 40 Ave Charles Floquet, Paris 75007.

Prof. Dr. BAUER, KARL-MICHAEL, Facharzt für Urologie, Chefarzt der Urolog. Abt. u. Ärztl. Direktor, Städt. Krankenhaus, D-8200 Rosenheim.

Dr. BAUERMEISTER, HERMANN, D-2000 Hamburg 52, Hemmingstedter Weg 6.

Prof. Dr. BAUMBUSCH, FRIEDRICH, Facharzt für Urologie u. Chirurgie, Direktor der Urolog. Klinik der Städt. Krankenanstalten, D-4150 Krefeld, Lutherplatz 40.

Prof. Dr. BAUMGÄRTEL, HERMANN, Chefarzt der Urolog. Klinik im Krankenhaus Siloah, D-3000 Hannover, Auestraße 46.

Dr. BAUMGART, ROLF, Facharzt für Urologie u. Chirurgie, Chefarzt der Urolog. Abt. der Städt. Krankenanstalten, D-2900 Oldenburg, An den Voßbergen 70/99.

Dr. BAUR, ALFONS, Facharzt für Urologie, D-5000 Köln-Lindenthal 41, Laudahnstraße 33.

Dr. BAUR, HANS-HELMUT, Chefarzt d. Urolog. Abt. d. Kreiskrankenhauses, D-7920 Heidenheim/Brenz, Georg-Beutler-Straße 2.

Dr. BECK, MATTHIAS, Facharzt für Urologie, Chefarzt des St.-Elisabeth-Krankenhauses, Urolog. Abt., D-5000 Köln, Hohenstaufenring 53/55.

Dr. BECKENDORF, FRITZ, Facharzt für Chirurgie, Chefarzt der chir. Klinik im Krankenhaus Nordstadt, D-3000 Hannover, Haltenhoffstraße 41.

Dr. BECKER, WOLFGANG, Facharzt für Urologie, Leitender Arzt der Urolog. Abt. der Fachklinik Wildeshausen, D-2900 Oldenburg, Huntestraße 17.

Dr. BEHR, JÜRGEN, Facharzt für Urologie, Chefarzt der Urolog. Abt. des Ev. Krankenhauses, D-3450 Holzminden, Forster Weg 34.

Dr. BELLENBERG, HANS-GÜNTHER, Chefarzt der Urolog. Abt. des St.-Elisabeth-Krankenhauses, D-6000 Frankfurt (Main), Ginnheimer Straße 3.

Dr. BERGLIN, THORWALD, Sahlgrenska Krankenhaus, S-Göteborg, Göteborgsgatan 22.

Prof. Dr. BERGMANN, MAX, Leiter der Urolog. Abt. im Allg. Krankenhaus, A-1020 Linz (Donau).

Dr. BERNDT, RUDOLF, Facharzt für Urologie u. Chirurgie, Chefarzt der Urolog. Abt., Städt. Krankenhaus Neukölln, D-1000 Berlin 47, Rudowerstraße 56.

Prof. Dr. BICHLER, KARL-HORST, Facharzt für Urologie, Urolog. Univ.-Klinik, D-3550 Marburg (Lahn), Robert-Koch-Straße 8.

Dr. BIEBERBACH, JOACHIM, Facharzt für Urologie, 3000 Hann.-Linden, Minister-Stüve-Straße 6.

Dr. BIELENBERG, DIETER, Facharzt für Urologie, D-2900 Oldenburg, Schillerstraße 1.

Dr. BIERNAT, WALTER, Facharzt für Erkrankungen der Harnwege, D-3110 Uelzen, Ringstraße 3.

Med.-Dir. Dr. BLASCHE, Paul, Facharzt für Urologie u. Chirurgie, Chefarzt d. Urolog. Abt. am Städt. Stiftungskrankenhaus, D-6720 Speyer, Ludwigstraße 9.

Dr. BLEICKEN, HANS GERD, Facharzt für Urologie u. Chirurgie, Chefarzt der Urolog. Abt. der Ev.-luth. Diakonissenanstalt, D-2390 Flensburg, Knuthstraße 1.

Dr. BLESS, KLAUS-DIETHELM, Facharzt für Urologie, Leitender Arzt der Urolog. Abt. am Marienhospital, Schermbeck.

Prof. Dr. BLUMENSAAT, CARL, D-8992 Wasserburg (Bay.), Uferstraße 12.

Dr. BLUMENSTOCK, ULRICH, Facharzt für Urologie, D-1000 Berlin 42, Schulenbergring 128.

Dr. BLUMENTHAL, ERICH, Chefarzt der Chirurg. Abt. des Allg. Krankenhauses Rissen, D-2000 Hamburg-Blankenese, Grotiusweg 35/37.

Dr. BODEN, OTTO, Facharzt für Urologie, Chefarzt der Urolog. Abt. des St.-Hildegardis-Krankenhauses, D-5000 Köln-Lindenthal, Dürener Straße 290.

Dr. BÖCK, FRITZ, Facharzt für Urologie, D-7000 Stuttgart-Zuffenhausen, Unterländlstraße 52.

Dr. BÖDEKER, JÜRGEN, Urolog. Klinik u. Poliklinik d. Freien Universität, Berlin Westend, D-1000 Berlin 19, Spandauer Damm 130.

Dr. BÖHMER, WALTER, Facharzt für Urologie, Chefarzt des St.-Marien-Hospitals, D-4660 Gelsenkirchen-Buer, Mühlenstraße 5.

Dr. BÖHRINGER, KONRAD, Facharzt für Urologie u. Chirurgie, D-4800 Bielefeld, Friedrich-Verleger-Straße 5.

Priv.-Doz. Dr. BOEMINGHAUS, FRANK, Wiss. Assistent, Urolog. Univ.-Klinik, D-4000 Düsseldorf, Moorenstraße.

Dr. BÖTTGER, PAUL, Facharzt für Urologie, D-6050 Offenbach, Kaiserstraße 96.

Dr. BOFINGER, GÜNTHER, Facharzt für Urologie, D-7000 Stuttgart 31, Kimmichstraße 2.

Dr. BOGDAN, ROMAN, D-1000 Berlin 12, Kantstraße 33.

Dr. BOPP, GÜNTER, Facharzt für Urologie, Chefarzt d. Urolog. Hauptabteilung am Kreiskrankenhaus, D-7090 Ellwangen/Jagst.

Dr. BRACHMANN, WERNER, Facharzt für Urologie u. Chirurgie, Chefarzt der Urolog. Abt. Allg. Krankenhaus Hamburg-Barmbek, D-2000 Hamburg 33, Rübenkamp 148.

Dr. BRANDENBERG, OTTO WILHELM, Facharzt für Urologie, Niedergelassener Urologe u. Leitender Arzt einer Urolog. Krankenhausabt., D-3300 Braunschweig, Wilhelmitorwall 4.

Dr. BRANDSTÄTER, PETER, Facharzt für Urologie u. Chirurgie, Chefarzt der Urolog. Abt. des Kreiskrankenhauses, D-7140 Ludwigsburg, Posilipostraße.

Dr. BRAUER, ROBERT, Facharzt für Urologie, D-8500 Nürnberg, Hallerstr. 26.

Dr. BRAUN, HANS-PETER, Chefarzt d. Urol. Abt. St. Vinzenzkrankenh., D-6720 Speyer, Holzstr. 4a.

Doz. Dr. BRAVETTA, GIOVANNI, Primario Urologo, Ospedale Bassini-Milano, I-20121 Milano, Leguano 32.

Dr. BRENNER, WERNER, Facharzt für Urologie u. Chirurgie, Chefarzt der Urolog. Abt. der Städt. Krankenanstalten, D-5650 Solingen, Frankenstraße 33.

Dr. BRESSEL, MAX, Facharzt für Chirurgie u. Urologie, Chefarzt der Urolog. Abt. im Allg. Krankenhaus Hamburg-Harburg, D-2100 Hamburg 90, Eißendorfer Pferdeweg 52.

Prof. Dr. BRINKMANN, WOLF, Facharzt für Chirurgie, Chefarzt, D-4690 Herne (Westf.), Hohenrodstraße 1.

Dr. BRODA, Assistenzarzt d. Urolog. Abt. Friederikenstift Hannover, Humboldtstraße 3.

Dr. BROEGGER, KARL-JOSEF, Facharzt für Urologie u. Chirurgie, D-4000 Düsseldorf, Louise-Dumont-Straße 1.

Prof. Dr. BROSIG, WILHELM, Facharzt für Chirurgie u. Urologie, Direktor der Urolog. Univ.-Klinik der Freien Universität Berlin im Klinikum Steglitz, D-1000 Berlin 45, Hindenburgdamm 30.

Dr. BROSS, HEINRICH, Facharzt für Chirurgie, Chefarzt der Chirurg. Abt. des Marienhospitals, D-4000 Düsseldorf, Sternstraße 91.

Prof. Dr. BRÜHL, P., Oberarzt d. Urolog. Univ.-Klinik, D-5300 Bonn-Bad Godesberg, Venusberg.

Prof. Dr. BRÜTT, HENNING, Facharzt für Chirurgie u. Urologie, bis 1957 Ärztl. Direktor des Hafenkrankenhauses, D-2000 Hamburg 55, Kuulsberg 8.

Dr. BRUNZEMA, FRIEDRICH, Facharzt für Urologie, Marienhospital, Urolog. Abt., D-4000 Düsseldorf, Rochusstraße 2.

Dr. BÜNZ, WERNER, Facharzt für Chirurgie u. Urologie, D-2000 Hamburg 19, Michaeliskrankenhaus.

Prof. Dr. BÜSCHER, HANS-KASPAR, Facharzt für Urologie, Leitender Arzt der Urolog. Abt. Friederikenstift, D-3000 Hannover, Humboldtstraße 5.

Dr. BURWICK, PETER, D-4600 Dortmund-Wickede, Hellweg 10.

Dr. BUSCH, HANS-GERHARD, Facharzt für Urologie u. Lungenkrankheiten, D-2000 Hamburg 63. Wolkausweg 4.

Prof. Dr. VAN CAMP, KOENRAAD, Facharzt für Urologie, B-2000 Antwerpen, Lovelingstraße 70.

Dr. CARL, PETER, Facharzt für Urologie, Oberarzt d. Urolog. Univ.-Klinik, D-8000 München, Thalkirchner Straße 48.

Dr. CHIARI, REINHARD, Facharzt für Urologie, Oberarzt d. Urolog. Klinik des Akademischen Krankenhauses Fulda, D-6400 Fulda.

Dr. CHRISTIANS, JOCHEN, Leitender Arzt d. Urolog. Abt. d. Evangelischen Krankenhaus, D-4200 Oberhausen.

Dr. CIFUENTES-DELATTE, LUIS, Facharzt für Urologie, Leiter der Urolog. Abt. der Clinica de la Nuestra Señora de la Concepción, Madrid (Spanien), Reyes Católicos 2.

Dr. CLASS, GERHARD, Facharzt für Urologie, D-7900 Ulm (Donau), Dreiköniggasse 17.

Dr. COHAUSZ, JOSEF, Facharzt für Urologie, Leitender Arzt der Urolog. Abt. der Raphaels-Klinik, D-4400 Münster (Westf.), Fürstenbergstraße 5.

Dr. CRONA, HUGO, Lasarettet, S-Uddewilla.

Dr. CRONE-MÜNZEBROCK, HELMUT, Facharzt für Urologie, D-3140 Lüneburg, Am Schifferwall 5.

Dr. CRÜSEMANN, Urolog. Univ.-Klinik, D-6650 Homburg a. d. Saar.

Dr. DANGER, WILHELM, Facharzt für Chirurgie u. Urologie, D-4800 Bielefeld, Alter Markt 2.

Dr. DATHE, GÜNTER, Facharzt für Urologie u. Chirurgie, Oberarzt der Urolog. Abt. der Chirurg. Univ.-Klinik, D-6000 Frankfurt (Main).

Dr. DAUT, HANS, Chefarzt des Sanatoriums Reinhardsquelle, D-3590 Bad Wildungen-Reinhardshausen.

Doz. Dr. habil. DEGE, HANS-ALBERT, D-2862 Worpswede, Am Schmidtberg.

Dr. DEGENHARDT, WOLFGANG, D-5841 Holzen, Feldstraße 5.

Dr. DEILMANN, FRIEDRICH-WILHELM, Facharzt für Chirurgie u. Urologie, Chefarzt des Krankenhauses der Barmherzigen Brüder, Urolog. Abt., D-5500 Trier, Sickingenstraße 14.

Dr. DEISTING, WERNER-HERMANN, Facharzt für Chirurgie u. Urologie, Chefarzt, Suderø Krankenhaus, Tvøoyri, Farøer Inseln (Dänemark).

Prof. Dr. DETTMAR, HERMANN, Facharzt für Urologie, Direktor der Urolog. Univ.-Klinik, D-4000 Düsseldorf, Moorenstraße 5.

Dr. DEWES, RUDOLF, Facharzt für Urologie, D-2800 Bremen, Schwachhauser Heerstraße 155.

Dr. DIEMER, Oberarzt d. Krankenhauses Hellersen-Lüdenscheid.

Dr. DIENER, WOLFGANG, Facharzt für Urologie u. Chirurgie, Chefarzt der Urolog. Abt. des Ev. Jung-Stilling-Krankenhauses, D-5900 Siegen.

Dr. DIETZ, PAUL, Facharzt für Urologie, D-4330 Mülheim (Ruhr), Leineweberstraße 55.

Dr. DÜHRIG, HERBERT. Facharzt für Urologie u. Chirurgie, D-2000 Hamburg 33, Fuhlsbütteler Straße 104.

Dr. EBBINGHAUS, KLAUS DIETER, Facharzt für Urologie u. Chirurgie, Chefarzt der Urolog. Abt. an den Krankenhäusern des Kreises, D-5880 Lüdenscheid-Hellersen.

Prof. Dr. EBHARDT, KLAUS, D-7530 Pforzheim, Humboldtstraße 51.

Dr. ECKHARDT, GEORG, Facharzt für Chirurgie u. Urologie, Med. Dir. u. Chefarzt i. R., D-3590 Bad Wildungen, Richard-Kirchner-Straße 22.

Med.-Dir. Dr. EDELHOFF, JULIUS, Facharzt für Chirurgie, Chefarzt der Chirurg. Klinik des Städt. Krankenhauses Süd Lübeck, D-2400 Lübeck, Kronsfelder Allee 69–73.

Doz. Dr. EDSMAN, GUNNAR, Facharzt für Röntgendiagnostik, Oberarzt, S-44200 Kungälv, Fontinvägen 30.

Prof. em. Dr. habil. EGGERS, HARTWIG, Facharzt für Chirurgie u. Urologie, D-3340 Wolfenbüttel, Jahnstraße 28.

Dr. EICHLER, HEINZ, Facharzt für Urologie, D-6230 Ff-Höchst, Kasinostraße 2a.

Priv.-Doz. Dr. EISENBERGER, FERDINAND, Facharzt für Urologie, Wiss. Assistent, Urolog. Klinik der Universität, D-8000 München 2, Thalkirchner Straße 48.

Doz. Dr. EKMANN, HANS, Facharzt für Chirurgie u. Urologie, Sahlgrenska Sjukhuset, S-Göteborg SV (Schweden), Linnéplatsen 4.

Priv.-Doz. Dr. ELSÄSSER, ERICH, Facharzt für Chirurgie u. Urologie, Oberarzt der Urolog. Univ.-Klinik, im Städt. Krankenhaus Thalkirchner Str. D-8000 München 2, Thalkirchner Str. 48.

Dr. ENGEHAUSEN, GERHARD, Facharzt für Urologie, Chefarzt d. Urolog. Klinik d. Ev. Krankenhauses „Lutherhaus", D-4300 Essen, Hellweg 100.

Prof. Dr. ENGELKING, RÜDIGER, Facharzt für Urologie, Direktor der Urolog. Univ.-Klinik, D-5000 Köln-Lindenthal.

Dr. ERKENS, HELMUT, Facharzt für Chirurgie u. Urologie, Chefarzt der Urolog. Abt. St.-Vinzenz-Hospital, D-5000 Köln-Nippes (60), Merheimer Straße 217.

Prof. Dr. EUFINGER, HARTWIG, Facharzt für Chirurgie u. Urologie, Chefarzt der I. Chirurg. Klinik der Städt. Krankenanstalten, D-6600 Saarbrücken, Theodor-Heuss-Straße.

Dr. FABIAN, PETER, Facharzt für Urologie, D-2800 Bremen, Utbremerstraße 100.

Dr. FANIZADEH, ALIREZA, Assistenzarzt, D-3590 Bad Wildungen, Stadtkrankenhaus.

Dr. FARIS, FARUK, Facharzt für Urologie, D-5650 Solingen, Ufergarten 1.

Dr. FARWICK, HELMUT, Facharzt für Urologie u. Chirurgie, Leitender Arzt der Urolog. Abt. St.-Agnes-Hospital, D-4290 Bocholt, Nobelstraße 26.

Priv.-Doz. Dr. FAUL, PETER, Facharzt für Urologie, Urolog. Univ.-Klinik, D-8000 München, Thalkirchner Straße 48.

Dr. FEDERSCHMIDT, KLAUS, Facharzt für Urologie, Chefarzt der Urolog. Abt. Ev.-Johannes-Krankenhaus, D-4800 Bielefeld, Schildescher Straße 99.

Dr. FIEDLER, HELMUT, Facharzt für Chirurgie u. Urologie, Städt. Aguste-Viktoria-Krankenhaus, D-1000 Berlin 41, Rubensstraße.

Dr. FIEDLER, ULRICH, Facharzt für Urologie, Klinikum Steglitz d. Freien Universität Berlin, Urolog. Klinik, D-1000 Berlin 45.

Dr. FISCHER, JOHANNES, Facharzt für Urologie, D-2000 Hamburg-Altona, Hohenzollernweg 5.

Dr. FLICK, HANS, Facharzt für Urologie, Leitender Oberarzt d. Urolog. Sanatoriums Peterzell-St. Georgen, D-7220 Schwenningen (Neckar), Tübinger Straße 6.

Dr. FORNER, LOTHER, Facharzt für Urologie u. Chirurgie, D-2940 Wilhelmshaven, Marktstraße 31.

Dr. FRANK, WOLFGANG, Facharzt für Urologie u. Chirurgie, Urolog. Klinik Dr. Castringius, D-8000 München-Planegg, Germeringer Straße 32.

Dr. FREI, ALBERT, Facharzt für Urologie, Chefarzt der Urolog. Klinik, Städt. Krankenhaus, D-7700 Singen (Hohentwiel).

Dr. FRICKE, OTTO, Facharzt für Urologie, D-4830 Gütersloh, Eickhoffstraße 5.

Dr. FRIEDRICH, CAROLA, Fachärztin für Urologie, D-8500 Nürnberg, Naumburger Straße 2.

Dr. FRIEDRICH, HERMANN, Facharzt für Urologie, D-8500 Nürnberg, Naumburger Straße 2.

Dr. FRIELING, HORST, Facharzt für Urologie, Chefarzt der Urolog. Abt., St.-Elisabeth-Hospital, D-5860 Iserlohn.

Dr. FRINK, PETER, Oberarzt d. Urolog. Klinik d. Allg. Krankenhauses, D-2000 Hamburg 21, Eissendorfer Pferdeweg.

Dr. FRITJOFSSON, AKE, Chirurg. Univ., Ass. Prof. Urolog. Klinik Regionsjukhuset Örebro (Schweden).

Prof. Dr. FROHMÜLLER, HUBERT, Direktor d. Urolog. Univ.-Klinik u. Poliklinik, 8700 Würzburg Luitpoldkrankenhaus.

Dr. FUNFACK, HANS-JOACHIM, Facharzt für Urologie u. Chirurgie, D-7470 Ebingen, Marktstr. 53.

Dr. FUNK, KLAUS, Facharzt für Urologie, Chefarzt der Urolog. Abtlg. am Knappschaftskrankenhaus, D-4650 Gelsenkirchen.

Prof. Dr. GACA, ADALBERT, Facharzt für Urologie, Chefurologe, vorm. Deutsche Klinik für Diagnostik, D-6200 Wiesbaden.

GARCIA, MARTINEZ, Murcia (Spanien), J. Polo de Medina 1.

Doz. Dr. GASSER, GEORG, Facharzt für Urologie, Vorstand der Urolog. Abt. des Krankenhauses der Barmherzigen Brüder, A-Wien 2, Döblinger Hauptstraße 60.

Dr. GASTEYER, K. H., Krankenhaus Nordwest der Stiftung Hospital zum Heiligen Geist, D-6000 Frankfurt (Main) 90, Steinbacher Hohl 2–26.

Dr. GEISTER, HELMUT, Facharzt für Urologie u. Chirurgie, Chefarzt der Urolog. Klinik der Städt. Krankenanstalten, D-2160 Stade.

Dr. GERECHT, WOLFGANG, Assistenzarzt der Urolog. Univ.-Klinik, D-6650 Homburg (Saar).

Dr. GIESELMANN, HEINRICH, Chefarzt der Urolog. Abt. Vinzenz-Krankenhaus, D-3000 Hannover-Kirchrode.

Dr. GIESSELMANN, WALTER, Facharzt für Urologie u. Chirurgie, D-3000 Hannover, Lange Feldstraße 31.

Dr. GLAVICKI, STEVAN, Facharzt für Urologie, Assistenzarzt, Urolog. Abt., Krankenhaus Siloah, D-3000 Hannover, Auestraße 46.

Dr. GLEISSNER, OTTO, D-359 Bad Wildungen-West, Masurenallee 9.

Dr. GLOEDE, HORST, Facharzt für Urologie u. Chirurgie, D-2000 Hamburg 1, Steindamm 14.

Priv.-Doz. Dr. GÖDDE, STEFFEN, Facharzt für Urologie, Chefarzt der Urolog. Klinik des St.-Johannes-Hospitals, D-4100 Duisburg-Hamborn, An der Abtei 7–11.

Dr. GOEDERT, JEAN, Facharzt für Urologie, Luxemburg, Rue de Plébiscite 1.

Dr. GÖTZ, HEINRICH, Facharzt für Urologie, D-6400 Fulda, Goethestraße 3.

Dr. GOLDMANN, KONRAD, Facharzt für Urologie, D-7800 Freiburg i. Br., Bertholdstraße 45.

Dr. GONNERMANN, HORST, Facharzt für Urologie, D-2000 Hamburg 70, Wandsbeker Marktstr. 24.

Dr. GRABNER, FRIEDRICH, Facharzt für Urologie, Oberarzt d. Urolog. Klinik u. Poliklinik, D-3400 Göttingen, Gosslerstraße 10.

Dr. GRAF, FRITZ, Facharzt für Urologie, Medizinaldirektor, D-8500 Nürnberg, Romanstraße 22.

Prof. Dr. GRIESSMANN, H., Facharzt für Chirurgie u. Urologie, Chefarzt der Chirurg. Abt. u. Ärztl. Direktor des Städt. Krankenhauses, D-2350 Neumünster.

Dr. GRÖNINGER, KARL-HEINZ, Facharzt für Urologie u. Chirurgie, D-8500 Nürnberg, Rankestraße 72.

Prof. Dr. GÜTGEMANN, ALFRED, Facharzt für Chirurgie u. Urologie, Direktor der Chirurg. Univ.-Klinik, D-5300 Bonn-Venusberg.

Dr. GUNKEL, HORST, Facharzt für Urologie, D-4640 Wattenscheid, Westenfelder Straße 16.

Dr. GUMBRECHT, HANS, Facharzt für Urologie, Chefarzt der Urolog. Abt., Missionsärztl. Klinik, D-8700 Würzburg, Salvatorstraße.

Dr. GUNST, WERNER, Facharzt für Urologie, Niedergelassener Urologe u. Leitender Arzt der Urolog. Abt. des Kreiskrankenhauses, D-7950 Biberach (Riß).

Dr. GUTWINSKI, ERHARD, Facharzt für Urologie, D-7000 Stuttgart, Neckarstraße 36.

Dr. HABIB, HENRY M., Kansas City, Missouri (USA), 24th and Cherry Streets.

Dr. HAGENMÜLLER, ALBRECHT, Facharzt für Urologie, Leitender Arzt der Urolog. Abt. des Hospitals zum Heiligen Geist, D-6000 Frankfurt (Main), Börsenstraße 19.

Dr. HAIDLEN, WOLFGANG, Chefarzt der Urolog. Abt. des Ev. Diakonissenkrankenhauses, D-7000 Stuttgart, Rosenbergstraße 40.

Dr. HAKIMI, FAKHREDDIN, Khiaban Pasteur, Kutsche, Martin Daftari 12, Teheran (Iran).

Prof. Dr. HALLWACHS, OTTO, Facharzt für Urologie, D-6100 Darmstadt, Dir. d. Städt. Urolog. Klinik, D-6100 Darmstadt, Grafenstraße 9.

Prof. Dr. HAMMEL, HEINER, Facharzt für Chirurgie u. Urologie, Chefarzt der Chirurg. u. Urolog. Abt. des Städt. Krankenhauses, D-6730 Neustadt (Weinstr.), Höhenstraße 17.

Prof. Dr. HANSCHKE, HANNS JÜRGEN, Facharzt für Urologie u. Chirurgie, Chefarzt d. Urolog. Klinik im Stadtkrankenhaus, D-2190 Cuxhaven.

Dr. HANSEN, FRITZ HELLMUTH, Facharzt für Urologie, Leiter der Urolog. Abt. im Stadtkrankenhaus Rendsburg, D-2370 Rendsburg, Bastion 2.

Dr. HARTIG, DIETER, Facharzt für Urologie, Chefarzt der Urolog. Abt., Albert-Schweitzer-Krankenhaus, D-3410 Northeim.

Dr. HARZMANN, ROLF, Urolog. Klinik d. Akadem. Krankenhauses, D-6400 Fulda.

Prof. Dr. HASCHE-KLÜNDER, RÜTGER, Facharzt für Urologie, Chefarzt der Urolog. Abt. des Robert-Koch-Krankenhauses, D-3011 Gehrden.

Prof. Dr. HASCHEK, HORST, Facharzt für Urologie, Abteilungsvorstand der Urolog. Abt. der Wiener allg. Poliklinik, A-Wien IX (Österreich), Mariannengasse 10.

Dr. Dr. HASSE, ERICH, Facharzt für Urologie, D-6059 Offenbach, Frankfurter Straße 67.

Dr. HAUBENSACK, KLAUS, Assistenzarzt, Urolog. Univ.-Klinik, D-6650 Homburg a. d. Saar, Schützenstraße 21.

Prof. Dr. HAUGE, ALEXANDER, Facharzt für Urologie, Oberarzt der Urolog. Klinik der Freien Universität Berlin im Klinikum Westend, D-1000 Berlin 19, Spandauer Damm 130.

Dr. HAUTKAPPE, WILHELM, Facharzt für Urologie, Chefarzt der Urolog. Abt., Karolinen-Hospital, D-5760 Neheim-Hüsten.

Dr. HAUTMANN, Abtlg. Urolog. d. Med. Fakultät an d. Rhein.-Westf. techn. Hochschule, D-5100 Aachen.

Dr. HECK, DIETER, Facharzt für Urologie, D-6800 Mannheim 1, Tullastraße 3.

Dr. HEINRICH, WERNER, Facharzt für Urologie, Chefarzt der Urolog. Abt. am Städt. Krankenhaus Moabit, D-1000 Berlin 21, Turmstraße 21.

Dr. HEINRICH, W. D., Facharzt für Urologie, D-4300 Essen, Rüttenscheider Straße 62a.

Dr. HEINZELMANN, KARL GERHARD, Facharzt f. Urologie u. Chirurgie, D-6454 Bruchköbel 1, Im Niederrad 27.

Dr. HELLENSCHMIED, RUDOLF, ehem. Chefarzt u. Ärztl. Direktor des Krankenhauses Moabit, D-1000 Berlin NW 21, Turmstraße 21, i. R.

Dr. HENFTLING, THEO, Facharzt für Urologie, Inhaber u. Leiter einer Privatklinik, D-7100 Heilbronn (Neckar), Oststraße 24.

Prof. Dr. HENNIG, OTTO, Facharzt für Chirurgie u. Urologie, D-8900 Augsburg, Burgmairstr. 20.

Dr. HERAVI, PETER BAGHER, Facharzt für Urologie, D-6783, Dahn (Pfalz), Pirmasenser Straße 43b.

Dr. HERRBERG, WERNER, Facharzt für Urologie, D-7300 Esslingen (Neckar), Ebershaldenstr. 22.

Prof. Dr. HERTEL, ENGELHARD, D-6400 Fulda, Görresstraße 16.

Dr. HEUSCH, PAUL, Facharzt für Urologie, D-4000 Düsseldorf, Wagnerstraße 13.

Dr. HEUSTERBERG, KARL-HEINZ, Facharzt für Urologie, D-8000 München 2, Neuhauser Straße 4.

Dr. HILDEN, HEINRICH, Facharzt für Urologie, D-8500 Nürnberg-Langwasser, Glogauer Str. 15.

Prof. Dr. HILGENFELDT, OTTO, Facharzt für Chirurgie, D-4630 Bochum, Parkstraße 17.

Prof. Dr. HOCHBERG, KLAUS, Facharzt für Urologie, Chefarzt der Urolog. Klinik, Städt. Krankenhaus, D-7750 Konstanz, Luisenstraße.

Prof. Dr. HOELTZENBEIN, JOSEF, Facharzt für Chirurgie, Chefarzt der Chirurg. Abt. St.-Franziskus-Hospital, D-4400 Münster (Westf.).

Dr. HÖRENZ, GERHARD, Facharzt für Urologie, D-3100 Celle (Hann.), Rauhe Gasse 23.

Dr. HOFFMANN, GÜNTER, Facharzt für Urologie, D-3000 Hannover, Theaterstraße 7.

Prof. Dr. HOHENFELLNER, RUDOLF, Facharzt f. Urologie, Direktor der Urolog. Univ.-Klinik, D-6500 Mainz, Langenbeckstraße 1.

Prof. Dr. HOLDER, ERICH, Facharzt für Chirurgie u. Urologie, Vorstand der 1. Chirurg. Klinik der Städt. Krankenanstalten, D-8500 Nürnberg, Flurstraße.

Dr. HORN, ARNIM, D-1000 Berlin 19, Heerstraße 131–135.

Dr. HOŠEK, MILAN, Facharzt für Urologie, Ordinarius für Urologie, Qúnz Prostějov-nemocnice, Krankenhaus, Brno-Mendlovo nám 6 (CSSR).

Prof. Dr. HUBMER, GERHART, Leiter d. Departement f. Urologie. d. Univ.-Klinik f. Chirurgie, A-8036 Graz, Auenbruggerplatz.

Priv.-Doz. Dr. HUBMANN, ROLF, Chefarzt d. Urol. Abt. Allg. Krankenhaus St. Georg, D-2000 Hamburg 1, Lohmühlenstraße 5.

Prof. Dr. HÜDEPOHL, FERDINAND, Facharzt für Chirurgie u. Urologie, Chefarzt des Franziskus-Krankenhauses, D-1000 Berlin-West, i. R.

Dr. HÜSCH, PAUL, Facharzt für Urologie und Chirurgie, leit. Arzt d. Urolog. Abt. d. Städt. Kliniken, D-4500 Osnabrück, Hasetorwall 20.

Dr. HUHN, K. H., Facharzt für Urologie, D-6580 Idar-Oberstein, Hauptstraße 380.

Dr. HUNTGEBURTH, WILHELM, Facharzt für Urologie, D-4790 Paderborn, Ludwigstraße 29.

Dr. HUTH, EBERHARD, Facharzt für Urologie, D-8300 Landshut, Ludmillastraße 15a.

Dr. HUTTINGER, F., Chefarzt d. Urolog. Abtlg. Krankenhaus Harlaching, D-8000 München 90, Sanatoriumsplatz 2.

Dr. habil. ICHIM, V., Urolog. Univ.-Klinik, Panduri-Hospital, Bukarest (Rumänien), SOS, Pandurilor Nr. 20.

Priv.-Doz. Ishiyama, Shuji, Facharzt für Urologie, Saitana (Japan), Kawagoeshi Naka-cho 13–11.

Dr. Jäppelt, Manfred, Facharzt für Urologie, D-5600 Wuppertal-Barmen 2, Reichsstraße 40.

Dr. Jaglicic, Dusan, D-1000 Berlin 65, Heidebrinkerstraße 17.

Prof. Dr. Janca, Kosta, Novi Sad (Jugoslawien), Bulevar M. Tita IV.

Dr. Janssen, Facharzt für Urologie, D-5100 Aachen, Theaterstraße 54–56.

Prof. Dr. Jönsson, Gösta, Facharzt für Urologie, Direktor der Urolog. Klinik, Lasarettet, S-22185 Lund.

Dr. Jonas, Udo, D-2000 Hamburg 70, Urolog. Abt., BW-Krankenhaus, Lesserstraße 180.

Jüngling, Robert, D-8500 Nürnberg, Güntherstraße 18a.

Dr. Jung, Hans-Peter, Facharzt für Urologie, Leitender Arzt der Urolog. Abt. am Thurgauischen Kantonspital, CH-8596 Münsterlingen.

Dr. Junker, Hans, D-6200 Wiesbaden, Idsteiner Straße 5.

Dr. Jurković, Kurt, Facharzt für Urologie, Chefarzt d. Urolog. Abt. Elisabethinen-Krankenhaus, D-4020 Linz, Fadinger Straße 1.

Prof. Dr. Karcher, Günther, Facharzt für Urologie, Chefarzt der Urolog. Abt. des Stadtkrankenhauses, D-6050 Offenbach (Main).

Dr. Kastert, Hans-Bernhard, Assistent d. Urolog. Univ.-Klinik im Landeskrankenhaus, D-6650 Homburg a. d. Saar.

Priv.-Doz. Dr. Kaufmann, Joachim, Facharzt für Urologie, Chefarzt der Urolog. Klinik, Hamburg-Altona, D-2000 Hamburg.

Prof. Dr. Kelâmi, Alpay, Klinikum Steglitz d. Freien Univ. Berlin, D-1000 Berlin 45, Hindenburgdamm 30.

Dr. Keller, Lutz, Facharzt für Urologie, Oberarzt d. Urolog. Abt. d. Katharinenhospitals, D-7000 Stuttgart.

Dr. Kemper, Klaus, Assistenzarzt der Urolog. Univ.-Klinik, 665 Homburg (Saar).

Dr. Kesslinger, H., Facharzt für Chirurgie u. Urologie, D-8940 Memmingen, Maximilianstraße 10.

Prof. Dr. Keutel, Hans Jürgen, Facharzt für Urologie u. Chirurgie, Universitätsangestellter (Fakultätsmitglied), University of Utah, Medical Center, Department of Surgery, Salt Lake City, Utah 84112 (USA).

Dr. Keutner, Heinz, Facharzt für Urologie u. Chirurgie, Leitender Arzt der Urolog. Abt. der Städt. Kliniken, D-6200 Wiesbaden, Schwalbacher Straße 62.

Dr. Khaffaf, Necib, Facharzt für Urologie, Oberarzt d. Urolog. Abt. d. Kreiskrankenhauses, D-3003 Großburgwedel, Fuhrberger Straße 4.

Dr. Kiermeier, Katharina, Fachärztin f. Urolog. u. Chirurgie, Oberärztin der Krankenanstalten Urolog. Klinik, Karlsruhe.

Prof. Dr. Kindler, Karl, Facharzt für Chirurgie, Ärztlicher Direktor des Krankenhauses Bethanien, D-5860 Iserlohn, Hugo-Fuchs-Allee 2.

Prof. Kirchheim, M. D., Dieter: 3061 Edgewood Drive, Olympia, Washington 98501 (USA).

Dr. Klein, Alan Lewis, Diplomate American Board of Urology, 6900 Heidelberg, Bachstraße 8.

Dr. Kleinefenn, Otto, Facharzt für Urologie, Leitender Arzt der Urolog. Abt. St.-Marien-Hospital, D-4200 Oberhausen-Osterfeld.

Prof. Dr. Kleinschmidt, Karl, Facharzt für Chirurgie, D-4330 Mülheim (Ruhr), Friedrichstraße 30a.

Dr. Kletschke, Hans-Gottfried, Facharzt für Urologie, Chefarzt der Urolog. Abt. des DRK-Krankenhauses Jungfernheide, D-1000 Berlin 10, Tegeler Weg 28–33.

Dr. Klimpel, Konrad, Facharzt für Urologie, D-1000 Berlin 46, Leonorenstraße 95.

Prof. Dr. Klosterhalfen, Herbert, Direktor der Urolog. Univ.-Klinik, D-2000 Hamburg 20, Martinistraße 52.

Dr. Knauth, Horst, Facharzt für Urologie, Urolog. Klinik, Städt. Krankenanstalten, D-7900 Ulm (Donau).

Dr. Kneise, Gerhard, Facharzt für Chirurgie, Chefarzt des Kreiskrankenhauses, D-7118 Künzelsau (Württ.).

Dr. Knipper, Wolfgang, Facharzt für Chirurgie u. Urologie, Chefarzt der Urolog. Abt. des Marienkrankenhauses, D-2000 Hamburg 22, Alfredstraße 9.

Dr. Knuth, Olaf, Facharzt für Urologie, Klinikum Steglitz, Freie Universität, D-1000 Berlin 45, Hindenburgdamm.

Prof. Dr. König, Karl, Facharzt für Urologie, Chefarzt d. Städt. Krankenanstalten, D-6580 Idar-Oberstein.

Priv.-Doz. Dr. KÖRNER, FRIEDRICH, Facharzt für Urologie u. Chirurgie, Leitender Arzt der Urolog. Abt. des Bundeswehrkrankenhauses, D-2000 Hamburg 70, Lesserstraße 180.

Dr. KÖTZSCHKE, GUSTAV-HERMANN, Facharzt für Urologie, D-7070 Schwäbisch Gmünd, Stuifenstraße 7.

Dr. KOLLBERG, STIG WILHELM, Facharzt für Urologie, Chefarzt der Urolog. Klinik, Centrallasarettet, S-46201 Vǎuersborg.

Prof. Dr. KOLLE, PETER, Direktor der Urolog. Univ.-Klinik, D-3000 Hannover.

Prof. Dr. KOLLWITZ, ARNE-ANDREAS, Chefarzt d. Urolog. Abtl. d. Franziskus-Krankenhauses, D-1000 Berlin, Burggrafenstraße 1.

Dr. KONJETZNY, KARL-HEINZ, Facharzt für Urologie, Leiter der Urolog. Abt. des Krankenhauses Maria-Hilf in Hamburg 90, D-2100 Hamburg 90, Schwarzenbergstraße 12.

Dr. KORTE, HERMANN, Facharzt für Chirurgie u. Urologie, Chefarzt der Urolog. Abt. im Heilig-Geist-Krankenhaus Köln, D-5000 Köln, Graseggerstraße 105.

Dr. KOWOHL, KLAUS, Facharzt für Urologie, D-5210 Troisdorf, Wilhelmstraße 12.

Dr. KRACHT, HEINZ, Facharzt für Urologie, Oberarzt der Urolog. Abt. des Friederikenstiftes, D-3000 Hannover, Humboldtstraße 5.

Dr. KRAFT, KARL, Facharzt für Urologie, Kurarzt, D-3590 Bad Wildungen, Dr. Born-Straße 3.

Dr. KRAFT, KLAUS, Facharzt für Urologie, Chefarzt des Urolog. Krankenhauses St. Liborius, D-3590 Bad Wildungen, Liboriusstraße.

Dr. KRASSEL, BERTHOLD, Facharzt für Urologie u. Chirurgie, D-7140 Ludwigsburg, Myliusstraße 6.

Dr. KRESS, LOTHAR, Facharzt für Chirurgie u. Urologie, Chefarzt der Urolog. Abt., D-6730 Neustadt a. d. Weinstraße, Städt. Krankenhaus „Hetzelstift".

Dr. KROEMER, CHRISTIAN, Ass. Arzt d. Urolog. Abt. d. Städt. Auguste-Viktoria-Krankenhauses, D-1000 Berlin 41, Rubensstraße.

Dr. KRONSBEIN, HINRICH, Facharzt für Urologie, D-3000 Hannover, Hamburger Allee 18.

Dr. KÜHNEL, GERHARD, Facharzt für Urologie, Oberarzt u. Leiter der Urolog. Abt. der Chirurg. Klinik des Nordwestkrankenhauses, D-6000 Frankfurt (Main)-Praunheim, Steinbacherstraße 2–26.

Dr. KÜHNER, W. H., Facharzt für Urologie, D-6900 Heidelberg, Panoramastraße 129.

Dr. KÜRN, KARL-GÜNTER, Facharzt für Urologie, D-8500 Nürnberg, Karl-Bröger-Straße 27.

Dr. KUHNEN, B., Chefarzt in der Urolog. Abt. des St. Marienhospitals Lünen, D-4628 Lünen.

Dr. KULT, KLAUS, Oberarzt a. d. Urolog. Abt. d. Allg. Krankenhaus Hamburg-Altona, D-2000 Hamburg.

Dr. KUNSTMANN, HELMUT, D-8500 Nürnberg, Munkerstraße 7.

Dr. VON KUSSEROW, HANS-JOCHEN, Facharzt für Urologie, D-4000 Düsseldorf-Benrath, Humperdinckstraße 25.

Dr. LAHM, WILHELM, Facharzt für Chirurgie u. Urologie, D-4812 Brackwede (Kr. Bielefeld), Treppenstraße 3/7.

Dr. LANDMANN, ERIK, Facharzt für Urologie, Oberarzt der Urolog. Abt. Rudolf-Virchow-Krankenhaus, D-1000 Berlin, Augustenburger Platz 1.

Dr. LANG, HEINER, Facharzt für Urologie, D-6680 Neunkirchen, Bahnhofstraße 31.

Dr. LANGE, HELMUT, Facharzt für Urologie, D-3200 Hildesheim, Bahnhofsallee 11.

Dr. LAUSCHKE, WOLFGANG, Facharzt für Urologie, D-5070 Bergisch-Gladbach, Römerfeld 16.

Dr. LECHNIR, JOSEF, Facharzt für Urologie, D-2850 Bremerhaven-M, Bürger 12.

Dr. LEGNER, CHRISTOPH, Facharzt für Urologie, D-6660 Zweibrücken, Kaiserstraße 7.

Dr. LEHMANN, HANS-DIETER, Facharzt für Urologie u. Chirurgie, Chefarzt d. Urolog. Abt. D-5000 Köln-Hohlweide, Neufeldstraße 32.

Dr. LEISTENSCHNEIDER, WOLFGANG, Urolog. Klinik und Poliklinik, Freie Universität Berlin im Klinikum Westend, D-1000 Berlin 19, Spandauer Damm 130.

Dr. LENT, VOLKMAR, Facharzt für Urologie, D-5000 Köln-Merheim, Ostmerheimer Straße 200, Chirurg. Klinik.

Dr. LENZER, ARMIN, Facharzt für Urologie, D-2300 Kiel, Königsweg 14.

Priv.-Doz. Dr. LICHTENAUER, PETER, Facharzt für Urologie, Leiter d. Urolog. Abt. d. Medizinischen Akademie, D-2400 Lübeck, Ratzeburger Allee 160.

Dr. LIMMER, HEINZ, D-4150 Krefeld, Ostwall 100.

Dr. LINDE, FRITZ, Facharzt für Chirurgie u. Urologie, D-3550 Marburg (Lahn), Dörfflerstraße 12.

Dr. LINDNER, ARNULF, Facharzt für Urologie, Leiter der Urolog. Abt. am Allg. Krankenhaus, D-5800 Hagen (Westf.).

Dr. LINGNAU, WIELAND, Facharzt für Urologie, D-8000 München 2, Nymphenburger Straße 160.

Dr. LITOS, MICHAEL, Facharzt für Urologie, Neophyton Deuka 10, Athen/Griechenland.

Dr. LITZ, KARL, Facharzt für Chirurgie u. Urologie, Chefarzt des Städt. Krankenhauses, D-7932 Munderkingen.

Priv.-Doz. Dr. LJUBOVIĆ, ESAD, Facharzt für Chirurgie u. Urologie, Priv.-Doz. der Chirurg. Univ.-Klinik, Sarajevo (Jugoslawien), M. Pijade 23.

Prim. Dr. LOEBENSTEIN, HEINRICH, Facharzt für Urologie, Vorstand der Urolog. Abt. der Krankenanstalt Rudolfstiftung, A-1030 Wien, Boerhavegasse 8.

Dr. LÖHE, EDGAR, Facharzt für Urologie, Oberarzt der Klinik Golzheim-Düsseldorf, Urolog. Abt., D-4000 Düsseldorf, Friedrich-Lau-Straße 11.

Prof. Dr. habil. LOEWENECK, MAX, Facharzt für Chirurgie u. Orthopädie, D-8110 Murnau, Asamallee 23.

Dr. LOHMANN, RAIMUND, Facharzt für Urologie, D-5450 Neuwied (Rhein), Hofgründchen 23.

Dr. LOMPA, HELMUTH, Facharzt für Urologie u. Chirurgie, D-6100 Darmstadt, Weyprechtstraße 5.

Dr. LORD, HEINZ, Braneville, Ohio (USA), 109 Bell-Street.

Dr. LORENZ, GÜNTHER, D-4060 Viersen, Bismarckstraße 18.

Dr. LUCHESI, JOSEPH CHRISTIAN, Facharzt für Urologie u. Chirurgie, D-6350 Bad Nauheim, Frankfurter Straße 50.

Dr. LUKOSCH, JOHANNA, Fachärztin für Urologie, Assistenzärztin an der Urolog. Abt. des DRK-Krankenhauses Jungfernheide, D-1000 Berlin, Tegeler Weg 28/33.

Dr. LUPP, WERNER, Urolog. Klinik d. Städt. Krankenanstalten, D-7750 Konstanz.

Dr. LURZ, HANS, Facharzt für Urologie, Chefarzt der Urolog. Abt. im Diakonissenkrankenhaus, D-6800 Mannheim, Speyerstraße 96.

Prof. Dr. LURZ, LEONHARD, Facharzt für Urologie, D-6800 Mannheim 1, Mollstraße 51.

Prof. Dr. LUTZEYER, HANS WOLFGANG, Facharzt für Chirurgie u. Urologie, Vorstand der Abt. Urologie der Med. Fakultät, D-5100 Aachen, Goethestraße 27/29.

Prof. Dr. LYMBEROPOULOS, STAVROS, Chefarzt d. Urolog. Abt. Knappschaftskrankenhaus, D-5124 Bardenberg, Dr.-Hans-Böckler-Platz.

Prof. Dr. MADSEN, PAUL O., Chief of Urology Service, Veterans Administration Hospital-2500 Overlook Madison, Wisconsin 53705 (USA).

Dr. MAKRIGIANNIS, DIMITRIOS, Larissa (Griechenland), B. Frideriki 19a.

Dr. MAKSIMOVIĆ, PETAR, Urolog. Univ.-Klinik, Rotterdam (Holland).

Dr. MALATINSKY, ERVIN, Facharzt für Urologie, Bratislava (ČSSR), Kostlivéki.

Dr. MANKABADY, D-5070 Bergisch-Gladbach, Hauptstraße 292.

Prof. Dr. MARBERGER, JOHANNES, Facharzt für Urologie, Lehrstuhl für Urologie, Urolog. Abt. Chirurg. Univ.-Klinik, A-6020 Innsbruck, Anichstraße 35.

Dr. MARBERGER, MICHAEL, Facharzt für Urologie, Urolog. Univ.-Klinik, D-6500 Mainz, Langenbeckstraße 1.

Dr. MARQUARDT, HANS-DIETER, Facharzt für Urologie u. Chirurgie, Chefarzt der Urolog. Klinik der Städt. Krankenanstalten, D-7900 Ulm (Donau), Michelsberg.

Dr. MARQUARDT, HENNING, Facharzt für Urologie, Oberarzt der Urolog. Klinik der FU Berlin im Klinikum Westend, D-1000 Berlin 19, Spandauer Damm 130.

Prof. Dr. MATHISEN, WILLY, Facharzt für Urologie u. Chirurgie, Rikshospitalet, Oslo 1 (Norwegen).

Prof. Dr. Dr. MATOUSCHEK, ERICH, Facharzt für Urologie u. Chirurgie, Direktor der Urolog. Klinik, D-7500 Karlsruhe 1, Moltkestraße 14.

Dr. MATZ, JOACHIM, Facharzt für Urologie u. Chirurgie, D-2820 Bremen 70, Bermpohlstraße 19a.

Prof. Dr. MAUERMAYER, WOLFGANG, Facharzt für Urologie, Direktor der Urolog. Klinik u. Poliklinik der Techn. Universität, Klinikum rechts der Isar, D-8000 München 80, Ismaninger Straße 22.

Prof. Dr. MAY, PETER, Facharzt für Urologie, Oberarzt der Urolog. Univ.-Klinik, D-6650 Homburg (Saar).

Dr. MEINERTZ, OTTO, Facharzt für Chirurgie u. Urologie, D-6500 Mainz, Gärtnergasse 11–15.

Dr. MEIXNER, Chefarzt d. Urolog. Abtlg. d. Städt. Krankenanstalten Fürth.

Priv.-Doz. Dr. MELCHIOR, HANS-JÖRG, Oberarzt der Abt. Urologie, der Med. Fakultät der Rhein.-Westf. Techn. Hochschule, D-5100 Aachen, Goethestraße 27/29.

Dr. MELLER, WALTER, D-5172 Linnich (Kr. Jülich), Altwyk 23.

Prof. Dr. MELLIN, PAUL, Direktor der Urolog. Univ.-Klinik, D-4300 Essen.

Dr. MENSE, GERHARD, Facharzt für Urologie, Niedergelassener Urologe u. Belegarzt am Kurhessischen Diakonissenhaus, D-3500 Kassel-Wilhelmshöhe, Landgraf-Karl-Straße 10.

Dr. MENZEL, ELMAR, Facharzt für Urologie, Chefarzt d. Urolog. Abt. am Knappschafts-Krankenhaus, D-4250 Bottrop, Röntgenstraße 1a.

Priv.-Doz. Dr. MERIDIES, REINHARD, Facharzt für Urologie, Oberarzt an der Urolog. Univ.-Klinik, D-4000 Düsseldorf, Moorenstraße.

Dr. MERK, CLAUS, Facharzt für Urologie, D-4650 Gelsenkirchen, Nikolaus-Gros-Straße 22.

Dr. MEURER, OTTO, Facharzt für Urologie, D-5038 Rodenkirchen, Weißerstraße 126a.

Dr. MEUSER, HERBERT, Facharzt für Urologie, A-Wien I, Blutgasse 5.

Dr. MEYER, KARL OSKAR, Facharzt für Urologie u. Chirurgie, Niedergelassener Urologe, Klinische Tätigkeit, Klinik für Nieren- u. Blasenkrankheiten, D-3400 Göttingen, Wagnerstraße 6.

Dr. MEYER-DELPHO, WALTER, Facharzt für Urologie, D-3500 Kassel, Terrasse 30.

Dr. MICHEL, HUBERT, Facharzt für Urologie, D-7988 Wangen (Allgäu).

Dr. MICHEL, RAINER, Facharzt für Urologie, D-7988 Wangen, Gaisbühl.

Dr. MILLER, FRITZ, Facharzt für Urologie, D-7900 Ulm (Donau), Neue Straße 3.

Dr. MIRA-LLINARES, ANTONIO, Facharzt für Urologie u. Chirurgie, Alicante (Spanien), C/. Pascual Perez.

Dr. MÖLHOFF, HELMUT, Facharzt für Urologie, Chefarzt der Urolog. Abt. des Marien-Hospitals, D-4370 Marl.

Dr. MOELLER, JÜRGEN, Assistenzarzt an der Urolog. Klinik der Universität des Saarlandes, D-6650 Homburg a. d. Saar.

Dr. MOISSIDIS, PERIKLES, Facharzt für Urologie, Serrai (Griechenland), Vasilers Traklio 2.

Dr. MOLITOR, WALTER, Facharzt für Urologie, Chefarzt der Urolog. Abt. des Krankenhauses St. Trudpert, D-7530 Pforzheim, Wolfsbergallee 50.

Dr. MOLNAR, STEFAN, Facharzt für Urologie, D-8000 München, Widenmayerstraße 22.

Dr. MOONEN, W. A., Vught (Holland), Kleine Gent 11.

Prof. Dr. MOORMANN, J. G., Facharzt für Urologie, Krankenhaus d. Barmherzigen Brüder, D-5500 Trier, Nordallee.

Dr. MORKOS, NABIL, D-1000 Berlin 19, Angerburger Allee 49.

Dr. MÜLLER, KURT, Facharzt für Urologie, D-7000 Stuttgart 50-Bad Cannstatt, König-Karl-Straße 38.

Dr. MÜLLER-BEISSENHIRTZ, PETER, Facharzt f. Urologie, Chirurgische Klinik, D-3300 Braunschweig, Salzdahluhmerstraße 90.

Dr. MÜLLER-MARIENBURG, HATTO WILHELM LUDWIG, Facharzt für Urologie, I. Oberarzt der Urolog. Klinik der Stadt Stuttgart im Katharinenhospital, D-7000 Stuttgart 1, Kriegsbergstraße 60.

Dr. MÜSSIGGANG, HARTWIG, Facharzt für Urologie u. Chirurgie, Leiter der Urologie der Poliklinik Univ. München, D-8000 München 2, Pettenkoferstraße 8a.

Dr. MUKHERJEE, KAJAD KUMAR, Facharzt für Chirurgie u. Urologie, D-4600 Dortmund, Westhellweg 103.

Dr. MUND, ERICH, Facharzt, leit. Arzt d. Urolog. Abt. d. Ev. Krankenhauses, D-5810 Witten (Ruhr), Bahnhofstraße 63.

Priv.-Doz. NABER KURT, Wiss. Assistent an der Urolog. Univ.-Klinik, D-3550 Marburg (Lahn).

Dr. NAGEL, HEINZ, Facharzt für Urologie, Chefarzt der Urolog. Abt. Marien-Hospital, D-5000 Köln 1, Kunibertskloster.

Prof. Dr. NAGEL, REINHARD, Facharzt für Urologie, Direktor d. Urolog. Klinik u. Poliklinik, Freie Universität Berlin im Klinikum Westend, D-1000 Berlin 19, Spandauer Damm 130.

Dr. NAGELS, HEINZ, Facharzt für Urologie, D-4300 Essen, Kettwiger Straße 2–10.

Dr. NEIDE, ERNST-LEO, D-8000 München 40, Agnesstr. 56a.

Dr. NURI, MEHDI, Facharzt für Urologie, Oberarzt der Urolog. Klinik der Städt. Krankenanstalten, D-6800 Mannheim.

Dr. OBÉ, GERHARD, Facharzt für Urologie, D-6600 Saarbrücken 3, Sulzbachstraße 28.

Dr. OBMANN, Facharzt für Urologie, D-6800 Mannheim 42, Köthener Weg 18.

Prof. Dr. OBRANT, KARL-OLAF, Sahlgrenska Sjukhuset, S-Göteborg (Schweden).

Dr. ÖZEGE, ENGIN, Facharzt für Urologie, Oberarzt im St.-Josef-Hospital, Urolog. Abt., D-4690 Herne, Widumerstraße 8a.

Dr. OFFERMANN, HERIBERT, Facharzt für Chirurgie, Chefarzt der Chirurg. Abt. des St.-Willehad-Hospitals, D-2940 Wilhelmshaven, Ansgaristraße 12.

Dr. OHLER, ERNST, Facharzt für Urologie, D-6700 Ludwigshafen (Rhein), Kaiser-Wilhelm-Straße 14.

Prof. Dr. OLSSON, OLLE, Facharzt für Röntgendiagnostik, Med. Direktor der Univ.-Kliniken Röntgendiagnostiska centralavdelningen, Lasarettet, S-22005 Lund 5.

Prof. Dr. ORESTANO, FAUSTO, Oberarzt, Urolog. Klinik der Universität, D-6500 Mainz, Langenbeckstraße 1.

Dr. OSTERHAGE, HANS-RAINER, Assistenzarzt an der Urolog. Klinik der Universität des Saarlandes, D-6650 Homburg a. d. Saar.

Dr. OSWALD, KARL, Facharzt für Urologie, Chefarzt d. Urolog. Abt. des Städt. Krankenhauses St. Elisabeth, D-5440 Mayen (Eifel).

Dr. OTTO, PETER, Krankenanstalten Konstanz, Urolog. Klinik, D-7750 Konstanz, Luisenstraße 7.

Prof. Dr. PAČES, VÁCLAR, Facharzt für Urologie, Vorstand der Urolog. Klinik des Institutes für die ärztliche Fortbildung in Prag, Praha 8-Libeu (ČSSR), Nemocnice Bulorka.

Dr. PAGEL, WERNER, D-1000 Berlin 65, Gerichtstraße.

Dr. PALMLÖV, ANDREAS, Facharzt für Urologie, Chefarzt der Urolog. Klinik, Eriks Sjukhus, S-11282 Stockholm, Box 12600.

Doz. Dr. PAPADIMITRIOU, DEMETRE, Facharzt für Urologie, Klinik „Timios Stavros", Athen 136 (Griechenland), Voukourestiou-Str. 35 b.

Dr. PAPMEYER, KORD, Assistenzarzt der Urolog. Abt. im Friederikenstift, D-3000 Hannover, Humboldtstraße 5.

Prim. Dr. PAUER, Leiter d. Urolog. Abt. d. Allg. Krankenhauses/Österreich.

Doz. Dr. PECHERSTORFER, MARTIN, Facharzt für Urologie, Oberarzt der Urolog. Univ.-Klinik, A-1090 Wien, Alserstraße 4.

Dr. PECZAT, ROLF, Facharzt für Urologie, D-3200 Hildesheim, Im Zingel 5.

PFAFFEL, REGINA, Wiss. Assistentin an der Urolog. Univ.-Klinik u. Poliklinik, Klinikum Westend, D-1000 Berlin 19, Spandauer Damm 130.

Dr. PFEIFFER, HANS, Facharzt für Chirurgie, D-7120 Bietigheim (Württ.), Uhlandstraße 24.

Dr. PILZ, LOTHAR, Facharzt für Urologie, D-4350 Recklinghausen, Königswall 6.

Prof. Dr. PLANZ, KONRAD, Chefarzt d. Urolog. Abt. d. Akadem. Krankenhauses, D-6400 Fulda.

Prof. Dr. POTEMPA, JOACHIM, Facharzt für Urologie, Direktor der Urolog. Klinik der Städt. Krankenanstalten Mannheim, Klinikum d. Universität Heidelberg, D-6800 Mannheim.

Dr. PRAETORIUS, MICHAEL, Facharzt für Urologie u. Chirurgie, D-8000 München 21, Agnes-Bernauer-Straße 71.

Prof. Dr. PUIGVERT GORRO, ANTONIO, Barcelona (Spanien), 345 Provenza.

Prof. Dr. RAABE, SIEGFRIED, Facharzt für Chirurgie u. Urologie, Chirurg. Univ.-Klinik, D-7800 Freiburg i. Br.

Dr. RANGE, ROLF, Facharzt für Urologie, D-7200 Tuttlingen, Königstraße 15.

Dr. RAPP, WALTER, Facharzt für Chirurgie u. Urologie, Oberarzt d. Stadtkrankenhauses, D-6090 Rüsselsheim, Ernst-Reuther-Straße 70.

Dr. RATHERT, PETER, Abt. Urolog. d. Med. Fakultät a. d. Rhein.-Westf. techn. Hochschule, D-5100 Aachen.

Dr. RAVE, BERNHARD, Facharzt für Urologie u. Chirurgie, Chefarzt der Urolog. Abt. des Prosper-Hospitals, D-4350 Recklinghausen, Hohenzollernstraße 30.

Dr. REDECKER, KLAUS-DIETRICH, Facharzt für Urologie u. Chirurgie, Chefarzt der Urolog. Abt. des Krankenhauses, D-7520 Bruchsal, Goethestraße 13.

Dr. REH, NORBERT, Facharzt für Chirurgie u. Urologie, D-4070 Rheydt, Mühlenstraße 83.

Dr. REINICKE, ROLF, Facharzt für Urologie, D-3380 Goslar 1, Astfelder Straße 1.

Dr. REUTER, HANS-JOACHIM, Facharzt für Urologie, D-7000 Stuttgart-S, Paulinenstraße 10.

Dr. REUTER, ULRICH-HEINZ, Facharzt für Urologie u. Chirurgie, Chefarzt d. Urolog. Klinik, D-4950 Minden (Westf.), Portastraße 7–9.

Dr. RILLING, JOHANN GEORG, Facharzt für Urologie, D-7730 Villingen, Niedere Straße 52.

Dr. ROBLICK, Facharzt f. Urologie, Ärztl. Leiter d. Urolog. Abt., Vorsitzender d. Krankenhausdirektoriums, Kreis- u. Stadtkrankenhauses Wunsiedel-Marktredwitz, D-8590 Marktredwitz, Postfach 540.

Prof. Dr. RODECK, G., Direktor der Urolog. Univ.-Klinik, D-3550 Marburg (Lahn), Robert-Koch-Straße 8.

Prof. Dr. RÖHL, LARS, Facharzt für Urologie, Direktor der Urolog. Abt. der Chirurg. Univ.-Klinik, D-6900 Heidelberg.

Dr. ROEMER, LEO, Facharzt für Urologie, D-4000 Düsseldorf, Nordstraße.

Dr. ROHRBACH, KLAUS, Facharzt für Urologie, D-3200 Hildesheim, Zingel 17.

Dr. ROSSBACH, ADOLF FRIEDRICH, Facharzt für Urologie, D-7990 Friedrichshafen, Friedrichstraße 21.

Dr. ROSSNER, ECKHARD, D-4952 Porta-Westfalica, Wilhelmstraße 11.

Dr. ROST, ARMIN, Urolog. Klinik u. Poliklinik im Klinikum Steglitz d. Freien Univ. Berlin, D-1000 Berlin 45, Hindenburgdamm 30.

Prof. Dr. ROTHAUGE, CARL FRIEDRICH, Facharzt für Urologie, Lehrstuhlinhaber u. Leiter der Abt. für Urologie der Justus-Liebig-Universität, D-6300 Gießen, Klinikstraße 37.

Dr. ROXLAU, BERND, Facharzt für Urologie, D-4600 Dortmund, Hiltropwall 2.

Dr. RUDZWESKI, B., Facharzt für Chirurgie, Chefarzt des Städt. Krankenhauses, D-7107 Neckarsulm, Neuenstadter Straße 27.

Priv.-Doz. Dr. VON RÜTTE, BERHARD, Spezialarzt für Chirurgie u. Urologie FMH, CH-3008 Bern, Effinger Straße 15.

Dr. Dr. RUGENDORF, ERWIN WALTER, Facharzt für Urologie, D-6300 Gießen, Westanlage 62.

Dr. RUILE, KURT, Facharzt für Urologie, Urolog. Abt. der Chirurg. Univ.-Klinik, D-6300 Gießen, Klinikstraße 37.

Prof. Dr. RUMMELHARDT, SEPP, Facharzt für Urologie, Urolog. Univ.-Klinik Wien, A-1130 Wien, Alserstraße 4.

Prof. Dr. RUTISHAUSER, GEORG, Facharzt für Urologie u. Chirurgie, Leiter der Urolog. Klinik der Chirurg. Abt. der Universität Basel im Bürgerspital, CH-4000 Basel, Spitalstraße 21.

Dr. SACHSE, DETLEF, D-6650 Homburg, An der Farrwiese.

Prof. Dr. SACHSE, Facharzt für Urologie, Chefarzt der Urolog. Klinik der Krankenanstalten, D-8500 Nürnberg, Flurstraße 17.

Dr. SADEGHI, ESMAIL, Sari (Iran), Passage Hafezadeh.

Dr. SALLINEN, AUNE ELINA, Fachärztin für Chirurgie u. Urologie, Abteilungsärztin am Koskela Krankenhaus, Helsinki, Käpyläntie 11 (Finnland).

Dr. VON SCANZONI, CURT, Facharzt für Urologie, D-3300 Braunschweig, Jasperallee 19.

Dr. SCULTÉTY, SÁNDOR, Facharzt für Urologie u. Chirurgie, Chefarzt der Urolog. Abt. des Stadtkrankenhauses, Szeged (Ungarn), Postfach 455.

Dr. SEDLACZEK, ERIK, Facharzt für Urologie, Chirurgie u. Lungenfacharzt, D-8000 München 2, Theatinerstraße 38.

Dr. SEIDL, PETER, Facharzt für Urologie, D-8400 Regensburg, Turfweg 4.

Dr. SEIFERTH, JÜRGEN, Oberarzt der Urolog. Abt. der Chirurg. Univ.-Klinik, D-5000 Köln 41-Lindenthal, Josef-Stelzmann-Straße 9.

Dr. SEMMELROCH, HERMANN, Facharzt für Chirurgie, Chefarzt der Chirurg. Abt. u. Direktor des Stadtkrankenhauses, D-8458 Sulzbach-Rosenberg.

Dr. SICHERT, WOLFRAM, D-5100 Aachen, Wilhelmstraße 29.

Dr. SICKINGER, KURT, D-2000 Hamburg 13, Harvestehuderstraße 69.

Prof. Dr. SIGEL, ALFRED, Facharzt für Chirurgie u. Urologie, Vorstand d. Urolog. Klinik d. Universität Erlangen-Nürnberg, D-8520 Erlangen, Niendorfstraße 15.

Dr. SIMMET, JOHANN, Facharzt für Urologie, D-6638 Dillingen, Odilienplatz 1.

Prof. Dr. habil. SIMONS, ERICH, Facharzt für Urologie, Chefarzt der Urolog. Klinik, Elisabeth-Krankenhaus, D-4070 Rheydt, Hubertusstraße 100.

Prof. Dr. SINGER, HEINZ, Chefarzt d. Kinderchirurg. Abt. d. Städt. Krankenhauses Schwabing, D-8000 München 40, Kölner Platz 1.

Dr. SMOLER, HANS, Facharzt für Urologie, Niedergelassener Urologe u. Belegarzt am Städt. Krankenhaus Isny, D-7972 Isny, Wassertorstraße 51.

Dr. SOCHA, PAUL, Facharzt für Chirurgie u. Urologie, D-4650 Gelsenkirchen-Buer, Königswiese 19.

Dr. SODER, ERICH, Facharzt für Chirurgie u. Urologie, Chefarzt der Chirurg. Abt. des Städt. Krankenhauses, D-6740 Landau (Pfalz).

Prof. Dr. SÖKELAND, JÜRGEN, Facharzt f. Urologie, Direktor der Urolog. Klinik, D-4600 Dortmund, Westfalendamm 403–407.

Prof. Dr. SOMMERKAMP, H., Leiter der Urolog. Abt. der Chirurg. Univ.-Klinik, D-7800 Freiburg i. Br.

Dr. SPARWASSER, HERBERT, Facharzt für Urologie u. Chirurgie, Leitender Arzt der Urolog. Abt. der Städt. Krankenanstalten Kemperhof-Koblenz, D-5400 Koblenz, Kurfürstenstraße 10.

Dr. SPECKMANN, FRIEDRICH, Facharzt für Urologie, Direktor i. R. der Urolog. Klinik der Städt. Krankenanstalten, D-4600 Dortmund, Hermann-Löns-Straße 25.

Dr. SCHABERT, PETER, Facharzt für Urologie, Oberarzt der Urolog. Klinik der Freien Universität im Klinikum Westend, D-1000 Berlin 19, Spandauer Damm 130.

Dr. SCHENDZIELORZ, FRITZ, Facharzt für Chirurgie u. Urologie, Leitender Arzt der Urolog. Abt. des St.-Josefs-Krankenhauses, D-5400 Koblenz, Kardinal-Krementz-Straße 1–5.

Dr. SCHILLER, MANFRED, Facharzt für Urologie u. Chirurgie, D-8000 München 2, Promenadenplatz 10.

Dr. SCHIMATZEK, ANTON, Univ. Facharzt für Urologie, Oberarzt d. Urolog. Poliklinik der Stadt Wien, A-1090 Wien, Reischachstraße 3/7.

Dr. SCHINDLER, ECKEHARD, Assistenzarzt der Urolog. Univ.-Klinik, D-6650 Homburg (Saar).

Dr. SCHINDLER, ERNST, Facharzt für Urologie u. Chirurgie, Med.-Direktor, Chefarzt der Versorgungskuranstalt (Land Hessen) u. des Sanatoriums Bellevue, D-3590 Bad Wildungen, Langemarckstraße 9.

Dr. SCHLICHT, LEO, D-8000 München, Laplacestraße 32.

Prof. Dr. SCHMANDT, WERNER, Urolog. Abt. d. Chirurg. Univ.-Klinik Münster, D-4400 Münster, Jungeblodtplatz 1.

Dr. SCHMIDT, Facharzt f. Urolog. Krankenhaus Maria Hilf, 5483 Bad Neuenahr-Ahrweiler.

Dr. SCHMIDT, JOACHIM, Facharzt für Chirurgie u. Urologie, Oberarzt der Urolog. Klinik Stadtkrankenhaus, D-7700 Singen, Ob den Reben 3.

Dr. SCHMIDT, KARL-HEINZ, Leiter d. Urolog. Abt. am Kreiskrankenhaus Diepholz, D-2840 Diepholz (Niedersachsen), Hindenburgstraße 17.

Dr. SCHMIDT, Oberarzt d. Chirurgie Univ.-Klinik Abtlg. u. Lehrstuhl f. Urolog. Erlangen.

Prof. Dr. SCHMIDT-MENDE, MANFRED, Facharzt für Urologie u. Chirurgie, D-3200 Hildesheim, Reiberstraße 9.

Prof. Dr. SCHMIEDT, EGBERT, Facharzt für Chirurgie u. Urologie, Direktor der Urolog. Klinik u. Poliklinik der Universität München im Städt. Krankenhaus, D-8000 München 2, Thalkirchner Straße 40.

Prof. Dr. SCHMITZ, WERNER, Chefarzt der Urolog. Abt. d. Dr.-Bodo-Thyssen-Klinik, D-8210 Prien a. Chiemsee.

Dr. SCHÖNGART, KLAUS, Facharzt für Chirurgie u. Urologie, Chefarzt der Urolog. Abt. des Kreiskrankenhauses Burgdorf, D-3006 Großburgwedel, Fuhrbergerstraße.

Dr. SCHREINER, HELLMUTH, Facharzt für Urologie u. Chirurgie, D-6930 Eberbach, Bahnhofsplatz 6.

Priv.-Doz. Dr. SCHRÖDER, FRITZ HEINRICH, Facharzt für Urologie, Oberarzt der Urolog. Abt. der Chirurg. Univ.-Klinik, D-8700 Würzburg.

Dr. SCHROETER, HEINZ, Facharzt für Urologie, D-7500 Karlsruhe 1, Nowackanlage 15/17.

Dr. SCHÜLER, H., Abtlg. Urolog. Chirurg. Univ.-Klinik, Heidelberg.

Dr. SCHÜTZE, RICHARD, Facharzt für Urologie, D-3440 Eschwege, Reichensächser Straße 13/15.

Prof. Dr. SCHULTHEIS, THEODOR, Facharzt für Urologie, D-3590 Bad Wildungen, Brunnenallee 52.

Dr. SCHULTZE-SEEMANN, FRITZ, Facharzt für Urologie u. Chirurgie, D-1000 Berlin 21, Alt Moabit 62.

Dr. SCHULZE, WALTER, Facharzt für Urologie, D-3040 Soltau, Marktstraße 26–28.

Dr. SCHUSTER, DETLEV, Facharzt für Urologie u. Chirurgie, Oberarzt d. Urolog. Abt. d. Stadtkrankenhauses Hof, D-8670 Hof.

Dr. SCHWANDER, GOTTFRIED, Facharzt für Urologie, D-6000 Frankfurt (Main), Falkstraße 35.

Dr. SCHWARTZ, LOTHAR, Facharzt für Urologie, Chefarzt der Urolog. Abt., D-5940 Lennestadt-Altenhundem, Krankenhaus.

Dr. STÄHLER, HARTMUT, Facharzt für Urologie u. Chirurgie, Chefarzt der Urolog. Klinik der Städt. Krankenanstalten, D-8900 Augsburg, Krankenhausstraße 1.

Prof. Dr. STAEHLER, WERNER, Facharzt für Urologie u. Chirurgie, Lehrstuhlinhaber, Abteilungsvorstand der Urolog. Univ.-Klinik, D-7400 Tübingen, Calwer Straße 7.

Dr. STAGGE, FRITZ, Facharzt für Urologie u. Chirurgie, D-4500 Osnabrück, Möserstraße 38.

Dr. STAMMEL, ULRICH, Facharzt für Urologie, D-4230 Wesel, Kaiserring 23.

Dr. STANGEL, Facharzt für Urologie, D-5600 Wuppertal 1, Alte Freiheit 3.

Dr. STAPF, ARTHUR, D-1000 Berlin-Tegel, Gabrielenstraße 34.

Dr. STEFFENS, LUDWIG, Facharzt für Urologie, Chefarzt der Urolog. Abt. des St.-Antonius-Krankenhauses, D-5180 Eschweiler.

Dr. STEFFENS-KREBS, DIETER, Facharzt für Urologie u. Chirurgie, Chefarzt des Stadtkrankenhauses, D-3590 Bad Wildungen.

Dr. STIEBER, KARL-HANS, Facharzt f. Chirurgie u. Urologie, D-8750 Aschaffenburg, Sandstr. 25.

Dr. STIEHLER, GÜNTER, Facharzt für Urologie, D-4400 Münster (Westf.), Warendorfer Straße 97.

Prof. Dr. STOCKAMP, KARL, Urolog. Univ.-Klinik, D-6500 Mainz, Langenbeckstraße 1.

Dr. STOLL, HANS G., Facharzt für Chirurgie u. Urologie, Direktor der Urolog. Klinik, Kliniken der Freien Hansestadt Bremen, Zentralkrankenhaus, D-2800 Bremen, St.-Jürgen-Straße.

Prof. Dr. STRAUBE, WINFRIED, Oberarzt d. Urolog. Univ.-Klinik, D-6650 Homburg (Saar), Karlstraße 10.

Dr. STRAUSS, WOLFGANG, Facharzt für Urologie u. Chirurgie, Leitender Arzt des St.-Georg-Ritter-Ordens-Krankenhauses, D-8788 Bad Brückenau 2, Ernst-Putz-Straße 4.

Prof. Dr. STROHMENGER, PAUL, Facharzt für Urologie, 1. Oberarzt der Urolog. Klinik, Klinikum Essen der Ruhruniversität, D-4300 Essen, Hufelandstraße 55.

Dr. STROTHOTTE, ERICH, Facharzt für Urologie u. Chirurgie, D-5600 Wuppertal-Barmen, Kleine Flurstraße 9.

Dr. STUDEMUND, HARTWIG, Facharzt für Urologie, D-2300 Kiel, Lornsenstraße 9.

Dr. TANEV, TANU STEFANOFF, Facharzt für Urologie, Chefarzt, Sofia (Bulgarien), Bld. Patriarch Eftimi 12.

Prof. Dr. TAUPITZ, ARTUR, Facharzt für Urologie, Chefarzt der Urolog. Klinik des Städt. Krankenhauses, D-6750 Kaiserslautern.

Priv.-Doz. Dr. TERHORST, BODO, Chefarzt d. Urolog. Abt. Caritaskrankenhaus, D-6990 Bad Mergentheim, Uhlandstraße 7.

Prof. Dr. THELEN, ANTON, Facharzt für Chirurgie u. Urologie, Leitender Arzt der Chirurg. u. Urolog. Abt. im Lorettokrankenhaus, D-7800 Freiburg i. Br., Mercystraße 6–14.

Dr. THELEN, PAUL, Facharzt für Urologie, D-5000 Köln 1, Im Klapperhof 52.

Dr. habil. THEODORESCU, ALEXANDRU, Oberarzt f. Urologie, Spitalul Slatina, Indetal Olt.

Dr. THIEL, KARL HEINZ, Facharzt für Chirurgie u. Urologie, Chefarzt der Urolog. Klinik, Städt. Krankenanstalten, D-7100 Heilbronn, Jägerhausstraße 26.

Dr. THIELE, RUDOLF, Facharzt für Urologie, D-8850 Donauwörth, Reichsstraße 22.

Dr. TRAMOYERES, CASES, ALFREDO, Facharzt für Urologie, Chef der Urolog. Abt. Ciudad Sanitaria La Fe, Valencia (Spanien), Avda. Alferez Provisional, s/n.

Dr. TREVISINI, ATTILIO, Primario Urologo, I-Trieste (Italien), Via Coroneo 6.

Prof. Dr. TRUSS, FRIEDRICH, Facharzt für Urologie, Abteilungsvorsteher der Urolog. Abt. der Univ.-Kliniken, D-3400 Göttingen, Goßlerstraße 10.

Dr. TSCHERVENAKOV, ANTON, Facharzt für Chirurgie u. Urologie, Vorstand des Lehrstuhls für Urologie am Institut für ärztliche Fortbildung, Sofia (Bulgarien), Belo More 8.

Prof. Dr. UHLÍR, KAREL, Direktor der Urolog. Univ.-Klinik, Brno (ČSSR), 53, Pekařská.

Dr. ULRICH, HEINZ JÜRGEN, Facharzt für Urologie, D-2400 Lübeck, Hüxtertorallee 47.

Dr. ULTZMANN, HARALD, Facharzt für Urologie, A-1040 Wien, Alserstraße 27.

Dr. UNGER, JOACHIM, Facharzt für Urologie und Chirurgie, Leitender Arzt d. Urolog. Abt. am Städt. Krankenhaus, D-8830 Treuchtlingen.

Dr. UNGER, VICTOR, Facharzt für Urologie u. Chirurgie, D-6600 Saarbrücken, Viktoriastraße 2.

Prof. Dr. VAHLENSIECK, WINFRIED, Facharzt für Urologie, Direktor der Urolog. Univ.-Klinik, D-5300 Bonn-Venusberg.

Dr. VOEGELE, ULRICH, D-4950 Minden, Humboldtstraße 34.

Priv.-Doz. VÖLTER, DIETER, Oberarzt, Lehrstuhl für Urologie, Universität Tübingen, D-7400 Tübingen, Calwer Straße 7.

Dr. VOIGT, KONRAD, Facharzt für Urologie, D-1000 Berlin 21, Alt Moabit 86b.

Doz. Dr. VOUROS, DEMETRIOS, Facharzt für Urologie, Oberarzt der Urolog. Univ.-Klinik, Stellv. des Urolog. Lehrstuhls, Universität, Urolog. Klinik, Thessaloniki (Griechenland).

Dr. WAGENER, CARL, Facharzt für Urologie, D-3590 Bad Wildungen, Hufelandstraße 1 a.

Dr. WAGENER, KLAUS, Facharzt für Urologie, Chefarzt im Sanatorium Hartenstein, D-3590 Bad Wildungen-Reinhardshausen.

Dr. WAGENKNECHT, LOTHAR-VIKTOR, Wiss. Assistent der Urolog. Univ.-Klinik, D-2000 Hamburg, Martinistraße 52.

Dr. WALDHUBEL, ERNST, Facharzt für Urologie u. Chirurgie, D-6550 Bad Kreuznach, Roentgenstraße 37.

Prof. Dr. WAND, HERIBERT, Facharzt für Urologie u. Chirurgie, Oberarzt der Chirurg. Univ.-Klinik, Leiter der Urolog. Arbeitsgruppe, D-2300 Kiel, Hospitalstraße 40.

Dr. WANDSCHNEIDER, GERHARD, Primarius, Vorstand d. Urolog. Abt. d. Landeskrankenhauses Graz, A-8042 Graz, Petersbergenstraße 61.

Dr. WASMUTH, KLAUS, Facharzt für Urologie u. Chirurgie, Medizinaldirektor, Chefarzt der Urolog. Abt. des Krankenhauses, D-8832 Weißenburg.

Prof. Dr. WEBER, WOLFGANG, D-6000 Frankfurt (Main) Süd, Theodor-Stern-Kai 7. Leiter der Abt. f. Urologie im Zentrum d. Chirurgie Joh.-Goethe-Universität.

Dr. WEHNER, WALTER, Facharzt für Urologie, Chefarzt der Urolog. Klinik, D-7000 Stuttgart-S, Hohenzollernstraße 7–9.

Dr. WEIGELE, GÜNTER NORBERT, Facharzt für Urologie, D-7410 Reutlingen, Marktplatz 1.

Dr. WENDEROTH, HEINZ, Facharzt für Urologie u. Chirurgie, Chefarzt der Urolog. Klinik d. Allg. Krankenhauses, D-5800 Hagen, Buscheystraße 15 a.

Dr. WERNER, HORST, Facharzt für Urologie u. Chirurgie, Chefarzt der Urolog. Abt. des St.-Elisabeth-Krankenhauses, D-5000 Köln-Hohenlind, Werthmannstraße 1.

Dr. WICHER, WILLIBALD, Facharzt für Urologie, D-8000 München 2, Schützenstraße 2.

Dr. WIDEN, TORSTEN, Allmänna Sjukhuset, S-Malmö (Schweden).

Dr. WIEBE, WALTER, Facharzt für Urologie, D-2940 Wilhelmshaven, Hegelstraße 64.

Dr. WIENHÖWER, REINER, Facharzt für Urologie, Oberarzt d. Klinik Golzheim, Urolog. Abt., D-4000 Düsseldorf, Friedrich-Lau-Straße 11.

Dr. WIGGER, CURT, Facharzt für Urologie, D-4930 Detmold, Gartenstraße 14.

Dr. WILBERT, HEINZ, Facharzt für Urologie u. Chirurgie, D-6520 Worms (Rhein), Siegfriedstraße 31.

Prof. Dr. WILLE-BAUMKAUFF, HORST, Facharzt für Urologie, D-3300 Braunschweig, Moltkestraße 1.

Dr. WINKELMANN, CLAUS, Facharzt für Urologie u. Chirurgie, Leitender Arzt d. Urolog. Abt. am DRK-Krankenhaus, 7570 Baden-Baden.

Dr. WINKLER, PETER, Facharzt für Urologie, D-5038 Rodenkirchen, Lahnstraße 9.

Dr. WINZ, RICHARD, Facharzt für Urologie, Chefarzt der Urolog. Abt. am Krankenhaus der Missionsschwestern, D-4403 Hiltrup, Hammerstraße.

Dr. WITZEL, REINHOLD, Facharzt für Urologie, Chefarzt der Urolog. Abt., St.-Markus-Stift, D-5300 Bonn, Lennéstraße 9 a.

Dr. WOELK, EBERHARD, Facharzt für Urologie, Leitender Arzt der Urolog. Abt. St.-Vinzenz-Hospital, D-4100 Duisburg-Mitte.

Dr. WOHLRABE, KURT, Facharzt für Urologie, D-4300 Essen, Altendorfer Straße 288.

Dr. WOLTERHOFF, HERMANN, Facharzt für Urologie, D-4010 Hilden, Poststraße 14.

Dr. WOSSIDLO, DIETHER, Facharzt für Urologie, D-1000 Berlin 20, Markt 5.

Dr. WRICKE, GERHARD, Facharzt für Urologie u. Chirurgie, D-6500 Mainz, Bonifatiusplatz 7.

Prof. Dr. WULFF, HANS DIEDERICH, Facharzt für Urologie, Chefarzt d. Urolog. Klinik, D-4900 Herford, Schwarzenmoorstraße 70.

Dr. WURDAS, HERMIN, Facharzt für Urologie, D-4040 Neuß, Theodor-Heuss-Platz 1–3.

Dr. ZEISS, PETER, Facharzt für Urologie, Leitender Chefarzt der Urolog. Klinik des Sanatoriums Reinhardsquelle, D-3590 Bad Wildungen, Dr.-Born-Straße 7.

Univ.-Doz. Dr. ZEMAN, EMIL, Facharzt für Urologie, Oberarzt im Sanatorium „Westfälischer Hof“, D-3590 Bad Wildungen, Masurenallee 2.

Prof. Dr. ZIEGLER, MANFRED, Oberarzt der Urolog. Abt. der Chirurg. Univ.-Klinik, D-6900 Heidelberg.

Dr. ZIEGLER, WILHELM, Facharzt für Urologie, D-7600 Offenburg (Baden), Schillerstraße 10.

Dr. Dr. ZIKIO, D-4930 Detmold, Beneckestraße 11.

Prof. Dr. ZINGG, ERNST, Facharzt für Chirurgie u. Urologie, Direktor der Urolog. Univ.-Klinik, CH-3010 Bern (Schweiz).

Dr. ZOEDLER, DIETMAR, Facharzt für Urologie, Chefarzt der Urolog. Abt. der Klinik Golzheim, D-4000 Düsseldorf, Friedrich-Lau-Straße 11.

Prof. Dr. ZORN, DIETRICH, Facharzt für Urologie, D-3000 Hannover-Kirchrade, Aussiger Wende 17.

Dr. ZURBORG, CLEMENS, Facharzt für Urologie, Chefarzt der Urolog. Abt. des Krankenhauses Maria-Hilf, D-4150 Krefeld.

Krebs-behandlung als inter-disziplinäre Aufgabe

Beiträge des Wiener Arbeitskreises für Geschwulst-
behandlung

Springer-Verlag
Berlin
Heidelberg
New York

Herausgeber: K. H. Kärcher,
Universität Wien

306 Abbildungen
XIII, 930 Seiten. 1975
Gebunden DM 168,—
US $68.90
ISBN 3-540-06881-3
Preisänderungen vorbehalten

Mit Beiträgen von G. Alth,
L. Bablik, G. Bardach,
W. Binder, B. Boller,
K. Brezina, W. Czech,
D. Depisch, J. Dimopoulos,
K. Dinstl, P. Drings,
H. Ebner, R. Fries,
H. Garbsch, G. Grabner,
W. Heckenthaler,
J. H. Holzner, N. Honetz,
H. Jenny, K. Jentzsch,
K. H. Kärcher, K. Karrer,
K. Keminger, W. Th. Koos,
H. Kraus, J. Kühböck,
H. Kuttig, W. Ludvik,
G. Lunglmayr,
E. Mannheimer,
H. Millesi, F. Morawetz,
G. Ossoinig, G. H. Ott,
G. Pendl, H. Pietschmann,
A. Priesching, B. Pulitzer,
P. Riedl, E. Ringel,
M. Salzer,
M. Salzer-Kuntschik,
R. Santler, G. Schamp,
W. Seitz, R. Stiebitz,
P. Till, O. Voelkel,
K. Weghaupt,
G. Weißenbacher, A. Zängl

Inhalt

Zentralisierte interdisziplinäre Krebsbehandlung.

Einleitende biologische und physikalische Bemerkungen zur Bedeutung der Strahlentherapie im Behandlungsplan.

Programmierte Krebsvorsorge (Krebspräventonotion).

Psychosomatische Aspekte der Krebserkrankung.

Beurteilungs- und Klassifizierungsmöglichkeiten maligner Neoplasmen unter Berücksichtigung von Prognose und Therapie.

Zytologische Diagnose bösartiger Tumoren.

Maligne Tumoren im Kindesalter.

Klinik und Therapie maligner, ektodermaler Hauttumoren.

Die Strahlentherapie der Hauttumoren.

Therapie der chronischen Lymphadenose.

Die Therapie der akuten Leukosen.

Die Therapie der chronischen myeloischen Leukämie.

Die Strahlenbehandlung maligner Lymphome.

Zytostatische Therapie der malignen Lymphome.

Autologe Knochenmarks-Transfusion bei hochdosierter Chemotherapie maligner Tumoren.

Erfolgsbeurteilung kooperativer klinischer Studien zur Chemotherapie maligner Erkrankungen.

Klinische Echographie der Tumoren des Auges und der Augenhöhle.

Die Strahlentherapie maligner Tumoren des Auges und der Augenhöhle.

Karzinome der Gesichtshaut und der Lippen (mit Berücksichtigung plastisch rekonstruktiver Maßnahmen).

Karzinome der Mundhöhle und des Oberkiefers.

Die Geschwülste der Mundspeicheldrüsen.

Tumoren des Ohres, des Nasenrachenraumes, des Siebbeins und des Kehlkopfes.

Strahlentherapie der Tumoren der Mundhöhle, Nase und Nasennebenhöhlen.

Strahlentherapie im Bereiche des Pharynx, Larynx, Tonsillen und Zunge

Struma maligna.

Strahlentherapie der Schilddrüsenmalignome.

Chirurgische Therapie des Bronchialkarzinoms.

Die Strahlentherapie des Bronchialkarzinoms.

Mammographie

Therapeutische Taktik beim Mammakarzinom.

Strahlentherapie des Mammakarzinoms.

Einige aktuelle onkologische Probleme des Gastrointestinaltraktes.

Chirurgie der bösartigen Erkrankungen der Speiseröhre.

Die Therapie der malignen Geschwülste des Magens.

Chirurgische Therapie der Karzinome des Kolon und Rektum.

Bösartige Geschwülste der Leber und des Gallengangssystems beim Erwachsenen.

Strahlentherapie der malignen Tumoren des Gastrointestinaltraktes.

Die Behandlung der malignen gynäkologischen Tumoren.

Die perkutane Strahlentherapie der malignen Geschwülste des weiblichen Genitale.

Das Ausscheidungsurogramm vor und nach der Behandlung gynäkologischer Tumoren.

Die malignen Tumoren der harnableitenden Wege (Niere, Ureter, Blase, Urethra).

Maligne Hodentumoren.

Samenblasentumoren.

Peniskarzinom.

Die Strahlentherapie des Peniskarzinoms.

Therapie des Prostatakarzinoms.

Die Strahlentherapie des Prostatakarzinoms.

Diagnose und Therapie der malignen Knochengeschwülste.

Die Strahlentherapie maligner Knochentumoren.

Zentrales und peripheres Nervensystem.

Die metastatischen Tumoren des Zentralnervensystems.

Die Strahlentherapie maligner Tumoren des ZNS.

Rekonstruktive Eingriffe nach operativer Entfernung maligner Geschwülste.

Die Behandlung der lokalen und allgemeinen Strahlenreaktion bei der Behandlung maligner Geschwülste.

Nachsorge und Nachbehandlung des Tumorkranken.

Dokumentation in der Onkologie.

Sachverzeichnis.

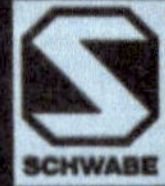

Principiis obsta!

Prostagutt®

im Frühstadium des Prostata-Adenoms
und bei anderen Prostatopathien

Prostagutt® bewährt sich
beim prostatischen
Beschwerdekomplex
insbesondere bei
Miktionsstörungen,
weil es:

1. spasmolytisch
2. dekongestiv
3. analgetisch
4. antiphlogistisch

wirkt

Zusammensetzung:
Liquidum: Sabal tinct. 30%, Populus
trem. tinct 30%, Urtica dioica tinct.
28%, Cantharis, Conium.
1 Kapsel — Aethylester natürlicher
Fettsäuren von Sabal serrulatum 10 mg,
Extr. Urticae sicc. 3,0 mg. Extr. Populi
sicc. 7,0 mg.

Indikationen:
Frühstadium des Prostata-Adenoms,
chronische Prostatitis, Prostatopathie
mit Kongestionen (Prostataneurose,
Prostatismus), Sphinktersklerose, vor
und nach Prostata-Operationen,
Reizblase, Harninkontinenz ohne
Organbefund, auch bei Frauen.

Dosierung:
3mal täglich 1 Kapsel bzw.
15—20 Tropfen.
Postoperativ: mit täglich 1 Kapsel bzw.
3mal täglich 5—10 Tropfen beginnen.

Packungen und Preise:
O.P. 20 ml DM 4,45, 50 ml DM 8,85,
100 ml DM 14,70.
O.P. 60 Kapseln DM 8,45, 100 Kapseln
DM 12,65.

DR. WILLMAR SCHWABE
KARLSRUHE

SCHWABE